T0176389

MANUAL WASHINGTON® DE ESPECIALIDADES CLÍNICAS

Gastroenterología

4.ª EDICIÓN

Editor

C. Prakash Gyawali, MD, MRCP

Professor
Division of Gastroenterology
Washington University School of
   Medicine
St. Louis, Missouri

Editores ejecutivos

Thomas Ciesielski, MD

Assistant Professor
Division of General Medicine
Washington University School of
   Medicine
St. Louis, Missouri

Thomas M. De Fer, MD, FACP

Professor of Medicine
Associate Dean for Medical Student
   Education
Department of Medicine
Washington University School of
   Medicine
St. Louis, Missouri

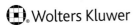

Philadelphia • Baltimore • New York • London
Buenos Aires • Hong Kong • Sydney • Tokyo

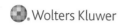

Av. Carrilet, 3, 9.ª planta, Edificio D - Ciutat de la Justícia
08902 L'Hospitalet de Llobregat, Barcelona (España)
Tel.: 93 344 47 18   Fax: 93 344 47 16   e-mail: consultas@wolterskluwer.com

Revisión científica
María Magdalena Cavazos Quero
Especialista Médica en Cirugía General. Curso de Alta Especialidad en Cirugía Bariátrica y Laparoscópica Avanzada.
Médico Adscrito al Servicio de Cirugía General del Hospital General Regional 1 Dr. Carlos MacGregor Sánchez Navarro (IMSS)
Profesor Titular del Primer Año de Residencia de Cirugía General, México

Traducción
Arturo Alberto Peña Reyes
Traductor y editor profesional, México

Pedro Sánchez Rojas
Médico cirujano por la Universidad Nacional Autónoma de México, México

Dirección editorial: Carlos Mendoza
Editora de desarrollo: Núria Llavina
Gerente de mercadotecnia: Simon Kears
Cuidado de la edición: Doctores de Palabras
Diseño de portada: Jesús Esteban Mendoza
Impresión: C&C Offset Printing Co. Ltd. / Impreso en China

Se han adoptado las medidas oportunas para confirmar la exactitud de la información presentada y describir la práctica más aceptada. No obstante, los autores, los redactores y el editor no son responsables de los errores u omisiones del texto ni de las consecuencias que se deriven de la aplicación de la información que incluye, y no dan ninguna garantía, explícita o implícita, sobre la actualidad, integridad o exactitud del contenido de la publicación. Esta publicación contiene información general relacionada con tratamientos y asistencia médica que no debería utilizarse en pacientes individuales sin antes contar con el consejo de un profesional médico, ya que los tratamientos clínicos que se describen no pueden considerarse recomendaciones absolutas y universales.

El editor ha hecho todo lo posible para confirmar y respetar la procedencia del material que se reproduce en este libro y su copyright. En caso de error u omisión, se enmendará en cuanto sea posible. Algunos fármacos y productos sanitarios que se presentan en esta publicación sólo tienen la aprobación de la Food and Drug Administration (FDA) para uso limitado al ámbito experimental. Compete al profesional sanitario averiguar la situación de cada fármaco o producto sanitario que pretenda utilizar en su práctica clínica, por lo que aconsejamos consultar con las autoridades sanitarias competentes.

Derecho a la propiedad intelectual (C. P. Art. 270)
Se considera delito reproducir, plagiar, distribuir o comunicar públicamente, en todo o en parte, con ánimo de lucro y en perjuicio de terceros, una obra literaria, artística o científica, o su transformación, interpretación o ejecución artística fijada en cualquier tipo de soporte o comunicada a través de cualquier medio, sin la autorización de los titulares de los correspondientes derechos de propiedad intelectual o de sus cesionarios.

Reservados todos los derechos.
Copyright de la edición en español © 2021 Wolters Kluwer
ISBN de la edición en español: 978-84-18257-79-7
Depósito legal: M-6400-2021
Edición en español de la obra original en lengua inglesa *The Washington Manual Gastroenterology Subspecialty Consult*, 4.ª edición, editada por C. Prakash Gyawali y Thomas Ciesielski, publicada por Wolters Kluwer
Copyright © 2021 Wolters Kluwer

Two Commerce Square
2001 Market Street
Philadelphia, PA 19103
ISBN de la edición original: 978-19-75113-30-8

CCS0421

Colaboradores

Bader A. Alajlan, MD
Fellow
Division of Gastroenterology
Washington University School of Medicine
St. Louis, Missouri

Saad Alghamdi, MD
Fellow
Division of Gastroenterology
Washington University School of Medicine
St. Louis, Missouri

Ghadah Al Ismail, MD
Adjunct Associate Professor
Division of Gastroenterology
Washington University School of Medicine
St. Louis, Missouri

Osama Altayar, MD
Instructor
Division of Gastroenterology
Washington University School of Medicine
St. Louis, Missouri

Surachai Amornsawadwattana, MD
Instructor
Division of Gastroenterology
Washington University School of Medicine
St. Louis, Missouri

Motaz H. Ashkar, MD
Fellow
Division of Gastroenterology
Washington University School of Medicine
St. Louis, Missouri

Ricardo Badillo, MD
Fellow
Division of Gastroenterology
Washington University School of Medicine
St. Louis, Missouri

Michael C. Bennett, MD
Assistant Professor
Division of Gastroenterology
Washington University School of Medicine
St. Louis, Missouri

Jason G. Bill, MD
Fellow
Division of Gastroenterology
Washington University School of Medicine
St. Louis, Missouri

Elizabeth J. Blaney, MD
Assistant Professor
Division of Gastroenterology
Washington University School of Medicine
St. Louis, Missouri

Jeffrey W. Brown, MD
Instructor
Division of Gastroenterology
Washington University School of Medicine
St. Louis, Missouri

Chien-Huan Chen, MD, PhD
Professor
Division of Gastroenterology
Washington University School of Medicine
St. Louis, Missouri

Adeeti J. Chiplunker, MD
Fellow
Division of Gastroenterology
Washington University School of Medicine
St. Louis, Missouri

George P. Christophi, MD
Fellow
Division of Gastroenterology
Washington University School of Medicine
St. Louis, Missouri

Matthew A. Ciorba, MD
Associate Professor
Division of Gastroenterology
Washington University School of Medicine
St. Louis, Missouri

Jeffrey S. Crippin, MD
Professor
Division of Gastroenterology
Washington University School of Medicine
St. Louis, Missouri

Kelly C. Cushing, MD
Fellow
Division of Gastroenterology
Washington University School of Medicine
St. Louis, Missouri

Koushik K. Das, MD
Assistant Professor
Division of Gastroenterology
Washington University School of Medicine
St. Louis, Missouri

Dayna S. Early, MD
Professor
Division of Gastroenterology
Washington University School of Medicine
St. Louis, Missouri

Avegail Flores, MD
Assistant Professor
Division of Gastroenterology
Washington University School of Medicine
St. Louis, Missouri

Martin H. Gregory, MD
Fellow
Division of Gastroenterology
Washington University School of Medicine
St. Louis, Missouri

C. Prakash Gyawali, MD, MRCP
Professor
Division of Gastroenterology
Washington University School of Medicine
St. Louis, Missouri

Stephen Hasak, MD
Fellow
Division of Gastroenterology
Washington University School of Medicine
St. Louis, Missouri

Kevin M. Korenblat, MD
Professor
Division of Gastroenterology
Washington University School of Medicine
St. Louis, Missouri

Vladimir M. Kushnir, MD
Associate Professor
Division of Gastroenterology
Washington University School of Medicine
St. Louis, Missouri

Gabriel D. Lang, MD
Assistant Professor
Division of Gastroenterology
Washington University School of Medicine
St. Louis, Missouri

Mauricio Lisker-Melman, MD
Professor
Division of Gastroenterology
Washington University School of Medicine
St. Louis, Missouri

Scott A. McHenry, MD
Fellow
Division of Gastroenterology
Washington University School of Medicine
St. Louis, Missouri

Claire Meyer, MD
Fellow
Division of Gastroenterology
Washington University School of Medicine
St. Louis, Missouri

Daniel K. Mullady, MD
Professor
Division of Gastroenterology
Washington University School of Medicine
St. Louis, Missouri

Farhan Quader, MD
Fellow
Division of Gastroenterology
Washington University School of Medicine
St. Louis, Missouri

Rajeev Ramgopal, MD
Fellow
Division of Gastroenterology
Washington University School of Medicine
St. Louis, Missouri

Dominic N. Reeds, MD
Associate Professor
Division of Nutritional Science
Division of Gastroenterology
Washington University School of Medicine
St. Louis, Missouri

Benjamin D. Rogers, MD
Fellow
Division of Gastroenterology
Washington University School of Medicine
St. Louis, Missouri

Deborah C. Rubin, MD
Professor
Division of Gastroenterology
Washington University School of Medicine
St. Louis, Missouri

Jose B. Saenz, MD, PhD
Instructor
Division of Gastroenterology
Washington University School of Medicine
St. Louis, Missouri

Gregory S. Sayuk, MD, MPH
Associate Professor
Division of Gastroenterology
Washington University School of Medicine
St. Louis, Missouri

Yeshika Sharma, MD
Resident
Department of Medicine
Washington University School of Medicine
St. Louis, Missouri

Zachary L. Smith, MD
Assistant Professor
Department of Surgery
Washington University School of Medicine
St. Louis, Missouri

Rama Suresh, MD
Associate Professor
Medical Oncology
Washington University School of Medicine
St. Louis, Missouri

Ted Walker, MD
Fellow
Division of Gastroenterology
Washington University School of Medicine
St. Louis, Missouri

Michael J. Weaver, MD
Fellow
Division of Gastroenterology
Washington University School of Medicine
St. Louis, Missouri

Nota de la dirección

Es para mí un placer presentar la nueva edición del *Manual Washington®️ de especialidades clínicas. Gastroenterología*. Este libro de bolsillo continúa siendo una de las principales referencias para estudiantes de medicina, internos, residentes y otros profesionales que necesitan un acceso rápido a información clínica práctica para diagnosticar y tratar pacientes con una gran diversidad de padecimientos. El conocimiento médico sigue aumentando a una velocidad asombrosa y es un desafío para los médicos mantenerse al día en los descubrimientos biomédicos, la información genética y genómica, así como en los tratamientos novedosos que pueden afectar de manera positiva en los resultados de sus pacientes. Esta obra enfrenta este desafío proporcionando, de manera concisa y práctica, información científica actualizada para ayudar a los médicos en el diagnóstico, la investigación y el tratamiento de afecciones médicas frecuentes.

Quiero agradecer de forma personal a los autores, entre quienes se cuentan residentes, especialistas y adjuntos de la Washington University School of Medicine y del Barnes Jewish Hospital. Su compromiso con el cuidado y la educación de los pacientes es insuperable. Sus esfuerzos y destreza para compilar este manual son evidentes dada la calidad del producto final. En particular, desearía agradecer a nuestro editor, el Dr. C. Prakash Gyawali, y al editor ejecutivo Dr. Thomas Ciesielski, quienes han trabajado incansablemente para producir otra edición excepcional del manual. Estoy convencida de que esta edición cumplirá con el objetivo de proporcionar conocimientos prácticos, que puedan aplicarse directamente junto a la cama del enfermo o de manera ambulatoria, y que ello redundará en una mejor atención para los pacientes.

Victoria J. Fraser, MD
Adolphus Busch Professor of Medicine
Chair of Medicine
Washington University School of Medicine

Prefacio

Los últimos avances en el campo de la gastroenterología desarrollados desde la edición anterior de este manual han sido incorporados en los capítulos de esta nueva edición. En este sentido, continúa proporcionando recomendaciones sucintas y precisas para la evaluación y el tratamiento de los síntomas y los trastornos digestivos más frecuentes. Cada capítulo se revisó de manera cuidadosa, y algunos de ellos se reescribieron, para mantener actualizados sus conceptos y pautas. Cada capítulo fue redactado, primordialmente, por especialistas de la Washington University, que contaron con el apoyo y la dirección de catedráticos universitarios. Al igual que en las ediciones previas, esta 4.ª edición está dirigida a estudiantes de medicina, residentes, profesionales del área de la salud, personal de enfermería y otros proveedores de atención médica, así como a los médicos. A todos ellos les ofrecerá un acceso sencillo a recomendaciones clínicas importantes para el diagnóstico y tratamiento de los trastornos gastrointestinales.

Me gustaría dedicar esta edición del manual a todos los residentes que aspiran a convertirse en gastroenterólogos. Espero sinceramente que su lectura les sirva de inspiración para seguirse instruyendo en el campo de la gastroenterología.

—C.P.G.

Contenido

PARTE II. ABORDAJE DE ENFERMEDADES ESPECÍFICAS

Disfagia

Farhan Quader y C. Prakash Gyawali

PRINCIPIOS GENERALES

La *disfagia* es la sensación de obstrucción durante el paso de los alimentos o líquidos al estómago. Esto puede provocar una morbilidad significativa y complicaciones como pérdida de peso y aspiración pulmonar.

Definición

- La *disfagia* se define como la **dificultad para deglutir o la sensación de una obstrucción durante el paso de los alimentos** (semisólidos, sólidos o líquidos) en cualquier punto desde la boca hasta el estómago.[1]
- La disfagia debe distinguirse de lo siguiente:
  - **Odinofagia.** Dolor durante la deglución que puede presentarse con o sin disfagia.
  - **Globo.** También conocido como «globo faríngeo» o «globo idiopático», sensación constante o intermitente de una masa o plenitud en la garganta, sin dificultad para deglutir.
  - **Afagia.** Incapacidad para deglutir, que puede ocurrir cuando el bolo alimenticio se compacta en el esófago e impide el paso de cualquier otro material. La afagia también puede ser producto de una parálisis muscular faríngea por afectación de los nervios craneales inferiores.
  - **Xerostomía.** Sequedad de la boca por disminución de la salivación (en el síndrome de Sjögren, por radiación de cabeza y cuello, efectos secundarios de medicamentos, etc.), que puede dificultar el inicio de la deglución por la mala lubricación del bolo alimenticio.

Clasificación

- La disfagia se puede clasificar como bucofaríngea o esofágica.[1]
- **Disfagia bucofaríngea**
  - Esta surge de alteraciones que afectan la función de la bucofaringe, la laringe y el esfínter esofágico superior (EES), y generalmente es causada por lesiones del centro de la deglución, los nervios craneales o los músculos de la bucofaringe, la mucosa o los dientes.[2]
  - Resulta de defectos en las fases bucal y faríngea de la deglución.[3]
  - Estas afecciones causan dificultades en la preparación de los alimentos para la deglución o la transferencia del bolo alimenticio de la cavidad bucal al esófago.
  - Los pacientes con disfagia bucofaríngea pueden manifestar dificultad para iniciar la deglución, tos, atragantamiento, sialorrea o regurgitación nasal. Por lo general, esta sensación se manifiesta un segundo después de iniciar la deglución.[3]
- **Disfagia esofágica**
  - Por lo regular, surge de defectos estructurales en el cuerpo del esófago, el esfínter esofágico inferior (EEI) o el cardias gástrico.[2]
  - Los procesos mecánicos en el esófago distal con estrechamiento de la luz, a menudo asociados con la enfermedad por reflujo gastroesofágico (ERGE), son las afecciones más frecuentes que causan disfagia esofágica. Esta por lo general se manifiesta inicialmente con los alimentos sólidos.
  - Puede deberse a anomalías motoras en la relajación del EEI o la fase esofágica de la deglución que se manifiesta con sólidos y líquidos.
  - Los pacientes pueden describir la sensación de que los alimentos se adhieren a la garganta o el tórax, dolor torácico retroesternal o regurgitación poco después de deglutir. El material

regurgitado puede tener sabor similar a los alimentos que acaban de ingerirse, y no agrio o amargo (lo que implica tránsito retrógrado desde el estómago, como en la enfermedad por reflujo o la emesis).

○ Determinar la ubicación de la obstrucción con base en los síntomas no siempre es confiable debido a la falta de receptores sensoriales específicos del sitio.[4]

Epidemiología

Se calcula que alrededor del 16-22% de los individuos mayores de 50 años de edad presentan síntomas de disfagia.[3]

Etiología

- La disfagia bucofaríngea es causada por trastornos neurógenos y miógenos, y rara vez ocurre como resultado de tumores bucofaríngeos o de la base del cráneo.
- La disfagia esofágica es producto de una lesión estructural (luminal, intramural o extraluminal) o una alteración neuromuscular del peristaltismo esofágico. La esofagitis eosinofílica, una enfermedad inflamatoria eosinófila idiopática con remodelado del esófago, cada vez se reconoce más como causa de la disfagia esofágica, en particular en los adultos jóvenes.

Fisiopatología

- El proceso normal de la deglución se puede dividir en tres fases:[5]
  ○ **Bucal.** Primero el bolo alimenticio es preparado de manera mecánica por los músculos de la mandíbula, la cara y la lengua, y es impulsado hacia atrás y arriba por la lengua y el paladar. Este proceso dura 1-2 s.
  ○ **Faríngea.** Esta fase inicia cuando el bolo pasa por los pilares amigdalinos anteriores. El paladar blando cierra la nasofaringe, y los labios y las mandíbulas se mantienen cerrados. La laringe eleva y cierra las válvulas laríngeas (epiglotis y cuerdas vocales), lo que también abre el EES y permite el paso del bolo hacia el esófago. Todo el proceso dura menos de 1 s.
  ○ **Esofágica.** Esta fase comienza con el ingreso del bolo alimenticio al esófago. El EES se cierra y el bolo es impulsado de manera eficaz a través del esófago en dirección al estómago. En posición erecta, esto es facilitado por la gravedad, con la contracción del músculo esofágico que desgarra los restos del bolo para su paso a través de un EEI abierto. El peristaltismo esofágico secundario inicia en respuesta a la distensión del esófago si el esfuerzo peristáltico primario es insuficiente para impulsar el bolo.
- **La disfagia es causada por una alteración en el proceso de la deglución.**
  ○ **Disfagia bucofaríngea.** Se presenta cuando hay una alteración de las fases bucal o faríngea de la deglución.
  ○ **Disfagia esofágica.** Ocurre cuando hay una alteración de la fase esofágica de la deglución.

DIAGNÓSTICO

Cuadro clínico

- **Disfagia bucofaríngea**
  ○ La disfagia bucofaríngea suele ser una manifestación de un **trastorno neurológico** o **sistémico** (tabla 1-1). Es indispensable una anamnesis cuidadosa y dirigida de manera específica para confirmar o descartar trastornos neurológicos, musculares, del colágeno vascular y estructurales locales.
  ○ Los pacientes se quejan de dificultad para iniciar la deglución, tos, atragantamiento, sialorrea o regurgitación nasal en el segundo siguiente al inicio de la deglución.
  ○ Los pacientes tienen dificultad para deglutir sólidos o líquidos.
  ○ Se observa evidencia de disfunción neurológica en los nervios craneales inferiores, debilidad o distrofia muscular generalizada durante la exploración física.

TABLA 1-1	CAUSAS DE LA DISFAGIA BUCOFARÍNGEA

Alteraciones neuromusculares

Ictus
Enfermedad de Parkinson
Esclerosis lateral amiotrófica
Poliomielitis
Polimiositis
Miastenia grave
Tumores cerebrales
Hipotiroidismo
Relajación anómala del esfínter esofágico superior

Lesiones estructurales

Neoplasias
Inflamación (faringitis, radiación)
Síndrome de Plummer-Vinson
Hiperostosis cervical
Tiromegalia
Linfadenopatía
Antecedente de intervención quirúrgica bucofaríngea
Divertículo de Zenker

- **Disfagia esofágica**
  - La disfagia esofágica suele relacionarse con un proceso estructural o neuromuscular del esófago.
  - Los pacientes se quejan de que los alimentos se adhieren en la garganta o el tórax.
  - Los síntomas se presentan unos cuantos segundos o minutos después de la deglución.
  - Los pacientes tienen dificultad para deglutir sólidos al inicio, lo que puede progresar hasta la dificultad con los líquidos.
  - La regurgitación y el dolor torácico pueden ser síntomas relacionados.

Anamnesis
- Una anamnesis cuidadosa de los síntomas puede proporcionar claves de la causa subyacente de la disfagia.[3]
- Es importante determinar si el paciente tiene disfagia esofágica o bucofaríngea.[3] Los siguientes son factores importantes para tomar esta determinación:
  - Duración de los síntomas y agudeza de su inicio
  - Características de los síntomas (que incluyen dolor torácico, pirosis y regurgitación)
  - Síntomas nocturnos (que incluyen irritación por el agua, despertarse por la noche con pirosis o regurgitación)
  - Medicamentos recetados y de venta libre (incluidos los suplementos herbolarios)
  - Antecedentes médicos (incluyendo asma y cirugías abdominales)
  - Toser durante la deglución
  - Regurgitación a través de la nariz, sialorrea o salida de alimentos por las comisuras bucales
  - Alimentos que por lo regular causan mayor dificultad (sobre todo sólidos, líquidos o ambos)
  - Antecedentes de radioterapia en la cabeza y el cuello
  - Pérdida de peso[1]

Exploración física
- Exploración general: valorar el estado nutricional (incluido el peso corporal).

- Exploración neurológica completa (con atención al temblor en reposo, los nervios craneales y la fuerza muscular).
- Examinar la cavidad bucal, la cabeza y el cuello, incluida la evaluación del eritema faríngeo y la clasificación de Mallampati de la bucofaringe.
- Observar la marcha y el equilibrio del paciente para evaluar si hay trastornos neurológicos. Si el paciente describe fatiga muscular prematura, será necesario observarlo mientras realiza una tarea repetitiva.[3]
- Examinar las uñas para ver si están picadas (en dedal) y la piel en busca de engrosamiento o cambios de textura, especialmente las palmas de las manos y las plantas de los pies (tilosis, asociada con cáncer de células escamosas de esófago).[1]
- Valorar la presencia de tiromegalia u otros tumores en el cuello.
- Hacer inspección de los músculos en cuanto a consunción y fasciculaciones, y palpar en busca de hipersensibilidad a fin de detectar una enfermedad subyacente de la motoneurona.[3]

Diagnóstico diferencial

- **Disfagia bucofaríngea**
  - Las causas neuromusculares son más frecuentes que las estructurales en este tipo de disfagia. Esto ocurre sobre todo porque los nervios que controlan los músculos en esta región tienen una conexión directa con el cerebro a través de los nervios craneales y pueden dañarse en accidentes o enfermedades que afectan el encéfalo y los nervios.[3]
  - En la tabla 1-1 se incluyen algunas de las causas más frecuentes de la disfagia bucofaríngea.
- **Disfagia esofágica**
  - Las causas estructurales de este tipo de disfagia son más frecuentes que los trastornos que afectan los nervios y los músculos.
  - La esofagitis eosinófila puede presentarse con las compactaciones intermitentes del bolo alimenticio.
  - Los pacientes con un trastorno neuromuscular manifiestan disfagia a sólidos y líquidos desde el inicio de los síntomas.[1]
  - En la tabla 1-2 se mencionan algunas de las causas más frecuentes de disfagia esofágica.

Pruebas de diagnóstico

- **Si se sospecha disfagia bucofaríngea:**
  - **El primer paso en la valoración es una cuidadosa exploración neurológica.**
  - **Deglución de bario modificada/videofluoroscopia.**[5] Consta de un estudio radiográfico donde se observan las fases bucal y faríngea de la deglución en el instante en que el paciente

TABLA 1-2	CAUSAS DE LA DISFAGIA ESOFÁGICA

Causas estructurales

Estenosis benigna
Cáncer de esófago
Anillo de Schatzki
Membranas esofágicas
Cuerpos extraños
Extrínseco (vascular, artrosis cervical, adenopatía)

Trastornos de la motilidad

Acalasia
Esclerodermia
Relajación alterada del esfínter esofágico inferior
Espasmo esofágico difuso
Enfermedad de Chagas
Esófago en cascanueces

deglute bario de diversas consistencias, como líquido poco espeso o espeso, así como pastillas o una galleta salada. Este estudio ayuda a identificar anomalías de la fase bucofaríngea y puede dirigir el tratamiento. Los pacientes pueden tolerar ciertas consistencias mejor que otras y la alimentación puede modificarse de manera acorde.

- **Laringoscopia.** Si se identifican lesiones estructurales, debe practicarse una laringoscopia directa para realizar una valoración adicional.
- **Manometría de alta resolución (MAR).** Las técnicas más recientes de manometría esofágica pueden tener utilidad en la valoración de la función de los músculos faríngeos y el EES. La MAR también puede utilizarse si se sospecha un proceso espástico del EES.
- **Si se sospecha disfagia esofágica:**
  - **Endoscopia alta.** Esta es la prueba ideal para la valoración de la disfagia esofágica y debe ser la primera en ordenarse. La endoscopia superior permite la evaluación de la mucosa y las restricciones estructurales, como estenosis, anillo, membrana y hernia hiatal. También permite realizar intervenciones terapéuticas, como la dilatación, y biopsias de mucosa, como en el caso de la esofagitis eosinofílica o el esófago de Barrett, si es necesario.[6] Un estudio informó un rendimiento diagnóstico del 54% con la esofagogastroduodenoscopia en la evaluación inicial de la disfagia en pacientes mayores de 40 años.[7]
  - **Esofagografía (con deglución de bario).** Prueba alterna que es útil cuando se sospechan estenosis leves o cuando se desea rastrear una estenosis compleja o muy estrecha antes del estudio endoscópico. Esta prueba provee información sobre la longitud y el grado de estenosis de una lesión estructural.[6] De manera habitual, la esofagografía revela anomalías estructurales esofágicas, como tumores, membranas y anillos, o ayuda a la detección de anomalías sutiles. Las alteraciones de la motilidad, como la acalasia, el espasmo esofágico difuso y el esófago de la esclerodermia, conllevan datos típicos en la esofagografía, pero por lo general se requiere la manometría esofágica para lograr un diagnóstico definitivo. No se debe realizar una esofagografía si existe la preocupación de una obstrucción significativa o compactación de alimentos.
  - **Manometría esofágica.** Este método se considera cuando no se identifica un proceso estructural u obstructivo en la endoscopia alta o la esofagografía con bario en pacientes que acuden con disfagia o en quienes se sospecha el diagnóstico de acalasia.[1] La manometría esofágica de alta resolución implica el uso de una sonda de estado sólido con 36 sensores circunferenciales con 1 cm de separación y proporciona registros de alta fidelidad (gráficas de Clouse) del peristaltismo esofágico y la función del esfínter. La sonda se pasa a través de un conducto nasal anestesiado, baja por el esófago y pasa por el EEI hacia el estómago. Después, se obtienen medidas de la presión en toda la longitud del esófago, incluidos el EES y el EEI, tanto en reposo como durante la deglución.[8] Se ha demostrado que la manometría esofágica mejora de manera sustancial la sensibilidad del diagnóstico de las alteraciones de relajación del EEI. La adición de la impedancia estacionaria a la MAR, la administración de bolos sólidos y la incorporación de las pruebas de provocación con múltiples degluciones rápidas al protocolo de manometría pueden mejorar el diagnóstico de un trastorno motor en la valoración de la disfagia.
  - **Sonda de imagen intraluminal (EndoFLIP®).** Esta es una técnica más nueva que mide la distensibilidad del esófago para evaluar anomalías biomecánicas que, de otro modo, serían pasadas por alto en otras pruebas. El sistema EndoFLIP® utiliza planimetría de impedancia para lograr la medición en tiempo real del área de la sección transversal y la distensibilidad del esófago y la unión esofagogástrica. Con el sistema EndoFLIP® también se puede realizar una dilatación hidráulica (similar a la dilatación neumática) utilizando catéteres especiales cuando esté indicado.[9]

TRATAMIENTO

Tratamiento farmacológico

Los medicamentos solo serán útiles si pueden resolver la enfermedad subyacente que causa la disfagia.

Tratamientos no farmacológicos

- **Disfagia bucofaríngea**
  - Cuando sea posible, el tratamiento debe dirigirse a la enfermedad subyacente.
  - Sin embargo, muchos pacientes padecen enfermedades neurológicas irreversibles o progresivas, que pueden llevar al empeoramiento de la disfagia bucofaríngea.
  - Suele ser útil la **interconsulta con un terapeuta del lenguaje** para modificar los comportamientos alimentarios y la consistencia de los alimentos.[5]
  - A pesar de estas intervenciones, algunos pacientes todavía experimentarán disfagia bucofaríngea, lo que los ubica en un alto riesgo de broncoaspiración o ingesta calórica inadecuada.
  - Si no es de esperar una mejoría significativa de la disfagia bucofaríngea, deben buscarse fuentes alternativas de **apoyo nutricional**. Las opciones pueden incluir la alimentación por sonda nasogástrica, u opciones a largo plazo como la alimentación enteral por gastrostomía percutánea o sonda de yeyunostomía.
  - La sialorrea o las secreciones bucofaríngeas molestas en ocasiones pueden evitarse con el uso de fármacos anticolinérgicos o antidepresivos tricíclicos.
- **Disfagia esofágica**
  - El tratamiento de la disfagia esofágica debe ajustarse a la enfermedad subyacente (*véase* el cap. 13 para obtener más detalles).
  - Las **terapias endoscópicas**, incluida la dilatación de las estenosis y la eliminación de los anillos esofágicos, pueden ser útiles para tratar las causas estructurales de la disfagia esofágica. La esofagitis eosinófila puede tratarse con inhibidores de la bomba de protones (IBP), esteroides tópicos y dietas de exclusión; a veces puede ser necesaria la dilatación intermitente de las constricciones incoercibles.
  - Suele practicarse una **dilatación empírica por endoscopia** con un dilatador de gran calibre en los pacientes en quienes se descarta una causa definitiva de disfagia de tipo esofágico evidente en el estudio sistemático. Este abordaje terapéutico puede arrojar como resultado una mejoría sintomática de duración variable.
  - Los tumores obstructivos pueden tratarse con dilatación o la colocación de una endoprótesis (*stent*) endoscópica.
  - Algunas afecciones de la motilidad son susceptibles al tratamiento endoscópico, como la inyección de toxina botulínica en el EEI y la dilatación neumática o hidráulica en casos de alteraciones de la relajación del esfínter.
  - La miotomía quirúrgica y la dilatación neumática son opciones duraderas en la acalasia.
  - La **colocación de una sonda de gastrostomía** puede estar indicada en los pacientes con grandes tumores esofágicos obstructivos que no son susceptibles de dilatación o colocación de endoprótesis.

Modificación del estilo de vida y del riesgo

Dieta

El tratamiento de la disfagia puede incluir un cambio en la dieta del paciente o en la consistencia de los alimentos para ayudar a su deglución. Una **prueba de deglución de bario modificada** puede ayudar a identificar ciertas consistencias de alimentos susceptibles de deglutirse mejor que otras. Esto es particularmente importante en la disfagia bucofaríngea por enfermedad neuromuscular y en la disfagia esofágica en la que persiste una disfagia residual después del tratamiento.

Actividad

Un terapeuta del lenguaje puede ayudar a un paciente a aprender diferentes ejercicios y posiciones de la cabeza y el cuello que ayuden a facilitar la deglución.[3]

CONSIDERACIONES ESPECIALES

Disfagia funcional. Es una afección que se caracteriza por una sensación de tránsito anormal del bolo alimenticio a través del esófago en ausencia de lesiones estructurales, ERGE y trastornos de la motilidad esofágica con base histopatológica. La disfagia funcional incluye la sensación de que los alimentos sólidos, líquidos o de ambos tipos se pegan, se atoran o pasan a través del esófago.[10] Esto tiene relación con una mayor percepción de la sensibilidad esofágica, a veces desencadenada por estímulos nocivos, como la ERGE. Además de tratar la enfermedad por reflujo relacionada, pueden ser útiles los fármacos neurorreguladores (p. ej., antidepresivos tricíclicos en dosis baja).

COMPLICACIONES

Las complicaciones más frecuentes de la disfagia incluyen **broncoaspiración**, **neumonía** y **deshidratación**.[11] La disfagia prolongada puede llevar a pérdida de peso y desnutrición. La dilatación agresiva de las constricciones esofágicas rara vez puede causar perforación del órgano.

INTERCONSULTAS

El tratamiento de un paciente con disfagia a menudo es un esfuerzo conjunto de un equipo de especialistas que incluyen gastroenterólogo, radiólogo, terapeuta del lenguaje, neurólogo, otorrinolaringólogo y nutriólogo.[3]

RESULTADOS O PRONÓSTICO

- La mejoría de los síntomas suele depender del tipo de disfagia.
- En caso de estenosis, tumores y membranas cervicales, se puede recurrir a una intervención quirúrgica, dilatación, tratamiento antineoplásico, o una combinación de ellos.[3] Otra opción, en especial ante tumores intratables, es la colocación de una endoprótesis.
- Ciertos tipos de disfagia, como la causada por la enfermedad por reflujo, las infecciones esofágicas y la esofagitis eosinofílica, pueden ser susceptibles de tratamiento médico.
- La disfagia causada por acalasia puede tratarse con dilatación neumática con balón, inyección de toxina botulínica o miotomía.[6]

REFERENCIAS

1. Trate DM, Parkman HP, Fisher RS. Dysphagia. Evaluation, diagnosis and treatment. *Prim Care.* 1996;23:417–432.
2. Schechter GL. Systemic causes of dysphagia in adults. *Otolaryngol Clin North Am.* 1998;31:525–535.
3. Cook IJ, Kahrilas PJ. AGA technical review on management of oropharyngeal dysphagia. *Gastroenterology.* 1999;116:455–478.
4. Abdel Jalil AA, Katzka DA, Castell DO. Approach to the patient with dysphagia. *Am J Med.* 2015;128:1138.e17–1138.e23.
5. Logemann JA. Swallowing disorders. *Best Pract Res Clin Gastroenterol.* 2007;21:563–573.
6. Spechler SJ. AGA technical review on treatment of patients with dysphagia caused by benign disorders of distal esophagus. *Gastroenterology.* 1999;117:233–254.
7. ASGE Standards of Practice Committee; Pasha SF, Acosta RD, Chandrasekhara V, et al. The role of endoscopy in the evaluation and management of dysphagia. *Gastrointest Endosc.* 2014;79:191–201.
8. Roman S, Pandolfino J, Mion F. High-resolution manometry: a new gold standard to diagnose esophageal dysmotility? *Gastroenterol Clin Biol.* 2009;33:1061–1067.
9. Carlson DA, Kahrilas PJ, Lin Z, et al. Evaluation of esophageal motility utilizing the functional lumen imaging Probe. *Am J Gastroenterol.* 2016;111:1726–1735.
10. Galmiche JP, Clouse RE, Balint A, et al. Functional esophageal disorders. *Gastroenterology.* 2006;130:1459–1465.
11. Schindler A, Ginocchio D, Ruoppolo G. What we don't know about dysphagia complications? *Rev Laryngol Otol Rhinol (Bord).* 2008;129:75–78.

Náuseas y vómitos

Benjamin D. Rogers y C. Prakash Gyawali

2

PRINCIPIOS GENERALES

- Las náuseas son uno de los síntomas gastrointestinales (GI) más frecuentes y pueden estar relacionadas con una amplia variedad de trastornos GI, sistémicos y neurológicos.
- Las náuseas comprenden un grupo heterogéneo de síntomas que van desde el malestar abdominal superior hasta la necesidad de vomitar.
- Las náuseas pueden preceder a la emesis, ocurrir de manera concomitante o como único síntoma.
- La alteración de la actividad autonómica y la disminución de la función de la porción alta del aparato digestivo pueden acompañarse de náuseas intensas.

Definiciones

- Las *náuseas* son la sensación subjetiva, desagradable, de un impulso inminente de vomitar. Por lo general se experimentan en la garganta o el epigastrio. Pueden acompañarse de cambios autonómicos como hipersalivación, aturdimiento, mareos, sudoración, taquicardia o aumento de la presión arterial.[1]
- El **vómito** (o emesis) implica la expulsión forzada del contenido gástrico a través de la boca. La emesis es una reacción altamente coordinada que requiere la integración de los sistemas nerviosos central y periférico.[1]

Epidemiología

Las náuseas y los vómitos son síntomas muy recurrentes y son más frecuentes en las mujeres que en los hombres. Su prevalencia se estima en un 10%.[2] Estos malestares son motivo frecuente de consulta con el gastroenterólogo y contribuyen de manera significativa a los costos hospitalarios y de consulta médica, con una carga económica anual de 4-16 mil millones de dólares en los Estados Unidos.

Etiología

- En la tabla 2-1 se resumen las causas clínicas importantes de las náuseas y los vómitos.
- **Medicamentos**
  - Los **antiparkinsonianos** (p. ej., levodopa, bromocriptina), la nicotina y la digoxina producen náuseas y vómitos por acción directa sobre los receptores de la zona de activación de los quimiorreceptores.
  - Los **antiinflamatorios no esteroideos** (**AINE**) y algunos **antibióticos**, como la eritromicina, estimulan las vías aferentes periféricas que activan de forma directa el centro del vómito.[3]
  - Los **analgésicos opiáceos** causan náuseas en más del 25% de los pacientes. Se han señalado múltiples mecanismos, como la estimulación directa de la zona de activación de los quimiorreceptores, la disminución de la motilidad GI o el aumento de la sensibilidad vestibular.
  - Los **fármacos quimioterápicos** con frecuencia causan náuseas y vómitos. El vómito agudo, por lo general producido por medicamentos como el cisplatino, la clormetina y la dacarbazina, en general es mediado por vías serotoninérgicas, tanto centrales como periféricas. Tanto el vómito diferido como el anticipatorio son independientes del mecanismo de la serotonina.

TABLA 2-1 DIAGNÓSTICO DIFERENCIAL PARA NÁUSEAS Y VÓMITOS

Medicamentos

Quimioterapia: cisplatino, dacarbazina, clormetina

Analgésicos

Anticonceptivos orales

Cardiovasculares: digoxina, antiarrítmicos, bloqueadores β, antihipertensivos, bloqueadores de los canales del calcio

Antibióticos: eritromicina, tetraciclina, sulfonamidas

Sulfasalazina

Azatioprina

Antiparkinsonianos

Teofilina

Opiáceos

Infecciones

Gastroenteritis

Víricas: rotavirus, virus de Norwalk, adenovirus, reovirus

Bacterianas: *Staphylococcus aureus, Salmonella, Bacillus cereus* y *Clostridium perfringens* (toxinas)

Infecciones sistémicas no gastrointestinales

Otras causas

Embarazo

Uremia

Cetoacidosis diabética

Enfermedad de Addison

Náuseas y vómitos postoperatorios

Isquemia o infarto cardíaco

Trastornos gastrointestinales y peritoneales

Úlcera péptica

Apendicitis

Hepatitis

Isquemia mesentérica

Pancreatitis

Colecistitis

Obstrucción de la salida gástrica

Obstrucción del intestino delgado

Enfermedad intestinal inflamatoria

Gastroparesia

Dispepsia no ulcerosa

Trastornos del sistema nervioso central

Aumento de la presión intracraneal: tumor, hemorragia, seudotumor cerebral

Migraña

Vómitos psicógenos

Síndrome de vómitos cíclicos

Anorexia nerviosa

Bulimia nerviosa

Trastornos laberínticos

- ○ La **cannabis** usada a largo plazo puede causar una enfermedad que simula el síndrome de vómitos cíclicos, llamada *hiperemesis canabinoide*. Se cree que la desregulación autonómica inducida por la cannabis y el vaciamiento gástrico anómalo contribuyen a este proceso.[4]
- **Infecciones**
  - ○ La **gastroenteritis vírica** es una causa frecuente de náuseas y vómitos, en particular en la población pediátrica. Los agentes causantes incluyen rotavirus, virus de Norwalk, reovirus y adenovirus.
  - ○ Las **infecciones bacterianas** por *Staphylococcus aureus, Salmonella, Bacillus cereus* y *Clostridium perfringens* por lo general se vinculan con una «intoxicación alimentaria». Las enterotoxinas actúan en los ámbitos central y periférico.
  - ○ **Procesos infecciosos diversos**, como *otitis media, meningitis, infecciones de las vías urinarias y hepatitis aguda*, por lo general también provocan náuseas y vómitos.[3]
- **Trastornos endocrinos y metabólicos**
  - ○ El **embarazo** es una causa importante de náuseas y vómitos en las mujeres en edad reproductiva. Las náuseas y los vómitos ocurren en el 70-80% de las mujeres durante el primer trimestre.[5] Los síntomas suelen alcanzar su punto máximo cerca de la novena semana y

ceden para finales del primer trimestre. Las náuseas durante el embarazo se relacionan con fluctuaciones en los parámetros hormonales, ya que los síntomas son paralelos al aumento o disminución de la gonadotropina coriónica humana β (β-hCG, *β-human chorionic gonadotropin*). La hiperemesis gravídica complica el 1-5% de los embarazos al causar vómitos incoercibles. Se trata de una afección grave que puede ocasionar disminución significativa de peso y pérdida fetal.[6]

○ La **uremia**, la **cetoacidosis diabética** y la **hipercalcemia** se postulan como causas de náuseas y vómitos por acción directa en el área postrema. Las **enfermedades paratiroideas**, **tiroideas** y **suprarrenales** alteran la motilidad GI.

○ Prácticamente cualquier **desequilibrio electrolítico** puede provocar náuseas y vómitos.

- **Alteraciones gastrointestinales y peritoneales**
  ○ Las náuseas pueden ser causadas por **enfermedad por reflujo gastroesofágico (ERGE)** o **úlcera péptica**.

  ○ Los **trastornos funcionales**, como el *síndrome de náuseas o vómitos crónicos* y el *síndrome de vómitos cíclicos*, contribuyen con un gran porcentaje de las náuseas y vómitos crónicos.[7] Las alteraciones de la motilidad (p. ej., vaciamiento gástrico anómalo) pueden estar presentes, pero tienen poca relación con los síntomas.

  ○ La **gastroparesia**, donde la motilidad gástrica alterada provoca un fracaso total o parcial del vaciamiento gástrico, se relaciona con una variedad de afecciones sistémicas de las cuales las más notorias son la diabetes mellitus, el lupus eritematoso sistémico, la esclerodermia y la amiloidosis. Puede observarse gran plenitud abdominal, náuseas y vómitos (en particular un vómito diferido de alimentos ingeridos horas o días antes), así como pérdida de peso.[8]

  ○ La **inflamación de cualquier víscera** puede causar náuseas y vómitos por activación de las vías aferentes. Algunas causas frecuentes son *pancreatitis, diverticulitis, colitis, apendicitis, colecistitis* y *dolor biliar* (cólico). La inflamación peritoneal suele vincularse con dolor abdominal intenso, además de náuseas y vómitos.

  ○ La **obstrucción mecánica** en cualquier nivel del tubo digestivo puede ser una causa de náuseas y vómitos. La distensión de la luz intestinal provoca la activación de las vías aferentes y la emesis sobreviene en un intento por disminuir la presión.

  ○ La **seudoobstrucción intestinal** suele ser un producto de alteraciones de la función neuromuscular en el colon y el intestino delgado. El cuadro clínico es similar al de la obstrucción intestinal mecánica, pero no hay obstáculo anatómico observable.

- **Afecciones del sistema nervioso central (SNC)**
  ○ El **aumento de la presión intracraneal** por cualquier causa (cáncer, infección, ictus, hemorragia) puede inducir emesis con o sin náuseas.

  ○ Las **afecciones vestibulares**, entre otras la laberintitis, los tumores del ángulo cerebelopontino, la enfermedad de Ménière y la cinetosis, son causas frecuentes de náuseas y vómitos.[3]

Fisiopatología

- **Inicio de la emesis**
  ○ El *centro del vómito*, localizado en la porción dorsal de la formación reticular lateral del bulbo raquídeo, sirve como punto de integración e inicio de la emesis.

  ○ Se reciben estímulos aferentes al centro del vómito desde una variedad de fuentes: el sistema vestibular, las vías neurales del tubo digestivo periférico, la zona de activación de los quimiorreceptores y la corteza.

  ○ El sistema vestibular, en particular el aparato laberíntico, localizado en el oído interno, envía señales aferentes a través del núcleo vestibular y el cerebelo hacia el centro del vómito.[9]

  ○ Las vías neurales periféricas provenientes del tubo digestivo tienen una participación significativa en el inicio de la emesis. Las fibras vagales aferentes se proyectan hacia el núcleo del haz solitario y de allí al centro del vómito. También se piensa que las vías serotoninérgicas tienen una gran participación en la estimulación periférica a través de receptores de la 5-hidroxitriptamina (5-HT_3) localizados en los nervios vagos aferentes.

○ La zona desencadenante de quimiorreceptores, localizada en el área postrema del piso del cuarto ventrículo, es un mediador importante del inicio de la emesis. Varios fármacos y toxinas activan dicha zona a través de los receptores D_2 de la dopamina, los muscarínicos M_1, los histaminérgicos H_1, los serotoninérgicos 5-HT_3, la neurocinina NK-1 y los vasopresinérgicos. Numerosas anomalías metabólicas también afectan a la zona desencadenante. Una vez activada la zona, se envían señales eferentes al centro del vómito, donde se inicia el acto físico de la emesis.

○ Varias áreas de la corteza cerebral interactúan para modular un cambio parasimpático a simpático, potenciando la emesis durante los estados de ansiedad, estrés o elevación de la presión intracraneal, principalmente a través de los receptores GABA e histaminérgicos H_1.

• **Mecanismos de la emesis**

○ Las vías eferentes del centro del vómito sirven para iniciarlo. Las más importantes incluyen los nervios frénicos del diafragma, los nervios raquídeos y la musculatura abdominal, así como las fibras vagales eferentes viscerales hacia la laringe, la faringe, el esófago y el estómago.[9]

○ La emesis involucra una secuencia coordinada de acontecimientos que incluye la musculatura de la pared abdominal y el músculo liso del tubo digestivo. Mientras el esfínter esofágico inferior (EEI) y el cuerpo gástrico se relajan, una combinación de contracciones forzadas de los músculos de la pared abdominal, el diafragma y el músculo liso gástrico causan la expulsión del contenido gástrico hacia el esófago. La inversión del peristaltismo impulsa esos contenidos hacia la boca, donde el cierre reflejo de la glotis evita la aspiración broncopulmonar y la elevación del paladar blando impide el reflujo hacia la nasofaringe.

DIAGNÓSTICO

En general, se recomienda un proceso de tres pasos para la evaluación de las náuseas y vómitos:[1]

1. Evaluar en qué grado los síntomas alteran la calidad de vida del paciente y su capacidad funcional. Los pacientes con síntomas refractarios, anomalías metabólicas importantes o señales de una urgencia requieren de hospitalización para su valoración y tratamiento expeditos.

2. Investigar y tratar la causa de las náuseas y vómitos.

3. Si no se puede determinar una causa, iniciar un tratamiento para aliviar los síntomas.

Cuadro clínico

Anamnesis

• El **vómito agudo** sugiere obstrucción intestinal o infarto, infección, origen medicamentoso o acumulación de toxinas, como en la uremia y la cetoacidosis diabética.[1] El embarazo debe considerarse en el contexto adecuado.

• Los **vómitos crónicos**, definidos como emesis durante 1 mes o más, sugieren una base médica o funcional crónica de los síntomas; rara vez, la causa es psicógena.

• El **dolor abdominal** suele asociarse con náuseas y vómitos. Esto pudiese indicar un trastorno inflamatorio, como la apendicitis o la pancreatitis; también puede haber dolor por arcada violenta o por un hematoma de la musculatura de la pared abdominal.

• La **diarrea** o **fiebre agudas** sugieren un proceso infeccioso.

• Cuando se afecta la nutrición en situaciones crónicas y graves, hay **pérdida de peso**; también puede observarse con la gastroparesia.

• Los **cambios en el estado mental** y la **cefalea** indican meningitis u otras anomalías del SNC.

• El **vértigo** y los **acúfenos** sugieren un trastorno laberíntico.

• El **momento de presentación del vómito** puede ofrecer claves sobre su causa y la de las náuseas:

○ El vómito que ocurre en los minutos siguientes a una ingesta puede ser causado por un proceso obstructivo en la porción proximal del tubo digestivo.

- Los trastornos inflamatorios en general producen vómitos casi una hora después de la comida.
- Los vómitos por gastroparesia pueden ocurrir varias horas después de una ingesta y, por lo general, se vinculan con la pérdida de peso.
- Los vómitos matutinos tempranos suelen presentarse en el primer trimestre del embarazo y con la uremia.
- En general, los vómitos neurógenos son «en proyectil» y son estimulados por posiciones que aumentan la presión intracraneal.

- La **composición del material vomitado** puede indicar el diagnóstico:
  - El vómito de alimentos sin digerir (o digeridos de manera parcial) sugiere retención gástrica causada por obstrucción o gastroparesia.
  - La sangre o la aparición de «posos de café» en la emesis indica una hemorragia GI superior.
  - La presencia de bilis descarta la posibilidad de obstrucción proximal a la papila duodenal.
  - El olor fétido puede indicar una obstrucción distal, una fístula coloentérica o una sobre-proliferación bacteriana.
  - Si el paciente señala emesis de alimentos con aspecto y sabor similares a los que acaba de ingerir, se debe considerar la regurgitación del contenido esofágico en lugar de una emesis; es necesario descartar un proceso esofágico distal obstructivo (p. ej., acalasia).

Exploración física

- La **evaluación de la volemia** debe ser el propósito inicial de la exploración física. La hipotensión ortostática y la taquicardia indican hipovolemia que debe corregirse de inmediato mediante reposición de la volemia.[1,3]
- La **exploración de la bucofaringe** puede revelar pérdida del esmalte dental en circunstancias vinculadas con emesis crónica, como la bulimia o las náuseas y vómitos funcionales. Los pacientes con bulimia también pueden tener callos sobre los nudillos por la inducción repetida de vómitos.
- La **hipersensibilidad abdominal** sugiere un trastorno inflamatorio y la hipersensibilidad de rebote sugiere una peritonitis.
- La ausencia de **ruidos intestinales** es compatible con un íleo, en tanto la obstrucción se presenta por lo general con ruidos intestinales hiperactivos de tono alto.
- La **hepatomegalia** o un borde hepático hipersensible pueden indicar hepatitis.
- La **exploración neurológica** tal vez revele signos de meningitis y otras afecciones del sistema nervioso.

Diagnóstico diferencial

- En la tabla 2-1 se resumen las causas más frecuentes de las náuseas y vómitos.
- Es necesario distinguir el vómito de la regurgitación y el mericismo.
  - La **regurgitación** es el flujo pasivo, retrógrado, del contenido esofágico hacia la boca que se observa por lo general en el reflujo gastroesofágico.
  - El **mericismo** o rumiación es la regurgitación, sin esfuerzo, de alimentos recién ingeridos hacia la boca, seguida por su remasticación y nueva deglución. En adultos, el mericismo puede presentarse en relación con trastornos psiquiátricos y en individuos con discapacidad.
  - **Arcada** y **arcada seca** (**sin vómitos**) son términos que se aplican a la contracción espasmódica de los músculos respiratorios y abdominales con la glotis cerrada. Esto suele ocurrir en el contexto de náuseas intensas y, finalmente, puede progresar a vómito.

Pruebas de diagnóstico

Pruebas de laboratorio

- La **química sanguínea** permite la valoración de desequilibrios electrolíticos, en especial hiponatremia, elevación del nitrógeno ureico en sangre y creatinina. Esto se puede observar en la uremia y en la deshidratación. También puede haber hipocalemia y alcalosis por contracción en el vómito prolongado.
- Las **pruebas de función hepática** pueden revelar hepatitis aguda o colestasis.
- Las concentraciones elevadas de **lipasa** y **amilasa** indican pancreatitis.

- El **hemograma completo** o **biometría hemática** puede revelar un aumento de la cifra de leucocitos que sugiere un proceso infeccioso o inflamatorio. El hemograma muestra disminución de la hemoglobina y el hematócrito en situaciones vinculadas con pérdida sanguínea.
- El **análisis de orina** puede revelar datos de infección en las vías urinarias; además, puede observarse cetonuria en el contexto de ayuno prolongado o cetoacidosis diabética.
- Para descartar un embarazo, es obligatorio determinar la concentración de **β-hCG** urinaria o sérica en mujeres en edad reproductiva y con vómito agudo.

Pruebas de imagen
- Las **radiografías simples de abdomen** se pueden obtener con el paciente de pie o en decúbito; por lo general se les denomina «estudio de obstrucción». La presencia de niveles hidroaéreos y la dilatación del intestino delgado indican íleo u obstrucción. El aire libre subdiafragmático indica perforación intestinal.
- La **tomografía computarizada** del abdomen puede ser útil para evaluar las vísceras huecas en cuanto a signos de dilatación u obstrucción, trastornos inflamatorios, así como en la búsqueda de anomalías estructurales del hígado, el páncreas y el aparato biliar.
- Una **serie de radiografías del tubo digestivo superior**, a veces realizada después de la ingesta de bario como medio de contraste, ofrece la oportunidad de evaluar una obstrucción sutil y lesiones de la mucosa.
- El **estudio de vaciamiento gástrico por medicina nuclear** puede ser útil en casos de gastroparesia o sospecha de retraso funcional del vaciamiento gástrico.
- **SmartPill®** es una cápsula inalámbrica que se ingiere y permite determinar la presión, el pH y la temperatura a su paso por el tubo digestivo. Esta píldora puede ser útil en la evaluación de las náuseas y vómitos cuando se sospecha como causa la gastroparesia o la dismotilidad del intestino delgado o del colon.[10]

Procedimientos de diagnóstico
- La **esofagogastroduodenoscopia** (**EGD**) permite la visualización directa de la mucosa del intestino proximal. Por lo regular se considera una EGD si los antecedentes señalan una causa digestiva de las náuseas y vómitos crónicos; también puede ser una prueba clave para descartar la afección de la mucosa cuando no hay una etiología aparente. Varios trastornos, que incluyen la esofagitis por reflujo, la úlcera péptica, la obstrucción de la salida gástrica y el cáncer del intestino proximal, pueden diagnosticarse mediante una EGD.[3]

TRATAMIENTO

- **Principios generales**
  - La hipotensión ortostática y la taquicardia sinusal son signos de hipovolemia (con pérdida de ~10% del volumen sanguíneo circulante) y deben corregirse de inmediato mediante la administración de soluciones intravenosas (i.v.).[3]
  - La emesis causada por la úlcera péptica se puede tratar mediante neutralización del ácido y erradicación de *Helicobacter pylori*.
  - Muchos trastornos inflamatorios como la apendicitis y la colecistitis, así como la obstrucción mecánica del intestino delgado o de la salida gástrica, demandan intervención quirúrgica. Los antieméticos y los fármacos que favorecen la motilidad intestinal son útiles para el alivio de los síntomas.
  - Los pacientes con náuseas y vómitos agudos que remiten espontáneamente pueden requerir solo observación, antieméticos e hidratación.
- **Medicamentos antieméticos**
  - **Antihistamínicos.** La *meclizina* (25 mg v.o. cuatro veces al día) se usa para la laberintitis, mientras que la *prometazina* (12.5-25 mg v.o./i.m. cada 6 h) es muy útil para tratar las náuseas causadas por la uremia.
  - **Anticolinérgicos.** La *escopolamina* (parche transdérmico de 1.5 mg cada 3 días) se emplea para las náuseas de la cinetosis.
  - **Antagonistas del receptor de dopamina.** La *proclorperazina* (5-10 mg v.o./i.m./i.v./6 h) y la *clorpromazina* (10-50 mg v.o./i.m./i.v./8 h) se utilizan en general para los vómitos

agudos y crónicos. Los efectos secundarios, causados por su acción sobre los receptores de dopamina en el SNC, incluyen somnolencia, insomnio, ansiedad, cambios de humor, confusión, reacciones distónicas, discinesia tardía y síntomas parkinsonianos.

○ **Antagonistas del receptor 5-HT₃.** Incluidos en la clase de los antagonistas de los receptores de la $5\text{-}HT_3$ se encuentran el *ondansetrón* (4-8 mg v.o./i.v./8 h), el *granisetrón* (1 mg v.o./12 h) y el *palonosetrón* (0.25 mg v.o./i.v. una vez a la semana), que son muy útiles para las náuseas causadas por antineoplásicos, en particular el cisplatino.[11]

○ **Antagonistas del receptor de neurocinina 1.** Se utilizan *aprepitant* (40-125 mg v.o.) y *fosaprepitant* (150 mg i.v.) en la prevención de náuseas y vómitos relacionados con la quimioterapia.

○ **Fármacos diversos.** Los *corticoesteroides* y los *canabinoides* tienen efectos antieméticos potentes en los pacientes sometidos a quimioterapia.

- **Medicamentos procinéticos**
  ○ La **metoclopramida** (5-20 mg v.o. cuatro veces al día), que actúa sobre los receptores de $5\text{-}HT_4$ y los receptores periféricos de dopamina, se emplea para el tratamiento de las náuseas. Sin embargo, también se usa para acelerar el vaciamiento gástrico en la gastroparesia y la dispepsia funcional, aunque su actividad favorecedora de la motilidad intestinal está sujeta a taquifilaxia con el uso continuo. Sus propiedades antieméticas, a través de su acción central, permiten la supresión de las náuseas y vómitos a pesar de su uso continuo. Su uso a largo plazo se ve limitado por la posibilidad de agitación, temblores, parkinsonismo y el riesgo de discinesia tardía. También tiene una advertencia destacada relacionada con el riesgo de complicaciones neurológicas irreversibles asociadas con su uso prolongado.[12]
  ○ La **eritromicina**, un antibiótico macrólido, es un agonista del receptor de motilina que mejora el vaciamiento gástrico, pero sin supresión significativa de las náuseas. Puede administrarse por vía intravenosa para la distensión gástrica aguda, a fin de estimular el vaciamiento gástrico. Su actividad favorecedora de la motilidad intestinal está sujeta a taquifilaxia y, por lo tanto, no es útil para el tratamiento a largo plazo.
  ○ La **cisaprida** ya no está disponible en los Estados Unidos por sus efectos proarrítmicos.
  ○ La **domperidona**, también antagonista del receptor de dopamina periférico, es un procinético poderoso, pero no está disponible en la actualidad en los Estados Unidos.
  ○ El **tegaserod**, un agonista del receptor $5\text{-}HT_4$, usado sobre todo en el tratamiento del síndrome de intestino irritable, tiene una leve acción procinética en el estómago y puede emplearse para favorecer el vaciamiento gástrico. Este medicamento está resurgiendo como una opción de uso clínico después de ser retirado durante varios años debido a efectos secundarios cardiovasculares.[13]

- **Terapia complementaria y alternativa**
  ○ El extracto de raíz de **jengibre** (*Zingiber officinale*) se ha probado en el tratamiento de las náuseas y vómitos en diversos entornos. Parece actuar por inhibición de los receptores de serotonina en el aparato digestivo y en el SNC. Se ha estudiado de manera muy amplia y es eficaz contra las náuseas y vómitos relacionados con el embarazo. La dosis usual del extracto de raíz de jengibre es de 250 mg cuatro veces al día.[14]
  ○ La **acupuntura** ha mostrado ser un tratamiento eficaz contra las náuseas y vómitos (agudos y crónicos) relacionados con una amplia variedad de causas. El punto de acupuntura más frecuentemente evaluado ha sido el PC-6 (*Neiguan*).[15] Las bandas de acupresión donde se aplica presión sobre la cara ventral de la muñeca también se han usado en este contexto.
  ○ La **hipnosis** se ha empleado para el tratamiento de las náuseas y vómitos funcionales, así como los relacionados con el embarazo y la quimioterapia.[6,16]

CONSIDERACIONES ESPECIALES

- **Náuseas y vómitos resistentes al tratamiento**
  Las náuseas y vómitos se consideran resistentes si su estudio no revela una etiología tratable y si las medidas de rutina no dan lugar a un alivio de los síntomas.
  Se reconocen tres patrones de síntomas según Roma IV.[17]

○ El **síndrome de náuseas y vómitos crónicos** se asocia con episodios que ocurren al menos 1 día a la semana y durante al menos 3 meses. Este síndrome es parte del espectro de las náuseas y vómitos funcionales. Puede tratarse de manera eficaz con neurorreguladores, incluidos los antidepresivos tricíclicos, los inhibidores selectivos de la recaptación de serotonina (ISRS) y, en menor grado, con bupropión y buspirona.[18]

○ El **síndrome de vómitos cíclicos** (SVC) es un trastorno único que se caracteriza por períodos breves de dolor abdominal, náuseas y vómitos violentos, separados por intervalos asintomáticos durante los cuales los pacientes se encuentran bien.[17]

- La comprensión actual de este trastorno lo vincula con la migraña. El tratamiento es similar al empleado para la migraña, con medicamentos sintomáticos y profilácticos.[19]

- Las manifestaciones vinculadas durante «ataques» sintomáticos incluyen dolor abdominal alto, diarrea, rubor y transpiración. Algunos pacientes informan de un pródromo que dura de varios minutos a horas.

- El tratamiento sintomático puede incluir triptanos durante el período prodrómico y combinaciones de antieméticos, ansiolíticos y analgésicos opiáceos, además de la hidratación i.v., durante los períodos sintomáticos.

- La profilaxis incluye no solo el uso de antidepresivos tricíclicos como medicamentos de elección, sino también de antiepilépticos como la zonisamida, el levetiracetam o incluso el topiramato.[19,20]

○ El **síndrome de hiperemesis por cannabis** se presenta en el contexto del consumo agudo o crónico de canabinoides. Puede haber dolor abdominal. Los síntomas pueden aliviarse con duchas calientes. El tratamiento definitivo consiste en el cese del uso de canabinoides.[21] Se han utilizado benzodiazepinas para el tratamiento agudo y el haloperidol puede ser de beneficio en casos resistentes. Los antidepresivos tricíclicos se han utilizado de forma eficaz para la profilaxis.[22]

○ **Tratamiento de náuseas y vómitos resistentes**

- Los **antidepresivos tricíclicos de dosis baja**, como la amitriptilina o la nortriptilina (10-50 mg por vía oral al acostarse), son útiles para el síndrome de vómito funcional y como profilaxis en el SVC.[23]

- Los **ISRS**, que generalmente se utilizan para los trastornos de depresión y ansiedad, también pueden bloquear los receptores presinápticos de la serotonina en las fibras vagales sensoriales, contribuyendo al control de las náuseas. El empleo de ISRS para las náuseas y vómitos funcionales se basa en gran parte en pruebas anecdóticas; sin embargo, estos fármacos a veces se toleran mejor que los antidepresivos tricíclicos. No se ha establecido su utilidad en el SVC.[24]

- El **bupropión**, un inhibidor de la captación neuronal de norepinefrina y dopamina, es un antidepresivo y además puede ayudar a aliviar las náuseas y vómitos. Se puede considerar si los efectos secundarios de los antidepresivos tricíclicos (en especial los efectos anticolinérgicos, colaterales sexuales y el aumento de peso) son mal tolerados.

- La **buspirona** es un ansiolítico que se une a los receptores de serotonina y dopamina. Este fármaco puede aumentar la distensibilidad del antro gástrico y es útil en la dispepsia funcional vinculada con náuseas y vómitos.

- El **sumatriptán** activa los receptores 5-HT_1 y se usa como tratamiento sintomático de la migraña. Se puede emplear como parte de ese tratamiento en etapas tempranas de un ataque cíclico de vómitos, en especial durante la fase prodrómica.[18]

- La **zonisamida**, un antiepiléptico, tiene múltiples mecanismos de acción, incluidos el bloqueo de los canales del sodio dependientes de voltaje y los del calcio tipo T, la unión al receptor del ácido γ-aminobutírico y la facilitación de la neurotransmisión dopaminérgica y serotoninérgica. Se ha usado con algún éxito como profiláctico en el tratamiento del SVC.[20]

- El **levetiracetam**, otro fármaco antiepiléptico con mecanismo de acción menos comprendido, parece inhibir las descargas de activación neuronal sin afectar la excitabilidad neuronal normal. También puede ser de ayuda como tratamiento profiláctico en el SVC.[20]

- El **tratamiento quirúrgico se considera un último recurso** en las náuseas y vómitos resistentes al tratamiento, en especial cuando ocurre una pérdida significativa de peso por el estado sintomático o la alteración del vaciamiento gástrico.
- Se puede mantener la **alimentación enteral** a través de una *sonda de yeyunostomía* que se puede colocar por endoscopia, quirúrgicamente o bajo guía radiológica (dependiendo de la experiencia local).
- El **estimulador gástrico**, un aparato que emite estímulos eléctricos a través de electrodos implantados en la pared del estómago, puede ser una opción en los pacientes con náuseas y vómitos persistentes y resistentes. No parece mejorar el vaciamiento gástrico; por lo tanto, quizás no sea de beneficio en la gastroparesia avanzada, donde el vaciamiento gástrico alterado lleva a pérdida de peso y trastornos nutricionales.[25]

COMPLICACIONES

- El vómito, en particular cuando es recurrente, puede producir varias complicaciones que ponen en riesgo la vida.
- **Pueden ocurrir de forma acelerada alteraciones metabólicas y electrolíticas**; la deshidratación con hipotensión resultante puede llevar al síncope y la azoemia prerrenal. Por lo general, la alcalosis hipoclorémica es la primera anomalía electrolítica que aparece, por pérdida de iones de hidrógeno y cloro, lo que viene seguido por la aparición de hipocalemia debido al elevado consumo de potasio renal en respuesta a la alcalosis. El trastorno metabólico resultante puede provocar rabdomiólisis y arritmias cardíacas.
- Las **deficiencias nutricionales** y la **disminución de peso** pueden ser producto de una ingesta reducida. Se puede requerir alimentación por sonda (a través de yeyunostomía o sonda nasoyeyunal) o parenteral en los contextos agudo y crónico. En el capítulo 11 se puede encontrar una explicación más detallada de los aspectos nutricionales.
- En los pacientes con síndrome de vómito crónico ocurren **erosiones dentales** debido al desgaste del esmalte ocasionado por el ácido y la bilis.
- La **esofagitis erosiva** puede ocurrir como resultado de vómitos recurrentes y variar de leve a grave. Es importante distinguir la esofagitis debida al vómito de la vinculada con la enfermedad por reflujo gastroesofágico (ERGE). A la endoscopia, la esofagitis relacionada con el vómito prolongado se extiende de manera uniforme hasta la parte proximal del cuerpo esofágico, en tanto que la esofagitis relacionada con ERGE es más pronunciada en la porción distal del esófago.
- El **síndrome de Mallory-Weiss** puede ser producto de episodios forzados y prolongados de vómitos. Se caracteriza por laceraciones longitudinales de la mucosa cerca de la unión gastroesofágica. Tales lesiones pueden ocasionar una hemorragia gastrointestinal, que por lo general remite espontáneamente.
- El **síndrome de Boerhaave** consiste en la perforación del esófago hacia el mediastino secundaria al vómito. Se observa con mayor frecuencia en alcohólicos y en pacientes con trastornos compulsivos en la ingesta de alimentos. Debe sospecharse en cualquier paciente que acuda con dolor torácico intenso y enfisema subcutáneo después de una crisis de vómito (tríada de Mackler). El diagnóstico puede hacerse mediante una tomografía computarizada de tórax o una esofagografía (con contraste hidrosoluble). Incluso con una reparación quirúrgica rápida, el *síndrome de Boerhaave* conlleva una tasa de mortalidad del 25-50%.[26]

REFERENCIAS

1. Quigley EM, Hasler WL, Parkman HP. AGA technical review on nausea and vomiting. *Gastroenterology*. 2001;120:263–286.
2. Almario CV, Ballal ML, Chey WD, et al. Burden of gastrointestinal symptoms in the United States: results of a nationally representative survey of over 71,000 Americans. *Am J Gastroenterol*. 2018;113:1701–1710.

3. Hasler WL, Chey WD. Nausea and vomiting. *Gastroenterology*. 2003;125:1860–1867.
4. Sullivan S. Cannabinoid hyperemesis. *Can J Gastroenterol*. 2010;24:284–285.
5. Flaxman SM, Sherman PW. Morning sickness: a mechanism for protecting mother and embryo. *Q Rev Biol*. 2000;75:113–148.
6. Niebyl JR. Clinical practice. Nausea and vomiting in pregnancy. *N Engl J Med*. 2010;363: 1544–1550.
7. Prakash C, Clouse RE. Cyclic vomiting syndrome in adults: clinical features and response to tricyclic antidepressants. *Am J Gastroenterol*. 1999;94:2855–2860.
8. Parkman HP, Yates K, Hasler WL, et al. Clinical features of idiopathic gastroparesis vary with sex, body mass, symptom onset, delay in gastric emptying, and gastroparesis severity. *Gastroenterology*. 2011;140:101–115.
9. Horn CC. Why is the neurobiology of nausea and vomiting so important? *Appetite*. 2008;50: 430–434.
10. Sarosiek I, Selover KH, Katz LA, et al. The assessment of regional gut transit times in healthy controls and patients with gastroparesis using wireless motility technology. *Aliment Pharmacol Ther*. 2010;31:313–322.
11. Aapro M. 5-HT(3)-receptor antagonists in the management of nausea and vomiting in cancer and cancer treatment. *Oncology*. 2005;69:97–109.
12. Camilleri M, Parkman HP, Shafi MA, et al.; American College of Gastroenterology. Clinical guideline: management of gastroparesis. *Am J Gastroenterol*. 2013;108:18–37; quiz 38.
13. Degen L, Petrig C, Studer D, et al. Effect of tegaserod on gut transit in male and female subjects. *Neurogastroenterol Motil*. 2005;17:821–826.
14. White B. Ginger: an overview. *Am Fam Physician*. 2007;75:1689–1691.
15. Ouyang H, Chen JD. Review article: therapeutic roles of acupuncture in functional gastrointestinal disorders. *Aliment Pharmacol Ther*. 2004;20:831–841.
16. Chiarioni G, Palsson OS, Whitehead WE. Hypnosis and upper digestive function and disease. *World J Gastroenterol*. 2008;14:6276–6284.
17. Stanghellini V, Chan FK, Hasler WL, et al. Gastroduodenal disorders. *Gastroenterology*. 2016;150:1380–1392.
18. Talley NJ. Functional nausea and vomiting. *Aust Fam Physician*. 2007;36:694–697.
19. Hayes WJ, VanGilder D, Berendse J, et al. Cyclic vomiting syndrome: diagnostic approach and current management strategies. *Clin Exp Gastroenterol*. 2018;11:77–84.
20. Clouse RE, Sayuk GS, Lustman PJ, et al. Zonisamide or levetiracetam for adults with cyclic vomiting syndrome: a case series. *Clin Gastroenterol Hepatol*. 2007;5:44–48.
21. Ruffle JK, Bajgoric S, Samra K, et al. Cannabinoid hyperemesis syndrome: an important differential diagnosis of persistent unexplained vomiting. *Eur J Gastroenterol Hepatol*. 2015;27:1403–1408.
22. Richards JR, Gordon BK, Danielson AR, et al. Pharmacologic treatment of cannabinoid hyperemesis syndrome: a systematic review. *Pharmacotherapy*. 2017;37:725–734.
23. Prakash C, Lustman PJ, Freedland KE, et al. Tricyclic antidepressants for functional nausea and vomiting: clinical outcome in 37 patients. *Dig Dis Sci*. 1998;43:1951–1956.
24. Talley NJ, Ford AC. Functional dyspepsia. *N Engl J Med*. 2015;373:1853–1863.
25. McCallum RW, Lin Z, Forster J, et al. Gastric electrical stimulation improves outcomes of patients with gastroparesis for up to 10 years. *Clin Gastroenterol Hepatol*. 2011;9:314–319.e1.
26. Atallah FN, Riu BM, Nguyen LB, et al. Boerhaave's syndrome after postoperative vomiting. *Anesth Analg*. 2004;98:1164–1166, table of contents.

Diarrea

Adeeti J. Chiplunker

3

PRINCIPIOS GENERALES

Definición

- La *diarrea* se define como el aumento del contenido de líquido en las heces o la disminución de su consistencia, hecho que se puede vincular con una mayor frecuencia de evacuaciones intestinales, en concreto más de tres veces al día.
- El intestino delgado y el colon son muy eficaces en la reabsorción de agua.[1,2]
  - 10 L de líquido intestinal ingresan al yeyuno diariamente.
  - 1-1.5 L de líquido intestinal pasan al colon.
  - El colon expulsa al día 100 mL de agua en las heces.
- La diarrea ocurre como resultado de la incapacidad o ineficacia del tubo digestivo para realizar su función de reabsorción.

Clasificación

- La diarrea se clasifica como aguda o crónica con base en la duración de los síntomas. La **diarrea aguda** implica por lo general menos de 2 semanas de duración, si bien algunas enfermedades diarreicas agudas pueden continuar hasta alcanzar una mejoría después de 3-4 semanas. La diarrea que dura más de 4 semanas se designa como **crónica**.
- Con base en la fisiopatología, la diarrea puede clasificarse en varios tipos.[1,2]
- **Diarrea osmótica**
  - En este tipo de diarrea, grandes cantidades de solutos mal absorbidos dentro de la luz intestinal causan retención osmótica de agua en las heces.
  - La diarrea osmótica se caracteriza por el cese de la diarrea mediante ayuno y por un desequilibrio osmótico de las heces inusualmente elevado (> 125 mOsm/kg).
  - El cuerpo mantiene una osmolalidad fecal y sérica equivalente de casi 290 mOsm/kg.
    - La brecha osmótica de las heces se calcula utilizando la fórmula: $290 - 2 (Na^+ + K^+)$.
    - Una sustancia mal absorbida dentro de la luz intestinal requiere de una retención de agua adicional en las heces para mantener ese valor, lo que causa una brecha osmótica.
    - Una brecha osmótica < 50 mOsm/kg se considera normal.
    - Una brecha osmótica > 125 mOsm/kg es compatible con una diarrea osmótica pura.
- **Diarrea secretora**
  - La secreción intestinal supera la capacidad de absorción del intestino delgado y también del colon.
  - La secreción de electrólitos que no se absorben por completo provoca la retención de agua intraluminal.
  - La secreción intestinal es un proceso constante. La diarrea no se detiene independientemente del estado de ayuno o la hora del día.
  - Por lo general, el cuadro clínico es de grandes cantidades de diarrea acuosa (1-10 L/24 h).
  - Una brecha osmótica en las heces es normal.
- **Diarrea inflamatoria**
  - La inflamación y la ulceración alteran las funciones de absorción y digestión de la mucosa normal.

○ Además, la inflamación a menudo produce moco, proteínas, líquido y sangre, que se vierten en la luz intestinal y se agregan al volumen de las heces. Puede haber mecanismos secretores concomitantes.

○ Los índices clínicos de diarrea inflamatoria incluyen la que ocurre en la noche y la presencia de signos sistémicos, como fatiga o fiebre.

- **Esteatorrea**
  ○ Cualquier proceso que afecte la digestión y la absorción de grasas puede provocar esteatorrea. Las causas van desde la enfermedad celíaca hasta la insuficiencia pancreática.
  ○ Además, un tiempo insuficiente de contacto entre el contenido intestinal y los jugos digestivos o la mucosa de absorción, como ocurre en una alteración de la motilidad intestinal, puede contribuir a la esteatorrea.

- **Dismotilidad/funcional**
  ○ La dismotilidad intestinal puede causar un aumento del tránsito intestinal y del colon, así como un decremento del tiempo de contacto con la mucosa de absorción.
  ○ Los síndromes funcionales, como el síndrome del intestino irritable (SII), incluyen un componente de dolor, así como un cambio en los hábitos intestinales.

Epidemiología

- **Diarrea aguda**
  ○ En todo el mundo, más de 2 mil millones de personas experimentan al menos un episodio de diarrea aguda al año.
  ○ Como resultado de condiciones sanitarias deficientes y el acceso limitado a la atención de la salud, la diarrea aguda infecciosa sigue siendo una de las causas más frecuentes de muerte en los países en vías de desarrollo, que contribuyen con más de 5 millones de muertes infantiles al año.
  ○ En los Estados Unidos, cada año, casi 179 millones de personas padecen diarrea aguda. Casi la mitad de tales individuos debe limitar sus actividades, 330 000 requieren hospitalización y alrededor de 4 000 mueren. La mayoría de las muertes ocurren en los pacientes debilitados y adultos mayores.[3,4]

- **Diarrea crónica**
  ○ La diarrea crónica tiene una prevalencia calculada del 5% en los Estados Unidos, lo que puede ser una subestimación dado que muchos pacientes no buscan ayuda médica.[1]
  ○ De acuerdo con el estudio Burden of Illness AGA, los costos directos de la diarrea crónica son de 2.8 mil millones de dólares y los indirectos de 385 millones por año.[4,5]
  ○ Aunque es una causa importante de incapacidad, hay estudios limitados del impacto económico o del efecto sobre la calidad de vida resultantes de la diarrea crónica, las pruebas de diagnóstico y el tratamiento.

Etiología

En las tablas 3-1 y 3-2 se resumen las causas de la diarrea infecciosa aguda[3,6,7] y de la diarrea crónica.[1,8-11]

DIAGNÓSTICO

Cuadro clínico

- **Diarrea aguda**
  ○ Casi todos los casos de diarrea aguda resultan leves y son producidos por procesos o infecciones que remiten espontáneamente en menos de 5 días. En algunas circunstancias los síntomas pueden tardar en aliviarse 2-3 semanas.
  ○ Casi el 90% de los casos no requieren evaluación diagnóstica y responden a la simple rehidratación.

- **Diarrea crónica**
  ○ Los pacientes pueden acudir con síntomas que han estado presentes desde 4 semanas hasta muchos años.

TABLA 3-1	CAUSAS DE LA DIARREA INFECCIOSA AGUDA
Virus	**Toxinas preformadas**
Rotavirus	*Staphylococcus aureus*
Virus de Norwalk	*Clostridium perfringens*
Adenovirus	*Bacillus cereus*
Astrovirus	**Parásitos**
Virus de la hepatitis A	*Giardia lamblia*
Bacteria	*Entamoeba histolytica*
Campylobacter	*Cyclospora*
Salmonella	*Isospora*
Shigella	*Cryptosporidium*
Clostridium difficile	*Strongyloides*
Escherichia coli enterohemorrágica (EHEC, 0157:H7)	**Oportunistas**
E. coli enterotoxigénica (ETEC)	Microsporidios
E. coli enteroinvasora (EIEC)	*Mycobacterium avium intracellulare*
Vibrio cholerae	Citomegalovirus
Vibrio parahaemolyticus	Virus del herpes simple
Yersinia	
Listeria	
Aeromonas	
Plesiomonas	

○ Existe una amplia variedad de causas (*véase* la tabla 3-2). Una anamnesis y exploración física cuidadosas, además del uso juicioso de pruebas de laboratorio y los procedimientos de investigación, a menudo conducen a un diagnóstico preciso.
○ A diferencia de la diarrea aguda, la crónica con frecuencia tiene una causa no infecciosa.
● **Comparación entre diarrea inflamatoria y no inflamatoria**
  ○ **No inflamatoria**
    ■ En general, el cuadro clínico consta de diarrea acuosa no sanguinolenta relacionada con cólicos periumbilicales, distensión abdominal, náuseas y vómitos.
    ■ Suele ser causada por una alteración de la absorción normal debido a un proceso secretor en el intestino delgado, como el que se observa ante ciertas toxinas bacterianas.
    ■ En la mayoría de los casos la diarrea es leve. Sin embargo, puede tornarse voluminosa, con una variación de 10-200 mL/kg/24 h, lo que puede ocasionar deshidratación y anomalías electrolíticas.
  ○ **Inflamatoria**
    ■ La diarrea inflamatoria se puede presentar con fiebre, evacuaciones sanguinolentas, dolor abdominal y tenesmo.
    ■ Los agentes infecciosos afectan, por lo regular, al colon, lo que conduce a una diarrea de pequeño volumen, definida como < 1 L/día. Debido a que dichos agentes infecciosos suelen ser invasores, puede haber leucocitos presentes en las heces.

Anamnesis
● Durante el interrogatorio concerniente a la diarrea se deben definir los siguientes puntos:[11,12]
  ○ Inicio, duración, patrón o frecuencia.
  ○ Características de las heces: acuosas, grasas o inflamatorias (con sangre o moco).
  ○ Síntomas sistémicos: fiebre, fatiga.
  ○ Dolor abdominal: ¿posprandial?
  ○ Incontinencia fecal.

TABLA 3-2 CAUSAS DE LA DIARREA CRÓNICA

Osmótica

Medicamentos: antibióticos, lactulosa, antiácidos, sorbitol, abuso de laxantes, ingesta de Mg

Malabsorción de hidratos de carbono o deficiencia de disacaridasas (p. ej., intolerancia a la lactosa)

Ingesta cuantiosa de sustitutos de azúcar o fructosa

Secretora

Medicamentos: laxantes no osmóticos, estimulantes, inhibidores selectivos de la recaptación de serotonina

Diarrea inducida por sales biliares (la fragmentación bacteriana de ácidos biliares estimula la secreción por la mucosa colónica): colecistectomía o absorción ileal deficiente

Colitis: enfermedad inflamatoria intestinal, colitis microscópica, diverticulitis

Toxinas bacterianas

Tumores neuroendocrinos: síndrome carcinoide, insulinoma, Zollinger-Ellison o gastrinoma, VIPoma, carcinoma medular de tiroides, somatostatinoma, feocromocitoma, glucagonoma, mastocitosis

Endocrinopatías: hipertiroidismo, diabetes mellitus, Addison, hiperparatiroidismo

Diversos: adenoma velloso (secretor de cloro), cáncer de colon, linfoma, mieloma múltiple, infección por VIH/sida, amiloidosis, vasculitis, cólera, diarrea congénita por cloruros

Inflamatoria

Infección: *C. difficile*, tuberculosis, *Yersinia*, citomegalovirus, virus del herpes simple, amebosis

Enfermedad intestinal inflamatoria

Colitis isquémica

Enterocolitis por radiación

Enterocolitis eosinofílica

Cáncer de colon, linfoma

Esteatorrea

Indigestión: insuficiencia pancreática exocrina, deficiencia de ácidos biliares, abetalipoproteinemia

Absorción deficiente: celiaquía, esprúe tropical, enfermedad de Whipple, síndrome de intestino corto, sobreproliferación bacteriana del intestino delgado, desconjugación bacteriana de ácidos biliares, isquemia mesentérica, enteropatía con pérdida de proteínas

Alteración de la motilidad intestinal: hipertiroidismo, diabetes mellitus, esclerodermia, medicamentos (p. ej., metoclopramida, eritromicina)

Dismotilidad/funcional

Síndrome del intestino irritable

Compactación fecal (diarrea por sobreflujo)

Fístula intestinal

Enfermedad sistémica: diabetes mellitus, hipertiroidismo, enfermedad de Addison, amiloidosis, esclerodermia

---

○ Pérdida de peso: sugiere una ingesta insuficiente (que puede ser voluntaria para aminorar la diarrea), absorción deficiente, alguna neoplasia o isquemia; pérdida significativa de peso (> 5.5 kg), que es más preocupante y a menudo indica una absorción deficiente de nutrimentos.

○ Síntomas nocturnos o en ayuno.

○ Factores agravantes o mitigantes, como dieta, estrés, medicamentos.

○ Exposición reciente al medio hospitalario o uso de antibióticos.

○ Contactos con enfermos o brote regional: relacionado con los alimentos.

• Los **antecedentes médicos** y **quirúrgicos** pueden ser importantes:

○ Enfermedades sistémicas: diabetes mellitus, tiroidopatías, trastornos inflamatorios o autoinmunitarios, infección por el virus de la inmunodeficiencia humana (VIH), estado de inmunodepresión, cáncer.

○ Antecedentes de trastornos en la alimentación, patomimia u obtención de un beneficio secundario con la enfermedad.

- Intervención quirúrgica previa: gastrectomía, vagotomía, resección intestinal, colecistectomía.
- Antecedentes de radioterapia.
- Puede ser útil indagar por **antecedentes familiares** de: enfermedad intestinal inflamatoria (EII), celiaquía o síndromes de neoplasia endocrina múltiple (NEM).
- Se hace una anamnesis detallada del uso de medicamentos, en especial laxantes, antibióticos y medicamentos de venta libre, así como de cualquier medicamento nuevo antes de la aparición de los síntomas.
- Puede ser importante un **interrogatorio sobre la alimentación**, en especial de lo siguiente:
  - Cambios recientes de alimentación o alimentos sospechosos.
  - Ingesta de sustitutos de azúcar, lactosa o fructosa.
  - Exposición a alimentos o agua contaminados. Tiempo transcurrido después de la ingesta: < 6 h sugiere una toxina preformada; 8-16 h una infección por *Clostridium perfringens*, y > 16 h una infección invasiva intestinal vírica o bacteriana.
- **Antecedentes sociales**
  - Uso de alcohol, tabaco o sustancias ilegales
  - Antecedentes de viajes/migración:
    - Los viajes recientes a zonas endémicas pueden sugerir diarrea del viajero, infección por *Giardia* o esprúe tropical.
    - La migración reciente de un país en desarrollo hace surgir la posibilidad de una infestación parasitaria.
  - Antecedentes sexuales, incluidos los de coito anal

Exploración física

- Se obtienen los signos vitales para determinar si el paciente tiene fiebre, taquicardia e hipotensión. Los cambios ortostáticos de la presión arterial pueden ser evidentes ante una reducción importante del volumen circulante de líquidos.
- En la exploración general se toma en cuenta si el paciente parece intoxicado y con una enfermedad aguda. La caquexia y la atrofia muscular pueden indicar un proceso crónico.
- El volumen de líquidos corporales se valora mediante la hemodinámica ortostática, humedad de las membranas mucosas y turgencia cutánea. El antecedente de oliguria señala la pérdida de líquidos corporales.
- La exploración de cabeza y cuello permite encontrar signos de hipertiroidismo (masa tiroidea, exoftalmía) y manifestaciones extraintestinales de EII (epiescleritis y úlceras bucales).
- A veces son reconocibles rubefacción, sibilancias y soplos cardíacos en presencia de diarrea secretora, en especial en el síndrome carcinoide.
- Con una exploración abdominal minuciosa, se determina la existencia de hipersensibilidad, signos peritoneales, hepatomegalia, masas y ascitis. Las cicatrices pueden indicar antecedentes de intervenciones quirúrgicas. Los ruidos intestinales se valoran en cuanto a hiper- e hipomotilidad.
- La exploración anorrectal se centra en el tono y la contractilidad del esfínter, así como en la presencia de fístulas, fisuras, abscesos perianales y sangre en el dedo del examinador.
- Otras zonas exploradas incluyen la periferia en busca de edema, artritis o linfadenopatía; la exploración cutánea en busca de exantemas y eritemas, así como una exploración neurológica para descartar déficits neurológicos o neuropatía periférica.

Diagnóstico diferencial

Los **patrones clínicos** pueden ayudar a determinar los mecanismos fisiopatológicos de la diarrea.
- **Diarrea acuosa**
  - La diarrea osmótica disminuye con el ayuno.
  - La diarrea secretora es voluminosa, sin cambios con el ayuno. Los pacientes pueden tener síntomas nocturnos.
- **Diarrea sanguinolenta con o sin moco.** Sugiere causas inflamatorias o infecciosas. Los pacientes también pueden manifestar síntomas sistémicos como fiebre, fatiga, dolor abdominal, tenesmo y síntomas nocturnos.

- **Heces grasosas.** Sugieren esteatorrea. La diarrea por lo general disminuye con el ayuno y puede tener mal olor. Las heces pueden adherirse al inodoro y el paciente puede informar la presencia de gotas de aceite en la tasa de baño.
- **Causas funcionales.** En el SII y otros trastornos funcionales hay predominio de dolor abdominal, ausencia de síntomas nocturnos y pérdida significativa de peso.

Pruebas de diagnóstico

- **Diarrea aguda.** Están indicadas las pruebas en presencia de síntomas graves (hipovolemia, fiebre, dolor abdominal intenso, diarrea sanguinolenta), pero también en los adultos mayores o las personas con inmunodepresión o EII.[3,13,14]
- **Diarrea osmótica**[1,8-11]
  - Se puede indagar la brecha osmótica, qe por lo general es mayor de 125 mOsm/kg.
  - El pH de las heces ayuda a determinar la absorción deficiente de hidratos de carbono cuando es ácido (pH < 5.6).
  - La concentración de magnesio en las heces puede indicar su ingesta excesiva, como en el abuso de laxantes.
- **Diarrea secretora**
  - La brecha osmótica suele ser normal (< 50 mOsm/kg).
  - Necesitan descartarse las causas infecciosas, ya que algunas infecciones agudas pueden producir un patrón secretor transitorio.
  - Los estudios de imagen y la endoscopia permiten valorar enfermedades estructurales e inflamatorias del intestino delgado y el colon.
  - Se pueden hacer pruebas especializadas para indagar las endocrinopatías y los tumores neuroendocrinos.
- **Diarrea inflamatoria**
  - La prueba de sangre oculta en heces (PSOH) y los leucocitos fecales se pueden evaluar en la diarrea crónica, en la que se consideran causas inflamatorias y secretoras. Estas pruebas son positivas de manera persistente en la diarrea sanguinolenta o cuando otras características sugieren una causa inflamatoria. Si el interrogatorio, la exploración física y otras pruebas son convincentes de una causa inflamatoria, estos estudios son redundantes y no deberían hacerse.
  - Es necesario descartar causas infecciosas, incluso cuando se sospecha EII, ya que puede haber una superinfección.
  - Los estudios de imagen y la endoscopia son útiles para evaluar enfermedades estructurales, inflamatorias, o de ambos tipos, del intestino delgado y el colon.
- **Esteatorrea**
  - Los estudios realizados a la grasa fecal por lo general son anómalos y la brecha osmótica es mayor de 50 mOsm/kg.
  - Los estudios de imagen y de endoscopia son útiles para evaluar daños estructurales o inflamatorios (o de ambos tipos) del intestino delgado y el páncreas.
  - Se pueden hacer estudios para evaluar una insuficiencia pancreática exocrina.

Pruebas de laboratorio

El asterisco (*) indica que es una prueba inicial.
- ***Hemograma completo (biometría) y con diferencial.** Puede mostrar anemia, leucocitosis (infección) o eosinofilia (neoplasias, alergias, parasitosis, gastroenterocolitis eosinófila).
- ***Química sanguínea.** Detecta anomalías electrolíticas, hepatopatías concomitantes, hipoalbuminemia/disproteinemia (desnutrición, enteropatía por pérdida de proteínas) o diabetes.
- ***Hormona estimulante de la tiroides (tirotropina), tiroxina libre (FT_4).** Permiten evaluar el hipertiroidismo, que rara vez causa diarrea por sí mismo, pero que puede potenciar la diarrea por otras causas.
- **Estudios fecales.** Se pueden hacer los siguientes estudios:
  - ***Osmolaridad, electrólitos (Na, K) para calcular la brecha osmótica.**
  - ***Infecciosa.** Cultivo bacteriano, determinación de toxina de *Clostridium difficile* × 3, huevos y parásitos ± estudio al microscopio × 3, preparado de heces en fresco para la detección de amebosis en homosexuales masculinos con actividad sexual o por viaje a zonas endémicas.

○ Leucocitos, lactoferrina y calprotectina si existe sospecha de diarrea inflamatoria.
○ PSOH.
○ **Grasa.** Pruebas cualitativas con tinción de Sudán contra prueba cuantitativa por recolección a las 24, 48 o 72 h con una dieta de grasa de 100 g/día (< 6 g/24 h es un resultado normal, > 14 g/24 h sugiere absorción o digestión deficiente y > 8% sugiere insuficiencia pancreática).
○ El pH menor de 5.6 sugiere absorción deficiente de hidratos de carbono (fermentación por bacterias en el colon).
○ Concentración de magnesio.
○ Detección de laxantes.
○ **Antitripsina α_1.** Suele estar elevada en la enteropatía perdedora de proteínas.
○ Concentración de quimotripsina o elastasa: están elevadas en las heces en casos de insuficiencia pancreática.
- **Estudios de la orina**
○ Análisis de orina: para buscar pérdida urinaria de proteínas.
○ Detección de laxantes.
- **Diarrea secretora.** Las determinaciones hormonales para la diarrea secretora pueden incluir: concentraciones séricas de péptido intestinal vasoactivo, gastrina, calcitonina, polipéptido pancreático, somatostatina, triptasa, electroforesis de proteínas séricas, inmunoglobulinas y excreción urinaria de ácido 5-hidroxiindolacético, metanefrinas e histamina, así como la prueba de estimulación con adrenocorticotropina.
- **Enfermedad celíaca.** Deben hacerse pruebas de enfermedad celíaca con anticipación para la evaluación de la diarrea crónica: anticuerpo antitransglutaminasa tisular (IgA, prueba preferida para pacientes mayores de 2 años de edad), péptido de gliadina desaminado (IgA e IgG como alternativa en pacientes con alta sospecha o como prueba complementaria en menores de 2 años de edad) y concentraciones séricas de IgA (hasta un 10% de los pacientes tendrán deficiencia de IgA y un resultado falso negativo).[15] La prueba HLA-DQ2/DQ8 solo debe usarse para descartar la enfermedad en pacientes con histología equívoca del intestino delgado, con una dieta libre de gluten al momento de la prueba, con discrepancias serológicas o en sus antecedentes, en casos refractarios o en pacientes con síndrome de Down.
- **Pacientes con EII e inmunodepresión.** Reacción en cadena de la polimerasa (PCR, *polymerase chain reaction*) para ADN de citomegalovirus y toxinas de *C. difficile*. Se prefiere la prueba de PCR para *C. difficile* sobre el enzimoinmunoanálisis (EIA)/ELISA debido a una mayor sensibilidad que aumenta con tres o más pruebas realizadas (100% para PCR, 86% para EIA).[14,16]
- **Frotis de secreción rectal** en pacientes con coito anal activo [gonorrea, clamidiosis, infección por el virus del herpes simple (VHS)].

Pruebas de imagen
Se puede realizar lo siguiente para evaluar la enfermedad estructural o inflamatoria del intestino delgado y el páncreas:
- Tránsito del intestino delgado
- Enterografía por tomografía computarizada (TC)
- Enterografía por resonancia magnética
- Barrido bifásico del páncreas por TC
- Ecografía abdominal
- Ecografía endoscópica

Procedimientos de diagnóstico
- **Endoscopia con biopsias**[12,17]
○ Endoscopia superior con pinzas pequeñas para biopsia intestinal para evaluación de enfermedad celíaca (un mínimo de cuatro muestras del duodeno), enfermedad de Whipple, enteropatía por pérdida de proteínas, gastroenteritis eosinófila, giardiosis o amiloidosis. La endoscopia superior con aspirado de intestino delgado puede ayudar al diagnóstico de sobreproliferación bacteriana del intestino delgado (SBID).
○ Sigmoidoscopia flexible o colonoscopia con biopsias aleatorias.

- La sigmoidoscopia flexible es aceptable en caso de diarrea aguda con sospecha de colitis difusa, como en la enfermedad de injerto contra hospedero o diarrea crónica en pacientes con comorbilidades importantes o embarazo.
- Se prefiere la colonoscopia para la evaluación de la EII, colitis microscópica, colitis eosinofílica, amiloidosis, neoplasia colorrectal o cribado, pacientes con VIH o en casos con pérdida significativa de sangre.
- **Ecografía endoscópica** para evaluar la pancreatitis crónica.
- **Pruebas respiratorias** para la absorción deficiente de hidratos de carbono específicos (lactosa, sacarosa) y SBID (glucosa, lactulosa, ^{14}C-xilosa, ^{14}C-glicocolato).
- **Pruebas de secretina** para evaluar una insuficiencia pancreática exocrina.[18]

TRATAMIENTO

Tratamiento farmacológico

- **Diarrea aguda**
  - ○ **Es necesario evaluar primero la volemia y los trastornos electrolíticos.**
    - La diarrea aguda leve no complicada se trata con soluciones orales que contengan hidratos de carbono y electrólitos.
      - □ Se recomienda la solución de rehidratación oral de la Organización Mundial de la Salud (2.6 g de NaCl, 2.9 g de citrato trisódico, 1.5 g de KCl y 13.5 g de glucosa por litro).
      - □ También pueden tomarse bebidas deportivas, pero la carga de hidratos de carbono es mayor y el contenido de sodio menor.
    - En la diarrea grave pueden requerirse soluciones intravenosas (lactato de Ringer o solución salina normal al 0.9%) para restablecer el volumen y restituir las pérdidas continuas.
  - ○ Los **antidiarreicos** son seguros en la diarrea leve a moderada y pueden mejorar el estado del paciente.
    - Loperamida, 4 mg, seguida por 2 mg después de cada evacuación de heces sueltas hasta una dosis máxima diaria de 16 mg.
    - Difenoxilato con atropina 4 mg cuatro veces al día. Tiene una combinación de efectos opioides y anticolinérgicos.
    - Los antidiarreicos no se recomiendan en presencia de sangre o fiebre.
  - ○ **Diarrea del viajero.** El subsalicilato de bismuto (30 mL) cuatro veces al día puede reducir los síntomas gracias a sus propiedades antiinflamatorias y antibacterianas.
    - La adición de una fluoroquinolona o rifaximina × 3 días puede disminuir la duración y gravedad de la enfermedad. La azitromicina también es eficaz, especialmente contra las infecciones por *Campylobacter, Shigella* y *E. coli* no invasiva.
    - **Antibióticos.** Se recomienda el tratamiento empírico con antibióticos solo cuando se sospeche invasión bacteriana debido a fiebre alta, tenesmo, diarrea sanguinolenta o con leucocitos en las heces, así como en caso de enfermedad grave. Deben sopesarse posibles riesgos como la resistencia a los antibióticos y otras complicaciones (tabla 3-3).[3,13]
      - □ **Primera línea.** Fluoroquinolonas × 3 días (ciprofloxacino 500 mg c/12 h, norfloxacino 400 mg c/12 h, levofloxacino 400 mg al día).
      - □ **Alternativas.** Trimetoprima-sulfametoxazol, azitromicina o eritromicina.
      - □ **Giardia/amebosis.** Metronidazol 250-750 mg c/8 h × 7-10 días.
      - □ *Cyclospora/Isospora.* Trimetoprima-sulfametoxazol, dosis doble dos veces al día × 7-10 días.
      - □ También se recomienda el tratamiento con antibióticos en la **diarrea infecciosa causada por enfermedades de transmisión sexual**, como la infección por clamidia, gonorrea, virus del herpes simple y sífilis.
      - □ *E. coli* **enterohemorrágico (EHEC) o** *E. coli* **O157:H7.** Los antibióticos *no* se recomiendan, ya que no se ha demostrado que aceleren la recuperación o disminuyan el período contagioso. Además, su uso puede precipitar el síndrome urémico hemolítico. Las claves clínicas de la infección por EHEC incluyen ingesta reciente de

TABLA 3-3	TRATAMIENTO DE LA DIARREA BACTERIANA
Campylobacter	Azitromicina 500 mg al día × 3 días o 1000 mg × 1 dosis
Salmonella	Ciprofloxacino 500 mg c/12 h × 3-7 días Azitromicina 1000 mg × 1 seguido de 500 mg diarios × 5-7 días
Shigella	Ciprofloxacino 500 mg dos c/12 h o 750 mg al día × 3 días Azitromicina 500 mg al día × 3 días Cefixima 200 mg c/12 h o 400 mg cada día o ceftriaxona 1000 mg i.v. al día para pacientes con alto riesgo de resistencia
Clostridium difficile	Metronidazol 500 mg c/8 h × 14 días Vancomicina 125 mg v.o. c/6 h × 14 días en casos graves o recurrentes
E. coli enterohemorrágica	NO SE RECOMIENDA
E. coli enterotoxigénica	Ciprofloxacino 500 mg c/12 h o 750 mg al día × 3 días Azitromicina 1000 mg × 1 día o 500 mg al día × 3 días
E. coli enteroinvasora	Como con *Shigella*, excepción hecha de la azitromicina, que no se recomienda
Vibrio cholerae	Doxiciclina 300 mg × 1 dosis Azitromicina 1000 mg × 1 dosis Ciprofloxacino 1000 mg × 1 dosis
Vibrio parahaemolyticus	Como con *Vibrio cholerae*
Aeromonas	Trimetoprima-sulfametoxazol dosis doble × 5 días o una fluoroquinolona o cefalosporina de tercera generación como con *Shigella*
Plesiomonas	Ciprofloxacino 500 mg dos veces al día × 3 días

carne molida (picada) cruda o mal cocida, diarrea sanguinolenta, dolor abdominal y fiebre mínima o ausente.

- **Diarrea crónica**
  - Es necesario evaluar el **estado de la volemia**, los **trastornos electrolíticos** y las **deficiencias vitamínicas**.
    - La diarrea leve no complicada se trata con soluciones orales, a semejanza de la diarrea aguda.
    - En casos de diarrea grave pueden requerirse soluciones intravenosas (lactato de Ringer o salina normal al 0.9%) para sustituir el volumen perdido y compensar las pérdidas continuas. Rara vez los pacientes llegan a requerir soluciones salinas a largo plazo, administradas a través de un catéter permanente con asistencia domiciliaria de enfermería.
    - La alimentación parenteral total en el hospital o a largo plazo en casa puede ser necesaria, lo que requiere un catéter permanente y cuidados de enfermería.
    - Pueden ocurrir deficiencias vitamínicas por disminución de la ingesta oral o por absorción deficiente. En quienes presentan esteatorrea crónica, deben vigilarse las vitaminas y complementarlas si existe deficiencia, en especial las liposolubles.
  - Siempre que sea posible, es necesario **tratar la causa subyacente**.[1,8-11]

○ Si hay una causa reversible, como una infección, un factor precipitante en los alimentos, medicamentos o tumores, la diarrea crónica cuenta entonces con una resolución potencial con el tratamiento o la eliminación del agente causal.

○ **Colitis microscópica (colagenosa/linfocítica).** Budesonida, 9 mg diarios con disminución gradual y lenta cuando sea clínicamente apropiado. También se pueden usar subsalicilato de bismuto, colestiramina y mesalamina. En casos graves o resistentes al tratamiento tal vez se requieran inmunorreguladores, como la azatioprina, o esteroides sistémicos.

○ **Diarrea inducida por ácidos biliares.** Un tratamiento de prueba empírico con colestiramina (una resina de unión) es tanto diagnóstico como terapéutico. La dosis recomendada es de 4 g c/8 h. Como alternativa, se puede usar colestipol.[19]

○ **Intolerancia a la lactosa.** El intento de eliminar los productos lácteos de la dieta es tanto diagnóstico como terapéutico. Los suplementos de lactasa también pueden ser eficaces.

○ **SBID.** La respuesta clínica a los antibióticos suele ser rápida. A menos que se haya tratado la causa predisponente del sobrecrecimiento bacteriano, pueden requerirse antibióticos cíclicos.

○ **Reposición de enzimas pancreáticas.** Puede ser beneficiosa como ensayo terapéutico en presencia de esteatorrea.

○ Los **antidiarreicos opiáceos** son seguros en la diarrea de leve a moderada.
   ■ **Loperamida** 2-4 mg c/6 h, o 4 mg seguidos de 2 mg después de cada evacuación intestinal suelta, hasta una dosis máxima de 16 mg.
   ■ Difenoxilato con atropina 4 mg c/6 h. El tratamiento tiene efectos combinados opioides y anticolinérgicos.
   ■ Otras opciones más potentes incluyen combinaciones de opiáceos con antiespasmódicos, como tintura de opio (2-20 gotas cuatro veces al día) con belladona o hiosciamina.

○ Es apropiado el tratamiento empírico con antidiarreicos, prescindiendo de estudios extensos en los pacientes sin signos de alarma, como aquellos con SII.

○ El **Psyllium** puede utilizarse para aumentar el volumen de las heces en las personas con incontinencia fecal.

○ Se puede emplear **octreotida** (un análogo de la somatostatina) en la diarrea secretora para disminuir el volumen de las heces.
   ■ La octreotida se puede usar por vía parenteral en dosis de 50-250 μg subcutánea dos veces al día a tres veces al día.
   ■ La octreotida también puede utilizarse en la diarrea postoperatoria aguda, como en una enterostomía con gasto alto. En este escenario, un intestino lleno de líquido a menudo se confunde con un íleo postoperatorio. La clave para este diagnóstico es la distensión abdominal a la exploración en presencia de diarrea significativa. Las imágenes transversales revelan un intestino delgado distendido lleno de líquido. Los síntomas se resuelven a la brevedad mediante la descompresión que sobreviene a la instalación de una sonda nasogástrica y el inicio de octreotida por vía subcutánea.

○ **Antibióticos**
   ■ Se pueden considerar como tratamiento empírico si el paciente muestra un alto riesgo de deshidratación o complicaciones sistémicas, como en el contexto de la sospecha elevada de una causa infecciosa o si hay alta prevalencia de diarrea infecciosa en la comunidad.
   ■ Se puede emplear metronidazol o fluoroquinolona.

Tratamiento quirúrgico

Puede estar indicada la intervención quirúrgica para tratar la causa subyacente, como un tumor neuroendocrino, colitis grave o cáncer.

Modificación del estilo de vida o disminución de riesgos

• Puede haber desnutrición o deficiencias vitamínicas por disminución de la ingesta oral o por absorción deficiente.

• Siempre se recomienda alimentación entérica cuando el intestino está saludable y funcionando, pero pueden requerirse soluciones intravenosas adicionales y alimentación parenteral total de forma temporal o a largo plazo.

• En la diarrea aguda, el reposo intestinal o un cambio a una dieta de líquidos claros o blanda, que evita los alimentos ricos en fibra, grasas, productos lácteos, cafeína y alcohol, pueden aliviar los síntomas del paciente a corto plazo.

- Si hay una causa subyacente de absorción deficiente en la mucosa, como en la enfermedad celíaca o la insuficiencia de disacaridasa, debe eliminarse de la alimentación el agente causal (p. ej., dieta sin gluten o lactosa).
- Se deben cuantificar las cantidades de vitamina y administrarse suplementos si hay insuficiencias. Se pueden recomendar suplementos multivitamínicos profilácticos con calcio, vitamina D y complejo B a diario.
- Los probióticos no se recomiendan de manera sistemática en este momento dada la falta de regulación y consenso respecto a sus ventajas. Sin embargo, estos agentes pueden ser de utilidad en la diarrea crónica en el contexto del SII. Hay pruebas anecdóticas de beneficio en estos tipos de diarrea crónica.

CONSIDERACIONES ESPECIALES

- **VIH/sida**
  - Los pacientes positivos al VIH con cifras bajas de CD4 tienen un alto riesgo de diarrea infecciosa crónica. Las causas incluyen agentes infecciosos frecuentes, así como infecciones oportunistas como las secundarias a citomegalovirus y *Mycobacterium avium intracellulare*. Otras causas incluyen cánceres intestinales como el linfoma y el sarcoma de Kaposi, la enteropatía por sida y los síntomas inducidos por el tratamiento antirretroviral de gran actividad (TARGA), como nelfinavir y ritonavir. La carencia de recursos simples de diagnóstico y tratamiento dirigido, sin embargo, a menudo relega a esos pacientes a un tratamiento sintomático.
- **EII**
  - Los fármacos que restringen la motilidad intestinal deben utilizarse con precaución ante una EII grave debido a la potencial complicación de megacolon tóxico; los pacientes con diarrea sanguinolenta, fiebre alta o toxicidad sistémica no deben recibir antidiarreicos. Los anticolinérgicos están contraindicados por completo en la diarrea aguda debido a la rara complicación del megacolon tóxico.
  - La diarrea infecciosa aguda puede enmascarar el cuadro clínico inicial de la EII.
  - En los pacientes con EII siempre deben descartarse, en primer término, las infecciones por citomegalovirus y *C. difficile*.
- **Pediatría**
  - Los pacientes con síntomas sugerentes de EHEC o *E. coli* O157:H7 no deben tratarse con antibióticos en virtud del riesgo de precipitar un síndrome urémico hemolítico.
  - Las claves clínicas de la infección por EHEC incluyen ingesta reciente de carne molida cruda o mal cocida, diarrea sanguinolenta, dolor abdominal y fiebre mínima o ausente.
- **Embarazo**
  - En las mujeres embarazadas debe considerarse la listeriosis, con o sin síntomas sistémicos.

COMPLICACIONES

- Deshidratación.
- Insuficiencia renal aguda.
- Anomalías electrolíticas, acidosis metabólica, hipocalemia.
- Pérdida de peso y caquexia.
- Desnutrición, como la insuficiencias de vitaminas liposolubles A, D, E y K en presencia de esteatorrea.
- Insuficiencia digestiva adquirida y transitoria y de la mucosa, como la de la absorción deficiente de lactosa secundaria a una gastroenteritis aguda. Este fenómeno a menudo se manifiesta con diarrea persistente, cólicos y distensión abdominal hasta que se restablece la actividad enzimática normal de la mucosa. Estos síntomas pueden persistir durante semanas o meses.
- Un subgrupo de pacientes con gastroenteritis aguda desarrolla un SII postinfeccioso crónico.

INTERCONSULTA

Está indicada la derivación a un gastroenterólogo o especialista dependiendo de lo siguiente:
- Gravedad de la enfermedad
- Diagnóstico
- Necesidad de endoscopia
- Tratamiento a largo plazo (EII y pancreatitis crónica)

REFERENCIAS

1. Fine KD, Schiller LR. AGA technical review on the evaluation and management of chronic diarrhea. *Gastroenterology.* 1999;116:1464–1486.
2. Camilleri M. Chronic diarrhea: a review on pathophysiology and management for the clinical gastroenterologist. *Clin Gastroenterol Hepatol.* 2004;2:198–206.
3. DuPont HL. Acute infectious diarrhea in immunocompetent adults. *N Engl J Med.* 2014;370:1532–1540.
4. Peery AF, Dellon ES, Lund J, et al. Burden of gastrointestinal disease in the United States: 2012 update. *Gastroenterology.* 2012;143:1179–1187.
5. Everhart JE, Ruhl CE. Burden of digestive diseases in the United States part I: overall and upper gastrointestinal diseases. *Gastroenterology.* 2009;136:376–386.
6. Pawlowski SW, Warren CA, Guerrant R. Diagnosis and treatment of acute or persistent diarrhea. *Gastroenterology.* 2009;136:1874–1886.
7. Thielman NM, Guerrant RL. Clinical practice. Acute infectious diarrhea. *N Engl J Med.* 2004;350:38–47.
8. Schiller LR. Chronic diarrhea. *Gastroenterology.* 2004;127:287–293.
9. Schiller LR. Diarrhea. *Med Clin North Am.* 2000;84:1259–1274.
10. Donowitz M, Kokke FT, Saidi R. Evaluation of patients with chronic diarrhea. *N Engl J Med.* 1995;332:725–729.
11. Headstrom PD, Surawicz CM. Chronic diarrhea. *Clin Gastroenterol Hepatol.* 2005;3:734–737.
12. American Gastroenterological Association medical position statement: guidelines for the evaluation and management of chronic diarrhea. *Gastroenterology.* 1999;116:1461–1463.
13. Riddle MS, DuPont HL, Connor BA. ACG clinical guideline: diagnosis, treatment, and prevention of acute diarrhea infections in adults. *Am J Gastroenterol.* 2016;111:602–622.
14. Surawicz CM, Brandt LJ, Binion DG, et al. Guidelines for diagnosis, treatment, and prevention of *Clostridium difficile* infections. *Am J Gastroenterol.* 2013;108:478–498.
15. Rubio-Tapia A, Hill ID, Kelly CP, et al. ACG clinical guidelines: diagnosis and management of celiac disease. *Am J Gastroenterol.* 2013;108:656–676.
16. Peterson LR, Manson RU, Paule SM, et al. Detection of toxigenic Clostridium difficile in stool samples by real-time polymerase chain reaction for the diagnosis of C. difficile-associated diarrhea. *Clin Infect Dis.* 2007;45:1152–1160.
17. ASGE Standards of Practice Committee; Shen B, Khan K, Ikenberry SO, et al. The role of endoscopy in the management of patients with diarrhea. *Gastrointest Endosc.* 2010;71:887–892.
18. ASGE Standards of Practice Committee; Chandrasekhara V, Chathadi KV, Ruben D. The role of endoscopy benign pancreatic disease. *Gastrointest Endosc.* 2015;82:203–214.
19. Wilcox C, Turner J, Green J. Systematic review: the management of chronic diarrhea due to bile acid malabsorption. *Aliment Pharmacol Ther.* 2014;39:923–939.

Estreñimiento

Jeffrey W. Brown y Ghadah Al Ismail

4

PRINCIPIOS GENERALES

- El estreñimiento es uno de los problemas digestivos más frecuentes en la población general. Se relaciona con la disminución de la productividad laboral,[1] la reducción en la calidad de vida[1,2] y el aumento de la ansiedad y la depresión.[3]
- Este trastorno abarca una multitud de alteraciones y síntomas que afectan el funcionamiento anorrectal y del colon; es indispensable una comprensión cuidadosa de esa heterogeneidad para el tratamiento apropiado de los pacientes.

Definición

El *estreñimiento* es un trastorno definido por sus síntomas, caracterizado por la disminución de las evacuaciones intestinales, la dificultad para su realización o ambas cosas.[4-6] Por lo tanto, la frecuencia normal de las evacuaciones intestinales (que puede variar desde una evacuación cada 3 días hasta 3 deposiciones al día) no descarta este diagnóstico. Los síntomas vinculados a menudo incluyen expulsión de heces duras, pujo, intentos insatisfechos por evacuar y tenesmo.

Clasificación

- **Primario o secundario.** El estreñimiento secundario ocurre como efecto colateral de varias afecciones y medicamentos, por lo que es importante descartarlos antes de iniciar una evaluación más compleja (tabla 4-1).
- **Agudo o crónico.** Se ha establecido una definición de consenso al atender los diversos componentes del estreñimiento crónico (tabla 4-2).[7]

Epidemiología

- La mediana de la prevalencia de estreñimiento en adultos es del 16% (rango del 2-27%); sin embargo, aumenta al 33% en los adultos mayores de 60 años de edad.[5,6] Es el principal diagnóstico o motivo de consulta en aproximadamente 2.8 millones de visitas ambulatorias y de urgencia al año.[8]
- Se gastan más de 800 millones de dólares anuales en laxantes de venta sin receta en los Estados Unidos.[9]

Etiología

En general, las causas potenciales del estreñimiento primario pueden clasificarse como de tránsito normal, tránsito lento, con disinergia del piso pélvico y predominio del estreñimiento en el síndrome del intestino irritable (SII). Es importante mencionar que hay considerables superposiciones entre estas categorías.[4-6]

- Los pacientes con **estreñimiento de tránsito normal** tienen síntomas sin datos de retraso del paso del bolo fecal por el colon.
- El **estreñimiento de tránsito lento** es un proceso idiopático con retraso del paso del bolo fecal entre el colon proximal y el distal.
- La **disinergia del piso pélvico** ocurre cuando los músculos puborrectal y esfínter anal no se relajan o se contraen paradójicamente cuando se intenta la defecación, lo que lleva a la imposibilidad de lograrla en el ámbito del anorrecto; el paso del bolo fecal del colon al recto puede ser normal en este trastorno.

TABLA 4-1	DIAGNÓSTICO DIFERENCIAL DEL ESTREÑIMIENTO
Causas endocrinas	Diabetes mellitus, hipotiroidismo, hiperparatiroidismo, embarazo, feocromocitoma
Causas metabólicas	Enfermedad renal crónica, hipercalcemia, hipocalemia, hipomagnesemia, porfiria, intoxicación por metales pesados
Causas neurógenas	Enfermedad de Hirschsprung, enfermedad de Chagas, enfermedad de Parkinson, lesiones o tumores de la médula espinal, neuropatía autonómica, seudoobstrucción intestinal, ictus, esclerosis múltiple, demencia
Miopatías	Esclerodermia, amiloidosis, distrofia miotónica
Causas estructurales	Cáncer de colon, estenosis, compresión externa, rectocele, fisuras, hemorroides
Medicamentos	Opiáceos, analgésicos, antidepresivos tricíclicos, antieméticos, anticolinérgicos, antihistamínicos, antipsicóticos, antiparkinsonianos, antidiarreicos, antiácidos, bloqueadores de los canales del calcio, diuréticos, anticonvulsivos, fármacos que contienen cationes (p. ej., hierro, bismuto), resinas de ácidos biliares
Otros	Síndrome del intestino irritable, espasmo anal, prolapso rectal, depresión, dieta baja en fibra, estilo de vida sedentario, estreñimiento de tránsito lento, disfunción del piso pélvico

- El **síndrome del intestino irritable** se considera con **predominio de estreñimiento** si el 25% o más de las evacuaciones el paciente son duras o voluminosas (tipos 1-2 de la escala de heces de Bristol) y menos del 25% de las evacuaciones son sueltas o acuosas (tipos 6-7). Este diagnóstico debe tenerse en cuenta cuando el dolor o malestar abdominal es una queja predominante en un paciente sin signos de alerta preocupantes (*véase* más adelante), sobre todo en quienes tienen trastornos afectivos comórbidos como ansiedad y depresión.

Fisiopatología

El funcionamiento del colon y el anorrecto se conoce de manera parcial, pero se piensa que son afectados por varios factores como reflejos intrínsecos y procesos autonómicos, neurotransmisores, variación diurna y conductas aprendidas.[6,10]

TABLA 4-2	CRITERIOS DIAGNÓSTICOS DE ROMA IV PARA EL ESTREÑIMIENTO FUNCIONAL

Al menos 3 meses (con inicio de los síntomas al menos 6 meses antes del diagnóstico) con dos o más de los siguientes:
- Pujo en ≥ 25% de las defecaciones
- Heces duras o voluminosas en ≥ 25% de las defecaciones
- Sensación de evacuación incompleta en ≥ 25% de las defecaciones
- Sensación de obstrucción anorrectal en ≥ 25% de las defecaciones
- Maniobras para facilitar en ≥ 25% de las defecaciones
- Menos de tres defecaciones espontáneas por semana

Ausencia de heces sueltas sin uso de laxantes

Criterios insuficientes para diagnóstico de SII con predominio de estreñimiento (SII-E)

Adaptado de Lacy BE, Mearin F, Chang L, et al. Functional bowel disorders. *Gastroenterology*. 2016;150:1393–1407.

Factores de riesgo

- De acuerdo con informes de los propios pacientes, las mujeres padecen más estreñimiento que los hombres y la prevalencia aumenta con la edad.[11] Se calcula que más del 50% de los adultos mayores que viven en ámbitos comunitarios tienen estreñimiento.[12,13]
- Otros factores de riesgo incluyen inactividad física, desnutrición, dietas restringidas, polimedicación, intervención quirúrgica abdominal o pélvica reciente, viajes y trastornos comórbidos conocidos.

DIAGNÓSTICO

El estudio del paciente con estreñimiento requiere una anamnesis y exploración física exhaustivos. Aunque no siempre necesarias, existen varias pruebas de diagnóstico para evaluar el tránsito del colon, documentar la función motora anorrectal y del colon, así como para descartar procesos obstructivos.

Cuadro clínico

Los pacientes con estreñimiento acuden con una amplia variedad de manifestaciones, muchas de las cuales pueden causarles malestar sustancial. Establecer una relación de confianza puede ayudar a mantener un interrogatorio clave bien definido.

Anamnesis

- Un interrogatorio bien orientado sobre la defecación permite aclarar si el paciente tiene evacuaciones infrecuentes, heces duras, sensación de evacuación incompleta, pujo, necesidad de extracción digital y dolor abdominal vinculado. El inicio y la duración de los síntomas también son importantes. Por ejemplo, un malestar abdominal de toda la vida puede sugerir superposición con el síndrome del intestino irritable.
- La **escala de heces de Bristol** es una descripción de la forma y consistencia de las heces que se utiliza a menudo y puede ser una herramienta muy útil (fig. 4-1).[14]
- Una revisión completa de los síntomas ayuda a disminuir la amplitud del diagnóstico diferencial. Por ejemplo, si un paciente informa intolerancia al frío y aumento de peso, podría considerarse hipotiroidismo. La tríada de cálculos renales, confusión y estreñimiento sugiere hipercalcemia. El empleo de diuréticos o los vómitos pueden predisponer al estreñimiento a través de la hipocalemia y el íleo. En la esclerosis sistémica puede observarse una dismotilidad esofágica vinculada con estreñimiento.
- El cáncer de colon puede presentarse con síntomas de obstrucción. No obstante, en general es una manifestación tardía; las preguntas relevantes incluyen los antecedentes de disminución de peso, heces con sangre, antecedentes de cáncer de colon en la familia y colonoscopia de detección previa.
- Deben indagarse de forma cuidadosa los antecedentes de uso de medicamentos antes de iniciar un estudio del estreñimiento. Numerosos fármacos pueden vincularse con este síntoma y su simple interrupción conduce a la resolución.

Exploración física

- La exploración física puede ayudar a identificar causas tanto gastrointestinales como extraintestinales de estreñimiento. Por ejemplo, el bocio o una neuropatía periférica pueden sugerir una causa endocrina o neurológica, respectivamente.
- La **exploración abdominal** incluye la inspección en busca de signos de una intervención quirúrgica previa, auscultación respecto a la presencia y frecuencia de los ruidos intestinales, así como palpación para determinar si hay distensión, masas o heces retenidas.
- La **exploración perineal y rectal** puede proporcionar información invaluable. La inspección minuciosa ayuda a detectar hemorroides internas, fisuras o masas. También deben evaluarse la sensibilidad perineal y el reflejo anal. Se puede estimar el funcionamiento neuromuscular anorrectal mediante una revisión digital del tono del esfínter tanto en reposo como bajo esfuerzo. La abertura del conducto anal ante el retiro inmediato del dedo puede sugerir denervación del esfínter anal externo. Pedir al paciente que puje permite determinar la existencia

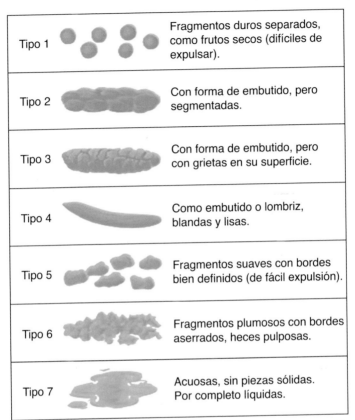

Tipo 1	Fragmentos duros separados, como frutos secos (difíciles de expulsar).
Tipo 2	Con forma de embutido, pero segmentadas.
Tipo 3	Con forma de embutido, pero con grietas en su superficie.
Tipo 4	Como embutido o lombriz, blandas y lisas.
Tipo 5	Fragmentos suaves con bordes bien definidos (de fácil expulsión).
Tipo 6	Fragmentos plumosos con bordes aserrados, heces pulposas.
Tipo 7	Acuosas, sin piezas sólidas. Por completo líquidas.

Figura 4-1. Escala de heces de Bristol (adaptada de Lewis SJ, Heaton KW. Stool form scale as a useful guide to intestinal transit time. *Scand J Gastroenterol.* 1997;32: 920-924).

de un prolapso rectal, rectocele o contracción paradójica. El dolor significativo al tacto rectal puede indicar una fisura o ulceración.

Diagnóstico diferencial

Es amplio e incluye una variedad de trastornos y medicamentos que se resumen en la tabla 4-1.

Pruebas de diagnóstico

No hay prueba que por sí sola lleve a un diagnóstico claro, por lo que se debe evaluar a los pacientes de manera individualizada y exhaustiva.

Pruebas de laboratorio

- Los estudios iniciales de laboratorio incluyen **química sanguínea básica con glucosa, calcio, hormona estimulante de la tiroides** y **hemograma completo** (biometría hemática). Debe hacerse una prueba de sangre oculta en las heces.
- Se deben realizar pruebas más específicas en busca de endocrinopatías, afecciones metabólicas y enfermedades del colágeno vascular solo cuando exista una elevada sospecha de estas.

Pruebas de imagen

- Las **radiografías simples** pueden ser útiles para investigar un posible íleo u obstrucción, así como para buscar retención de heces o megacolon. Si las radiografías simples sugieren megacolon, megarrecto o enfermedad estructural con estenosis luminal, puede solicitarse un **enema opaco (de bario)**.
- Por lo general, la **defecografía** implica colocar una pequeña cantidad de bario en el recto del paciente y después pedirle que realice una serie de maniobras. La **resonancia magnética dinámica** se puede emplear en lugar de las técnicas fluoroscópicas para observar la pelvis con mayor detalle, lo que puede ser de utilidad cuando los estudios previos no son concluyentes o son incompatibles con el cuadro clínico.[15]

Procedimientos de diagnóstico

- Por lo regular, la **sigmoidoscopia flexible** y la **colonoscopia** se reservan para el estreñimiento de reciente inicio o etiología aún no definida, en especial en presencia de signos de alerta como pérdida de peso, anemia, heces sanguinolentas, antecedente familiar de cáncer de colon o resultados positivos de la prueba de sangre en heces. Cuando estos signos se presentan en pacientes mayores de 50 años, deben dar lugar a un estudio completo para descartar cáncer colorrectal. Se pueden detectar otros procesos por colonoscopia, como hemorroides, fisuras y úlceras fecales, tal vez resultado de un estreñimiento prolongado. La melanosis del colon, una decoloración parda oscura de la mucosa del intestino, a veces se presenta con el uso crónico del laxante antraquinona.
- Se pueden hacer **estudios de tránsito del colon** para distinguir entre las diferentes causas del estreñimiento primario. Un tipo implica la ingesta de marcadores radiopacos, con realización de una radiografía simple 5 días después. Si cinco o seis marcadores quedan dispersos en el colon, se sugiere un tránsito lento. Si tales marcadores se confinan al colon rectosigmoideo, puede haber un elemento de obstrucción de la defecación. Una nueva técnica con una cápsula inalámbrica, llamada SmartPill®, puede proveer información similar, y también evalúa el tránsito intestinal y el pH del estómago e intestino delgado.
- La **manometría anorrectal** proporciona una valoración tanto de la actividad de compresión como de la sensibilidad del anorrecto y sus esfínteres. Estos parámetros se evalúan de manera cuidadosa durante el reposo y con maniobras de compresión y pujo. Una prueba de inflado de globo permite evaluar los síntomas de los pacientes al ejercer presión. Por último, se puede practicar una prueba de expulsión de un globo para determinar la capacidad del paciente para simular una evacuación intestinal dentro de un tiempo predeterminado, por lo general 2 min en un sujeto normal.

TRATAMIENTO

- El tratamiento inicial del estreñimiento crónico implica la administración de suplementos de fibra en los alimentos y laxantes.
- En caso de que fracase el tratamiento de primera línea, es apropiado hacer una evaluación del funcionamiento del colon, anorrectal, o ambos, antes de prescribir medicamentos adicionales.

Tratamiento farmacológico

Primera línea

- Los **suplementos de fibra** pueden iniciarse a razón de 10 g/día y aumentarse con cerca de 5 g/día, cada semana, hasta una ingesta total aproximada de 25 g/día. Es importante instruir a los pacientes para mantener una hidratación adecuada durante los ensayos de incremento de la fibra, ya que el estreñimiento podría empeorar. La distensión abdominal y las flatulencias son efectos secundarios que se observan con este tratamiento.
- Los **laxantes osmóticos**, como el polietilenglicol, la lactulosa y los productos que contienen magnesio, actúan liberando polímeros o iones con absorción baja en el colon que producen la excreción osmótica de agua en la luz intestinal. Los efectos adversos incluyen cólicos e incontinencia debido al volumen de líquido que llega al recto. Puede producirse toxicidad por magnesio en los niños y pacientes con disfunción renal.

- Los **laxantes estimulantes** son los de más frecuente prescripción. Actúan mediante el incremento de la motilidad del colon. Las antraquinonas aumentan además el contenido de líquidos y electrólitos en el íleon distal y el colon. Son ejemplos las especies del género *Senna* (*Cassia senna*) y el bisacodilo. Los efectos adversos incluyen cólicos abdominales y colon catártico.
- Los **emolientes** incluyen aceites minerales y sales de tipo docusato. El aceite mineral penetra las heces y las reblandece, en tanto que las sales de tipo docusato disminuyen la tensión superficial de las heces y permiten que se impregnen con más agua. Los efectos adversos incluyen absorción deficiente de vitaminas liposolubles y neumonía por lípidos, si se aspiran.
- Los **enemas** (con empleo de agua del grifo, solución salina, aceite mineral o fosfato de sodio) causan distensión distal del colon y evacuación refleja de su contenido luminal. Los efectos adversos incluyen traumatismo mecánico y daño de la mucosa rectal con el uso crónico y, en raras ocasiones, nefropatía aguda por fosfato que ocurre principalmente en las personas mayores con función renal comprometida que utilizan productos que contienen fosfato.
- Los **supositorios de glicerina** pueden actuar como lubricantes; la glicerina se expande a temperatura corporal y puede proporcionar un volumen adicional en el recto para iniciar la defecación. También están disponibles supositorios estimulantes.

Segunda línea
- Los agonistas del receptor de **5-hidroxitriptamina-4 (5-HT$_4$)** se han estudiado ampliamente por su utilidad procinética. Los fármacos más antiguos de esta clase, cisaprida y tegaserod, se retiraron del mercado por su potencial para causar eventos adversos cardiovasculares. En su lugar, la atención se enfocó en nuevos fármacos de la clase, como prucaloprida y velusetrag.[16]
- La **lubiprostona**, un activador de los canales del cloro que aumenta la secreción intestinal de agua, se aprobó para emplearse en el SII con predominio de estreñimiento (SII-E) y en el estreñimiento crónico,[17] así como en el estreñimiento inducido por opiáceos.[18] Las náuseas son el efecto adverso más frecuente.
- La **linaclotida** y la **plecanatida** son activadores de la guanilato-ciclasa C que producen la secreción de cloro y bicarbonato intestinales.[19] Además de tratar el estreñimiento, la linaclotida también parece disminuir el dolor en los pacientes con SII.[20,21] Las heces blandas son el efecto secundario más frecuente de esta clase de medicamentos.
- Los **antagonistas del receptor μ** actúan en la periferia bloqueando los efectos astringentes de los opiáceos sin alterar el alivio del dolor. El naloxegol y la naldemedina son formulaciones orales aprobadas para el estreñimiento inducido por opiáceos.[22] La metilnaltrexona funciona de manera similar. Solo está disponible como inyección subcutánea y, por lo tanto, se usa especialmente en pacientes hospitalizados. El alvimopán se ha usado con éxito en el íleo postoperatorio.
- Se puede hacer un ensayo terapéutico con **probióticos**. Se desconoce el mecanismo de acción.

Otros tratamientos no farmacológicos
- La **biorretroalimentación** es un tipo de entrenamiento conductual que ha mostrado beneficio en el contexto de las alteraciones de la defecación, tanto para aliviar los síntomas como para mejorar la función anorrectal.[23] Se reentrena a los pacientes para relajar los músculos del piso pélvico y restablecer la sinergia anorrectal normal durante la defecación. Este método parece ser beneficioso, sobre todo en los pacientes con disfunción de la salida.[24]
- Otro entrenamiento conductual incluye la **ritualización de la defecación**.[10]

Tratamiento quirúrgico
Se puede hacer una intervención quirúrgica en los pacientes con una causa obstructiva estructural de la defecación (p. ej., rectocele). Rara vez se utiliza para el estreñimiento crónico, excepto en individuos con inercia del colon, en quienes fracasa el tratamiento crónico prolongado.

Modificación del estilo de vida y disminución de riesgos
La **ingesta adecuada de líquidos**[25] y el **ejercicio** podrían ser beneficiosos en las personas con estreñimiento.

CONSIDERACIONES ESPECIALES

- En los adultos mayores, la causa del estreñimiento a menudo es multifactorial y puede incluir enfermedades concomitantes, fármacos y disminución de la motilidad.[26] Debe tenerse cuidado de vigilar su hidratación y electrólitos de cerca, en especial si existe enfermedad renal.
- El estreñimiento es un problema que se presenta con frecuencia durante el embarazo. A menudo se puede tratar a las pacientes de manera sencilla mediante tranquilidad y capacitación adecuadas.[27]

COMPLICACIONES

- Es importante la detección temprana y el tratamiento del estreñimiento, porque cuando es crónico puede causar **fecaloma**, **daño del nervio pudendo**, incontinencia fecal, prolapso rectal, úlceras fecales con perforación y hemorragia, **vólvulo**, **hemorroides** o **fisuras anales**.
  - Estas complicaciones tienden a ocurrir con mayor frecuencia en los adultos mayores y residentes de casas de asistencia. La detección temprana de las complicaciones es una estrategia eficaz para limitar la morbilidad en esos pacientes.
  - Algunas complicaciones pueden requerir tratamiento quirúrgico, como las úlceras fecales con perforación o las anomalías anatómicas que obstruyen la defecación (p. ej., enterocele, rectocele, cistocele). El estreñimiento resistente al tratamiento, por tránsito lento o inercia del colon, a veces se trata con colectomía total o anastomosis ileorrectal, pero en estos casos primero se descarta la disinergia del piso pélvico.
  - El tratamiento endoscópico de las úlceras fecales puede ser necesario para lograr la hemostasia en el contexto de una hemorragia rectal.
  - El fecaloma siempre debe considerarse en los pacientes con estreñimiento crónico, independientemente de que el cuadro clínico incluya estreñimiento o incontinencia. El fecaloma puede ocasionar incontinencia al provocar el reflejo inhibitorio rectoanal, esto es, la tendencia del esfínter anal interno a relajarse ante la presencia de heces en el recto. Una exploración rectal digital rápida en ocasiones puede contribuir a detectar la presencia de heces en el recto. Sin embargo, a veces se presenta un fecaloma en un sitio más alto que el recto, así que la ausencia de heces en este segmento del colon no descarta el diagnóstico. Una radiografía simple del abdomen puede revelar signos de obstrucción y ausencia de aire en el recto. El tratamiento implica la extracción digital. Con cierta frecuencia, los enemas de base oleosa (enema de aceite de semilla de algodón o mineral) pueden reblandecer las heces y facilitar la evacuación. Los enemas de diatrizoato pueden proveer tanto el diagnóstico como el tratamiento del fecaloma. Después de la extracción digital es necesario establecer un régimen eficaz de laxantes por vía oral, con o sin supositorios rectales o enemas.
- En algunas ocasiones, el dolor abdominal vinculado con el estreñimiento puede precipitar la realización de intervenciones quirúrgicas innecesarias, como apendicectomía, histerectomía o cistectomía ovárica.

INTERCONSULTA

Puede estar justificada la derivación al gastroenterólogo, en especial si se necesitan estudios especializados como la manometría anorrectal.

REFERENCIAS

1. Sun SX, Dibonaventura M, Purayidathil FW, et al. Impact of chronic constipation on health-related quality of life, work productivity, and healthcare resource use: an analysis of the National Health and Wellness Survey. *Dig Dis Sci.* 2011;56:2688–2695.
2. Irvine EJ, Ferazzi S, Pare P, et al. Health-related quality of life in functional GI disorders: focus on constipation and resource utilization. *Am J Gastroenterol.* 2002;97:1986–1993.
3. Cheng C, Chan AOO, Hui WM, et al. Coping strategies, illness perception, anxiety and depression of patients with idiopathic constipation: a population-based study. *Aliment Pharmacol Ther.* 2003;18:319–326.

4. Ford AC, Moayyedi P, Lacy BE, et al. American College of Gastroenterology Monograph on the management of irritable bowel syndrome and chronic idiopathic constipation. *Am J Gastroenterol.* 2014;109:S2–S26.
5. Bharucha AE, Dorn SD, Lembo AJ, et al. American Gastroenterological Association medical position statement on constipation. *Gastroenterology.* 2013;144:211–217.
6. Rao SSC, Rattanakovit K, Patcharatrakul T. Diagnosis and management of chronic constipation in adults. *Nat Rev Gastroenterol Hepatol.* 2016;13:295–305.
7. Lacy BE, Mearin F, Chang L, et al. Functional bowel disorders. *Gastroenterology.* 2016;150:1393–1407.
8. Perry AF, Crockett SD, Barritt AS, et al. Burden of gastrointestinal, liver, and pancreatic diseases in the United States. *Gastroenterology.* 2015;149:1731–1741.
9. Rao SS. Constipation: evaluation and treatment of colonic and anorectal motility disorders. *Gastroenterol Clin N Am.* 2007;36:687–711.
10. Rao SS. Constipation: evaluation and treatment of colonic and anorectal motility disorders. *Gastrointest Endosc Clin N Am.* 2009;19:117–139.
11. Cook IJ, Talley NJ, Benninga MA, et al. Chronic constipation: overview and challenges. *Neurogastroenterol Motil.* 2009;21(Suppl 2):1–8.
12. Bouras EP, Tangalos EG. Chronic constipation in the elderly. *Gastroenterol Clin North Am.* 2009;38:463–480.
13. Gallegos-Orozco JF, Foxx-Orenstein AE, Sterler SM, et al. Chronic constipation in the elderly. *Am J Gastroenterol.* 2012;107:18–25.
14. Lewis SJ, Heaton KW. Stool form scale as a useful guide to intestinal transit time. *Scand J Gastroenterol.* 1997;32:920–924.
15. Camilleri M, Bharucha AE. Behavioural and new pharmacological treatments for constipation: getting the balance right. *Gut.* 2010;59:1288–1296.
16. Nelson AD, Camilleri M, Chirapongsathorn S. Comparison of efficacy of pharmacological treatments for chronic idiopathic constipation: a systemic review and network meta-analysis. *Gut.* 2017;66:611–622.
17. Barish CF, Drossman D, Johanson JF, et al. Efficacy and safety of lubiprostone in patients with chronic constipation. *Dig Dis Sci.* 2010;55:1090–1097.
18. Jamal MM, Adams AB, Jensen JP, et al. A randomized, placebo controlled trial of lubiprostone for opioid induced constipation in chronic noncancer pain. *Am J Gastroenterol.* 2015;110:725–732.
19. Lembo AJ, Kurtz CB, Macdougall JE, et al. Efficacy of linaclotide for patients with chronic constipation. *Gastroenterology.* 2010;138:886–895.
20. Chey WD, Lembo AJ, Lavins BJ, et al. Linaclotide for irritable bowel syndrome with constipation: a 26-week, randomized, double-blind, placebo-controlled trial to evaluate efficacy and safety. *Am J Gastroenterol.* 2012;107:1702–1712.
21. Weinberg DS, Smalley W, Heidelbaugh JJ, et al. American Gastroenterological Association Institute guideline on the pharmacological management of irritable bowel syndrome. *Gastroenterology.* 2014;147:1146–1148.
22. Chey WD, Webster L, Sostek M, et al. Naloxegol for opioid-induced constipation in patients with noncancer pain. *N Engl J Med.* 2014;370:2387–2396.
23. Enck P, Van der Voort IR, Klosterhalfen S. Biofeedback therapy in fecal incontinence and constipation. *Neurogastroenterol Motil.* 2009;21:1133–1141.
24. Chiaroni G, Salandini L, Whitehead WE. Biofeedback benefits only patients with outlet dysfunction, not patients with isolated slow transit constipation. *Gastroenterology.* 2005;129:86–97.
25. Markland AD, Palson O, Goode PS. Association of low dietary intake of fiber and liquids with constipation: evidence from the national health and nutrition examination survey. *Am J Gastroenterol.* 2013;108:796–803.
26. Rao SS, Go JT. Update on the management of constipation in the elderly: new treatment options. *Clin Interv Aging.* 2010;5:163–171.
27. Cullen G, O'Donoghue D. Constipation and pregnancy. *Best Pract Res Clin Gastroenterol.* 2007;21:807–818.

Dolor abdominal

George P. Christophi

5

PRINCIPIOS GENERALES

- El dolor abdominal es una de las manifestaciones más frecuentes por la que los pacientes acuden con los proveedores de atención primaria y una de las principales causas de consulta al gastroenterólogo.[1,2]
- La capacidad para diagnosticar y tratar el dolor abdominal con precisión y eficacia es de gran importancia.
- Es trascendental una comprensión general de la anatomía y fisiología para formular un diagnóstico diferencial.
- Es indispensable un estudio ordenado en la evaluación del dolor abdominal, en particular para evitar pruebas innecesarias y retrasos potencialmente lesivos en el diagnóstico.

Clasificación

- **Dolor parietal**
  - El peritoneo parietal que recubre la cavidad abdominal está inervado por fibras nerviosas somáticas.
  - El dolor suele **ser agudo, bien localizado y se percibe en el lado de la irritación**.
  - El **estímulo más frecuente es la inflamación**, a menudo de una víscera o un órgano adyacente inflamado.
  - Otros estímulos que pueden irritar el peritoneo parietal son la sangre, el ácido gástrico o las heces.
  - El dolor es **constante y empeora con el movimiento** del peritoneo.
  - La intensidad del dolor depende del irritante específico, así como de la velocidad de su aparición.
  - Hay un espasmo muscular reflejo, abierto, de los músculos abdominales que se conoce como «defensa involuntaria».
  - Cuando el intestino se perfora o cuando la sangre se acumula en la cavidad peritoneal, la estimulación extensa del peritoneo parietal causa una **rigidez acartonada del abdomen**, con un **dolor difuso e insoportable que empeora incluso con el más mínimo movimiento**.
- **Dolor visceral**
  - Estímulo nocivo que afecta las vísceras abdominales y causa la percepción de dolor.
  - Puede ser resultado de tracción del peritoneo, distensión de una víscera hueca o contracción muscular.
  - Las fibras del dolor que inervan las estructuras viscerales son bilaterales, por lo que el dolor suele percibirse en la línea media.
  - El dolor visceral es **sordo y mal localizado y a menudo se encuentra alejado del lugar de la anomalía**.
  - El dolor suele ser **intermitente** o **cólico**.
  - A menudo hay síntomas autonómicos vinculados, como náuseas, vómitos o diaforesis.
- **Dolor referido**
  - Es aquel **que se siente en áreas distantes al órgano afectado**.
  - El dolor puede estar bien localizado y sentirse en la piel o en tejidos más profundos.

○ Los ejemplos incluyen irritación diafragmática por un hematoma o absceso subfrénico que causa dolor en el hombro, dolor en el muslo por un absceso del músculo psoas e irradiación de un cólico renal desde la región lumbar hasta la ingle. El dolor de la vesícula biliar y los conductos biliares también puede referirse al hombro o la región escapular, particularmente del lado derecho.

Fisiopatología

- Los estímulos nocivos pueden causar dolor abdominal por varios mecanismos; sus características pueden ayudar a identificar el proceso patológico subyacente.[1,2]
- Los dos principales mecanismos del dolor, el dolor parietal y el dolor visceral, se explican a continuación.
- Otros mecanismos de dolor que pueden ser importantes incluyen el de la isquemia, el musculoesquelético, el referido, las alteraciones metabólicas, el dolor neurogénico y el dolor funcional. Un solo órgano afectado puede producir dolor a través de múltiples mecanismos.[1,3]

DIAGNÓSTICO

Cuadro clínico

- Un interrogatorio detallado y la exploración física exhaustiva son fundamentales para la evaluación eficaz del paciente con dolor abdominal.
- Un diagnóstico preciso a menudo depende de una anamnesis y una exploración física meticulosas; no obstante, el diagnóstico puede seguir siendo difícil a pesar de la anamnesis y la exploración física extensas, en cuyo caso se debe considerar la admisión, exámenes seriados, llamadas de seguimiento o exploración quirúrgica.

Anamnesis

- Esta es la **parte más importante de la evaluación**, por lo que es indispensable tener una metodología preestablecida.
- Deben hacerse intentos por identificar el inicio, la duración, las características, la localización y la intensidad del dolor, así como los factores que lo exacerban o alivian y los síntomas vinculados.[4]
- Otros aspectos clave del interrogatorio deben incluir trastornos médicos subyacentes, intervenciones quirúrgicas previas, medicamentos, alergias, antecedentes familiares, viajes, contactos con animales o individuos enfermos, así como antecedentes sociales que incluyen la ocupación y el abuso de sustancias. A continuación se describen algunas características generales acerca de la anamnesis.[3,4]
- **Inicio del dolor**
  - ○ Es importante **diferenciar el dolor agudo del crónico**.
  - ○ El dolor intenso que inicia de manera repentina puede indicar una catástrofe intraabdominal como la rotura de un vaso sanguíneo, la oclusión de la vasculatura mesentérica o una víscera perforada. En ciertas situaciones puede ser indispensable la intervención quirúrgica urgente o inmediata para lograr un buen resultado.
  - ○ El dolor que se presenta con celeridad, en cuestión de minutos, sugiere inflamación u obstrucción luminal.
  - ○ Un inicio gradual, durante horas, también puede sugerir inflamación.
- **Duración**
  - ○ El dolor causado por la irritación del peritoneo parietal es constante.
  - ○ La obstrucción de una víscera hueca, por lo general, causa dolor cólico que aparece y desaparece y se asocia con distensión abdominal, náuseas y vómitos.
  - ○ En general, el dolor que dura más de 6 meses se considera crónico y puede mantenerse sin diagnóstico a pesar de realizar numerosos estudios.
- **Características**
  - ○ El dolor parietal suele ser intenso y bien localizado.
  - ○ El dolor relacionado con un estímulo nocivo visceral es sordo, punzante y mal localizado.

- **Localización**
  - A menudo es la característica más importante del dolor parietal. El peritoneo parietal es inervado por nervios somáticos, por lo que el dolor percibido corresponde a la región donde está irritado el peritoneo.
  - El dolor visceral suele presentarse en la línea media, mal localizado, pero su ubicación puede proporcionar información útil acerca del órgano afectado.
  - La irradiación del dolor también puede ayudar a identificar el órgano afectado.
  - En la tabla 5-1 se mencionan los órganos afectados con mayor frecuencia, así como las regiones donde se percibe el dolor.
- **Intensidad**
  - Son parámetros muy subjetivos y difíciles de medir porque dependen del punto de referencia individual del paciente con base en sus experiencias previas de dolor, sus rasgos de personalidad o diferencias culturales.
  - El dolor intenso sugiere la rotura de una víscera abdominal o una estructura vascular.
  - Un dolor intenso, en el contexto de un estudio benigno, puede sugerir isquemia mesentérica.
- **Factores de exacerbación o alivio**
  - El dolor causado por la inflamación del peritoneo empeora con la tos o el movimiento.
  - Los pacientes con cólico renal o intestinal pueden desplazarse en varias direcciones en un intento por alcanzar una posición cómoda.
  - La ingesta de alimentos exacerba el dolor causado por la úlcera gástrica, la isquemia mesentérica crónica o el dolor biliar, pero puede aliviar el ocasionado por una úlcera duodenal.
  - Por lo regular, el dolor vinculado con la pancreatitis se alivia mediante la inclinación hacia adelante o el encorvamiento hasta la posición fetal.
- **Síntomas vinculados**
  - La presencia de náuseas, vómitos, diaforesis, hematemesis, hematoquecia, melena, diarrea, estreñimiento crónico o resistente al tratamiento, hematuria y fiebre puede orientar aún más la evaluación diagnóstica.

Exploración física

- Como en la anamnesis, el desarrollo organizado de la exploración física, en particular la abdominal, aumenta la posibilidad de lograr un diagnóstico preciso.
- Además, es crucial centrarse en los datos clave de la exploración física extraabdominal porque pueden dar claves valiosas para el diagnóstico.
- Una revisión exhaustiva de todos los signos está fuera del alcance de este capítulo; sin embargo, varios puntos merecen destacarse.

TABLA 5-1	ÓRGANOS AFECTADOS Y LOCALIZACIÓN PERCIBIDA DEL DOLOR
Esófago	Tórax, epigastrio
Estómago	Epigastrio, cuadrante superior izquierdo
Intestino delgado	Región periumbilical
Colon	Abdomen bajo
Vesícula biliar	Cuadrante superior derecho; irradiación a escápula, hombro y dorso
Hígado	Cuadrante superior derecho
Bazo	Cuadrante superior izquierdo
Riñones o uréteres	Ángulo costovertebral, flanco; irradiación a la ingle
Vejiga	Región suprapúbica
Aorta	Región media de la espalda

- **Signos vitales**
  - Debe brindarse particular atención a la vigilancia hemodinámica frecuente.
  - La presencia de **taquicardia** o **hipotensión ortostática** sugiere una pérdida de volumen significativa y da lugar a una búsqueda inmediata de la causa subyacente (hemorragia, vómitos, diarrea o un tercer espacio).
  - La **taquicardia** puede ser el único signo de un colapso hemodinámico inminente en un paciente con una catástrofe vascular.
  - La **fiebre** sugiere un proceso inflamatorio, como una infección o una enfermedad inflamatoria intestinal.
  - Con frecuencia, la **taquipnea** es el signo más temprano de una septicemia.
- **Aspecto general**
  - Se puede obtener mucha información al observar el aspecto general del paciente.
  - Esto incluye una evaluación de su apariencia general, patrón respiratorio y capacidad para conversar, posición en la cama, postura y expresión facial. También debe tenerse en cuenta la expresión facial al palpar el abdomen.
  - Los pacientes con peritonitis suelen permanecer inmóviles; en cambio, los que padecen dolor cólico renal o intestinal se retuercen en la cama.
  - La palidez generalizada sugiere anemia grave por una potencial pérdida sanguínea aguda.
- **Exploración abdominal**
  - Los pacientes con dolor abdominal agudo son muy aprensivos; por lo tanto, es importante realizar el procedimiento de forma suave y tranquilizante durante la exploración abdominal.
  - El abdomen debe explorarse bajo flexión de las rodillas y caderas del paciente para relajar los músculos abdominales.
  - En primer término se hará una inspección visual en busca de cicatrices quirúrgicas, distensión, protrusión en los flancos u otras anomalías evidentes.
  - A continuación, se procede a auscultar en busca de la presencia o ausencia de ruidos o soplos intestinales.
  - La presión suave con el estetoscopio permite evaluar la hipersensibilidad al tacto sin alarmar al paciente.
  - La palpación debe iniciarse en el sitio más alejado de la zona del dolor y debe detectarse cualquier crecimiento o masa visceral.
  - Debe indicarse la presencia o ausencia de reflejo de defensa, rigidez o hipersensibilidad a la descompresión (rebote) debido a que pueden indicar una irritación peritoneal.
  - La inflamación peritoneal se determina mejor por percusión ligera del abdomen, con agitación suave de la cama o por la tos voluntaria del paciente.
  - Los orificios herniarios deben ser objeto de inspección y palpación en todos los casos; se pide al paciente que tosa para determinar si se percibe un impulso en el sitio.
  - Las exploraciones digitales rectales pueden ser útiles, no solo para revisar la región anorrectal e inspeccionar el contenido con el dedo explorador, sino también para localizar el dolor.
  - Los genitales externos deben ser objeto de inspección, en particular el escroto en los hombres.
  - Las mujeres deben ser objeto de exploración ginecológica, cuando sea necesaria.

Diagnóstico diferencial

- La lista de los diagnósticos a los que se puede arribar porque conllevan dolor abdominal resulta amplia e incluye alteraciones inflamatorias, mecánicas, isquémicas, metabólicas y neurológicas.[1-3,5]
- Esto enfatiza la necesidad de llevar a cabo una anamnesis y una exploración física sistemáticas y cuidadosas para disminuir el número de posibles diagnósticos. En la tabla 5-2 se presentan algunas de las causas frecuentes de dolor abdominal.

Pruebas de diagnóstico

- El diagnóstico diferencial de los pacientes que acuden con dolor abdominal agudo puede determinarse mediante una anamnesis y una exploración física cuidadosas; los estudios diagnósticos adicionales deben dirigirse a descartar o confirmar tales trastornos.[3]

TABLA 5-2	CAUSAS DE DOLOR ABDOMINAL			
Inflamatorias	**Mecánicas**	**Isquémicas**	**Metabólicas**	**Otras**
Colecistitis	Obstrucción del intestino delgado o grueso	Isquemia mesentérica	Cetoacidosis diabética	Alteraciones torácicas
Pancreatitis	Vólvulos	Colitis isquémica	Uremia	Herpes zóster
Apendicitis	Obstrucción biliar	Infarto esplénico	Porfiria	LES
Diverticulitis	Cálculos ureterales	Torsión testicular	Intoxicación por plomo	Trastornos musculoesqueléticos
Hepatitis	Adherencias	Torsión de quiste ovárico	Angioedema	Dolor abdominal funcional
EPI	Rotura de aneurisma aórtico	Hernia encarcelada	Fiebre mediterránea familiar	Estreñimiento
Úlcera péptica	Rotura de embarazo ectópico	Síndrome del ligamento arqueado		Torsión de quiste ovárico
Gastroenteritis	Intususcepción			Endometriosis
Colitis aguda	Fibrosis retroperitoneal			Migraña abdominal
Pielonefritis				
Colangitis aguda				

EPI, enfermedad pélvica inflamatoria; LES, lupus eritematoso sistémico.

- Las pruebas indirectas y excesivas aumentan los costos y pueden causar retrasos innecesarios en el diagnóstico y el tratamiento.
- Como la descripción de todas las pruebas para el estudio del dolor abdominal está fuera del alcance de este manual, unas cuantas pruebas específicas merecen mención especial.

Pruebas de laboratorio

- Debe ordenarse un **hemograma completo (biometría hemática) y con diferencial** a todos los pacientes para buscar leucocitosis o anemia.
- Son importantes los **electrólitos séricos** (así como la concentración sanguínea de urea, creatinina y glucosa) para evaluar la hidratación, el estado acidobásico y el funcionamiento de los riñones.
- En los pacientes con sospecha de afección pancreática son útiles las determinaciones de **lipasa**.
- Las concentraciones de **lactato** pueden ser útiles ante la sospecha de infarto intestinal.
- Se deben obtener **estudios químicos del hígado** de los pacientes con dolor en el cuadrante superior derecho y en aquellos con hepatopatía conocida.
- Se practican **pruebas de coagulación** a los pacientes con sospecha de hepatopatía.

- Los **reactantes de fase aguda**, como la proteína C reactiva (CRP, *C-reactive protein*) o la velocidad de sedimentación globular (VSG), pueden indicar alteraciones inflamatorias subyacentes, como la enfermedad de Crohn.
- En todas las mujeres en edad reproductiva debe descartarse un embarazo mediante la determinación de la gonadotropina coriónica humana β (β-hCG, *β-human chorionic gonadotropin*).

Pruebas de imagen
- **Radiografía estándar**
  - No todos los pacientes con dolor abdominal agudo requieren radiografías del abdomen, simples o de pie. No obstante, si se ordenan, deben incluirse dos vistas: una en decúbito supino y otra en posición vertical o decúbito lateral con el lado izquierdo hacia abajo.
  - Las radiografías abdominales son útiles para el diagnóstico de perforación de víscera hueca (identificada por la presencia de aire libre bajo el diafragma), **íleo** u **obstrucción intestinal**.
  - Las radiografías abdominales también pueden mostrar cambios por calcificación relacionados con pancreatitis crónica, así como cálculos renales que contienen calcio.
  - La sensibilidad de las radiografías abdominales para el diagnóstico de alteraciones que pueden causar dolor abdominal agudo es de casi el 10%. Por lo tanto, las radiografías simples de abdomen se utilizan a menudo para supervisar el íleo, la obstrucción del intestino delgado y la dilatación del colon en los pacientes hospitalizados con diagnóstico establecido.[6]
- **Ecografía**
  - Es la **prueba de imagen inicial de referencia ante posibles enfermedades de las vías biliares y cálculos**. Con frecuencia se realiza en pacientes con sospecha de colecistitis aguda, cólico biliar, coledocolitiasis y colangitis. Tiene sensibilidad y especificidad del 85% y 81%, respectivamente.[6]
  - La ecografía transabdominal también es útil en los pacientes con sospecha de aneurismas aórticos abdominales, embarazo ectópico, absceso tuboovárico y torsión ovárica o testicular.
  - La ecografía es segura y puede practicarse a la cabecera del paciente en la mayoría de los casos.
- **Tomografía computarizada**
  - La tomografía computarizada (TC) abdominal, en especial con técnicas de barrido helicoidal rápido, provee un recurso poderoso de imagen.[6,7]
  - La TC proporciona imágenes «tridimensionales» de todo el abdomen y la pelvis.
  - La TC es menos dependiente del operador que la ecografía; proporciona resultados más sistemáticos y tiene sensibilidad y especificidad del 91% y 90%, respectivamente.[8]
  - La TC es una prueba sensible para identificar obstrucción intestinal, procesos inflamatorios (apendicitis, pancreatitis necrosante, diverticulitis, absceso intraabdominal), lesiones vasculares (rotura de aneurisma aórtico, trombosis de la vena porta) y hemorragia abdominal o retroperitoneal.
  - Los protocolos de cada órgano requieren TC helicoidal enfocada, que exige la coordinación del uso de contraste (oral o i.v.) y la obtención de imágenes. Esto es útil para evaluar vísceras perforadas o diferenciar lesiones isquémicas, traumatismos y neoplasias de páncreas o hígado.
  - La arteriografía por TC es otro recurso útil para evaluar la aorta y la vasculatura visceral.
  - La selección de pacientes para estudios de imagen por TC es de gran importancia, ya que puede ser costosa y retrasar de manera innecesaria el diagnóstico y tratamiento, en especial en los pacientes que requieren intervención quirúrgica urgente. También hay riesgo de nefrotoxicidad y reacción anafiláctica por el medio de contraste yodado.
- **Resonancia magnética**
  - Se trata de una modalidad de estudio de imagen de planos múltiples en la que se saca provecho de las diferentes propiedades intrínsecas de contraste de los tejidos blandos para distinguir zonas con diferentes grados de reforzamiento.[6]
  - La resonancia magnética (RM) permite detectar, con alta sensibilidad, lesiones sutiles que no concuerdan con los contornos naturales de los órganos.
  - Esta prueba representa una modalidad de estudio excelente para la evaluación y diferenciación de lesiones pancreáticas y hepáticas.
  - Es muy sensible para valorar vasos mesentéricos ante la sospecha de isquemia.
  - La colangiopancreatografía por RM (CPRM) se ha convertido en la modalidad de imagen no invasiva ideal para evaluar anomalías de los conductos biliares y pancreáticos.

○ La enterografía por RM se ha utilizado para explorar el intestino delgado y el colon a fin de detectar inflamación, estenosis y fístulas. Es un estudio muy útil en los pacientes con sospecha de enfermedad de Crohn.

○ Ventajas con respecto a la TC:

■ Las RM son más seguras en niños y embarazadas por la ausencia de radiación ionizante.

■ Se considera que el medio de contraste i.v. que suele utilizarse (gadolinio) no es nefrotóxico. En los pacientes con nefropatía grave, el gadolinio se asocia con fibrosis sistémica nefrogénica rara que se manifiesta por engrosamiento y contracturas cutáneas localizadas.

○ Desventajas:

■ La RM no se puede emplear en pacientes con marcapasos permanentes, desfibriladores, grapas de aneurismas ni con implantes o dispositivos metálicos.

■ Las RM no son adecuadas para pacientes con claustrofobia intensa porque se hacen dentro de un «tubo cerrado»; en tales circunstancias se pueden considerar las RM abiertas.

■ Las RM son más costosas, requieren más tiempo y exigen mayor cooperación del paciente, lo que las vuelve menos deseables en el contexto de los servicios de urgencias.

Procedimientos diagnósticos

● La **endoscopia** es útil para la evaluación de esófago, estómago e intestino delgado, así como para el colon en cuanto a ulceraciones, neoplasias, isquemia e inflamación. Sin embargo, debe corroborarse la integridad del intestino antes de realizar una endoscopia, ya que se puede impulsar aire y contenido intestinal hacia la cavidad peritoneal si se efectúa cuando está afectada la integridad del tubo digestivo por perforación o inflamación extensa. Necesitan sopesarse los riesgos del procedimiento con los beneficios potenciales antes de llevar a cabo una endoscopia ante procesos clínicos acompañados de dolor abdominal agudo; sigue siendo una prueba muy útil en los pacientes con dolor crónico.[9]

● **Aspiración o lavado peritoneal**

○ Una punción peritoneal es un recurso útil para detectar hemoperitoneo por traumatismo, o materia fecal de una víscera hueca lesionada o perforada.

○ Las punciones peritoneales también sirven para evaluar la acumulación de líquido peritoneal, en particular para determinar la hipertensión portal como causa, y en la evaluación de peritonitis infecciosas bacterianas o espontáneas (*véanse también* los caps. 10 y 20).

● Está justificada la **intervención quirúrgica urgente por laparoscopia o laparotomía exploratoria** en los pacientes con catástrofes intraabdominales como la rotura de un aneurisma aórtico abdominal o de un órgano intraabdominal. A veces se realiza una exploración quirúrgica en presencia de cuadros clínicos de dolor abdominal intenso en los que se sospecha una alteración importante como una isquemia mesentérica.

REFERENCIAS

1. Kasper DL, ed. *Harrison's Principles of Internal Medicine.* 19th ed. New York: McGraw-Hill; 2015:1610–1627; Chapter 13.
2. Podolsky DK, ed. *Yamada's Textbook of Gastroenterology.* 6th ed. Philadelphia, PA: Lippincott Williams & Wilkins; 2003:695–722.
3. Spiller RC, Thompson WG. Bowel disorders. *Am J Gastroenterol.* 2010;105(4):775–785.
4. Cartwright AL, Knudson MP. Evaluation of acute abdominal pain in adults. *Am Fam Physician.* 2008;77(7):971–978.
5. Sleisenger MH, Fordtran JS. *Gastrointestinal Disease: Pathophysiology, Diagnosis, Management.* 10th ed. Philadelphia, PA: WB Saunders; 2015:161–175.
6. Cartwright SL, Knudson MP. Diagnostic imaging of acute abdominal pain in adults. *Am Fam Physician.* 2015;91(7):452–459.
7. Stoker J, van Randen A, Lameris W, et al. Imaging patients with acute abdominal pain. *Radiology.* 2009;253(1):31–46.
8. Srinivasan R, Greenbaum DS. Chronic abdominal wall pain: a frequently overlooked problem. *Am J Gastroenterol.* 2002;97(4):824–830.
9. ASGE Standards of Practice Committee; Early DS, Ben-Menachem T, Decker GA, et al. Appropriate use of GI endoscopy. *Gastrointest Endosc.* 2012;75(6):1127–1131.

Hemorragia digestiva aguda

6

Jason G. Bill

PRINCIPIOS GENERALES

- La hemorragia digestiva (HD) aguda es una urgencia frecuente que ocasiona morbilidad y mortalidad altas, así como más de 300 000 hospitalizaciones al año en los Estados Unidos.[1]
- La HD aguda se manifiesta por diversos cuadros clínicos, según la causa y el sitio hemorrágico. Puede suscitarse en cualquier parte del tubo digestivo desde la boca hasta el ano.
- En este capítulo se analizan las causas, las estrategias diagnósticas y los tratamientos de la HD aguda.

Clasificación

Se puede clasificar a las HD en **hemorragias digestivas superiores** (HDS) y **hemorragias digestivas inferiores** (HDI). Históricamente, esta clasificación se basó en la ubicación de la fuente hemorrágica respecto al ligamento de Treitz. Con el desarrollo de nuevas modalidades de investigación del intestino delgado, las HDI se pueden subdividir en **hemorragias del intestino delgado** (**HD medias**) y **hemorragias del colon**.

Epidemiología

- La mayoría de los episodios de HD remiten de manera espontánea y solo requieren un tratamiento de sostén. A pesar de esto, las HD causan entre 16 000 y 20 000 muertes al año.[1]
- En la década pasada, la incidencia anual de hospitalizaciones por HDS disminuyó. En la actualidad, la incidencia es de 47 por cada 100 000 habitantes. En contraste, dado el aumento de las indicaciones clínicas para el empleo de terapias antiplaquetarias y anticoagulantes, la incidencia de HDI ha aumentado y actualmente es de 33 por cada 100 000 habitantes.[2]
- Está bien establecido que las tasas de hospitalización y mortalidad tanto por HDS como por HDI aumentan con la edad, pero algunos datos recientes indican que también existen diferencias por sexo, pues la incidencia de HDS es mayor en los hombres que en las mujeres, y las HDI inician en estas últimas a una edad más avanzada que en los hombres.[2]

Etiología

- **Hemorragia digestiva superior**
  - ○ **Enfermedad erosiva y ulcerativa**
    - ■ **Úlcera péptica.** Incluye ulceraciones gástricas y duodenales. La úlcera péptica (UP) es la causa más frecuente de HDS, ya que ocasiona hasta el 50% de los casos.
      - □ Los principales factores de riesgo son infección por *Helicobacter pylori*, consumo de antiinflamatorios no esteroideos (AINE) y ácido acetilsalicílico (AAS) e hipersecreción de ácido, como sucede en el síndrome de Zollinger-Ellison. Las infecciones por *H. pylori* y los AINE son las dos causas más frecuentes de UP.
      - □ En los pacientes que toman AINE, algunos cofactores, como edad (> 75 años); cardiopatía coronaria concurrente, episodios previos de HD y antecedente de UP, pueden ser factores de riesgo independientes de úlcera hemorrágica.
      - □ Los principales factores pronósticos de mortalidad son edad mayor de 70 años, múltiples comorbilidades, presión arterial sistólica menor de 100 mm Hg, hematemesis en el cuadro inicial, hemorragia recurrente por úlcera y necesidad de intervención quirúrgica.

TABLA 6-1 CARACTERÍSTICAS ENDOSCÓPICAS DE LAS ÚLCERAS HEMORRÁGICAS

	Descripción	Clasificación de Forrest	Prevalencia (%)	Tasa de recurrencia (%)	Necesidad de cirugía (%)	Mortalidad (%)
Hemorragia aguda	Hemorragia en chorro	Ia	18	55	35	11
	Rezumamiento	Ib				
Estigmas de sangrado reciente	VVNH*	IIa	17	43	34	11
	Coágulo adhesivo	IIb	17	22	10	7
	Mancha pigmentada plana	IIc	20	10	6	3
Sin estigmas de sangrado	Base de la úlcera limpia	III	42	5	0.5	2

* VVNH, vaso visible no hemorrágico.
Modificado de Forrest JA, Finlayson ND, Shearman DJ. Endoscopy in gastrointestinal bleeding. *Lancet*. 1974;2(7877):394–397; Laine L, Peterson WL. Bleeding peptic ulcer. *N Engl J Med*. 1994;331:717–727.

- En las investigaciones se ha demostrado que la apariencia endoscópica de las úlceras guarda una estrecha asociación con la posibilidad de hemorragia recurrente, necesidad de cirugía y mortalidad (tabla 6-1). A pesar de los avances terapéuticos, la tasa de mortalidad por úlcera hemorrágica se mantiene en un 10%.[3,4]
- **Gastropatías erosiva y hemorrágica.** Se puede definir a la *erosión gástrica* como una rotura de 3-5 mm en la mucosa que no penetra hasta la muscular. Casi siempre la ocasionan fármacos como los AINE o el AAS, los cuales pueden causar gastropatía hemorrágica en las primeras 24 h posteriores a su administración.
- **Úlceras por estrés.** Son distintas de las úlceras pépticas y se forman en casos de enfermedad médica grave o estrés fisiológico. Se cree que su fisiopatología se relaciona con la hipoperfusión que ocasionan la vasoconstricción esplácnica o el estrés fisiológico.[3]
- **Esofagitis.** Sus principales causas son reflujo gástrico, infecciones (p. ej., por citomegalovirus, virus del herpes simple o *Candida albicans*), inducidas por medicamentos o comprimidos (quinidina, tetraciclina, alendronato), radioterapia e infiltración de eosinófilos. Esto rara vez causa hemorragia grave. Los síntomas iniciales más frecuentes son pirosis, náuseas, molestias epigástricas, disfagia, odinofagia y dolor torácico.[3]
- **Hipertensión portal**
  - **Hemorragia digestiva por rotura de venas varicosas.** Este tipo de hemorragia puede originarse en várices esofágicas, gástricas o duodenales.
  - Las várices son producto de la circulación portosistémica colateral en pacientes con cirrosis, trombosis venosa portal o hepática, fibrosis hepática congénita o esquistosomosis que ocasiona hipertensión portal subsecuente.
  - En Estados Unidos, la cirrosis alcohólica es la causa más frecuente de hipertensión portal.
  - Las várices esofágicas causan el 5-30% de los casos de HDS. La incidencia anual de hemorragia varicosa de primera vez es del 5% para várices grandes y del 15% para las pequeñas.
  - Los factores primarios de riesgo de hemorragia varicosa son tamaño y espesor de la pared, estigmas endoscópicos como signos de enrojecimiento, gravedad de la enfermedad hepática y presión portal.

- El índice estimado de mortalidad a las 6 semanas por un episodio de hemorragia varicosa disminuyó en las últimas dos décadas del 30-50% al 15-25%.[5,6]
○ **Gastropatía portal hipertensiva.** Se caracteriza por congestión de la mucosa gástrica debida a la dilatación de arteriolas y vénulas, sobre todo en el fondo del estómago y el cardias. Sus signos principales son eritema, petequias, múltiples áreas hemorrágicas, ectasias vasculares y congestión. Con frecuencia su aspecto endoscópico se describe como un patrón de mosaico.[7]
○ **Malformaciones vasculares**
  - Las **ectasias vasculares** causan el 5-10% de las HDS.
    □ Las ectasias vasculares pueden ser malformaciones arteriovenosas aisladas o una ectasia vascular lineal difusa conocida como *ectasia vascular del antro gástrico* o «estómago de sandía».
    □ Las ectasias vasculares se forman por un complejo entramado de arterias y venas conectadas entre sí por una o más fístulas. Se llama *nido* al complejo vascular que carece de lecho capilar y, por lo tanto, el drenaje arterial va directamente a las venas. Se sabe que las venas que drenan se dilatan como consecuencia del flujo sanguíneo a alta velocidad y eventualmente pueden romperse, lo que ocasiona una hemorragia.
    □ Las ectasias vasculares se relacionan con diversos trastornos médicos como insuficiencia renal crónica, valvulopatías cardíacas, insuficiencia cardíaca congestiva, telangiectasia hemorrágica hereditaria y enfermedad de Von Willebrand.[8]
  - **Lesión de Dieulafoy.** Se trata de un vaso aberrante que protruye a través de la mucosa, sin que exista una úlcera subyacente. Esta lesión causa menos del 5% de los casos de HDS.[8]
○ **Traumatismos.** El **desgarro de Mallory-Weiss** es causado por los vómitos o arcadas y se caracteriza por la rotura de la mucosa en la unión gastroesofágica. Esta afección causa el 5-15% de todos los casos de HDS; remite espontáneamente en la mayoría de los casos con una tasa de recurrencia estimada del 6%.[3] Por lo general, el desgarro cicatriza en pocos días, pero si los vómitos y las arcadas continúan, pueden ocasionar la rotura del esófago (síndrome de Boerhaave).
○ **Otras causas**
  - **Ingesta de cuerpo extraño.**
  - **Hemobilia.** Se caracteriza por una hemorragia de los conductos biliares hacia el duodeno. Por lo general, se debe a un traumatismo, pero también la pueden causar tumores malignos, colelitiasis, enfermedad inflamatoria acalculosa o alteraciones vasculares.
  - **Tumores.** Algunas neoplasias benignas, como las del estroma digestivo, pueden sangrar cuando reciben mayor suministro sanguíneo y se ulceran. También causan hemorragia algunos tumores malignos como los cánceres esofágico, gástrico y duodenal. Algunas hemorragias por tumor maligno no son tratables mediante técnica endoscópica ni por embolización vascular y, a veces, se requiere resección quirúrgica o radioterapia.
  - **Fístulas aortoentéricas.** En ocasiones se forman como complicación tardía de una operación para injerto aórtico y, por lo general, abarcan la tercera y cuarta porciones del duodeno. En algunos casos se dificulta diagnosticar fístulas porque rara vez se puede observar si el injerto erosiona la pared intestinal. La clásica «hemorragia de advertencia» es un pequeño derrame de sangre que puede ocurrir días o semanas antes de la hemorragia masiva letal.
  - **Hemorragia pancreática.** Se caracteriza por un sangrado en el conducto pancreático y se produce por lo regular en pacientes con pancreatitis crónica, seudoquiste, cáncer pancreático, aneurismas en la arteria esplénica o algún traumatismo.[8]
- **Hemorragia digestiva inferior** (tabla 6-2)[9]
  ○ **Hemorragia diverticular.** Es la causa más frecuente de HDI en los Estados Unidos, lo que se relaciona con la elevada prevalencia de diverticulosis en ese país. Los divertículos se forman en sitios débiles de la pared muscular colónica, donde las arterias atraviesan la capa muscular para llegar a la mucosa o la submucosa.
  ○ **Enfermedad anorrectal.** Las **hemorroides** y **fisuras anales** son causas frecuentes de HDI menor intermitente. El antecedente clínico característico de la hemorragia hemorroidal es el de sangre roja brillante en el papel higiénico o alrededor de las heces, pero no mezclada con estas. Con frecuencia, la hemorragia es causada por el esfuerzo al defecar o por la

TABLA 6-2 — FUENTES DE HEMORRAGIA DIGESTIVA INFERIOR

Fuente	Frecuencia (%)	Hematoquecia indolora	Comentarios
Diverticulosis	30-65	Sí	Gran volumen; ~80% se detiene espontáneamente
Angiodisplasia	4-15	Sí	Con frecuencia multifocal; principalmente colon derecho
Hemorroides	4-12	Sí	Se caracteriza por intermitencia y volumen pequeño
Colitis isquémica	4-11	No	Afección primaria en zonas marginales del colon
Colitis, otras	3-15	No	Incluye infección, radiación y EII
Neoplasia	2-11	Sí	Rara vez causa hemorragia intensa
Pospolipectomía	2-7	Sí	Es característico que inicie en las primeras 2 semanas
Úlcera rectal	0-8	Sí	Puede causar hemorragia masiva
Lesión de Dieulafoy, rara		Sí	Por lo general ubicada en el recto
Várices rectales, raras		Sí	A menudo ligada a enfermedad hepática crónica

EII, enfermedad intestinal inflamatoria.
Adaptado de Strate LL, Naumann CR. The role of colonoscopy and radiological procedures in the management of acute lower intestinal bleeding. *Clin Gastroenterol Hepatol.* 2010;8:333-343.

excreción de heces duras. Los pacientes con hemorragia por fisuras anales tienen un antecedente similar, excepto que muchas de estas fisuras son dolorosas.

○ **Colitis isquémica.** La causa característica es un «estado de flujo bajo» y un trastorno de vasos pequeños, en lugar de una oclusión de vasos grandes, y casi siempre afecta el ángulo esplénico, el colon descendente y el sigmoide. La mayoría de las veces se resuelve de manera espontánea, con observación y asistencia médica. La intervención quirúrgica se reserva para los casos raros de deterioro clínico, con fiebre e incremento del recuento leucocitario o hemorragia persistente.

○ **Colitis infecciosa.** Ciertos patógenos como *Campylobacter jejuni*, especies de *Shigella*, *Escherichia coli* invasiva o *E. coli* O157:H7 y, rara vez, *Clostridium difficile*, pueden ocasionar diarrea sanguinolenta. A veces, una infección por citomegalovirus causa una enfermedad invasiva que se caracteriza por úlceras que pueden sangrar, pero solo en estados de inmunodepresión (por tratamiento biológico contra la enfermedad intestinal inflamatoria, después de trasplante, sida, etc.). La pérdida de sangre es variable y pocas veces significativa, excepto cuando el paciente toma anticoagulantes o padece una coagulopatía.

○ **Proctopatía o colonopatía inducidas por radiación.** Las lesiones por radiación son un problema crónico o recurrente que puede iniciar de manera inmediata después de una radioterapia o manifestarse hasta varios años después. Las radiaciones afectan la repoblación normal del epitelio superficial interno del tubo digestivo. La pérdida de superficie de absorción causa malabsorción y diarrea, pero también es posible que se produzcan ulceraciones microscópicas. Estas **microúlceras** se unen entre sí (coalescencia) y forman lesiones mayores que, al final, ocasionan hemorragia digestiva. Otra posibilidad es que se desarrolle **telangiectasia** en la mucosa, que también puede ser hemorrágica; es característico observar este mecanismo en la proctopatía por radiación de la radioterapia contra el cáncer prostático. Rara vez se produce hemorragia masiva, pero en ocasiones causa deficiencia de hierro o hace necesaria una transfusión sanguínea intermitente.

○ **Enfermedad intestinal inflamatoria.** Por lo general, este padecimiento causa hemorragia leve o moderada, aunque a veces puede ser extensa. Por lo regular, la sangre se mezcla con las heces y se observan otros síntomas de la enfermedad, como diarrea, tenesmo y dolor.

○ **Otras causas menos frecuentes**

■ **Divertículo de Meckel.** Esta es la anomalía congénita más frecuente del tubo intestinal, con una incidencia del 0.3-3.0% en los informes de necropsias. Se desarrolla por obliteración incompleta del conducto vitelino, por lo que se forma un divertículo ileal. El cuadro clínico es de hemorragia indolora que puede ser de tipo melena o roja brillante. El diagnóstico se realiza por gammagrafía con tecnecio radiomarcado. El divertículo se puede llenar de bario, sobre todo en caso de enteroclisis. El mejor tratamiento es la resección quirúrgica.

■ **Intususcepción.** Rara en los adultos, por lo general tiene un punto de origen como un pólipo o un cáncer. Es frecuente que el cuadro clínico incluya heces sanguinolentas mezcladas con moco, a menudo descritas como «mermelada de grosella». Es posible establecer el diagnóstico a partir de radiografías simples de abdomen o de la palpación de una masa con forma de salchicha durante la exploración física. Un enema de bario puede servir para el diagnóstico; en los niños es posible utilizarlo para la reducción terapéutica. Por lo regular, el tratamiento de la intususcepción en los adultos es quirúrgico.[10,11]

DIAGNÓSTICO

Cuadro clínico

Se debe iniciar la localización de la HD aguda mediante la valoración del estado hemodinámico del paciente, y una anamnesis y exploración física dirigidos al problema (tabla 6-3). Sin embargo,

TABLA 6-3	EVALUACIÓN DE LA HEMORRAGIA INTESTINAL AGUDA		
Hemodinámica	Pérdida de volumen intravascular (%)	Anamnesis	Exploración física
Normal	< 10	Descripción de la hemorragia	Signos vitales
Hipotensión ortostática	10-20	Duración y frecuencia	Presión arterial ortostática
Choque	20-25	Hemorragia anterior	Estigmas por enfermedad hepática
		Comorbilidades	Hipersensibilidad abdominal
		Medicamentos	Color de heces
		Cirugía previa	Exploración rectal
		Polipectomía reciente	
		Radiación anterior	
		Síntomas relacionados	

estas actividades no son diagnósticas de la fuente hemorrágica y es posible que se requiera mayor investigación, que por lo general incluye endoscopia, imágenes radiográficas o ambas cosas.[12]

- **Tacto rectal.** Se ha recomendado que esta exploración forme parte de la evaluación inicial de pacientes con HDI aguda, porque puede proporcionar información útil acerca de trastornos anorrectales antes de realizar cualquier intervención endoscópica. Sin embargo, el examen digital no anula la necesidad de una evaluación endoscópica. Un estudio encontró que el 40% de los carcinomas rectales diagnosticados por proctoscopia fueron palpables en el examen rectal digital.[13]

- **Aspiración nasogástrica.** Es necesario realizarla cuando es probable que la fuente se halle en el tubo digestivo superior o el paciente sufra hematoquecia con deterioro hemodinámico (ya que se detecta HDS en el 10-15% de los pacientes con cuadro de hematoquecia grave). Un aspirado gástrico positivo (sangre franca) que no se aclara puede identificar a pacientes con lesiones de alto riesgo que pueden beneficiarse de una endoscopia urgente. Un aspirado negativo no descarta una HDS. De hecho, el aspirado de hasta el 18% de los pacientes con HDS no es sanguinolento.[14] El hemocultivo del aspirado gástrico claro o no sanguinolento no ayuda a la evaluación y resulta más útil la exploración visual.

Pruebas de diagnóstico

- **Endoscopia alta.** La esofagogastroduodenoscopia (EGD) es el **método preferido para valorar a los pacientes con HDS**. La endoscopia permite observar directamente la mucosa e identificar el sitio hemorrágico.
  - En los casos de HDS el objetivo es realizar la endoscopia en las primeras 24 h del cuadro inicial y, si es probable que haya hemorragia activa, se recomienda hacerla tan pronto el paciente tenga estabilidad clínica. En el 10% de los casos el cuadro de hematoquecia grave se acompaña de deterioro hemodinámico, que puede ser efecto de una HDS. Por lo tanto, la endoscopia digestiva superior está indicada como primer paso en la evaluación de ambos cuadros.
  - Con la endoscopia temprana se ha reducido mucho el costo total y el tiempo de hospitalización, así como la necesidad de cirugía urgente. En gran parte, esto se debe a las alternativas que tiene el endoscopista (sonda térmica, coagulación por plasma con argón, inyección de epinefrina, ligadura con bandas elásticas). Se determina el diagnóstico definitivo cuando se detectan hemorragia activa, estigmas hemorrágicos o lesiones significativas.[8]
  - No se ha demostrado que la endoscopia temprana (en las primeras 24 h de hospitalización) reduzca la mortalidad.
  - Si el paciente sufre inestabilidad hemodinámica, se debe dar reanimación adecuada con restitución de volumen y corregir cualquier coagulopatía antes de hacer una endoscopia superior.
  - Se han informado tasas del 1% de morbilidad y del 0.1% de mortalidad por la endoscopia digestiva superior.
  - Las principales contraindicaciones para la endoscopia son paciente inquieto, víscera perforada y enfermedad cardiopulmonar grave.

- **Colonoscopia.** Este es el **método de diagnóstico más utilizado para evaluar una HDI**.
  - En el 48-90% de los casos, la determinación del diagnóstico depende de que se defina la fuente hemorrágica, los criterios de selección de pacientes y el momento en el que se realice la colonoscopia.[9,15]
  - Para obtener resultados óptimos del procedimiento, es necesario que el paciente reciba una reanimación adecuada, presente estabilidad hemodinámica y se eliminen todas las heces y detritos al preparar el intestino.
  - Con respecto al momento de la colonoscopia, los pacientes con características clínicas de alto riesgo y signos o síntomas de hemorragia continua deben realizarse una colonoscopia dentro de las 24 h posteriores a la presentación del paciente, después de una preparación intestinal adecuada para mejorar potencialmente el rendimiento diagnóstico y terapéutico.[15] Aún no está claro si la colonoscopia urgente realmente mejora los resultados clínicos o reduce los costos hospitalarios.

- Hasta en el 10% de los casos el cuadro de hematoquecia con deterioro hemodinámico es causado por una fuente hemorrágica en el tubo digestivo superior. Por lo tanto, en tales circunstancias, es probable que la **endoscopia digestiva superior** esté indicada como primer paso en la evaluación de una hematoquecia grave. En general, se acepta que al descartarse una fuente digestiva superior, el siguiente paso de la valoración de un paciente con hematoquecia grave sea una colonoscopia. Aunque la endoscopia digestiva alta y la colonoscopia son los procedimientos establecidos para la valoración de la HD aguda, no es posible observar todo el intestino delgado con la endoscopia estándar.

- **La cápsula endoscópica tiene una función crucial en la evaluación del intestino delgado.** Cuando se considera probable una hemorragia en el intestino delgado o cuando son negativos los resultados de la endoscopia digestiva superior y la colonoscopia, se puede recurrir a la cápsula endoscópica para lograr la observación más detallada del intestino delgado. El rendimiento diagnóstico en los pacientes con hemorragia digestiva oscura manifiesta varía del 50 al 72%.[16]

- **Gammagrafía con eritrocitos radiomarcados.** Se puede realizar junto a la cabecera del paciente una gammagrafía de eritrocitos marcados con tecnecio 99m para valorar la HD activa. Se necesita que la tasa de la hemorragia sea mayor de 0.1 mL/min para que sea posible detectarla. El procedimiento es de muy bajo riesgo; sin embargo, el resultado de la prueba es positivo menos del 50% de las veces. Este procedimiento sirve como **prueba de detección precoz antes de la angiografía.** Si el resultado de la gammagrafía con eritrocitos marcados es negativo, es difícil que los resultados del angiograma sean positivos. Si la prueba es negativa, generalmente se realiza una colonoscopia, seguida de una cápsula endoscópica para evaluar el intestino delgado si la colonoscopia no revela nada.

- **Angiografía.** La angiografía logra establecer un diagnóstico preciso y definir el tratamiento de los pacientes con hemorragia rápida. Se requiere que la tasa de la hemorragia sea de 0.5-1 mL/min para detectar extravasación hacia el intestino desde el sitio hemorrágico. La eficacia diagnóstica general a partir de una arteriografía varía del 40 al 78%. Cuando se identifica la fuente hemorrágica, es posible detener el derrame sanguíneo por medio de modalidades terapéuticas como la infusión de vasopresina o la embolización selectiva. Las principales complicaciones de este procedimiento son alergia al medio de contraste, hemorragia por punción arterial y embolia por un trombo desprendido. Se debe reservar la arteriografía para pacientes con HDI activa y masiva, cuando no es posible la colonoscopia o para quienes padecen HDS y la endoscopia falla o no permite localizar la fuente a causa de la hemorragia rápida.[9]

- **Angiografía por tomografía computarizada.** Es una nueva técnica para evaluar a los pacientes con hemorragia activa y probable hemorragia en intestino delgado o colon. La sensibilidad para detectar el sangrado en curso parece un poco más baja en comparación con una gammagrafía de eritrocitos radiomarcados. No obstante, tiene la ventaja de ser más conveniente y precisa. También puede servir como prueba inicial en casos de pacientes con inestabilidad clínica a los que no es posible sedar para una endoscopia (tabla 6-4).[6]

TABLA 6-4	TRATAMIENTO DE LA HEMORRAGIA VARICOSA AGUDA
Reanimación	Transfusión cautelosa de líquido y productos hemáticos con el fin de lograr una concentración de hemoglobina de ~7-9 g/dL Asegurar la protección de la vía aérea
Tratamiento farmacológico	50 μg de octeotida en bolo i.v., seguidos de infusión continua de 50 μg/h (3-5 días) Ciprofloxacino, 400 mg i.v. c/12 h o 500 mg v.o. c/12 h o ceftriaxona 1 g/día i.v. (3-7 días)
Diagnóstico y tratamiento	Endoscopia (en las primeras 12 h de hospitalización) con tratamiento endoscópico, de preferencia ligadura
Tratamiento de rescate	Derivación portosistémica intrahepática transyugular o tratamiento de derivación para pacientes con várices esofágicas en quienes fallaron los tratamientos farmacológico y endoscópico o tienen várices hemorrágicas en el fondo del estómago

Adaptado de Garcia-Tsao G, Abraldes JG, Berzigotti A, et al. Portal hypertensive bleeding in cirrhosis: risk stratification, diagnosis, and management: 2016 practice guidance by the American Association for the study of liver diseases. *Hepatology.* 2017;65:310–335.

TRATAMIENTO

- **La reanimación es clave.**
- **Primero es necesario restituir el volumen intravascular, ya sea con solución salina isotónica o con lactato de Ringer.** Siempre se deben mantener colocadas dos vías intravenosas (i.v.) de gran calibre (≥ 18). Por lo general se insertan catéteres centrales de tres luces. Tal vez estas vías no ofrezcan ninguna ventaja sobre los catéteres periféricos en cuanto a la rapidez de la administración de líquidos, pero son más fáciles de colocar en caso de colapso vascular o hipotensión, cuando las venas están colapsadas.
- La **transfusión de concentrado eritrocitario** es el mejor método de reanimación para los pacientes que sufren HD grave.
  - Se deben hacer pruebas de compatibilidad sanguínea a todos los pacientes hospitalizados por HD, y es necesario transfundirles sangre compatible lo más pronto posible. Sin embargo, en los pacientes con hemorragia catastrófica se deben utilizar sin demora unidades de sangre O negativa.
  - En el contexto de una hemorragia digestiva superior aguda, los datos recientes demuestran claramente el beneficio de un abordaje restrictivo al administrar transfusiones de sangre. El valor de hemoglobina objetivo es de 7-9 g/dL, con un umbral menor de 7 g/dL para la administración de concentrados eritrocitarios, a menos que el paciente continúe teniendo evidencia clínica continua de disminución del volumen intravascular o comorbilidades como una coronariopatía (*véase también* la tabla 6-4).[17,22]
- En los pacientes inestables se debe corregir la coagulopatía con plasma fresco congelado, pero es posible administrar vitamina K por vía subcutánea (5-10 mg) a las personas con estabilidad hemodinámica. Habrá que descontinuar el goteo de heparina u otros anticoagulantes y revertir sus efectos con protamina, si es necesario.
- Si el paciente corre riesgo de broncoaspiración, se considera la intubación endotraqueal para proteger la vía aérea antes de una intervención endoscópica.

Tratamiento farmacológico

- **HDS no varicosa**
  - **Antagonistas de receptores de histamina 2 por vía i.v.** No se ha demostrado que estas sustancias reduzcan la necesidad de operación ni las tasas de mortalidad. Por lo tanto, **no se recomienda su administración a los pacientes con hemorragia activa.**
  - **Inhibidores de la bomba de protones (IBP).** Se descubrió que los IBP **reducen los índices de hemorragia recurrente, intervención quirúrgica y mortalidad** ocasionadas por complicaciones de las úlceras. Hoy, el tratamiento estándar consiste en la administración i.v. de IBP, ya sea en bolos de dosis intermitentes o por infusión durante las primeras 48-72 h. El tratamiento con dosis altas (dosis doble dos veces al día) de IBP por vía oral también es de utilidad y puede aplicarse cuando no es posible la administración i.v. o cesó la hemorragia clínica activa. Se desconoce si el tratamiento con IBP influye en la mortalidad, a pesar de los evidentes beneficios que genera en la morbilidad de una HDS.[18]
    - **IBP en la profilaxis de la HD en personas que toman AINE y AAS.** Se debe ajustar el tratamiento según el riesgo. Las directrices de práctica del American College of Gastroenterology recomiendan el tratamiento con base en la estratificación del riesgo: grupos de bajo, moderado y alto riesgo.
      - Esta clasificación incluye factores como edad mayor de 65 años, medicaciones concomitantes (AAS, dosis altas de AINE, corticoesteroides o anticoagulantes), antecedentes de úlcera e infección por *H. pylori.*
      - No se debe dar tratamiento profiláctico con IBP a los pacientes de bajo riesgo.
      - Por el contrario, esta profilaxis está indicada para el tratamiento de las úlceras pépticas y sus complicaciones en quienes tienen riesgo moderado (con uno o dos de los factores) y alto (con más de dos factores o antecedente de úlcera complicada).[19]
    - **IBP en la profilaxis de la HD en personas que toman clopidogrel y AAS.** En un reciente estudio controlado aleatorizado doble ciego se halló reducción significativa de la HDS en los pacientes tratados con clopidogrel y AAS, a quienes se distribuyó al azar

para administración de omeprazol profiláctico. Cabe destacar que, en dicho estudio, el empleo combinado de clopidogrel e IBP no causó un incremento significativo de episodios cardiovasculares ni en la mortalidad.[20]

- **HDS varicosa**
  - **Vasoconstrictores.** Se dispone de varios vasoconstrictores y todos son eficaces para reducir los índices de hemorragias a corto plazo (*véase* la tabla 6-4). Estos fármacos causan constricción de los vasos esplácnicos y, así, reducen el flujo sanguíneo hacia el sistema porta. En estudios controlados aleatorizados, se compararon distintos vasoconstrictores (vasopresina, somatostatina, terlipresina, octreotida y vapreotida) y no se descubrieron diferencias en el control de las hemorragias ni en la hemorragia recurrente temprana. La octreotida tuvo las características más favorables en cuanto a efectos adversos y, en consecuencia, en los Estados Unidos se considera la mejor opción. La dosis recomendada es de 50 μg en bolo i.v., seguido de una infusión continua de 50 μg/h durante 3-5 días (*véase* la tabla 6-4).
  - **Profilaxis con antibióticos.** Se recomienda administrar tratamiento profiláctico con antibióticos durante 3-7 días a todos los pacientes con hemorragia varicosa para evitar el desarrollo espontáneo de peritonitis bacteriana. Los regímenes característicos son de ciprofloxacino o ceftriaxona.

Tratamientos no farmacológicos

- **HDS varicosa**
  - La **ligadura endoscópica de várices**, que incluye el cerclaje con banda elástica de la base de las várices, es el mejor tratamiento para la hemorragia varicosa aguda. Se colocan las bandas de goma con un dispositivo que se introduce a través del conducto de un endoscopio para tubo digestivo superior, el cual interrumpe el flujo de sangre en la columna varicosa. Este tratamiento se usa para la hemostasia en várices esofágicas hemorrágicas y activas, y para la profilaxis de várices hemorrágicas en pacientes con lesión varicosa extensa. En este último caso, se repite la ligadura con banda cada 4-8 semanas hasta que todas las várices visibles queden obliteradas. Después, se revisa al paciente cada 6-12 meses en busca de recurrencias. El cerclaje con banda es fácil de realizar y conlleva menores índices de complicaciones que la escleroterapia, aunque tal vez los índices de hemorragia recurrente y de mortalidad no difieran.[21]
  - **Escleroterapia.** Este procedimiento incluye la inyección directa de diversos esclerosantes (oleato de etanolamina, tetradecilsulfato sódico, polidocanol, morruato sódico o etanol) directo en las várices y logra la hemostasia en más del 90% de los casos. Sin embargo, hasta el 50% de los pacientes sufren hemorragia recurrente a los 10 días, o antes, y el tratamiento puede causar efectos adversos como fiebre, úlcera, estenosis, perforación, síndrome de dificultad respiratoria aguda y sepsis. Actualmente, se restringe esta modalidad de tratamiento para casos de hemorragia resistente al tratamiento, imposibilidad de realizar la ligadura endoscópica con banda elástica o várices gástricas a las que no se puede aplicar ligadura.
  - **Tratamiento de rescate de la hemorragia varicosa**
    - **Taponamiento con balón.** Se debe restringir la aplicación de este procedimiento a los pacientes con hemorragia incontrolable para quienes se ha programado el tratamiento definitivo en un plazo de 24 h. Se puede utilizar una sonda de Sengstaken-Blakemore o una sonda Minnesota, ya que ambas están dotadas de balones para estómago o esófago. Por el contrario, la sonda de Linton-Nachlas solo cuenta con un balón grande para estómago y únicamente se le puede considerar para várices hemorrágicas gástricas. Se logra la hemostasia en el 70-90% de los casos. Puede haber complicaciones graves como perforación del esófago, broncoaspiración, dolor torácico, erosión, inquietud y muerte por asfixia debido a migración del balón con oclusión de las vías respiratorias.
    - **Derivación portosistémica intrahepática transyugular (DPIT).** Se reserva para pacientes con várices hemorrágicas intratables o hemorragia recurrente después de dos o más intentos endoscópicos fallidos en el tratamiento de várices esofágicas. La DPIT consiste en crear una derivación portosistémica directa, la cual disminuye la presión interna del sistema portal. Se obtiene buen resultado técnico en más del 90% de los casos, pero con posibles complicaciones como encefalopatía hepática (hasta en el 25% de los pacientes), estenosis de la derivación, trombosis y hemorragia recurrente. La DPIT

de urgencia causa mortalidad intrahospitalaria de más o menos el 10%, y el índice de mortalidad a 30 días alcanza el 40%. Las contraindicaciones de la DPIT son trombosis en la vena porta, obstrucción de la vena cava inferior y enfermedad hepática poliquística.

- **Obliteración transvenosa retrógrada ocluida con balón (OTROB).** La OTROB es un procedimiento para el tratamiento de várices gástricas asociadas con grandes venas colaterales gastrorrenales o esplenorrenales. La técnica implica la canulación retrógrada de la vena renal izquierda, seguida de la oclusión con balón y la infusión lenta de esclerosante para obliterar la derivación gastro-esplenorrenal que irriga la variz gástrica. Este procedimiento no debe utilizarse en presencia de várices esofágicas coincidentes, ya que no desvía la entrada de sangre portal y, por lo tanto, puede aumentar la presión portal y aumentar el riesgo de hemorragia.[6]
- **Derivaciones quirúrgicas.** Rara vez se practican porque se dispone de los procedimientos de DPIT. Con las derivaciones portocava y esplenorrenal distal se logra la hemostasia en el 95% de los casos, pero conllevan un alto índice de encefalopatía postoperatoria; además, se informan tasas de mortalidad del 50-80%, en gran parte por la gravedad del trastorno hepático subyacente. En ocasiones se considera la derivación quirúrgica en casos de hipertensión portal no cirrótica y en pacientes con cirrosis de Child A.[21]

- **Endoscopia digestiva alta terapéutica**
  - Se dispone de muchas técnicas que se utilizan para alcanzar la hemostasia e impedir la recurrencia de una HDS, como la inyección y la ablación, con o sin tratamiento mecánico (tabla 6-5).[22] Cuando se aplica una combinación de cualquiera de estos métodos (casi siempre inyección, seguida de ablación o tratamiento mecánico), se observa una reducción impresionante del riesgo de hemorragia persistente o recurrente. Los estudios indican una reducción del riesgo del 80% a aproximadamente un 15% en caso de úlcera con hemorragia activa y del 50% al 10% cuando se trata de una úlcera con un vaso no hemorrágico observable.[23,24]
- **Colonoscopia terapéutica**
  - El 10-40% de los pacientes sometidos a colonoscopia reciben tratamiento endoscópico y la hemostasia inmediata se logra en el 50-100% de ellos.[9]
  - Las opciones terapéuticas son similares a las de la endoscopia digestiva superior, que incluyen coagulación térmica (sonda térmica, coagulación bipolar o multipolar, coagulación con

TABLA 6-5	TRATAMIENTOS FRECUENTES PARA LA HEMORRAGIA DIGESTIVA SUPERIOR
Acción del tratamiento inyectable	
Taponamiento con epinefrina diluida, vasoespasmo, trombosis	
Taponamiento con esclerosantes y trombosis	
Tratamiento de ablación	
Termocoagulación: ablación de tejidos por contacto compresivo directo con la sonda térmica	
Electrocoagulación: ablación de tejidos por contacto compresivo directo con BICAP, Gold Probe®	
Coagulación con plasma de argón: coagulación de tejidos sin contacto directo mediante gas argón	
Tratamiento mecánico	
Hemoclips	Se juntan dos lados de un vaso para ocluirlo y contener la hemorragia
Ligadura con banda elástica	Compresión de una variz con una banda o anillo elástico de goma

Adaptado de Cappell MS. Therapeutic endoscopy for acute upper gastrointestinal bleeding. *Nat Rev Gastroenterol Hepatol.* 2010;7:214-229.

plasma de argón) e inyección de vasoconstrictores y esclerosantes. También en el tratamiento de la hemorragia diverticular da buen resultado la colocación de hemoclips metálicos.

- **Angioterapia**
  - ○ Cuando se logra la localización angiográfica de la hemorragia es posible instituir dos modalidades de tratamiento directo en el vaso hemorrágico: infusión de vasopresina y embolización. Se realiza una infusión de vasopresina cuando la fuente hemorrágica está en el colon o el intestino delgado, con la intención de inducir vasoespasmo y, en consecuencia, coagulación y hemostasia. Con la canulación superselectiva del vaso hemorrágico, la embolización con espirales o Gelfoam®, puede resultar excelente tanto en caso de HDS como de HDI, con poco riesgo de cambios isquémicos en el segmento intestinal afectado.

Tratamiento quirúrgico

- El procedimiento quirúrgico sirve como tratamiento de rescate en el pequeño grupo de pacientes en quienes no es posible controlar la hemorragia por medio de tratamiento endoscópico, angioterapia, o ambos. Tanto en caso de HDS como de HDI no se debe posponer demasiado la cirugía si el enfermo padece hemorragia persistente e inestabilidad hemodinámica, ya que los índices de morbilidad y mortalidad aumentan con el retraso.
- **Cirugía de pacientes con HDS.** La intervención está indicada para personas en las que no se puede controlar la hemorragia con la endoscopia inicial. Sin embargo, cuando la hemorragia recurre después de haber logrado la hemostasia con la endoscopia, se dificulta la decisión sobre el tratamiento y los datos disponibles son contradictorios. Algunos estudios justifican un segundo intento para alcanzar la hemostasia por endoscopia, en tanto que otros apoyan la cirugía inmediata o la embolización angiográfica. Algunas series quirúrgicas indican que los pacientes de alto riesgo (úlceras ≥ 2 cm en la curvatura menor del estómago o en la cara posterior del duodeno, con choque en el cuadro inicial y adultos mayores con comorbilidades) necesitan tratamiento enérgico después de la endoscopia. En algunas series, la mortalidad operatoria tras un tratamiento endoscópico fallido ha llegado hasta el 25%. Sin embargo, esto varía con la experiencia del cirujano y la institución en el tratamiento de la úlcera péptica hemorrágica.[25]
- **Cirugía de pacientes con HDI.** La localización preoperatoria precisa de la HDI reduce el índice de hemorragia recurrente postoperatoria. El índice de mortalidad operatoria en series recientes es del 5-10%. En la difícil circunstancia de hemorragia masiva recurrente, sin que se haya localizado el sitio hemorrágico, puede estar indicada una colectomía subtotal para personas con buen pronóstico general. Si el paciente quirúrgico es de alto riesgo, se podrán considerar alternativas como angioterapia o derivación portohepática (colocada por vía transcutánea o por cirugía) para várices hemorrágicas.[11,26]

CONSIDERACIONES ESPECIALES

- **Procinéticos en HDS**
  - ○ La administración preendoscópica i.v. de **eritromicina** o **metoclopramida**, 20-120 min antes de la EGD, reduce de manera significativa la necesidad de repetir la EGD. Dichos fármacos promueven la evacuación gástrica y, así, su administración ayuda a mejorar la visualización por el vaciamiento de los contenidos estomacales (sangre, coágulos y líquidos).[22]

REFERENCIAS

1. Zhao Y, Encinosa W. *Hospitalizations for gastrointestinal bleeding in 1998 and 2006: HCUP statistical brief #65*. http://www.hcup-es.ahrq.gov/reports/statbriefs/sb65.pdf. Accessed December 10, 2010.
2. Lanas A, Garcia-Rodriguez LA, Polo-Tomas M, et al. Time trends and impact of upper and lower gastrointestinal bleeding and perforation in clinical practice. *Am J Gastroenterol*. 2009;104: 1633–1641.
3. Laine L. Upper gastrointestinal bleeding. *ASGE Clin Update*. 2007;14:1–4.
4. Laine L, Peterson WL. Bleeding peptic ulcer. *N Engl J Med*. 1994;331:717–727.
5. Garcia-Tsao G, Bosch J. Management of várices and variceal hemorrhage in cirrhosis. *N Engl J Med*. 2010;362:823–832.

6. Garcia-Tsao G, Abraldes JG, Berzigotti A, et al. Portal hypertensive bleeding in cirrhosis: risk stratification, diagnosis, and management: 2016 practice guidance by the American Association for the study of liver diseases. *Hepatology*. 2017;65:310–335.

7. Perini RF, Camara PR, Ferraz JG. Pathogenesis of portal hypertensive gastropathy: translating basic research into clinical practice. *Nat Clin Pract Gastroenterol Hepatol*. 2009;6:150–158.

8. Esrailian E, Gralnek I. Nonvariceal upper gastrointestinal bleeding: epidemiology and diagnosis. *Gastroenterol Clin North Am*. 2005;34:589–605.

9. Strate LL, Naumann CR. The role of colonoscopy and radiological procedures in the management of acute lower intestinal bleeding. *Clin Gastroenterol Hepatol*. 2010;8:333–343.

10. Strate LL. Lower GI bleeding: epidemiology and diagnosis. *Gastroenterol Clin North Am*. 2005;34:643–664.

11. Davila RE, Rajan E, Adler DG, et al. ASGE guideline: the role of endoscopy in the patient with lower-GI bleeding. *Gastrointest Endosc*. 2005;62:656–660.

12. Rockey DC. Gastrointestinal bleeding. *Gastroenterol Clin North Am*. 2005;34:581–588.

13. Bindewald H. Indikationen und treffsicherheit der rektoskopie. *MMW Much Med Wochenschr*. 1976;118:1271–1272.

14. Ahmad A, Bruno JM, Boynton R, et al. Nasogastric aspirates frequently lead to erroneous results and delay of therapy in patients with suspected UGI bleeding. *Gastrointest Endosc*. 2004;59:163.

15. Strate LL, Gralnek IM. ACG clinical guideline: management of patients with acute lower gastrointestinal bleeding. *Am J Gastroenterol*. 2016;111:459–474.

16. Enns RA, Hookey L, Armstrong D, et al. Clinical practice guidelines for the use of video capsule endoscopy. *Gastroenterology*. 2017;152:497–514.

17. Villanueva C, Colomo A, Bosch A. Transfusion strategies for acute upper gastrointestinal bleeding. *N Engl J Med*. 2013;368:11–21.

18. Leontiadis GI, Sharma VK, Howden CW. WITHDRAWN: proton pump inhibitor treatment for acute peptic ulcer bleeding. *Cochrane Database Syst Rev*. 2010;12(5):CD002094.

19. Lanza FL, Chan FKL, Quigley EM; Practice Parameters Committee of the American College of Gastroenterology. Guidelines for prevention of NSAID-related ulcer complications. *Am J Gastroenterol*. 2009;104:728–738.

20. Bhatt DL, Cryer BL, Contant CF, et al. Clopidogrel with or without omeprazole in coronary artery disease. *N Engl J Med*. 2010;363:1909–1917.

21. Garcia-Tsao G, Lim J. Members of the Veterans Affairs Hepatitis C Resource Center Program. Management and treatment of patients with cirrhosis and portal hypertension: recommendations from the Department of Veterans Affairs Hepatitis C Resource Center Program and the National Hepatitis C Program. *Am J Gastroenterol*. 2009;104:1802–1829.

22. Cappell MS. Therapeutic endoscopy for acute upper gastrointestinal bleeding. *Nat Rev Gastroenterol Hepatol*. 2010;7:214–229.

23. Laine L. Multipolar electrocoagulation in the treatment of active upper gastrointestinal tract hemorrhage: a prospective controlled trial. *N Engl J Med*. 1987;316:1613–1617.

24. Laine L. Multipolar electrocoagulation in the treatment of peptic ulcers with nonbleeding visible vessels: a prospective, controlled trial. *Ann Intern Med*. 1989;110:510–514.

25. Cheung FKY, Lau JYW. Management of massive peptic ulcer bleeding. *Gastroenterol Clin North Am*. 2009;38:231–243.

26. Green BT, Rockey DC. Lower gastrointestinal bleeding-management. *Gastroenterol Clin North Am*. 2005;34:665–678.

Chien-Huan Chen

PRINCIPIOS GENERALES

- Las hemorragias digestivas persistentes, con diagnóstico fallido en la endoscopia inicial, se cuentan entre las causas más frecuentes de derivación al gastroenterólogo. A menudo constituyen desafíos para el tratamiento, lo que frustra mucho tanto a los pacientes como a sus médicos. En estos casos, la probabilidad prepueba de las modalidades de diagnóstico y la importancia clínica de las etiologías hemorrágicas más probables desempeñan un papel importante en la determinación del curso de acción óptimo.
- El American College of Gastroenterology ha publicado guías[1] que recomiendan que se realice un diagnóstico de «sospecha de hemorragia del intestino delgado» en lugar de lo que se definía previamente como una «hemorragia digestiva oculta». Además, la sospecha de hemorragia del intestino delgado ahora incluye también a la «hemorragia digestiva oculta» o no observada.

Definición

- La **sospecha de hemorragia del intestino delgado** se refiere a la hemorragia digestiva que persiste o recurre sin un origen identificable después de la evaluación inicial endoscópica superior e inferior.[1]
- La **hemorragia gastrointestinal de origen desconocido** consiste en la pérdida de sangre del tubo digestivo cuya causa sigue siendo difícil de dilucidar a pesar de realizar estudios endoscópicos y radiológicos de todo el intestino, incluido el intestino delgado.
- La **hemorragia gastrointestinal oculta** se define como anemia, generalmente por deficiencia de hierro, acompañada de una prueba positiva de sangre en heces que señala al tubo digestivo como la fuente más probable.[2]
  - El término «de origen desconocido, pero manifiesto» define a una hemorragia inexplicable pero reconocible por el paciente.
  - El término «oculta de origen desconocido» define a una hemorragia no evidente y que tampoco se diagnostica tras la exploración del tubo digestivo.

Etiología

Para los pacientes con hemorragia manifiesta u oculta y evaluaciones endoscópicas superior e inferior negativas, la mayoría de las causas de hemorragia finalmente se detectan en el intestino delgado.[3] No obstante, y debido a que las lesiones pasadas por alto en el tubo digestivo superior e inferior siguen siendo frecuentes, la lista de causas potenciales de sospecha de hemorragia del intestino delgado es exhaustiva (tabla 7-1).[4,5]

DIAGNÓSTICO

Cuadro clínico

Los pacientes que se presentan con sospecha de hemorragia del intestino delgado pueden tener una variedad de síntomas similares a aquellos con hemorragias digestivas superiores e inferiores.

- La hematemesis localiza de manera confiable la hemorragia proximal a la segunda porción del duodeno, mientras que la sangre roja brillante en el recto indica hemorragia digestiva inferior, excepto en el caso de una hemorragia digestiva masiva.[6]
- Sin embargo, otros signos y síntomas tienen una utilidad clínica cuestionable. Es necesario realizar una anamnesis y una exploración física cuidadosas en cada situación. Se debe prestar

TABLA 7-1 FUENTES POTENCIALES DE SOSPECHA DE HEMORRAGIA DEL INTESTINO DELGADO

Tubo digestivo superior	Enfermedad celíaca
Esofagitis	Divertículo de Meckel
Gastritis	Neoplasia/linfoma
Por *Helicobacter pylori*	Isquemia
Autoinmunitaria	Causas relacionadas con el VIH
Enteropatía por AINE	Infección bacteriana
Úlcera péptica	
Angiodisplasia	**Colorrectal**
Ectasia vascular antral gástrica	Colitis
Lesión de Dieulafoy	Isquémica
Hemobilia	Infecciosa
Hemorragia pancreática	Enfermedad intestinal inflamatoria
Sarcoidosis	Angiodisplasia
Fístula aortoentérica	Diverticulosis
Neoplasia/linfoma	Neoplasia/linfoma
	Endometriosis
Intestino delgado	Amiloidosis
Angiodisplasia	Proctopatía por radiación
Enfermedad de Crohn	Úlcera rectal

atención a la historia clínica para identificar factores de predicción independientes para diversas causas de hemorragia.[4,7,8]

- La hemorragia digestiva oculta, por definición, no conlleva signos de hemorragia manifiesta y puede diagnosticarse de forma incidental o después de que el paciente haya presentado anemia sintomática en forma de fatiga al esfuerzo, dificultad para respirar o mareo.
- Debido a que el grado de anemia puede variar ampliamente en el contexto de una hemorragia digestiva oculta, el objetivo principal de la evaluación debe ser descartar causas insidiosas como enfermedad celíaca, enfermedad intestinal inflamatoria y neoplasia gastrointestinal.
- Para la hemorragia digestiva oculta, la evaluación debe comenzar con la confirmación del intestino como la fuente del sangrado, antes de proceder con la evaluación endoscópica, tal como en la hemorragia de origen desconocido pero manifiesta.
  ○ Las **pruebas de sangre oculta en heces** (**PSOH**), aunque útiles para la detección inicial, no siempre implican una hemorragia digestiva, incluso si son positivas. Puede haber falsos positivos debidos a la dieta, fármacos o traumatismos mientras se obtiene la muestra. De hecho, en pacientes sanos puede producirse un sangrado fisiológico de hasta 1.5 mL/día.
  ○ Las PSOH más utilizadas son las siguientes:[6,9]
    ■ Las **pruebas de guayacol** (**hemocultivo**) son accesibles, sencillas y económicas, pero se trata de pruebas cualitativas y proporcionan poca información cuantitativa. El guayacol es un compuesto incoloro obtenido de la corteza de los árboles que se vuelve azul al contacto con sustancias similares a la peroxidasa. Este detecta moléculas hemo circulantes libres o el hemo unido a su apoproteína (p. ej., globina, mioglobina y algunos citocromos). No se detectan los productos de degradación del hemo que pueden formarse en las hemorragias más proximales (digestivas superiores). Debido a que el guayacol reacciona con cualquier sustancia peroxidasa, la prueba puede dar falsos positivos por consumo de carnes rojas o de alimentos que contienen sangre, así como con peroxidasas vegetales como del rábano. El hierro, sin embargo, no produce resultados falsos positivos. La vitamina C sí puede provocar falsos negativos.
    ■ Las **pruebas inmunoquímicas fecales** utilizan anticuerpos contra la hemoglobina humana. No reaccionan con el hemo libre y, por lo tanto, no requieren restricciones

dietéticas antes de la prueba. Algunas de estas pruebas también pueden proporcionar información cuantitativa. Debido a que estos anticuerpos interactúan con la cadena de globina, solo son útiles para la hemorragia colorrectal, ya que la globina de las fuentes digestivas superiores se degrada en el intestino delgado.

- Para la hemorragia digestiva manifiesta vale la pena considerar los siguientes estudios cuando las endoscopias superiores e inferiores no hayan sido diagnósticas:
  - La **endoscopia de segunda revisión** específica para la presentación clínica sigue siendo el siguiente paso recomendado en la evaluación de la sospecha de hemorragia del intestino delgado. Algunos estudios previos han demostrado un rendimiento diagnóstico del 35-75% para las lesiones hemorrágicas no detectadas en casos de endoscopia superior o inferior repetida.[2,6,9-11] Durante cualquier colonoscopia de revisión es fundamental examinar el íleon terminal, donde la sangre, si se encuentra, puede sugerir una fuente más proximal en el intestino delgado. Si los estudios endoscópicos repetidos dan resultados negativos, existen otras modalidades de diagnóstico para ayudar a determinar la fuente de la hemorragia.
  - La **enteroscopia de empuje** permite el examen visual directo del intestino delgado proximal utilizando un endoscopio más largo. Esta técnica implica el avance de un colonoscopio pediátrico, que es más largo que el endoscopio superior típico, hacia el intestino delgado. Permite la visualización de hasta 50 cm del intestino delgado más allá del ligamento de Treitz y se realiza cada vez más en lugar de la endoscopia superior estándar de segunda revisión.
  - La **enteroscopia profunda** evalúa porciones más extensas del intestino delgado y se puede realizar mediante una gran variedad de técnicas. Al utilizar tanto el abordaje bucal (anterógrado) como el anal (retrógrado), la enteroscopia profunda permite la evaluación del intestino delgado completo. Además de su capacidad de diagnóstico ampliada, la enteroscopia profunda también permite intervenciones como hemostasia, biopsia, polipectomía y dilatación.[12,13] Las lesiones identificadas en la endoscopia que no son susceptibles de tratamiento endoscópico convencional también pueden marcarse con tatuajes de la mucosa o hemoclips cerca de la fuente hemorrágica. Tal localización a menudo facilita significativamente cualquier intento de seguimiento radiológico o quirúrgico de la hemostasia.
    - La **enteroscopia con balón único** (EBU) y la **enteroscopia con balón doble** (EBD)[12] utilizan un enteroscopio con un balón unido hacia el extremo distal de un tubo sobrepuesto, pero la EBD añade un segundo balón en la punta del enteroscopio. Los pacientes con alergia al látex deben ser tratados con EBU porque los balones de la EBD están hechos de este material. El sistema de balón sirve como ancla al sujetarse a la pared intestinal para permitir un mayor avance del endoscopio.
    - La **enteroscopia helicoidal** utiliza un enteroscopio a través de un tubo sobrepuesto con una hélice suave levantada en su extremo distal. La enteroscopia helicoidal requiere dos operadores para llevarla a cabo.[14]
  - La **videoendoscopia con cápsula** (VEC) se ha convertido en el estándar para el examen inicial del intestino delgado una vez que la endoscopia de segunda revisión no ha arrojado un diagnóstico.
    - Implica la ingesta de una cápsula que contiene una pequeña cámara que envía imágenes a una grabadora que se coloca en el cinturón del paciente. Las imágenes se graban normalmente a una velocidad de dos a seis fotogramas por segundo, aunque los modelos más nuevos pueden superar estas cifras.[5,10,15,16]
    - Debido a que la VEC no es invasiva y puede examinar todo el intestino delgado, se usa con frecuencia antes de la enteroscopia profunda para guiar una intervención adicional.
    - Por desgracia, carece de capacidad terapéutica, no proporciona datos en tiempo real, tiene una visualización limitada del duodeno y el yeyuno proximal y puede pasar por alto masas en el intestino delgado.[17,18] Dadas estas limitaciones, la VEC debe combinarse con otras modalidades, incluidas la enteroscopia y la enterografía por TC (ETC; *véase* más adelante) de acuerdo con el contexto de la presentación clínica.
    - Cabe destacar que los estudios con VEC pueden estar incompletos si no se atraviesa el ciego dentro de la duración de la batería de la cápsula (por lo general, 8-12 h). La retención de las cápsulas, en particular en pacientes con estenosis o divertículos, sigue siendo el riesgo principal en el 0-2% de la población general y el 4-8% de los pacientes

con enfermedad intestinal inflamatoria sospechada o establecida.[19] Las cápsulas retenidas a menudo pueden recuperarse mediante enteroscopia profunda y rara vez se requiere extracción quirúrgica.[5,7]

○ Las **estudios nucleares con eritrocitos marcados**, descritos formalmente como exploraciones de eritrocitos marcados con tecnecio 99m, pueden ayudar a identificar el origen de una hemorragia de origen desconocido cuando otras modalidades no logren revelar una fuente.

- Sin embargo, la prueba debe realizarse durante episodios de hemorragia activa con una tasa superior a 0.1-0.4 mL/min. Esto a menudo restringe su uso al contexto de la hemorragia digestiva profusa como la primera prueba de siguiente elección después de una endoscopia superior negativa y antes de que el paciente pueda recibir de manera segura una preparación intestinal para permitir la colonoscopia.
- La localización falsa de los sitios de hemorragia es una limitación bien conocida de este procedimiento.
- Una exploración específica con pertecnetato de tecnecio 99m, denominada *exploración de Meckel*, que tiene afinidad por la mucosa gástrica ectópica, puede ser útil para identificar la presencia de divertículo de Meckel, una de las causas de hemorragia del intestino delgado en pacientes más jóvenes. Este compuesto es absorbido por la mucosa gástrica heterotrófica dentro del divertículo de Meckel y puede encontrarse en una gammagrafía con radionúclidos.

○ La **angiografía por tomografía computarizada (ATC)** representa una alternativa a la gammagrafía con eritrocitos marcados, generalmente en el contexto de una hemorragia digestiva intensa. La preferencia institucional puede dictar cuál de los dos es recomendado por radiología antes de realizar la angiografía selectiva.

- Como prueba no invasiva, la ATC se puede implementar rápidamente y tiene una mayor especificidad que una gammagrafía de eritrocitos marcados para el sitio hemorrágico cuando es positiva. Por otro lado, requiere una hemorragia activa de al menos 0.3 mL/min. Se debe tener cuidado para evaluar las alergias al contraste o la insuficiencia renal.
- Las lesiones muy vasculares, como las angiodisplasias y las neoplasias, a veces pueden identificarse durante la angiografía al demostrar patrones vasculares típicos, incluso si no se manifiesta hemorragia activa.

○ Las **angiografías** y **embolizaciones selectivas** son el correlato terapéutico invasivo de la evaluación radiológica de la hemorragia digestiva, generalmente de la variedad profusa que requiere una hemorragia de 0.5-1.0 mL/min para su detección. Los pacientes intervenidos con esta técnica deben ser lo suficientemente estables clínicamente como para tolerar la sedación consciente, tal como en un procedimiento endoscópico. Estos casos casi siempre están precedidos por una gammagrafía con eritrocitos marcados o ATC positivos. Una vez que se identifica un vaso responsable con extravasación intraluminal de contraste, se pueden intentar intervenciones terapéuticas. Según la extensión de la embolización realizada, la isquemia intestinal es el principal efecto adverso contra el cual se debe ponderar la hemostasia.

○ La **enterografía por TC (ETC)** se ha propuesto como una alternativa potencial a la VEC tras una evaluación endoscópica negativa.[20] Emplea técnicas tradicionales de TC con reforzamiento adicional de la mucosa mediante la ingesta de un material de contraste no absorbible, por lo regular 1 h antes del procedimiento. Realizada en múltiples fases (arterial, entérica y retardada) según el momento de la administración del contraste intravenoso, la ETC puede detectar no solo masas en el intestino delgado sino también lesiones vasculares como posibles fuentes de hemorragia de origen desconocido.[21] Sin embargo, a partir de los limitados estudios de comparación disponibles, la ETC demostró una disminución general del rendimiento diagnóstico en relación con la VEC.[22,23] Se propone considerar la ETC cuando la sospecha de lesiones de tipo masa es lo suficientemente grande.

○ La **enteroscopia intraoperatoria** se ha visto superada en gran medida por medios menos invasivos de exploración del intestino delgado en busca de hemorragias digestivas recurrentes. En ciertas situaciones, sin embargo, puede ser útil como el estudio más preciso para identificar posibles fuentes de hemorragia en toda la extensión del intestino delgado. Esta también se utiliza en situaciones en las que el tratamiento previsto para la hemostasia es la resección quirúrgica de la fuente hemorrágica. Los riesgos de la hemorragia continua también deben evaluarse cuidadosamente y deben superar los riesgos quirúrgicos de la laparotomía.[24]

TRATAMIENTO

El tratamiento de la hemorragia del intestino delgado debe dirigirse al trastorno primario.[5,7] Las modalidades de tratamiento generalmente se dividen en cuatro categorías principales:

- **Tratamiento endoscópico**
  - La base del tratamiento endoscópico de la hemorragia del intestino delgado es la identificación precisa de la fuente hemorrágica. La endoscopia superior y la colonoscopia representan las pruebas de detección iniciales de elección, con la enteroscopia de empuje reservada para la endoscopia de segunda revisión. Las enteroscopias profundas, que requieren mucho tiempo, se emplean después de un diagnóstico positivo realizado por cápsula endoscópica u otro procedimiento radiológico, aunque la enteroscopia está indicada a pesar de estudios negativos previos si la sospecha clínica es grande.
  - Las técnicas endoscópicas utilizadas incluyen la inyección de epinefrina, el tratamiento con calor con una sonda térmica, cauterización bipolar, coagulación con plasma de argón, resección endoscópica de la mucosa y ligadura con banda, según la lesión identificada.
- **Tratamiento angiográfico**
  - La infusión de vasopresina en el vaso sangrante puede inducir espasmos y permitir la hemostasia. Esto es posible cuando la lesión hemorrágica se identifica en la angiografía. Otra posibilidad es emplear Gelfoam® o espirales (*coils*) para embolizar y ocluir el vaso hemorrágico. Con el cateterismo superselectivo de los vasos hemorrágicos se reduce mucho el riesgo de ocasionar cambios isquémicos en el segmento intestinal afectado.
- **Tratamiento farmacológico**
  - Según el tipo de lesión identificada, las principales medidas sencillas son supresión de ácido, evitar antiinflamatorios no esteroideos (AINE) o ácido acetilsalicílico (AAS) y la reducción gradual de anticoagulantes en los pacientes que los necesitan. A veces, el misoprostol puede utilizarse para la protección de la mucosa en pacientes que requieren tratamiento con AINE; existe alguna evidencia de que el misoprostol puede brindar protección a las mucosas que se extienden al intestino delgado, mientras que los inhibidores de la bomba de protones brindan un beneficio que se limita al gastroduodeno en circunstancias similares.[7,25]
  - Si una evaluación exhaustiva no arroja un diagnóstico, se debe continuar con la atención general de apoyo, incluida la complementación periódica con hierro, la optimización del estado de la coagulación y transfusiones, si es necesario.
- **Tratamiento quirúrgico**
  - En algunas ocasiones, según el tipo de lesión identificada, se requiere una intervención quirúrgica, sobre todo cuando se trata de tumores del estroma y otras neoplasias. Con algunas hemorragias rápidas, localizadas en un segmento intestinal limitado, se requiere laparotomía con enteroscopia intraoperatoria para precisar el sitio hemorrágico; a veces, después de este procedimiento se reseca el segmento con la lesión hemorrágica.

LESIONES ANGIODISPLÁSICAS

- Las lesiones angiodisplásicas son causas frecuentes de sospecha de hemorragia del intestino delgado y pueden ser muy difíciles de tratar, con tasas de recurrencia del 30-40%, con o sin identificación endoscópica, y tratamiento de una lesión con hemorragia activa.[21,26]
- Existe una alta prevalencia de lesiones concurrentes (40-60%)[27] no detectadas durante el episodio índice de hemorragia. La fisiopatología subyacente persistente predispone al paciente al desarrollo futuro de lesiones, pero la fisiopatología no está bien definida.
- Las comorbilidades frecuentemente asociadas con las lesiones angiodisplásicas se enumeran en la tabla 7-2.
- Una teoría actual es que el cizallamiento mecánico de grandes multímeros de Von Willebrand da como resultado un estado de enfermedad de Von Willebrand adquirida, que luego produce sangrado por lesiones angiodisplásicas que de otra manera podrían haberse resuelto espontáneamente.[28] Una teoría que respalda esto es que existe la predisposición a la formación de lesiones angiodisplásicas, como vasos sanguíneos de pared delgada dilatados y displásicos en la superficie de la submucosa, a través de una obstrucción venosa crónica de bajo grado y el aumento de la tensión en la pared del vaso ectásico.[29]

TABLA 7-2	ENFERMEDADES ASOCIADAS CON LESIONES ANGIODISPLÁSICAS HEMORRÁGICAS Y MECANISMOS SUBYACENTES PROPUESTOS

Condiciones clínicas
Edad > 60 años
Enfermedad de Von Willebrand
Enfermedad renal en etapa terminal
Estenosis aórtica
Reemplazo de válvula cardíaca
Colocación de dispositivo de asistencia ventricular izquierda

Mecanismos potenciales
Síndrome de Von Willebrand adquirido
Obstrucción venosa crónica de bajo grado
Disfunción plaquetaria urémica
Uso de medicación antiplaquetaria o anticoagulante

- Las lesiones angiodisplásicas hemorrágicas pueden identificarse en cualquier parte del tubo digestivo y producir síntomas relacionados con el sitio en el que surge la hemorragia. El tratamiento inicial debe seguir los protocolos para hemorragia del intestino delgado superior o inferior (o sospechada) hasta que se diagnostiquen las lesiones angiodisplásicas. No se pueden suponer estas lesiones hasta que se ven en las imágenes o la endoscopia, ya que incluso los pacientes predispuestos a esta afección, como aquellos con colocación de dispositivo de asistencia ventricular izquierda, tienen hemorragia secundaria a úlcera péptica con la misma frecuencia.[30]

- Cuando se identifican en el contexto de una hemorragia digestiva, de origen desconocido u oculta, se debe realizar un intento inicial de tratamiento endoscópico con la técnica que tenga más probabilidades de acceder al sitio de la hemorragia.

- Cuando se diagnostican lesiones angiodisplásicas mediante VEC, ATC o ETC, pero no se identifican en la endoscopia posterior, el abordaje inicial es mantener un hemograma estable con transfusiones intermitentes, suspender todos los anticoagulantes y antiagregantes plaquetarios cuando sea posible y reponer el hierro, ya sea por vía oral o parenteral. Aunque las tasas de hemorragia recurrente son altas, las hemorragias índice que no se tratan a menudo remiten espontáneamente solo con cuidados de apoyo.

- La angiodisplasia observada incidentalmente, en entornos sin hemorragia, no se trata porque tales lesiones se encuentran con frecuencia en pacientes sin anemia sometidos a endoscopia para otros fines y es posible que nunca sean sintomáticas.[31]

- La hemorragia recurrente refractaria, que requiere hospitalización frecuente y una alta utilización de los recursos sanitarios, es una complicación rara pero conocida de la hemorragia gastrointestinal relacionada con la angiodisplasia. En este contexto, vale la pena considerar algunas intervenciones farmacológicas, pero permanecen fuera del estándar de atención debido a la falta de datos que respalden su uso. El entusiasmo previo por las terapias hormonales demostró ser infundado en un gran ensayo clínico y ya no se considera una opción en el tratamiento de la hemorragia digestiva recurrente.[26]

  - La **octreotida** puede administrarse como una inyección intramuscular de liberación prolongada justo antes del alta después de una admisión por hemorragia digestiva recurrente. Aunque se cree que los efectos de este medicamento duran solo 90 días, los estudios publicados han demostrado disminuciones significativas en la tasa de nuevas hemorragias y los requerimientos de transfusión durante el año siguiente. Cabe destacar que ninguno de estos estudios incluyó grupos de comparación con placebo y solo dos emplearon grupos de control externos o históricos.[32,33]

  - La **talidomida** es un inhibidor del factor de crecimiento endotelial vascular que se utiliza principalmente en el tratamiento del mieloma múltiple. Debido a sus propiedades antiangiogénicas, últimamente ha aumentado el interés por su utilidad en el sangrado relacionado con la angiodisplasia. Una serie de casos inicial mostró una mejora drástica en los pacientes que permanecieron con el medicamento. Esto fue confirmado por un ensayo controlado y aleatorizado que demostró una tasa del 71% de resolución de las nuevas hemorragias para los pacientes que permanecieron con el medicamento en comparación con el 4% que recibieron el placebo de suplementos de hierro.[34,35] La interrogante principal sobre el uso de la talidomida no es la eficacia, sino la tolerabilidad. El 70% de los pacientes en el ensayo grande informaron efectos adversos importantes, como fatiga, somnolencia, edema perifé-rico, dolor abdominal, estreñimiento y, en casos más raros, leucopenia o trombocitopenia. Debido a la notoria teratogenicidad de la talidomida, se debe descartar el embarazo en todas las pacientes a las que se les administra y deben usar un método anticonceptivo durante el tratamiento. Continúa el interés en fármacos similares más nuevos con propie-dades antiangiogénicas, pero con perfiles de tolerancia mejorados.

REFERENCIAS

1. Gerson LB, Fidler JL, Cave DR, et al. ACG clinical guideline: diagnosis and management of small bowel bleeding. *Am J Gastroenterol*. 2015;110(9):1265–1287.
2. Concha R, Amaro R, Barkin JS. Obscure gastrointestinal bleeding: diagnostic and therapeutic approach. *J Clin Gastroenterol*. 2007;41(3):242–251.
3. Tee HP, Kaffes AJ. Non-small-bowel lesions encountered during double-balloon enteroscopy performed for obscure gastrointestinal bleeding. *World J Gastroenterol*. 2010;16(15):1185–1189.
4. Raju GS, Gerson L, Das A, et al. American Gastroenterological Association (AGA) Institute medical position on obscure gastrointestinal bleeding. *Gastroenterology*. 2007;133:1694–1696.
5. Pasha AF, Hara AK, Leighton JA. Diagnostic evaluation and management of obscure gastroin-testinal bleeding: a changing paradigm. *Gastroenterol Hepatol (NY)*. 2009;5(12):839–850.
6. Zuckerman GR, Prakash C, Askin M, et al. AGA medical position statement: evaluation and management of occult and obscure gastrointestinal bleeding. *Gastroenterology*. 2000;118(1):197–201.
7. ASGE Standards of Practice Committee; Fisher L, Lee Krinsky M, Anderson MA, et al. The role of endoscopy in the management of obscure GI bleeding. *Gastrointest Endosc*. 2010;72(3):471–479.
8. Lepere C, Cuillerier E, Van Gossum A, et al. Predictive factors of positive findings in patients explo-red by push enteroscopy for unexplained GI bleeding. *Gastrointest Endosc*. 2005;61(6):709–714.
9. Rockey DC, Koch J, Cello JP, et al. Relative frequency of upper gastrointestinal and colonic lesions in patients with positive fecal occult blood tests. *N Engl J Med*. 1998;339(3):153–159.
10. Adler DG, Knipshield M, Gostoud C. A prospective comparison of capsule endoscopy and push enteroscopy in patients with GI bleeding of obscure origin. *Gastrointest Endosc*. 2004;59(4):492–498.
11. Gerson LB. Small bowel bleeding: updated algorithm and outcomes. *Gastrointest Endosc Clin N Am*. 2017;27(1):171–180.
12. Gerson LB, Flodin JT, Miyabayashi K. Balloon-assisted enteroscopy: technology and troublesho-ting. *Gastrointest Endosc*. 2008;68(6):1158–1167.
13. Bresci G. Occult and obscure gastrointestinal bleeding: causes and diagnostic approach in 2009. *World J Gastrointest Endosc*. 2009;1(1):3–6.
14. Rockey DC, Cello JP. Evaluation of the gastrointestinal tract in patients with iron deficiency anemia. *N Engl J Med*. 1993;329(23):1691–1695.
15. Fireman Z. Capsule endoscopy: future horizons. *World J Gastrointest Endosc*. 2010;2(9):305–307.
16. Leighton JA. The role of endoscopic imaging of the small bowel in clinical practice. *Am J Gas-troenterol*. 2011;106(1):27–36.
17. Huprich JE, Fletcher JG, McCollough CH, et al. Prospective blinded comparison of wireless cap-sule endoscopy and multiphase CT enterography in obscure gastrointestinal bleeding. *Radiology*. 2011;260(3):744–751.
18. Clarke JO, Giday SA, Mullin GE, et al. How good is capsule endoscopy for detection of periam-pullary lesions? Results of a tertiary referral center. *Gastrointest Endosc*. 2008;68(2):267–272.
19. Rezapour M, Amadi C, Gerson LB. Retention associated with video capsule endoscopy: systema-tic review and meta-analysis. *Gastrointest Endosc*. 2017;85(6):1157–1168.e2.
20. Lee SS, Oh TS, Ha HK, et al. Obscure gastrointestinal bleeding: diagnostic performance of multidetector CT enterography. *Radiology*. 2011;259(3):739–748.
21. Huprich JE, Barlow JM, Hansel SL, et al. Multiphase CT enterography evaluation of small-bowel vascular lesions. *AJR Am J Roentgenol*. 2013;201(1):65–72.

22. Wang Z, Chen JQ, Huang Y, et al. CT enterography in obscure gastrointestinal bleeding: a systematic review and meta-analysis. *J Med Imaging Radiat Oncol.* 2013;57(3):263–273.
23. He B, Gong S, Ji Y. Obscure gastrointestinal bleeding: diagnostic performance of 64-section multiphase CT enterography and CT angiography compared with capsule endoscopy. *Br J Radiol.* 2014;87(1043):20140229.
24. Somsouk M, Gralnek IM, Inadomi JM. Managements of obscure occult gastrointestinal bleeding: a cost-minimization analysis. *Clin Gastroenterol Hepatol.* 2008;6(3):661–670.
25. Fujimori S, Seo T, Sakamoto C, et al. Prevention of nonsteroidal anti-inflammatory drug-induced small-intestinal injury by prostaglandin: a pilot randomized controlled trial evaluated by capsule endoscopy. *Gastrointest Endosc.* 2009;69(7):1339–1346.
26. Junquera F, Feu F, Papo M, et al. A multicenter, randomized, clinical trial of hormonal therapy in the prevention of rebleeding from gastrointestinal angiodysplasia. *Gastroenterology.* 2001;121(5):1073–1079. (Used to show conservative management results in spontaneous cessation of bleeding 30–40% of the time.)
27. Clouse RE, Costigan DJ, Mills BA, et al. Angiodysplasia as a cause of upper gastrointestinal bleeding. *Arch Intern Med.* 1985;145(3):458–461.
28. Vincentelli A, Susen S, Jude B, et al. Acquired von Willebrand syndrome in aortic stenosis. *N Engl J Med.* 2003;349(4):343–349.
29. Boley SJ, Sammartano R, Sprayregen S, et al. Degenerative lesions of aging. *Gastroenterology.* 1977;72(4 Pt 1):650–660.
30. Kushnir VM, Sharma S, Gyawali CP, et al. Evaluation of GI bleeding after implantation of left ventricular assist device. *Gastrointest Endosc.* 2012;75(5):973–979.
31. Pasha SF, Leighton JA, Das A, et al. American Gastroenterological Association (AGA) Institute technical review on obscure gastrointestinal bleeding. *Gastroenterology.* 2007;133(5):1697–1717.
32. Junquera F, Sapreras E, Videla S, et al. Long-term efficacy of octreotide in the prevention of recurrent bleeding from gastrointestinal angiodysplasia. *Am J Gastroenterol.* 2007;102(2):254–260.
33. Shah KB, Gunda S, Smallfield GB, et al. Multicenter evaluation of octreotide as secondary prophylaxis in patients with left ventricular assist devices and gastrointestinal bleeding. *Circ Heart Fail.* 2017;10(11):e004500.
34. Kamalaporn P, Saravanan R, Cirocco M, et al. Thalidomide for the treatment of chronic gastrointestinal bleeding from angiodysplasias: a case series. *Eur J Gastroenterol Hepatol.* 2009;21(12):1347–1350.
35. Ge ZZ, Chen HM, Gao YJ, et al. Efficacy of thalidomide for refractory gastrointestinal bleeding from vascular malformation. *Gastroenterology.* 2011;141(5):1629–1637.

Ictericia

8

Surachai Amornsawadwattana

PRINCIPIOS GENERALES

La ictericia es un trastorno frecuente que afecta tanto a los pacientes hospitalizados como a los ambulatorios; tiene un amplio espectro de causas y varía desde la benigna hasta la que pone en riesgo la vida. Es fundamental entender a fondo sus manifestaciones y su fisiopatología para realizar los estudios adecuados y establecer el diagnóstico preciso.

Definición

- La *ictericia* se define como una coloración amarilla en la piel, las escleróticas y las mucosas ocasionada por la acumulación de bilirrubina, que es un subproducto del metabolismo de la fracción hemo.
- El límite superior de la concentración normal de bilirrubina sérica total es de 1.0-1.5 mg/dL, de la cual la bilirrubina conjugada representa menos de 0.3 mg/dL.[1] La hiperbilirrubinemia (bilirrubina sérica total > 1.5 mg/dL) puede manifestarse sin ictericia franca, sin que ello represente una situación anómala.
- Por lo general, la ictericia aparece cuando la concentración de bilirrubina sérica total alcanza 2.5-3.0 mg/dL. Las causas posibles del aumento en la concentración de bilirrubina son un defecto en alguna parte de cualquier punto de la vía metabólica de este pigmento, ya sea por una mayor producción o menor eliminación, o bien por una combinación de ambos factores.[1]

Clasificación

La ictericia se puede clasificar de dos maneras:
- Según la localización del defecto en la vía de la bilirrubina: prehepática, intrahepática o posthepática.
  - La **ictericia prehepática** puede ser causada por la producción excesiva de bilirrubina.
  - La **ictericia intrahepática** puede deberse a anomalías en el transporte, la conjugación o la excreción de bilirrubina.
  - La **ictericia posthepática** se debe a una obstrucción biliar.
- La ictericia también puede clasificarse por el tipo de bilirrubina aumentada: de bilirrubina libre, conjugada o mixta.[2,3]
  - La **bilirrubina no conjugada** es casi por completo insoluble en agua y se fija de manera reversible a la albúmina sanguínea. Las causas posibles de hiperbilirrubinemia no conjugada incluyen producción excesiva, captación disminuida, reservas reducidas y conjugación anómala de la bilirrubina.
  - La **bilirrubina conjugada** se une al ácido glucurónico, se vuelve hidrosoluble y después es excretada en las heces y la orina.
    - La vida media de la bilirrubina conjugada unida a la albúmina es de más o menos 17 días, lo que permite explicar la lenta recuperación del paciente con ictericia, incluso después de resuelta la enfermedad causal.
    - Las causas posibles de hiperbilirrubinemia conjugada son excreción reducida de bilirrubina, disfunción de hepatocitos u obstrucción de las vías biliares.
  - También es posible observar la **hiperbilirrubinemia combinada** en personas con enfermedad hepatocelular, obstrucción de vías biliares y excreción canalicular disminuida.

Etiología

- **Hiperbilirrubinemia no conjugada**
  - **Producción excesiva de bilirrubina**
    - La **hemólisis** y la **eritropoyesis ineficaz** se detectan en pacientes con anemia drepanocítica, talasemia, deficiencia de glucosa-6-fosfato deshidrogenasa (G6PD), insuficiencia de piruvato-cinasa, paludismo, incompatibilidad de tipos sanguíneos ABO e intoxicación por plomo.
      - La concentración de bilirrubina varía de menos de 3 a 5 mg/dL y es poco habitual que se manifieste ictericia si no hay hemólisis grave o enfermedad hepática concomitante.
      - La hemólisis se puede evaluar mediante la medición de lactato-deshidrogenasa (LDH), haptoglobina, recuento de reticulocitos y frotis sanguíneo.
    - La reabsorción de **hematomas grandes** causa producción excesiva de bilirrubina y, como consecuencia, hiperbilirrubinemia libre.
  - **Captación deficiente de bilirrubina hepática**
    - La **circulación hepática disminuida** puede ocasionar una captación deficiente de bilirrubina y es causada por cirrosis, derivación portocava o insuficiencia cardíaca congestiva.
    - Algunos **fármacos** también pueden provocar captación deficiente de bilirrubina, por ejemplo, rifampicina, probenecid, sulfonamidas, ácido acetilsalicílico, antiinflamatorios no esteroideos y medios de contraste.
  - **Conjugación insuficiente de bilirrubina**
    - Las principales deficiencias hereditarias de uridinadifosfato glucuroniltransferasa (UDPGT) son los síndromes de Gilbert y de Crigler-Najjar.
      - El **síndrome de Gilbert** afecta al 3-7% de la población de los Estados Unidos,[3] predominantemente hombres, y se manifiesta como ictericia intermitente, con frecuencia precipitada por enfermedad, estrés, fatiga o ayuno. Es la causa más usual de hiperbilirrubinemia no conjugada, pero es benigna y no causa consecuencias nocivas a largo plazo.
      - El síndrome de **Crigler-Najjar** es menos frecuente y hay de dos clases: tipo I, con deficiencia total de UDPGT 1A1, y tipo II, con desactivación parcial de dicha enzima.
    - Es probable que la **ictericia neonatal** sea causada por una ictericia fisiológica debida a la actividad inicial relativamente baja de la UDPGT y, por lo regular, se manifiesta en los primeros 5-14 días de vida de los lactantes nacidos de término.
      - Por otra parte, la **ictericia por leche materna** aparece a mayor edad y es ocasionada por un inhibidor de la actividad de la UDPGT que contiene la leche.
      - Otras causas de hiperbilirrubinemia no conjugada en neonatos son incompatibilidad ABO, deficiencia de G6PD, hipotiroidismo, entre otras.
      - Con frecuencia, se administra tratamiento a los neonatos que tienen concentraciones muy altas de bilirrubina no conjugada para prevenir el kernícterus (encefalopatía bilirrubínica), que se manifiesta con hipotonía, letargia y convulsiones.
- **Hiperbilirrubinemia conjugada**
  - **Colestasis intrahepática**
    - Las **hepatitis** alcohólica, B y C, así como las causadas por el virus de Epstein-Barr y el citomegalovirus se pueden manifestar con hepatitis colestásica.
    - La **colangitis biliar** (**cirrosis biliar primaria**) es un trastorno autoinmunitario frecuente en las mujeres de mediana edad. El anticuerpo antimitocondrial suele ser positivo.
    - La **colangitis esclerosante primaria** (**CEP**) es una enfermedad hepática crónica con deformaciones cicatriciales en los conductos biliares («en collar de perlas») y con frecuencia se relaciona con enfermedad intestinal inflamatoria.
    - Las causas posibles de **colestasis postoperatoria** son muchas, como hemólisis, isquemia y anestésicos, entre otras.
    - La **alimentación parenteral total** (**APT**) puede provocar colestasis intrahepática o extrahepática.[4]
    - La **colestasis del embarazo** puede ser ocasionada por una gravidez mórbida debida a trastornos como el síndrome HELLP (*h*emólisis, *e*levada concentración de enzimas hepáticas [*liver*] y recuento *p*laquetario bajo) e hígado graso del embarazo o, lo que es más frecuente (aunque benigno), colestasis intrahepática de la gravidez (la causa del 30-50% de los casos de ictericia gestacional).

- **Trastornos infiltrativos**, como enfermedad granulomatosa (sarcoidosis, linfoma, infección micobacteriana, granulomatosis de Wegener), amiloidosis y enfermedad cancerosa (síndrome paraneoplásico: carcinoma de células renales).
- **Infecciones**, como las bacterianas, sépticas, micóticas o parasitarias.
- Causas **vasculares**, como trombosis de la vena hepática (síndrome de Budd-Chiari) o choque hepático.
- **Trasplante de células pluripotentes** para tratar el síndrome de obstrucción de sinusoides (enfermedad venooclusiva), enfermedad de injerto contra hospedero o hepatitis inducida por quimioterapia.
- **Fármacos** que pueden generar un cuadro con predominio de colestasis (altas concentraciones de fosfatasa alcalina [AP, *alkaline phosphatase*] y bilirrubina total), como esteroides anabólicos, anticonceptivos orales, estrógenos, amoxicilina con ácido clavulánico, clorpromazina, clopidogrel, eritromicina, irbesartán, mirtazapina, fenotiazinas, terbinafina y antidepresivos tricíclicos.

○ **Colestasis extrahepática**
  - **Coledocolitiasis**, que es la presencia de cálculos en el conducto colédoco (CC).
  - **Colangitis esclerosante primaria (CEP)**, en la que también puede haber predominio de estenosis biliares.
  - La **colangiopatía por sida**, con un cuadro similar al de la cirrosis biliar primaria (CBP), se manifiesta con una alta concentración de AP y es causada por infecciones oportunistas en el árbol biliar.
  - **Cánceres**, como carcinoma hepatocelular (que se manifiesta como tumor intraluminal con trombos o fragmentos tumorales, o bien como tumor extraluminal o hemobilia), colangiocarcinoma, cáncer pancreático o tumores ampollares.[5]
  - **Pancreatitis** (aguda, crónica o autoinmunitaria), que a veces es causada por colestasis.
  - **Síndrome de Mirizzi**, causado por cálculos vesiculares que comprimen el conducto hepático común.
  - Las **estenosis posquirúrgicas** pueden provocar obstrucción que, a su vez, causa colestasis extrahepática.
  - **Trastornos quísticos del colédoco**, como enfermedad de Caroli y quistes en ese conducto.
  - **Hipertrofia vascular** por aneurismas o cavernoma portal.
  - **Causas de colestasis congénita o familiar:** síndromes de Rotor y de Dubin-Johnson; colestasis intrahepática familiar progresiva. Colestasis intrahepática familiar progresiva (CIFP), como CIFP-1 (enfermedad de Byler), CIFP-2 (mutación *BSEP*) y CIFP-3 (mutación *MDR3*); colestasis intrahepática recurrente benigna (CIRB).

- **Hiperbilirrubinemia mixta conjugada y no conjugada**
  ○ En casos de trastornos hepatocelulares, es posible observar hiperbilirrubinemia de patrón mixto. Una combinación de hiperbilirrubinemia no conjugada con enfermedad del parénquima hepático también puede generar un patrón de hiperbilirrubinemia mixta.
  ○ **Trastornos hepatocelulares:** hepatitis vírica, enfermedad hepática por alcoholismo, enfermedad de Wilson, síndrome de Reye, hemocromatosis, hepatitis autoinmunitaria, deficiencia de antitripsina α_1, esprúe celíaco, esteatohepatitis, trastorno relacionado con el embarazo (hígado graso agudo, preeclampsia).
  ○ **Fármacos:** amoxicilina-ácido clavulánico, esteroides anabólicos, azatioprina, carbamazepina, clindamicina, enalapril, eritromicina, nitrofurantoína, fenitoína, sulfonamidas, trazodona, verapamilo.[6]

Fisiopatología

- La bilirrubina es el producto final de la degradación de la fracción hemo de las hemoproteínas, incluida la hemoglobina (fig. 8-1).
  ○ La degradación de la hemoglobina de eritrocitos envejecidos genera el 80-90% de la producción diaria de bilirrubina, el resto proviene de una eritropoyesis ineficaz y la degradación de proteínas que contienen la fracción hemo (citocromo P-450, peroxidasa y catalasa).
  ○ La producción diaria normal de bilirrubina es, en promedio, de 4 mg/kg de peso corporal (300 mg). Sin embargo, el sistema reticuloendotelial tiene capacidad para metabolizar hasta

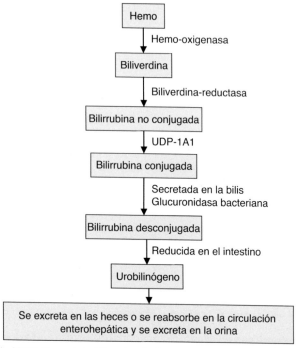

Figura 8-1. Metabolismo de la bilirrubina. La hemo-oxigenasa cataliza el paso limitante de la velocidad de la degradación del grupo hemo dentro del sistema reticuloendotelial. La bilirrubina libre se transporta de manera primaria unida a la albúmina, de donde es tomada por el hepatocito y la uridinadifosfato glucuroniltransferasa (UDPGT 1A1) activa su glucuronidación. A continuación, es secretada hacia los canalículos en su forma conjugada hidrosoluble (70-90% de diglucurónido y 5-25% de monoglucurónido). En el intestino se desconjuga y es reducida por acción del glucurónido β bacteriano a urobilinógeno, mismo que es excretado en las heces o reabsorbido a la circulación enterohepática. Los defectos previos a la glucuronidación ocasionan hiperbilirrubinemia no conjugada primaria, mientras que los problemas posteriores a este paso causan hiperbilirrubinemia conjugada.

1500 mg al día, de modo que la hemólisis, por sí sola, rara vez causa ictericia, a menos que rebase su límite o se acompañe de enfermedad hepática.

- Se desarrolla hiperbilirrubinemia no conjugada, o indirecta, cuando más del 80-85% de la bilirrubina total no está conjugada. Los defectos anteriores a la fase de conjugación, o durante esta, causan hiperbilirrubinemia no conjugada primaria. Los defectos posteriores a la fase de glucuronidación dentro del hepatocito causan la forma conjugada primaria. La hiperbilirrubinemia es conjugada, o directa, cuando más del 30% de la bilirrubina total está en forma conjugada.

DIAGNÓSTICO

El interrogatorio, la exploración física y la evaluación inicial de laboratorio se deben orientar a contestar las siguientes preguntas:

- ¿Es un proceso crónico o agudo?
- ¿Se trata de hiperbilirrubinemia libre, conjugada o mixta?

- Si es un caso de hiperbilirrubinemia libre, ¿es causado por producción excesiva, captación disminuida o conjugación defectuosa?
- Cuando la hiperbilirrubinemia es conjugada, ¿es causada por colestasis intrahepática o extra-hepática?

Cuadro clínico

Anamnesis

Es importante efectuar un interrogatorio detallado para formular el diagnóstico diferencial e identificar la causa de la ictericia. Los siguientes factores pueden proporcionar claves para el diagnóstico:[7]

- **Edad.** En pacientes menores de 30 años es más probable una enfermedad del parénquima hepático como hepatitis vírica, enfermedad de conductos biliares, hepatopatía por alcoholismo y hepatitis autoinmunitaria; por otra parte, los mayores de 65 años tienen mayores probabilidades de padecer litiasis biliar, cáncer o hepatotoxicidad por fármacos en casos de polimedicación. La incidencia de enfermedades autoinmunitarias alcanza un segundo máximo en la vejez.
- **Sexo.** En los hombres se debe considerar alcoholismo, cáncer pancreático, carcinoma hepatocelular y hemocromatosis. En las mujeres son más frecuentes los cálculos biliares, la cirrosis biliar primaria y la hepatitis autoinmunitaria.
- Se puede diferenciar entre ictericia **aguda** o **crónica** con base en el interrogatorio, la exploración física y las pruebas de laboratorio. El xantelasma, los angiomas en araña, la ascitis y la hepatoesplenomegalia son signos de proceso crónico. Por su parte, la ictericia crónica se acompaña de hipoalbuminemia, trombocitopenia y tiempo de protrombina (TP) prolongado en la mayoría de los casos.[7] En cambio, fiebre, escalofríos, dolor en el cuadrante superior derecho del abdomen e hipotensión no solo apuntan a una causa aguda, también indican colangitis ascendente que requiere intervención de urgencia. La asterixis, la confusión o el estupor pueden ser signos de insuficiencia hepática fulminante que requiere tratamiento inmediato.
- Muchos pacientes con **hepatitis vírica** refieren antecedentes de un pródromo vírico con anorexia, malestar general y mialgias. Otros factores que fundamentan el diagnóstico de esta hepatitis son exposición a enfermedades de transmisión sexual, consumo de drogas por vía i.v. y transfusión sanguínea. Es indispensable obtener una anamnesis completa de viajes y averiguar por virus de la inmunodeficiencia humana (VIH), así como antecedentes de consumo de alcohol y drogas, incluyendo el consumo de remedios herbolarios, ya que un gran número de fármacos pueden causar ictericia por diversos mecanismos, como hemólisis, lesión hepatocelular y colestasis.
- El **prurito** es el signo de mayor duración de la enfermedad y puede aparecer en casos de colestasis intrahepática y obstrucción de vías biliares. Una concentración aumentada de urobilinógeno en orina es un posible signo de mayor producción de bilirrubina (y, por lo tanto, de su circulación enterohepática) o de menor depuración de urobilinógeno; como resultado, esta concentración no permite distinguir entre hemólisis y enfermedad hepática. Sin embargo, en presencia de colestasis, la bilirrubina conjugada se filtra a la orina. La bilirrubina en la orina es un indicador definitivo de hiperbilirrubinemia conjugada. El dolor abdominal que irradia a la espalda es un probable indicio de enfermedad pancreática, mientras que el dolor sordo en el cuadrante superior derecho es síntoma frecuente de hepatitis vírica.

Exploración física

En la exploración física es posible detectar signos de enfermedad hepática crónica, así como formas menos frecuentes de esta enfermedad.

- La **enfermedad hepática crónica** se manifiesta por atrofia muscular, caquexia, eritema palmar, contractura de Dupuytren, hipertrofia parotídea, leuconiquia, ginecomastia y atrofia testicular.[7]
- Los signos indicativos de **cirrosis** son angiomas en araña, eritema palmar y cabeza de medusa (o venas dilatadas).
- **El tamaño y la consistencia del hígado** también se deben evaluar. Si el órgano está retraído y parece nodular, es indicativo de cirrosis, mientras que una masa palpable puede ser signo de cáncer o absceso. En casos de hígado graso no alcohólico, enfermedad infiltrativa o hepatopatía congestiva, es posible detectar hipertrofia hepática con aumentos mayores de 15 cm.

- La **ascitis** es característica de la cirrosis avanzada, pero también puede aparecer en caso de hepatitis grave, sea vírica o por alcoholismo. La ascitis suele confirmar la hipertensión portal.
- La **asterixis** es signo de encefalopatía hepática.
- Otros signos de utilidad son hiperpigmentación (**hemocromatosis**), xantomas (**cirrosis biliar primaria**) y anillos de Kayser-Fleisher (**enfermedad de Wilson**).

Pruebas de diagnóstico

Pruebas de laboratorio

- Las pruebas iniciales de laboratorio que resultan fundamentales incluyen determinación de concentraciones de bilirrubina directa e indirecta, transaminasas (aspartato-aminotransferasa y alanina-aminotransferasa), fosfatasa alcalina, proteínas totales, albúmina y tiempo de protrombina. Los resultados de las pruebas bioquímicas hepáticas anteriores, cuando se dispone de ellos, son fundamentales para valorar la tendencia de los cambios.
- Si los resultados de laboratorio son compatibles con **hiperbilirrubinemia no conjugada**, se deben iniciar pruebas para detección de hemólisis (recuento de reticulocitos, LDH, haptoglobina, prueba de Coombs y frotis de sangre periférica). Si no hay hemólisis, la mayoría de las personas sanas y asintomáticas con hiperbilirrubinemia padecen enfermedad de Gilbert y no se requiere más evaluación.[1]
- Si los resultados de laboratorio indican **hiperbilirrubinemia conjugada** o indeterminada, se necesitarán más estudios:
  - Si el paciente tiene concentraciones de AP desproporcionadamente altas, lo más probable es que padezca un trastorno hepatocelular. En casos de hepatitis alcohólica, lesión farmacoinducida, hepatopatía crónica y obstrucción, se encuentran concentraciones de transaminasas menores de 300 UI/mL. Las cifras mayores de 1000 UI/mL son signo de hepatitis aguda, hepatotoxicidad farmacoinducida (intoxicación con paracetamol) y choque hepático.
  - Los aumentos en la concentración de AP (por lo general, a más de tres veces el límite superior de lo normal) fuera de proporción con la de las transaminasas son indicativos de colestasis intrahepática u obstrucción extrahepática. Los incrementos de γ-glutamil-transferasa (GGT), 5'-nucleotidasa o aminopeptidasa de leucina confirman que el incremento de la AP es de origen hepático.
  - Se puede detectar un incremento de la AP desproporcionado para la concentración de bilirrubina en casos de obstrucción biliar parcial y de colestasis intrahepática temprana (cirrosis biliar primaria y colangitis esclerosante primaria). Las concentraciones altas de AP y bilirrubina pueden ser signo de cálculos en el colédoco.
  - Las concentraciones altas de GGT también se detectan en muchas otras afecciones médicas aparte de la enfermedad biliar, como insuficiencia cardíaca congestiva, alcoholismo, pancreatitis, enfermedad pulmonar crónica, insuficiencia renal y diabetes; esto se debe al consumo de múltiples fármacos.
- Una concentración **baja de albúmina** o un **TP prolongado** son indicativos de enfermedad hepática crónica con deterioro de la función de síntesis.
  - En muchos pacientes cirróticos se detectan cantidades altas de globulinas y bajas de albúmina.
  - Sin embargo, en caso de ictericia obstructiva también puede haber TP prolongado. Cabe destacar que la administración parenteral de vitamina K corrige la coagulopatía en las personas con ictericia obstructiva, pero no en quienes padecen enfermedad hepatocelular.
  - En ocasiones, las pruebas de bilirrubina urinaria o urobilinógeno son de alguna utilidad, ya que la ictericia clínica puede ser posterior a la bilirrubinuria.
  - Se miden altas concentraciones de colesterol en los pacientes con colestasis.
- Si en la evaluación inicial no se descubre ninguna causa evidente (alcohol, drogas, infecciones), se deben ordenar **estudios bioquímicos específicos**: serológicos para hepatitis vírica; detección de anticuerpos antinucleares, antimitocondriales o contra el músculo liso; análisis sérico cuantitativo de inmunoglobulinas; valoraciones de hierro y ceruloplasmina, así como medición de las concentraciones de antitripsina α_1. Si con lo anterior no es posible esclarecer la causa, debe considerarse una biopsia de hígado. El algoritmo de la figura 8-2 ayuda a planificar la evaluación de los pacientes ictéricos.
- Para evaluar la **hiperbilirrubinemia conjugada** se requiere la selección cuidadosa de la técnica de imagen, ya que muchos de estos procedimientos son costosos o invasivos.

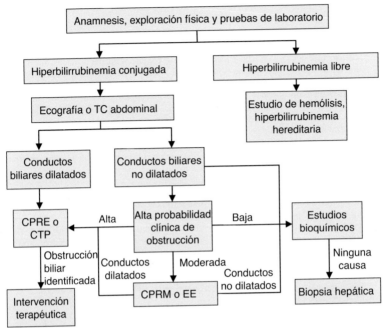

Figura 8-2. Algoritmo para la evaluación de pacientes ictéricos. *Véanse* los comentarios del texto acerca de la selección adecuada de estudios de imagen al escoger entre las opciones del algoritmo. CPRE, colangiopancreatografía retrógrada endoscópica; CPRM, colangiopancreatografía por resonancia magnética; CTP, colangiografía transhepática percutánea; EE, ecografía endoscópica.

- ○ Si en la evaluación inicial hay indicios de posible causa vascular (síndrome de Budd-Chiari o choque hepático), el estudio de inicio debe ser una ecografía Doppler para valorar la permeabilidad de las venas hepática y porta, así como de la arteria hepática.
- ○ Las concentraciones elevadas de transaminasas deben inducir la búsqueda de trastornos hepatocelulares.
- ○ Si el interrogatorio y la exploración causan preocupación por posible cáncer, se debe ordenar una tomografía computarizada (TC) del abdomen, seguida de biopsia guiada por ecografía o TC, cuando resulte adecuado. Los marcadores tumorales tienen un papel limitado en términos de realizar el diagnóstico de cáncer.
- Los pacientes con **alta concentración de AP** se deben evaluar en busca de causas de ictericia colestásica.
- ○ El estudio inicial debe ser ecográfico para evaluar signos de dilatación de los conductos biliares. La TC abdominal también se puede utilizar para evaluar la dilatación ductal, pero tiene limitaciones.
- ○ Cuando la persona sufre dilatación de conductos o persiste gran sospecha de que la padece, a pesar de tener resultados normales en los estudios, se debe realizar colangiopancreatografía retrógrada endoscópica (CPRE) o colangiografía transhepática percutánea (CTP). Cabe destacar que una dilatación leve del conducto colédoco puede ser una característica normal en los pacientes que han tenido colecistectomía previa o en adultos mayores.
- ○ Si no se aprecia dilatación de conductos y es poco probable una obstrucción, se deben ordenar estudios bioquímicos como se indicó antes en busca de enfermedad parenquimatosa.
- ○ Se debe considerar la biopsia hepática cuando no se logra identificar la causa del problema.

Pruebas de imagen

- **Ecografía**
  ○ La ecografía es la mejor técnica de estudio inicial para detectar una obstrucción biliar, que se descubre por dilatación de conductos. La ecografía tiene una sensibilidad del 77% y una especificidad del 83-95% para la identificación de conductos biliares dilatados. Sus ventajas son que el equipo es portátil, no es invasiva y su costo es relativamente bajo. Sus principales desventajas son que la eficacia depende del operador y que la calidad de la imagen es menor en pacientes con obesidad o en quienes tienen gas intestinal delante de los conductos biliares, además de la exposición deficiente de dichos conductos en el 30-50% de los casos.
  ○ Sin embargo, la detección de conductos no dilatados, sobre todo en casos de obstrucción aguda o intermitente, no permite descartar de manera definitiva una obstrucción biliar. Por lo tanto, cuando persiste la sospecha de obstrucción, es necesario practicar otros estudios.
  ○ Con la ecografía también se pueden identificar lesiones del parénquima hepático, enfermedad de la vesícula biliar, colelitiasis y coledocolitiasis.
- **TC abdominal.** Es un estudio de primera línea para evaluar lesiones parenquimatosas en el hígado; también es una alternativa a la ecografía para identificar obstrucción biliar. Sus ventajas son que la eficacia no depende del operador y se obtienen mejores imágenes en pacientes obesos. Sus principales limitaciones son su mayor costo, equipo no portátil, incapacidad para detectar cálculos no calcificados y necesidad de usar medio de contraste radiológico.
- **Resonancia magnética.** Es una prueba útil para evaluar el parénquima hepático, específicamente las lesiones locales y malignas. También es sensible para la evaluación de grasa y hierro hepáticos. La colangiopancreatografía por resonancia magnética es una técnica especial utilizada para observar los conductos biliares. Sus ventajas son que la técnica no es invasiva y tiene capacidad para identificar con precisión diversas lesiones hepáticas. A diferencia de la CPRE, no tiene capacidad terapéutica.
- **Gammagrafía hepática con ácido iminodiacético (GHAI)**
  Es el mejor estudio cuando se sospecha colecistitis aguda con obstrucción de conductos o derrame de bilis. Sin embargo, se pueden esperar resultados falsos negativos en pacientes con APT o con una concentración sérica de bilirrubina de más de 5 mg/dL en ayuno.

Procedimientos de diagnóstico

- La **colangiopancreatografía retrógrada endoscópica** permite la observación directa de los conductos biliares y pancreáticos, así como identificar el sitio de obstrucción en más del 90% de los pacientes. Las principales ventajas de esta técnica son: localización precisa del sitio de obstrucción, además de la capacidad para realizar intervenciones terapéuticas (esfinterotomía, extracción de cálculos, colocación de endoprótesis, citología y cepillado, así como un sistema de observación directa con SpyGlass®). Las desventajas de esta técnica son su costo, que es invasiva, el grado de dificultad después de ciertas operaciones (Y de Roux) y la morbilidad. Raras veces surgen complicaciones por perforación, hemorragia, colangitis o pancreatitis, pero pueden ser graves (índice de morbilidad general del 2-3%).
- **Ecografía endoscópica.** Esta técnica permite detectar pequeños cálculos en el colédoco con precisión similar a la que tiene la CPRE, pero no conlleva el riesgo de pancreatitis posterior a esta última. También permite detectar tumores pancreáticos pequeños (< 3 cm) que, por lo regular, no se descubren por TC. La coledocolitiasis no se puede eliminar mediante ecografía endoscópica, que es una gran limitación comparada con la CPRE, aunque la ecografía endoscópica terapéutica se utiliza cada vez más en la actualidad.
- **Colangiografía transhepática percutánea (CTP)**
  ○ Esta es otra prueba excelente para evaluar una obstrucción biliar, con precisión similar a la de la CPRE (hasta el 90-100%) en la identificación del sitio de obstrucción biliar si los conductos están dilatados. Sus principales ventajas son su bajo costo y capacidad para realizar acciones terapéuticas (descompresión del sistema biliar).
  ○ Sin embargo, cuando los conductos no están dilatados, esta prueba es menos precisa que la CPRE y, a veces, se requieren varios ingresos al hígado para acceder al árbol biliar. Además de su valor restringido en los conductos no dilatados, presenta otros problemas, como incapacidad para efectuar la prueba si el paciente sufre coagulopatía y ascitis, así como riesgo de complicaciones (hemorragia, fístulas arteriovenosas, septicemia, neumotórax o peritonitis).

La decisión entre realizar CPRE o CTP debe basarse, en parte, en la experiencia de los gastroenterólogos y radiólogos locales.

- **Biopsia hepática**
  - Si los estudios de imagen no ofrecen resultados decisivos y es probable un proceso hepatocelular, una biopsia de hígado puede ser útil. Sin embargo, se trata de un procedimiento invasivo y el índice de complicaciones esperadas es del 0.1-3%. Las principales complicaciones son dolor, hemobilia, hemoperitoneo, fístula arteriovenosa, neumotórax y hemotórax. Con guía ecográfica es posible reducir algunos de los riesgos. Se recomienda la técnica transyugular para los pacientes con trombocitopenia, coagulopatía o ascitis.

TRATAMIENTO

El tratamiento de la ictericia se debe dirigir a la causa subyacente. Las siguientes opciones terapéuticas se ven con mayor detalle en otras partes de este libro.

- La observación expectante puede ser adecuada en casos de hepatitis vírica aguda, ya que se espera su remisión espontánea en la mayoría de los casos. Las hepatitis B y C tienen fases crónicas en las que se requieren vigilancia y tratamiento con antivirales (*véase* el cap. 20). El trasplante de hígado es una opción para pacientes con hepatopatía descompensada en etapa terminal.
- Se recomienda interrumpir la administración de medicamentos o toxinas causantes de ictericia. Se dispone de tratamiento específico con *N*-acetilcisteína para combatir la lesión hepática inducida por paracetamol, pero solo es eficaz en las primeras etapas de la enfermedad.
- El tratamiento de enfermedades hepáticas autoinmunitarias crónicas que causan ictericia puede incluir la administración de corticoesteroides, inmunomoduladores y trasplante de hígado. En el capítulo 20 se ofrecen más detalles al respecto.
- El objetivo del tratamiento de enfermos con obstrucción de conductos biliares es drenar la bilis para reducir el riesgo de complicaciones y proporcionar alivio sintomático. Para los pacientes con coledocolitiasis, se recomienda la colecistectomía laparoscópica con exploración del colédoco por CPRE, ya sea intraoperatoria o postoperatoria. En muchos casos de litiasis en el colédoco, la CPRE con esfinterotomía y extracción de cálculos es el procedimiento terapéutico adecuado. En los pacientes de edad avanzada o débiles que no soportarían la intervención quirúrgica, lo recomendable es insertar drenajes externos en la vesícula biliar o en los conductos hepáticos para resolver las estenosis malignas o para alivio sintomático temporal. El drenaje guiado por ecografía endoscópica también es un abordaje prometedor.

CONSIDERACIONES ESPECIALES

- **Embarazo**
  - En las pacientes embarazadas, la ictericia puede ser causada por trastornos propios de la gestación, que coinciden con esta o que son exacerbados por ella (hepatitis E, herpes simple, síndrome de Budd-Chiari, coledocolitiasis).
  - Puede considerarse que las concentraciones bajas de albúmina y altas de AP y alfafetoproteína (hasta dos a cuatro veces lo normal en la placenta) forman parte de los cambios esperados relacionados con el embarazo. Los valores de transaminasas, bilirrubina, TP/INR, 5′-nucleotidasa y GGT no cambian con el embarazo; sin embargo, es necesario seguir investigando las cifras anómalas.[8]
  - Las enfermedades hepáticas asociadas con el embarazo ocurren en momentos específicos.[8,9] La hepatitis crónica, la enfermedad hepática autoinmunitaria, la enfermedad de Wilson y la colangitis biliar primaria también pueden exacerbarse durante el embarazo. Los cálculos biliares pueden ocurrir en cualquier momento.
    - La **hiperemesis gravídica** puede ocasionar ligeros incrementos de AP, bilirrubina y transaminasas durante el primer trimestre.
    - En general, la **colestasis intrahepática del embarazo** se manifiesta con prurito intenso en el primer trimestre (aumento de hasta 100 veces la concentración sérica total de ácidos biliares).

- El **síndrome de Dubin-Johnson** puede exacerbarse durante el embarazo. La ictericia se desarrolla en el segundo o tercer trimestre.
- El **hígado graso agudo del embarazo** (con marcado incremento de transaminasas), la **preeclampsia** o la eclampsia, así como el síndrome **HELLP** (hemólisis, enzimas hepáticas elevadas y bajo recuento de plaquetas), pueden manifestarse con ictericia, por lo general en etapas avanzadas de la gestación. Si la ictericia aparece en fases avanzadas de estas enfermedades hepatocelulares, es signo de disfunción hepática grave.

- **Pacientes en estado crítico**
  - Con frecuencia, se observa que los pacientes en unidades de cuidados intensivos tienen ictericia, que por lo regular es no obstructiva y multifactorial.[10] Los factores causales más frecuentes de este fenómeno son la producción excesiva de bilirrubina por hemólisis de sangre transfundida (10% de los eritrocitos de una unidad transfundida se hemolizan en 24 h), la hemólisis farmacoinducida y las prótesis valvulares. El diagnóstico diferencial de la ictericia no obstructiva también debe abarcar la disfunción hepatocelular por isquemia (choque hepático), insuficiencia en el hemicardio derecho, lesión hepática inducida por fármacos, septicemia con insuficiencia multiorgánica, hepatitis vírica y alimentación parenteral total.[11]
  - La ictericia obstructiva se observa en pacientes en estado crítico, en general debido a coledocolitiasis, colangitis, colangiocarcinoma o estenosis de las vías biliares. La colecistitis acalculosa causa ictericia, sobre todo después de traumatismos, choque, cirugía reciente y quemaduras. A menudo, se observan lesiones de los conductos biliares en pacientes recién sometidos a colecistectomía o algún otro procedimiento quirúrgico abdominal.[11,12]

- **Trasplante de hígado**
  - Las **estenosis biliares** son fuente importante de morbilidad después de un trasplante de hígado. Se ha informado una incidencia del 5-15% después de trasplantar un órgano tomado de donante cadavérico, y del 28-32% cuando se trasplanta un lóbulo hepático derecho de donante vivo. Con frecuencia, es posible tratar las estenosis por vía endoscópica, con un índice de éxito del 70-100% en las anastomóticas y del 50-75% en las no anastomóticas.[13]
  - En ocasiones, la **colestasis posterior a trasplante de hígado** se asocia con complicaciones tempranas o tardías (con base en un período de valoración de 6 meses). Las complicaciones tempranas son rechazo agudo, lesión por isquemia-reperfusión (isquemia fría y por recalentamiento), injerto primario no funcional, infecciones bacterianas o víricas y colestasis farmacoinducida. Las complicaciones tardías se relacionan sobre todo con rechazo crónico y recurrencia de la enfermedad original.[14]

COMPLICACIONES

Las complicaciones de la ictericia dependen de la causa primaria y su gravedad:
- El **kernícterus** causado por depósito de bilirrubina en el encéfalo puede ocasionar disfunciones motoras y corticales irreversibles. Se observa en lactantes que alcanzan concentraciones de bilirrubina total mayores de 20 mg/dL.
- La **obstrucción mecánica de los conductos extrahepáticos** puede predisponer a complicaciones que ponen en riesgo la vida, como colangitis, cirrosis biliar secundaria y formación de absceso hepático.
- **Otras complicaciones a largo plazo** son la osteodistrofia hepática, la malabsorción de grasas y vitaminas liposolubles, así como el prurito.

RECURSOS ADICIONALES

- ACG Guidelines: Evaluation of Abnormal Liver Chemistries. https://journals.lww.com/ajg/Fulltext/2017/01000/ACG_Clinical_Guideline__Evaluation_of_Abnormal.13.aspx (último acceso 11/5/19)
- AGA Technical Review on the Evaluation of Liver Chemistry Tests. http://www.gastrojournal.org/article/S0016-5085(02)00241-X/fulltext (último acceso 11/5/19).

- American Association for the Study of Liver Diseases (AASLD) Practice Guidelines. https://www.aasld.org/publications/practice-guidelines-0 (último acceso 11/5/19)

REFERENCIAS

1. Qayed E, Srinivasan S, Shahnavaz N. *Sleisenger and Fordtran's Gastrointestinal and Liver Disease. Review and Assessment*. 10th ed. Philadelphia, PA: Elsevier; 2017.
2. Green RM, Flamm S. AGA technical review on the evaluation of liver chemistry tests. *Gastroenterology*. 2002;123:1367–1384.
3. Kwo PY, Cohen SM, Lim JK. ACG clinical guideline: evaluation of abnormal liver chemistries. *Am J Gastroenterol*. 2017;112:18–35.
4. Podolsky DK. *Yamada's Textbook of Gastroenterology*. 6th ed. Chichester, West Sussex; Hoboken, NJ: John Wiley & Sons Inc.; 2016.
5. Qin LX, Tang ZY. Hepatocellular carcinoma with obstructive jaundice: diagnosis, treatment and prognosis. *World J Gastroenterol*. 2003;9:385–391.
6. Leise MD, Poterucha JJ, Talwalkar JA. Drug-induced liver injury. *Mayo Clin Proc*. 2014;89:95–106.
7. Schiff ER, Sorrell MF, Maddrey WC. *Schiff's Diseases of the Liver*. 10th ed. Philadelphia, PA: Lippincott Williams & Wilkins; 2007.
8. Tran TT, Ahn J, Reau NS. ACG clinical guideline: liver disease and pregnancy. *Am J Gastroenterol*. 2016;111:176–194; quiz 196.
9. Westbrook RH, Dusheiko G, Williamson C. Pregnancy and liver disease. *J Hepatol*. 2016;64:933–945.
10. Bansal V, Schuchert VD. Jaundice in the intensive care unit. *Surg Clin North Am*. 2006;86:1495–1502.
11. Chand N, Sanyal AJ. Sepsis-induced cholestasis. *Hepatology*. 2007;45:230–241.
12. Huffman JL, Schenker S. Acute acalculous cholecystitis: a review. *Clin Gastroenterol Hepatol*. 2010;8:15–22.
13. Kochhar G, Parungao JM, Hanouneh IA, et al. Biliary complications following liver transplantation. *World J Gastroenterol*. 2013;19:2841–2846.
14. Corbani A, Burroughs AK. Intrahepatic cholestasis after liver transplantation. *Clin Liver Dis*. 2008;12:111–129, ix.

Resultados anómalos en pruebas bioquímicas del hígado

Claire Meyer

9

PRINCIPIOS GENERALES

- El aumento de los marcadores séricos de la función hepática y de lesiones en el hígado puede encontrarse en la evaluación de laboratorio de rutina de pacientes asintomáticos, o como un paso inicial en la valoración de pacientes con síntomas de sospecha de origen hepatobiliar. Las anomalías persistentes en las pruebas hepáticas justifican una evaluación adicional.
- El patrón de la química hepática, junto con una historia clínica y una exploración física completas, puede ayudar a dirigir pruebas adicionales para arribar a un diagnóstico.
- Los estudios bioquímicos del hígado se conocen frecuentemente como **pruebas de la función hepática**, aunque solo la bilirrubina, la albúmina y el tiempo de protrombina (TP) reflejan realmente el funcionamiento hepático; las enzimas hepáticas (aminotransferasas, fosfatasa alcalina y γ-glutamiltransferasa [GGT]) son mejor conocidas como *marcadores de lesión hepática.*
- Las pruebas de función hepática se consideran anómalas cuando los resultados aumentan de manera persistente. Sin embargo, ninguna de estas pruebas es completamente sensible y específica; pueden ser anómalas en ausencia de una enfermedad hepática primaria o incluso normales en presencia de una fibrosis hepática significativa.
  - **Aminotransferasas (también llamadas *transaminasas*).** La aspartato-aminotransferasa (**AST**, antes SGOT, *serum glutamic oxalacetic transaminase*) y la alanina-aminotransferasa (**ALT**, antes SGPT, *serum glutamic pyruvic transaminase*) son marcadores de lesión hepatocelular cuando existe translocación de estas enzimas a través de las membranas celulares rotas con el aumento subsecuente de sus concentraciones séricas. La ALT es un indicador más específico de lesión hepática porque se encuentra principalmente en el hígado, mientras que la AST puede aumentar debido a lesiones en otros tejidos, como el músculo cardíaco o esquelético.[1]
  - **Fosfatasa alcalina.** La fosfatasa alcalina es una enzima que se encuentra en las membranas canaliculares de los hepatocitos (la membrana celular de los hepatocitos a través de la cual se secreta la bilis hacia los canalículos biliares). Con frecuencia, las concentraciones elevadas de fosfatasa alcalina surgen del hígado o los huesos, pero la enzima también se encuentra en otros tejidos, incluyendo la placenta y los intestinos. La causa de una fosfatasa alcalina elevada se puede distinguir midiendo sus isoenzimas (donde se cuantifican las diferentes formas de la enzima asociadas con diferentes órganos), midiendo la **GGT** o la **5'-nucleotidasa** (que se espera que estén elevadas si el hígado es la fuente de fosfatasa alcalina alta).
  - **Bilirrubina.** Este pigmento es un producto de degradación en el metabolismo de la fracción hemo. La degradación de los eritrocitos produce bilirrubina no conjugada (indirecta) que se capta en los hepatocitos y se convierte en bilirrubina conjugada (directa) y se secreta en la bilis. La medición de la bilirrubina directa (además de la bilirrubina total) es importante para distinguir si la hiperbilirrubinemia es principalmente conjugada o no conjugada. La manifestación clínica de ambas formas de hiperbilirrubinemia es la icteria. Por lo regular, se requiere una concentración sérica de bilirrubina de cerca de 3 mg/dL para tener una icteria evidente. En el capítulo 8 se presentan un estudio completo de la fisiopatología y el diagnóstico diferencial de la icteria.
  - **Tiempo de protrombina (TP) y cociente internacional normalizado (INR, *international normalized ratio*).** Muchas de las proteínas implicadas en la hemostasia son producidas en el hígado. Cuando hay una lesión hepatocelular importante, la síntesis de factores

de coagulación puede disminuir, lo que lleva a un TP prolongado y a un INR elevado. Además, varios de los factores de coagulación requieren vitamina K para funcionar adecuadamente y la secreción alterada de bilis puede tener como resultado una disminución de la absorción de dicha vitamina liposoluble; de este modo, una colestasis significativa también puede conducir a un TP prolongado y a un INR elevado. La coagulopatía por colestasis debería responder a la complementación parenteral con vitamina K, mientras que en la coagulopatía por disfunción hepática sintética no será así.

○ **Albúmina.** La concentración sérica de albúmina, que con frecuencia es baja en personas con enfermedad hepática crónica, indica síntesis disminuida. La concentración también puede mantenerse normal durante una enfermedad hepática aguda, ya que la vida media de la albúmina es de aproximadamente 20 días. Además, una concentración disminuida de albúmina no es específica de una enfermedad hepática. Específicamente, la albúmina se considera una proteína de fase aguda negativa, por lo que las concentraciones pueden disminuir debido a la inflamación por una gran variedad de causas.

DIAGNÓSTICO

Una serie de pruebas de laboratorio, por sí sola, rara vez conduce a un diagnóstico en un paciente con sospecha de enfermedad hepatobiliar. En lugar de ello, se debe considerar el contexto clínico y hacer una cuidadosa selección de pruebas; se requieren pruebas de laboratorio específicas para la enfermedad y otros estudios apropiados para arribar a un diagnóstico.

Cuadro clínico

Anamnesis

Un interrogatorio completo es esencial para la evaluación de un paciente con química hepática anómala. Se debe prestar especial atención a:

• Antecedentes de enfermedad hepatobiliar previa o anomalías en las pruebas hepáticas.
• Síntomas que pueden ser el resultado de una enfermedad hepática, como ictericia, prurito, dolor abdominal en el cuadrante superior derecho, pérdida de peso no intencional, falta de apetito, fiebre, náuseas y vómitos.
• Afecciones médicas que sugieren riesgo de hepatopatías específicas, como esteatosis hepática no alcohólica (diabetes, obesidad, hipertensión, hiperlipidemia) y hepatopatía autoinmunitaria (enfermedad intestinal inflamatoria y otras enfermedades autoinmunitarias).
• Si la paciente está embarazada o tiene antecedentes de anomalías hepáticas durante embarazos anteriores (si corresponde).
• Medicamentos y suplementos, incluidos los antecedentes de antibióticos, inmunosupresores y quimioterapia. En la tabla 9-1 se muestran algunos de los fármacos que pueden estar asociados con pruebas hepáticas anómalas. El sitio web LiverTox, de los National Institutes of Health, proporciona una base de datos de búsqueda de información sobre lesiones hepáticas inducidas por fármacos.[2]
• Alcance y duración del consumo de alcohol (más de 14 bebidas/semana para mujeres o 21 bebidas/semana para hombres se considera significativo), consumo de drogas, factores de riesgo de hepatitis vírica (consumo de drogas intravenosas e intranasales, tatuajes, perforaciones estéticas, antecedentes sexuales, transfusiones) y cualquier exposición alimentaria o ambiental importante.
• Antecedentes familiares de enfermedad hepática o enfermedad autoinmunitaria.

Exploración física

La exploración física debe **centrarse en los estigmas de la enfermedad hepática**, así como en los **signos que sugieran enfermedades sistémicas** que con frecuencia afectan al hígado. Esto incluye ictericia, eritema palmar, emaciación temporal, nevos de araña, cabezas de medusa, ginecomastia, ascitis, hepatoesplenomegalia, hipersensibilidad en el abdomen y encefalopatía. Ciertas enfermedades del hígado también pueden tener hallazgos específicos en la exploración física, como los anillos de Kayser-Fleischer de la enfermedad de Wilson y los xantelasmas (nódulos grasos alrededor de los ojos) en la colangitis biliar primaria.

TABLA 9-1	FÁRMACOS RELACIONADOS CON ANOMALÍAS EN LAS PRUEBAS HEPÁTICAS
Antiarrítmicos	Amiodarona
Analgésicos	Paracetamol, antiinflamatorios no esteroideos
Antibióticos	Isoniazida, amoxicilina/clavulanato, nitrofurantoína, ketoconazol, fluconazol, macrólidos, fluoroquinolonas
Antihipertensivos	Metildopa, labetalol
Antiepilépticos	Valproato, fenitoína, carbamazepina, lamotrigina
Drogas ilegales	Esteroides anabólicos, cocaína, anfetaminas
Hierbas y suplementos	Extracto de té verde, vitamina A
Inhibidores de la HMG-CoA	Atorvastatina, pravastatina, lovastatina, simvastatina
Inmunodepresores	Metotrexato, azatioprina

Diagnóstico diferencial

- Se debe considerar una **fuente extrahepática** en todo paciente con química hepática anómala. Cuando se sospecha una **fuente hepática**, clasificar el **patrón de anomalías en las pruebas hepáticas** puede ayudar a determinar causas más y menos probables. Las enzimas hepáticas altas pueden clasificarse en: hepatocelulares (predominio de aminotransferasas), colestásicas (predominio de fosfatasa alcalina) o mixtas. En la lesión hepática inducida por fármacos, esto puede cuantificarse utilizando el cociente R,[3] que se calcula de la siguiente manera:

Cociente R = (ALT medida/límite superior de ALT normal)/
                (fosfatasa alcalina medida/límite superior de fosfatasa alcalina normal)

Un cociente R > 5 indica un patrón hepatocelular y un cociente R < 2 un patrón colestásico; si el cociente R está entre 2 y 5, se considera un patrón mixto.

- **Patrón hepatocelular.** La lesión hepatocelular se manifiesta típicamente con aumentos de las aminotransferasas séricas de moderados a importantes. La fosfatasa alcalina y la bilirrubina pueden estar aumentadas según la naturaleza y la gravedad de la lesión. El grado y patrón de aumentos de las transaminasas ofrece pistas adicionales sobre la posible causa. Como regla general, los mayores aumentos de las transaminasas (> 10 000 U/L) se observan con las hepatitis víricas isquémicas y aguda (incluida la hepatitis por herpes simple; *véase también* el cap. 19). La AST y ALT mayores de 1000 U/L se observan principalmente en la hepatitis vírica aguda, inducida por toxinas (paracetamol) o isquémica; también pueden encontrarse en casos de hepatitis autoinmunitaria, obstrucción de las vías biliares, síndrome de Budd-Chiari agudo y enfermedad de Wilson, entre otras causas. La lesión hepática inducida por el alcohol se asocia clásicamente con una relación AST:ALT ≥ 2:1 y transaminasas de 300 U/L o menos. La tabla 9-2 menciona algunas de las causas frecuentes de lesión hepatocelular.

- **Patrón colestásico.** Los procesos colestásicos suelen producir aumentos de moderados a importantes de la fosfatasa alcalina, a menudo con hiperbilirrubinemia. En función de la afección subyacente, las transaminasas séricas pueden estar elevadas o no. Después de confirmar una fuente hepática del aumento de la fosfatasa alcalina, las imágenes hepatobiliares pueden determinar si hay evidencia de obstrucción del conducto biliar, masas hepáticas, o ambas cosas. Si no hay hallazgos por imagen que expliquen las anomalías de las pruebas hepáticas, se deben considerar las causas de la colestasis intrahepática, la lesión microscópica de las vías biliares (como la lesión hepática inducida por fármacos y la colangitis biliar primaria) y los procesos infiltrativos (como la sarcoidosis); *véase* la tabla 9-3.

TABLA 9-2	CAUSAS DEL PATRÓN DE LESIÓN HEPATOCELULAR EN PRUEBAS BIOQUÍMICAS HEPÁTICAS

Hepatitis vírica
Hepatitis A, B, C, D, E y otros virus (citomegalovirus, virus de Epstein-Barr, virus del herpes simple)

Fármacos y toxinas
Hepatopatía alcohólica, medicamentos, hierbas/complementos y drogas de abuso

Síndrome metabólico
Esteatosis hepática no alcohólica

Autoinmunitarias
Hepatitis autoinmunitaria, enfermedad de la tiroides, enfermedad celíaca

Vasculares
Síndrome de Budd-Chiari, isquemia y choque hepático (hipotensión), hepatopatía congestiva, enfermedad venooclusiva

Hereditarias
Hemocromatosis, enfermedad de Wilson, deficiencia de antitripsina α_1

Asociadas con el embarazo
Hepatopatía aguda del embarazo, preeclampsia, eclampsia, síndrome HELLP

HELLP: hemólisis, enzimas hepáticas elevadas (*Elevated Liver enzymes*) y recuento bajo de plaquetas (*Low Platelet count*).

- La **bilirrubina aumentada** es una característica de muchas de las afecciones que dan lugar a patrones de lesión hepatocelular y colestásica; también puede ocurrir sin anomalías de las enzimas hepáticas (hiperbilirrubinemia aislada). Distinguir entre la hiperbilirrubinemia predominantemente conjugada y la no conjugada ayuda a simplificar el diagnóstico diferencial. La hiperbilirrubinemia no conjugada se observa con frecuencia en la hemólisis, la reabsorción de hematomas y el síndrome de Gilbert, mientras que la hiperbilirrubinemia conjugada

TABLA 9-3	CAUSAS DEL PATRÓN DE LESIÓN COLESTÁSICA EN LAS PRUEBAS BIOQUÍMICAS HEPÁTICAS

Biliares
Estenosis biliar, coledocolitiasis

Inflamatorias/autoinmunitarias
Colangitis biliar primaria, colangitis esclerosante primaria, sarcoidosis, colangiopatía IgG4

Infecciosas
Sepsis, abscesos hepáticos, tuberculosis, hepatitis vírica, histoplasmosis

Neoplásicas
Tumores hepatobiliares primarios, metástasis hepáticas, linfoma

Medicamentos

Asociadas con el embarazo
Colestasis intrahepática del embarazo

sugiere alguna forma de disfunción o lesión hepática (incluyendo la cirrosis, la obstrucción biliar y la hepatopatía congestiva relacionada con insuficiencia cardíaca).

Pruebas de diagnóstico

Las pruebas de diagnóstico deben estar dirigidas a las causas más probables de resultados anómalos en exámenes bioquímicos del hígado, con base en la presentación clínica general. La urgencia de las pruebas de diagnóstico está determinada, en gran medida, por la agudeza y la gravedad de los síntomas del paciente y por los hallazgos de laboratorio.

Pruebas de laboratorio

Las pruebas de laboratorio para las causas más frecuentes de resultados anómalos en análisis bioquímicos del hígado se describen en la tabla 9-4. En la mayoría de los casos, un resultado anómalo en los análisis iniciales puede sugerir un diagnóstico particular, pero se requieren más pruebas para confirmarlo. Por ejemplo, un anticuerpo antimúsculo liso positivo en títulos elevados sugiere la posibilidad de hepatitis autoinmunitaria, pero se requiere una biopsia de hígado para confirmar el diagnóstico. El anticuerpo antimúsculo liso positivo en títulos bajos no es específico de la hepatitis autoinmunitaria y, según el contexto clínico, puede justificar o no una evaluación adicional. De manera similar, los índices elevados de hierro o la ceruloplasmina baja pueden observarse en una variedad de afecciones y no son, por sí mismos, diagnósticos de enfermedad hepática hereditaria.

Pruebas de imagen

La elección de la técnica de imagenología para evaluar la causa de resultados anómalos en los exámenes bioquímicos del hígado depende de las causas más probables determinadas por la anamnesis, la exploración física y la investigación inicial de laboratorio. A menudo, es razonable comenzar con una **ecografía abdominal** para evaluar anomalías del parénquima hepático, masas y evidencia de obstrucción biliar. La adición de Doppler al examen ecográfico puede evaluar el síndrome de Budd-Chiari o la trombosis de la vena porta. La ecografía tiene la ventaja de ser relativamente económica y segura (sin radiación ionizante ni contraste intravenoso); las desventajas incluyen ser dependiente del operador y que la visualización puede estar limitada por la obesidad y los gases intestinales. Una **tomografía computarizada** (TC) **abdominal** también evalúa el parénquima hepático y el árbol biliar, pero no depende del operador ni está limitada por los gases intestinales u obesidad; es necesario el uso de contraste intravenoso para evaluar neoplasias malignas. Cuando existe la preocupación de un carcinoma hepatocelular, una TC trifásica con contraste puede ser diagnóstica. Sin embargo, la **resonancia magnética** (RM) es a menudo la técnica de imagen más informativa para la evaluación del parénquima hepático (para detectar esteatosis, depósito de hierro y evidencia de cirrosis) y para caracterizar las masas hepáticas. Las reconstrucciones tridimensionales de los conductos biliares y pancreáticos (**MRCP**, *magnetic resonance cholangio-pancreatography*) permiten la detección de estenosis o cálculos biliares. Tanto la TC como la RM están limitadas por el costo y la necesidad de contraste intravenoso en la mayoría de los casos.

Procedimientos de diagnóstico

Se debe considerar la **biopsia hepática** cuando los resultados cambian el tratamiento y brindan información que no puede obtenerse mediante las pruebas no invasivas; por ejemplo, para confirmar el diagnóstico de hepatitis autoinmunitaria o cuando hay anomalías persistentes e inexplicables en las pruebas hepáticas. La decisión debe ser individualizada, teniendo en cuenta la presentación clínica general del paciente, la edad y las comorbilidades. La evaluación de la fibrosis a menudo no requiere una biopsia de hígado, dada la disponibilidad de mediciones no invasivas de la fibrosis hepática (como la elastografía basada en ecografía o RM).[4]

TRATAMIENTO

El tratamiento de los resultados anómalos en los exámenes bioquímicos del hígado se dirige a la causa sospechada o confirmada de las anomalías. En caso de sospecha de **lesión hepática inducida por fármacos**, el paso inicial es suspender los medicamentos sospechosos; en algunos casos,

TABLA 9-4	EVALUACIÓN DE LABORATORIO PARA ALGUNAS DE LAS CAUSAS MÁS FRECUENTES DE PRUEBAS BIOQUÍMICAS ANÓMALAS DEL HÍGADO	
Causa de la bioquímica alterada	Pruebas iniciales	Pruebas confirmatorias
Hepatitis A	IgM para VHA (si se sospecha hepatitis aguda)	
Hepatitis B	Antígeno de superficie del VHB IgM del núcleo del VHB (si se sospecha hepatitis aguda) Anticuerpos totales del núcleo del VHB y anticuerpos de superficie del VHB (para evaluar la exposición previa, inmunidad)	PCR para VHB
Hepatitis C	Anticuerpos del VHC	PCR para VHC
Obstrucción biliar	Ecografía del hígado	+/– MRCP
Lesiones de masa hepática	Ecografía del hígado	TC o RM con contraste i.v.
Hepatitis autoinmunitaria	Anticuerpos antimúsculo liso Anticuerpos antinucleares IgG cuantitativa	Biopsia hepática
Colangitis biliar primaria	Anticuerpos antimitocondriales	+/– biopsia de hígado
Colangitis esclerosante primaria	MRCP	
Síndrome de Budd-Chiari	Doppler hepático	
Hemocromatosis hereditaria	Saturación de ferritina y transferrina	Prueba de mutación del gen HFE +/– biopsia de hígado
Deficiencia de antitripsina α_1	Proteotipo antitripsina α_1	
Enfermedad de Wilson	Ceruloplasmina	Cobre en orina de 24 h Examen ocular con lámpara de hendidura Cobre sérico +/– biopsia de hígado
Enfermedad tiroidea	TSH	T_3 y T_4 libres
Enfermedad celíaca	Transglutaminasa tisular IgA IgA total	Biopsia duodenal

CPRM, colangiopancreatografía por resonancia magnética; HFE, proteína homeostática humana reguladora de hierro; PCR, reacción en cadena de la polimerasa; VHA, virus de la hepatitis A; VHB, virus de la hepatitis B; VHC, virus de la hepatitis C.

donde hay evidencia de lesión de tipo autoinmunitario, se pueden considerar los esteroides. Si se identifica una **hepatitis vírica**, las decisiones de tratamiento dependen de si el paciente tiene una enfermedad aguda o crónica y si ha desarrollado fibrosis hepática o cirrosis. En los pacientes con sospecha de **esteatosis hepática no alcohólica**, se debe optimizar el tratamiento de los factores de riesgo metabólico, como la diabetes y la hipertensión, y quienes tienen sobrepeso deben apuntar a una pérdida del 5-10% de su peso corporal. Cuando se sospecha una **hepatopatía alcohólica** con base en el interrogatorio, deben recomendarse los análisis de laboratorio y otros estudios, así como la abstinencia total del alcohol y acudir a servicios de apoyo como Alcohólicos Anónimos o asesoramiento personalizado. En los pacientes con hepatopatía crónica se debe ofrecer la vacunación contra las hepatitis A y B. En los capítulos 19-21 se podrán encontrar más detalles sobre el tratamiento de las enfermedades hepáticas agudas y crónicas.

REFERENCIAS

1. Green RM, Flamm S. AGA technical review on the evaluation of liver chemistry tests. *Gastroenterology*. 2002;123:1367–1384.
2. *NIH Livertox database*. Available at https://livertox.nih.gov/. Accessed May 11, 2019.
3. Chalasani NP, Hayashi PH, Bonkovsky HL, et al.; Practice Parameters Committee of the American College of Gastroenterology. ACG clinical guideline: the diagnosis and management of idiosyncratic drug-induced liver injury. *Am J Gastroenterol*. 2014;109(7):950–966.
4. Tapper EB, Lok AS. Use of liver imaging and biopsy in clinical practice. *N Engl J Med*. 2017;377(8):756–768.

Ascitis

10

Scott A. McHenry

PRINCIPIOS GENERALES

- La *ascitis* se refiere a un mayor volumen de líquido en la cavidad peritoneal. Esta debe diferenciarse de otras causas de distensión abdominal, como la anasarca o la obesidad.
- Se puede realizar un diagnóstico clínico confiable de cirrosis en aproximadamente el 85% de los pacientes con ascitis,[1] la cual generalmente puede diagnosticarse sin necesidad de una biopsia hepática.
- Como forma más frecuente de descompensación en la cirrosis, la ascitis se desarrolla a una tasa del 7-10% anual.[2] La presencia de ascitis es un hito importante en la historia natural de la cirrosis, ya que aumenta la tasa de mortalidad a un año de aproximadamente el 1% al 20%.[2]

Fisiopatología

- Cuando se altera la circulación portal de baja resistencia y alta capacitancia (p. ej., fibrosis, nódulos, obstrucción mecánica del flujo), la entrada de líquido en el parénquima hepático aumenta de acuerdo con las fuerzas de Starling.
- La ascitis se forma cuando los vasos linfáticos ya no pueden compensar este flujo. En la cirrosis, esto requiere un gradiente de presión venosa hepática (GPVH) de 8-12 mm Hg.[3]
- La hipertensión portal facilita la translocación bacteriana a través de la pared intestinal, lo que estimula la vasodilatación esplácnica y sistémica. Esto conduce a una disminución del volumen arterial efectivo y, en última instancia, desencadena una retención compensatoria de sodio y agua.[4]
- Otros factores en la fisiopatología de la ascitis incluyen alteración de la presión oncótica, disminución del drenaje linfático y aumento de la permeabilidad endotelial.

DIAGNÓSTICO

- En la figura 10-1 se muestra el abordaje diagnóstico de la ascitis.
- La ascitis se clasifica funcionalmente por la presencia o ausencia de hipertensión portal (tablas 10-1 y 10-2). Esto se hace midiendo el gradiente de albúmina sérica-ascítica (GASA), que es la diferencia numérica entre las concentraciones de albúmina sérica y ascítica.
- El líquido ascítico, debido a la hipertensión portal, se caracteriza por un GASA alto para equilibrar el gradiente de presión hidrostática. Un umbral de 1.1 g/dL tiene una precisión del 97% para realizar esta importante diferenciación clínica.[1]
- Varias afecciones vasculares ocasionan hipertensión portal, aumentando ya sea el flujo sanguíneo total o la resistencia al flujo a través del sistema venoso portal. La hipertensión portal no cirrótica se clasifica anatómicamente en prehepática, hepática (que incluye presinusoidal, sinusoidal y postsinusoidal) o posthepática.[5]
- El mixedema es una afección infrecuente y es una excepción a la regla que indica que un GASA alto es sinónimo de hipertensión portal.[6]

Cuadro clínico

Las funciones principales de la anamnesis y la exploración física de los pacientes con ascitis son:

1. Confirmar que la distensión abdominal es verdaderamente ascitis.
2. Determinar la probabilidad de cirrosis.

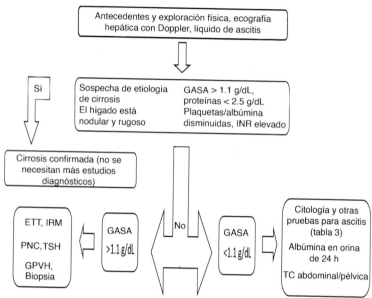

Figura 10-1. Abordaje diagnóstico de la ascitis de nueva aparición. ETT, ecocardiografía transtorácica; GASA, gradiente de albúmina de suero-ascitis; GPVH, gradiente de presión venosa hepática; INR, cociente internacional normalizado; IRM, imágenes por resonancia magnética; PNC, péptido natriurético cerebral; TC, tomografía computarizada; TSH, tirotropina (*thyroid-stimulating hormone*).

3. Averiguar sobre causas no cirróticas (p. ej., insuficiencia cardíaca, neoplasias malignas).
4. Descartar infecciones concomitantes.

Anamnesis
- En el caso de la ascitis de etiología desconocida, los síntomas y los factores de riesgo de la hepatopatía crónica (*véanse* los caps. 20 y 21) y la insuficiencia cardíaca (p. ej., presencia de ortopnea, disnea paroxística nocturna) deben ser el centro de interés de la anamnesis.

TABLA 10-1	CAUSAS DE HIPERTENSIÓN PORTAL NO CIRRÓTICA	
Prehepática	**Hepática**	**Posthepática**
Trombosis de la vena porta	Enfermedad poliquística del hígado	Hipertensión pulmonar
Trombosis de la vena esplénica	Fibrosis hepática congénita	Pericarditis constrictiva
Fístula AV esplácnica	Metotrexato, amiodarona	Miocardiopatía restrictiva
		Membranas/obstrucción de la VCI
Obstrucción de la vena porta extrahepática	Sarcoidosis, amiloidosis	Trombosis de la vena hepática
Esplenomegalia masiva (p. ej., linfoma)	Síndrome obstructivo sinusoidal	

AV, arteriovenoso; VCI, vena cava inferior.

TABLA 10-2	CAUSAS DE ASCITIS NO ASOCIADAS CON HIPERTENSIÓN PORTAL		
Peritonitis	Cáncer/quilosa	Filtración de líquidos	Afecciones oncóticas
Bacteriana, micótica Tuberculosis, clamidia Química (p. ej., bario) Vasculitis (p. ej., LES)	Carcinomatosis peritoneal Quilosa maligna Lesión linfática Linfangiectasia	Pancreatitis (conducto pancreático) Biloma (conductos biliares) Nefrógena (uréteres o vejiga)	Mixedema Desnutrición grave Síndrome nefrótico Enteropatía con pérdida de proteínas

LES, lupus eritematoso sistémico.

- Los pacientes con cirrosis conocida y ascitis de nueva aparición o difícil de controlar deben ser interrogados para determinar su grado de cumplimiento del tratamiento y síntomas compatibles con una infección superpuesta, como la peritonitis bacteriana espontánea (PBE).

Exploración física
- Aunque depende del sexo y la constitución corporal del paciente, se requieren aproximadamente 1500 cc de ascitis para que sean detectables en la exploración física.[7]
- Se utilizan varias maniobras de exploración física para determinar la presencia de volúmenes ambiguos de ascitis. Estas incluyen la matidez en el flanco, la matidez desplazable y una oleada ascítica.[8]
- También deben evaluarse los signos de hepatopatía crónica (*véanse* los caps. 20 y 21) e insuficiencia cardíaca (p. ej., distensión venosa yugular, reflejo hepatoyugular, hígado pulsátil).
- Un nódulo umbilical firme, un soplo de la arteria hepática o una linfadenopatía supraclavicular izquierda deben suscitar preocupación por ascitis maligna o carcinoma hepatocelular (CHC).

Pruebas de diagnóstico
- **Análisis del líquido ascítico (tabla 10-3)**
  - Las pruebas de rutina de recuento celular y la albúmina permiten el diagnóstico temprano de hipertensión portal y PBE (GASA > 1.1 g/dL y recuento de polimorfonucleares [RPM] > 250 células/cc). Ya que alrededor del 12% de los pacientes tendrán PBE al presentarse en el hospital[9] y un retraso de 12 h en el diagnóstico de PBE[10] se asocia con un aumento de la mortalidad intrahospitalaria, todos los pacientes con ascitis deben someterse a análisis del líquido independientemente de su motivo principal de consulta.

TABLA 10-3	ANÁLISIS DE LABORATORIO DEL LÍQUIDO ASCÍTICO POR SOSPECHA CLÍNICA		
Rutina	Peritonitis infecciosa	Quilosa/ maligna	Filtración traumática o quirúrgica
Hemograma (biometría) con diferencial Albúmina Proteínas totales Cultivos de rutina	Frascos para hemocultivo LDH, glucosa ADA (si se sospecha tuberculosis)	Citología Triglicéridos Quilomicrones	Amilasa (conducto pancreático) Bilirrubina (conductos o vesícula biliares) Urea, creatinina (uréteres o vejiga)

ADA, adenosina-desaminasa; LDH, lactato-deshidrogenasa.

○ Cuando se sospecha clínicamente de PBE, la inoculación del líquido ascítico directamente en frascos de hemocultivo aumenta el rendimiento microbiológico en aproximadamente un 30%.[11] En casos de peritonitis bacteriana secundaria, la glucosa en el líquido ascítico puede ser menor de 50 mg/dL y la lactato-deshidrogenasa (LDH) mayor que el límite superior de la normalidad (LSN). Estos hallazgos deberían dar lugar a estudios de imagen transversales, ya que el tratamiento no quirúrgico es casi universalmente mortal.

○ La transición de un paciente cirrótico con ascitis típica y GASA alto a una ascitis con GASA bajo o alto en proteínas obliga a evaluar posible malignidad. Se debe enviar líquido ascítico para citología y obtener imágenes hepáticas sensibles (resonancia magnética con contraste).

○ La combinación de triglicéridos aumentados (> 200 mg/dL), mayor concentración de proteínas y quilomicrones es diagnóstica de ascitis quilosa primaria.[12] En casos dudosos, se puede utilizar una prueba con ayuno total de 72 h para diferenciar de la cirrosis, ya que el volumen de líquido no mejora en la ascitis y su color se vuelve más ámbar en la cirrosis.

○ Aunque inusual, la tuberculosis peritoneal sigue estando sobrerrepresentada en los pacientes cirróticos alcohólicos y en los aquellos con virus de la inmunodeficiencia humana (VIH). Aunque es muy específica, una concentración alta de adenosina-desaminasa en el líquido ascítico es solo un 60% sensible a la peritonitis tuberculosa en los pacientes con cirrosis.[13]

- **Ecografía hepática y examen Doppler**
  ○ La ecografía es de primera línea en los pacientes con sospecha de ascitis debido a su alta sensibilidad, especificidad y portabilidad. La cantidad de ascitis que puede detectarse mediante ecografía es de aproximadamente 150 cc.[14]
  ○ La ecografía Doppler (a diferencia de la escala de grises 2D) es más sensible para la trombosis de la vena porta (TVP) o la obstrucción de la vena hepática (síndrome de Budd-Chiari).
  ○ La hepatopatía congestiva se sospecha por la presencia de una vena cava inferior (VCI) dilatada con inversión del flujo venoso hepático.[15] La disminución de la velocidad de la vena porta, la inversión del flujo venoso portal y el aumento del diámetro de la vena porta son más indicativos de cirrosis.[16]
  ○ Un hígado no cirrótico puede aparecer radiográficamente nodular, con arquitectura tosca, si está congestionado, destacando que estos hallazgos no son patognomónicos de la cirrosis.

- **Diversas pruebas de diagnóstico**
  ○ El examen general de orina es una prueba útil para detectar afecciones renales (p. ej., síndrome nefrótico) o una infección de las vías urinarias que provoca la descompensación de la ascitis. El mixedema puede detectarse con la concentración sérica de hormona estimulante de la tiroides o tirotropina (TSH, *thyroid stimulating hormone*).
  ○ La ecocardiografía transtorácica (ETT) se utiliza para evaluar la hipertensión pulmonar y la insuficiencia cardíaca. La presencia de hipertensión pulmonar y ascitis es insuficiente para diagnosticar una hepatopatía congestiva debido a la posibilidad de hipertensión portopulmonar o simplemente enfermedades hepáticas y cardiopulmonares concomitantes.
  ○ En casos dudosos se puede obtener información adicional mediante una biopsia hepática transyugular con mediciones hemodinámicas (tabla 10-4).
  ○ Un gradiente de presión venosa hepática (GPVH) normal (< 5 mm Hg) es útil para descartar causas hepáticas de hipertensión portal. La presencia de un gradiente de presión libre

TABLA 10-4	MEDICIONES HEMODINÁMICAS OBTENIDAS EN EL MOMENTO DE LA BIOPSIA HEPÁTICA TRANSYUGULAR		
	Presión auricular derecha	Presión hepática libre	GPVH
Cirrosis	Normal	Normal	Alto (> 5 mm Hg)
Hepatopatía congestiva	Alta	Alta	Normal
Síndrome de Budd-Chiari	Normal	Alta	Normal
Trombosis de vena porta	Normal	Normal	Normal

entre el hígado y la aurícula derecha genera preocupación por el síndrome de Budd-Chiari y debe llevar a la realización de una venografía. Sin embargo, las mediciones hemodinámicas normales no descartan una causa prehepática de hipertensión portal.

TRATAMIENTO

- En la figura 10-2 se muestra una descripción general del tratamiento.
- El tratamiento inicial para la ascitis a tensión debe ser una paracentesis de gran volumen (PGV). Esto logra una rápida mejoría de los síntomas y proporciona líquido ascítico para su análisis. El tratamiento posterior debe adaptarse a la fisiopatología subyacente.
- Los siguientes puntos se centrarán en el tratamiento del paciente cirrótico con ascitis. Estas estrategias también son aplicables para la mayoría de las otras causas de ascitis con GASA alto debido a la fisiopatología compartida con la hipertensión portal. La excepción es la ascitis por mixedema, que responde a la complementación con hormona tiroidea.

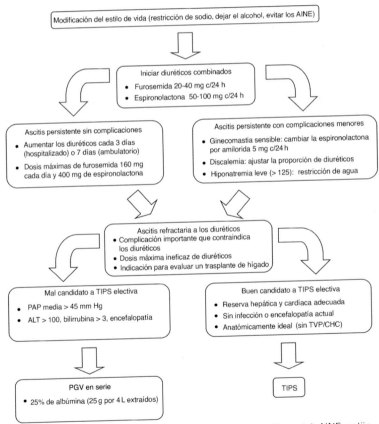

Figura 10-2. Tratamiento de la ascitis asociada con hipertensión portal. AINE, antiinflamatorios no esteroideos; ALT, alanina-aminotransferasa; CHC, carcinoma hepatocelular; PAP, presión de la arteria pulmonar; PGV, paracentesis de gran volumen; TIPS, derivación portosistémica intrahepática transyugular; TVP, trombosis de la vena porta.

- **Modificación de estilo de vida**
  - La restricción del sodio a menos de 2 000 mg (78 mEq) por día es la piedra angular del tratamiento de la ascitis. Esta se basa en el principio de que la concentración de sodio es 3 g/L de ascitis (120 mEq),[17] y un equilibrio de sodio negativo conducirá a la reabsorción.
  - En la cirrosis alcohólica, la abstinencia completa del alcohol puede conducir a una disminución notoria de la gravedad de la ascitis.[18] También deben evitarse fármacos nefrotóxicos como los antiinflamatorios no esteroideos.
  - La restricción de líquidos no es un tratamiento *per se* para la ascitis y debe reservarse solo para los pacientes con hiponatremia (Na < 130 mEq/L).
  - Es importante estar atentos a los líquidos que contienen solución salina. Esto es especialmente cierto en el período postoperatorio, cuando un control deficiente de la ascitis puede provocar complicaciones en el sitio quirúrgico.
- **Diuréticos**
  - El tratamiento de combinación inicial con un diurético ahorrador de potasio y un diurético no ahorrador (a diferencia del tratamiento secuencial) produce menos complicaciones y menores tasas de fracaso.[19] Por lo tanto, un régimen de inicio consiste en furosemida y espironolactona en una proporción de 20 mg/50 mg.
  - El objetivo del tratamiento con diuréticos debe ser perder 0.5 kg/día, ya que la reabsorción del líquido ascítico limita la velocidad. Se puede utilizar una diuresis más agresiva (p. ej., 1 kg/día) si hay edema, ya que actúa como un amortiguador protector contra la disminución iatrógena del volumen intravascular.
  - Con la vigilancia hospitalaria, la dosis de diurético puede aumentarse cada 3 días, mientras que la titulación de diuréticos en los pacientes ambulatorios se realiza a intervalos semanales (el tiempo hasta el estado de equilibrio farmacológico). La dosis máxima diaria de furosemida es de 160 mg y la de espironolactona, 400 mg.
  - Los efectos secundarios (p. ej., lesión renal aguda, discalemia, hiponatremia, hipotensión) pueden limitar la capacidad para alcanzar dosis máximas. El tratamiento con diuréticos no debe iniciarse o continuarse cuando la creatinina es inestable, esto debido al riesgo de precipitar el síndrome hepatorrenal (SHR).
  - Si se produce ginecomastia sensible como consecuencia del uso de espironolactona, esta puede sustituirse con amilorida (dosis inicial de 5 mg/día) o triamtereno (dosis inicial de 50 mg/día).
  - Debido a sus propiedades vasodilatadoras y al riesgo de SHR, por lo general se deben evitar los diuréticos intravenosos en pacientes cirróticos, a menos que sean necesarios para el edema pulmonar.
  - En casos en los que se considere que la biodisponibilidad o la nefropatía intrínseca hagan que la furosemida sea ineficaz, se puede considerar el uso de bumetanida o torsemida.[20,21] Aunque son engorrosas y costosas de implementar, se ha demostrado que las infusiones semanales de albúmina aumentan la eficacia de la terapia con furosemida en casos de cirrosis.[22]
- **Ascitis resistente al tratamiento**
  - Una vez que la ascitis comienza a reaparecer rápidamente a pesar de las dosis máximas de diuréticos y la restricción de sodio (resistencia a diuréticos) o se desarrollan efectos secundarios que impiden su uso (intratables con diuréticos),[23] la tasa de mortalidad a 1 año aumenta a un 70% anual.[24] Esta es una indicación para la evaluación de un trasplante de hígado.
  - En caso de duda se puede utilizar una medición de sodio en orina de 24 h (> 78 mEq) o una proporción puntual de sodio/potasio (> 2.5) para demostrar el incumplimiento de la restricción de sodio.[25]
  - En comparación con la PGV en serie, la derivación portosistémica intrahepática transyugular (TIPS, *transjugular intrahepatic portosystemic shunt*) es el tratamiento preferido para la ascitis resistente, pues aumenta la supervivencia al trasplante en pacientes bien seleccionados.[26]
- **TIPS**
  - El método moderno para descomprimir mecánicamente el sistema venoso portal es la TIPS. Los abordajes quirúrgicos (p. ej., derivación esplenorrenal) tienen mayormente valor histórico.
  - En el contexto de la ascitis resistente a diuréticos, hay una tasa de respuesta completa del 70% para la TIPS.
  - El éxito técnico en la colocación de una TIPS requiere entrada y salida venosas abiertas. Se requieren estudios de imagen (p. ej., ecografía/Doppler, resonancia magnética) para la pla-

nificación del procedimiento. Se han desarrollado técnicas para superar las limitaciones previas (TVP, CHC) y deberían inducir la consulta con el radiólogo intervencionista en candidatos que de otro modo serían adecuados para la TIPS.

○ Después de una TIPS, el aumento de la presión de llenado del hemicardio derecho puede precipitar la insuficiencia cardíaca. Debe obtenerse una ETT como parte del estudio con el objetivo de demostrar una fracción de expulsión del ventrículo izquierdo hiperdinámica y una presión sistólica de la arteria pulmonar menor de 45 mm Hg.

○ En los pacientes con reserva hepática deficiente, el hígado depende más de la irrigación portal para la oxigenación y experimenta una isquemia relativa después de la TIPS. Varios factores predicen qué pacientes tienen mayor riesgo de descompensación hepática: un valor del modelo para la enfermedad hepática en etapa terminal (MELD, *model for end-stage liver disease*) > 17, encefalopatía, bilirrubina > 3 o alanina-transaminasa (ALT) > 100.[27] Estas no son contraindicaciones absolutas, especialmente cuando un paciente puede ser rescatado con un trasplante de hígado.

● **PGV en serie**
   ○ Las PGV en serie se realizan, por lo regular, en un programa de 1-2 semanas para el alivio de los síntomas. Si se necesitan constantemente, se debe descartar infección o malignidad y se debe enfatizar el cumplimiento de la restricción de sodio, ya que, incluso en ausencia de cualquier excreción de sodio, 2 g de sodio por día deben producir solo 9 L de ascitis después de 2 semanas.
   ○ La **disfunción circulatoria inducida por paracentesis** (DCIP) ocurre en hasta el 80% de todas las PGV y se define por un aumento sostenido de la actividad del sistema renina-angiotensina-aldosterona. Se cree que esto es una función de la vasodilatación esplácnica por el alivio de la presión intraperitoneal más que la pérdida de líquido intravascular hacia la cavidad peritoneal.[28]
   ○ El uso de expansión de volumen con albúmina al 25% (25 g/4 L de ascitis eliminada) disminuye el índice de DCIP a aproximadamente el 10%;[29] sin embargo, cuando se eliminan menos de 5 L de ascitis, la albúmina no es eficaz para reducir aún más el riesgo de DCIP. Extrapolando estos datos, cuando se requieren PGV para pacientes con inestabilidad renal o hemodinámica, un límite de 5 L es razonable.
   ○ Cuando no se extrae todo el líquido ascítico, existe una predisposición a que la ascitis se escape del sitio de la paracentesis. Cuando se prevé que no se eliminará toda la ascitis, se debe evitar dilatar el trayecto de la aguja y se debe utilizar una técnica en Z.
   ○ El tratamiento de las fugas de ascitis puede ser bastante frustrante, ya que el flujo persistente a través del tracto retrasará su cierre. Las opciones de tratamiento incluyen vendaje compresivo, suturas en bolsa de tabaco, pegamento de cianoacrilato y uso temporal de una bolsa de ostomía en la posición de decúbito lateral (con el lado de la fuga hacia arriba), mientras que el lado dependiente se drena de la ascitis restante.

● **Tratamiento de la ascitis sin hipertensión portal**
   ○ Como la ascitis con GASA bajo tiene una fisiopatología diferente, la restricción de sodio y los diuréticos no deben emplearse con el objetivo de mejorar el control de la ascitis.
   ○ La ascitis maligna sintomática puede tratarse con PGV en serie (si es relativamente infrecuente) o con un catéter permanente (p. ej., catéter de Tenckhoff). Es importante descartar una obstrucción parcial sintomática del intestino delgado en este contexto mediante un estudio de contraste oral (p. ej., tránsito intestinal, tomografía con contraste oral).
   ○ La ascitis quilosa se trata con una dieta baja en grasas y suplementos de triglicéridos de cadena media.

ENFERMEDADES ASOCIADAS

● **Peritonitis bacteriana espontánea (PBE)** (*véase* el cap. 20)
   ○ La PBE es una *infección monomicrobiana del líquido ascítico* que no se debe a una perforación intestinal. Se cree que es resultado de la inoculación de la ascitis por una bacteriemia transitoria microbiana intestinal y una menor capacidad de opsonización del propio líquido ascítico.
   ○ El diagnóstico de PBE se realiza con valores mayores de 250/mL de células polimorfonucleares (PMN) en la ascitis con crecimiento en el cultivo del líquido ascítico. El término

ascitis neutrocítica se refiere a cuando el cuadro clínico y los PMN son diagnósticos de PBE, pero los resultados del cultivo son negativos.

○ En los pacientes que han tenido episodios previos de PBE, el uso de antibióticos para la profilaxis secundaria reduce drásticamente las tasas de PBE y es rentable.[30] Además, en aquellos con hepatopatía avanzada y ascitis baja en proteínas (< 1 g/dL), la profilaxis primaria parece disminuir la mortalidad a corto plazo.[31] Los regímenes de profilaxis incluyen ciprofloxacino, trimetoprima-sulfametoxazol y rifaximina.

● **Hepatohidrotórax (HH)**

○ Se refiere al fenómeno de la ascitis que se desplaza hacia el espacio pleural (generalmente el hemitórax derecho). Se considera que esto se debe a los poros microscópicos en el diafragma y a un fenómeno de vacío debido a la presión intratorácica negativa.

○ El diagnóstico se establece descartando otras causas de derrame pleural en un paciente con cirrosis y requiere una toracocentesis diagnóstica que demuestre un trasudado seroso.

○ Los abordajes de tratamiento son idénticos a los de la ascitis (restricción de sodio, diuréticos, TIPS).

○ Para los derrames pleurales sintomáticos, debe realizarse una toracocentesis terapéutica. Como la morbilidad de la toracocentesis en serie es mayor que la de la paracentesis, se puede considerar el uso de drenajes percutáneos (p. ej., catéter PleurX®) a pesar del riesgo de infección.

● **Síndrome hepatorrenal**

○ El síndrome hepatorrenal (SHR) se asocia con ascitis debido a la fisiopatología compartida de vasodilatación periférica por hipertensión portal que, eventualmente, conduce a vasoconstricción de la arteria renal.

○ El cuadro clínico suele ser una sobrecarga de volumen importante (ascitis, edema de los miembros inferiores), reducción del volumen intravascular resistente a albúmina por 72 h (p. ej., hiponatremia, hipotensión, membranas mucosas secas) y ausencia de un trastorno renal intrínseco causal (p. ej., examen general de orina normal y sodio en orina < 20 mmol).

REFERENCIAS

1. Runyon BA, Montano AA, Akriviadis EA, et al. The serum-ascites albumin gradient is superior to the exudate-transudate concept in the differential diagnosis of ascites. *Ann Intern Med.* 1992;117(3):215–220.
2. D'Amico G, Garcia-Tsao G, Pagliaro L. Natural history and prognostic indicators of survival in cirrhosis: a systematic review of 118 studies. *Int J Hepatol.* 2006;44(1):217–231.
3. Morali GA, Sniderman KW, Deitel KM, et al. Is sinusoidal portal hypertension a necessary factor for the development of hepatic ascites? *Int J Hepatol.* 1992;16(1–2):249–250.
4. Salerno F, Guevara M, Bernardi M, et al. Refractory ascites: pathogenesis, definition and therapy of a severe complication in patients with cirrhosis. *Liver Int.* 2010;30(7):937–947.
5. Khanna R, Sarin SK. Non-cirrhotic portal hypertension—diagnosis and management. *Int J Hepatol.* 2014;60(2):421–441.
6. Ji JS, Chae HS, Cho YS, et al. Myxedema ascites: case report and literature review. *J Korean Med Sci.* 2006;21(4):761–764.
7. Cattau EL Jr, Benjamin SB, Knuff TE, et al. The accuracy of the physical examination in the diagnosis of suspected ascites. *JAMA.* 1982;247(8):1164–1166.
8. Williams JW, Simel DL. The rational clinical examination. Does this patient have ascites? How to divine fluid in the abdomen. *JAMA.* 1992;267(19):2645–2648.
9. Cadranel JF, Nousbaum JB, Bessaquet C, et al. Low incidence of spontaneous bacterial peritonitis in asymptomatic cirrhotic outpatients. *World J Hepatol.* 2013;5(3):104–108.
10. Kim JJ, Tsukamoto MM, Mathur AK, et al. Delayed paracentesis is associated with increased in-hospital mortality in patients with spontaneous bacterial peritonitis. *Am J Gastroenterol.* 2014;109(9):1436–1442.
11. Runyon BA, Antillon MR, Akriviadis EA, et al. Bedside inoculation of blood culture bottles with ascetic fluid is superior to delayed inoculation in the detection of spontaneous bacterial peritonitis. *J Clin Microbiol.* 1990;28(12):2811–2812.

12. Campisi C, Bellini C, Eretta C, et al. Diagnosis and management of primary chylous ascites. *J Vasc Surg*. 2006;43(6):1244–1248.

13. Hillebrand DJ, Runyon BA, Yasmineh WG, et al. Ascites fluid adenosine deaminase insensitivity in detecting tuberculous peritonitis in the United States. *Hepatology*. 1996;24(6):1408–1412.

14. Von Kuenssberg Jehle D, Stiller G, Wagner D. Sensitivity in detecting free intraperitoneal fluid with the pelvic views of the FAST exam. *Am J Emerg Med*. 2003;21(6):476–478.

15. Wells ML, Fenstad ER, Poterucha JT, et al. Imaging findings of congestive hepatopathy. *Radiographics*. 2016;36(4):1024–1037.

16. Iranpour P, Lall C, Houshyar R, et al. Altered Doppler flow patterns in cirrhosis patients: an overview. *Ultrasonography*. 2016;35(1):3–12.

17. Eisenmenger WJ, Blondheim SH, Bongiovanni AM, et al. Electrolyte studies on patients with cirrhosis of the liver. *J Clin Invest*. 1950;29(11):1491–1499.

18. Capone RR, Buhac I, Kohberger RC, et al. Resistant ascites in alcoholic liver cirrhosis: course and prognosis. *Am J Dig Dis*. 1978;23(10):867–871.

19. Angeli P, Fasolato S, Mazza E, et al. Combined versus sequential diuretic treatment of ascites in non-azotaemic patients with cirrhosis: results of an open randomized clinical trial. *Gut*. 2010; 59(1):98–104.

20. Sarin SK, Sachdev G, Mishra SP, et al. Bumetanide, spironolactone and a combination of the two, in the treatment of ascites due to liver disease. A prospective, controlled, randomized trial. *Digestion*. 1988;41(2):101–107.

21. Abecasis R, Guevara M, Miguez C, et al. Long-term efficacy of torsemide compared with furosemide in cirrhotic patients with ascites. *Scand J Gastroenterol*. 2001;36(3):309–313.

22. Gentilini P, Casini-Raggi V, Di Fiore G, et al. Albumin improves the response to diuretics in patients with cirrhosis and ascites: results of a randomized controlled trial. *J Hepatol*. 1999;30(4):639–645.

23. Arroyo V, Gines P, Gerbes AL, et al. Definition and diagnostic criteria of refractory ascites and hepatorenal syndrome in cirrhosis. International Ascites Club. *Hepatology*. 1996;23(1):164–176.

24. Planas R, Montoliu S, Balleste B, et al. Natural history of patients hospitalized for management of cirrhotic ascites. *Clin Gastroenterol Hepatol*. 2006;4(11):1385–1394.

25. El-Bokl MA, Senousy BE, El-Karmouty KZ, et al. Spot urinary sodium for assessing dietary sodium restriction in cirrhotic ascites. *World J Gastroenterol*. 2009;15(29):3631–3635.

26. Salerno F, Camma C, Enea M, et al. Transjugular intrahepatic portosystemic shunt for refractory ascites: a meta-analysis of individual patient data. *Gastroenterology*. 2007;133(3):825–834.

27. Boyer TD, Haskal ZJ; American Association for the Study of Liver Diseases. The Role of Transjugular Intrahepatic Portosystemic Shunt (TIPS) in the management of portal hypertension: update 2009. *Hepatology*. 2010;51(1):306.

28. Sola-Vera J, Such J. Understanding the mechanisms of paracentesis-induced circulatory dysfunction. *Eur J Gastroenterol Hepatol*. 2004;16(3):295–298.

29. Sola-Vera J, Minana J, Ricart E, et al. Randomized trial comparing albumin and saline in the prevention of paracentesis-induced circulatory dysfunction in cirrhotic patients with ascites. *Hepatology*. 2003;37(5):1147–1153.

30. Inadomi J, Sonnenberg A. Cost-analysis of prophylactic antibiotics in spontaneous bacterial peritonitis. *Gastroenterology*. 1997;113(4):1289–1294.

31. Saab S, Hernandez JC, Chi AC, et al. Oral antibiotic prophlyaxis reduces spontaneous bacterial peritonitis occurrence and improves short-term survival in cirrhosis: a meta-analysis. *Am J Gastroenterol*. 2009;104(4):993–1001.

Desnutrición

Osama Altayar y Dominic N. Reeds

11

PRINCIPIOS GENERALES

- La evaluación del estado nutricional es de suma importancia en todos los pacientes. El *estado nutricional* representa la eficacia de la ingesta de nutrientes para mantener la composición corporal y cumplir con las demandas metabólicas.
- El mejor sistema para evaluar el estado nutricional consiste en exámenes clínicos y físicos meticulosos, evaluar los antecedentes nutricionales y exámenes de laboratorio adecuados.
- Para abordar de forma eficaz el estado nutricional de un paciente, es importante estar familiarizado con los principios básicos de la nutrición clínica.

Definición

Tanto el estado de sobrenutrición como el de desnutrición pueden llamarse *malnutrición*. Para los propósitos de este capítulo, la *desnutrición* se refiere al estado de mala nutrición donde la ingesta de nutrientes es insuficiente para afrontar las demandas metabólicas del organismo.

Epidemiología

- La desnutrición es frecuente en pacientes hospitalizados; ocurre en el 5-50% de los sujetos al momento de su admisión o durante la hospitalización. En el ámbito ambulatorio, la malnutrición se observa hasta en el 15% de los adultos mayores y el 40% está en riesgo de desnutrición.
- Médicos y practicantes suelen pasar por alto la desnutrición. Este diagnóstico puede ser omitido hasta en un 40% de los pacientes en el momento del ingreso.[1,2]

Fisiopatología

- En términos de estado nutricional, el cuerpo está formado de **masa magra** (MM) y **tejido graso**.
  - La MM es la masa corporal total menos la grasa, e incluye músculos, órganos, líquidos y masa ósea.
  - La grasa, en forma de triglicéridos del tejido adiposo, es la mayor reserva energética del cuerpo.
  - En períodos de estrés, el organismo trata de preservar la MM; sin embargo, conforme se consume la grasa almacenada, las proteínas viscerales se movilizan para afrontar las necesidades metabólicas, lo que incluye convertirlas en precursores gluconeogénicos para la cicatrización de las heridas y para el mantenimiento de las proteínas circulantes.
- En el organismo tienen lugar múltiples cambios resultado de un equilibrio energético negativo.
  - Al principio, se presenta una disminución del gasto energético en reposo (GER).
  - También hay disminución de la síntesis de proteínas, en especial en las personas enfermas comparadas con controles sanos. Esta síntesis proteínica alterada puede conducir a disminución en la masa celular intestinal y, en consecuencia, a atrofia de la mucosa. Sin embargo, incluso la inanición sostenida produce solo reducciones menores en la masa intestinal.
- En la mayoría de los casos, la desnutrición es multifactorial. Las alteraciones nutricionales de los pacientes hospitalizados son secundarias a la ingesta reducida de alimentos (prescrita por el médico, interrupciones por pruebas o procedimientos médicos, enfermedades graves, disfagia) y al aumento en las demandas metabólicas (quemaduras, estados inflamatorios, pérdida de líquidos a través de drenajes). La pérdida de peso involuntaria también es causada frecuentemente por malignidad, infección/inflamación crónica y trastornos gastrointestinales (GI), endocrinos, cardiovasculares (p. ej., caquexia cardíaca) y pulmonares, como la enfermedad pulmonar obstructiva crónica (EPOC).

Alteraciones asociadas

- Son numerosas las consecuencias de la desnutrición en los enfermos hospitalizados: aumento de la estancia hospitalaria, mortalidad, morbilidad, complicaciones perioperatorias y durante la hospitalización, cicatrización deficiente de heridas, así como incrementos en la frecuencia de úlceras de decúbito, de la susceptibilidad a infecciones, de las tasas de readmisión y de los costos.
- La pérdida de peso involuntaria de hasta el 5% en 1 mes puede ser clínicamente significativa y una pérdida de peso del 10% o mayor durante un período de 6 meses se asocia con peores resultados hospitalarios.[3-5]

DIAGNÓSTICO

- Se han desarrollado múltiples métodos para ayudar en la evaluación nutricional, que incluyen la *Subjective Global Assessment*, la *Mini Nutritional Assessment*, la *Nutrition Risk Score*, el *Nutrition Risk Index* y el *Geriatric Risk Index*. Se efectuaron estudios para validar estos métodos como instrumentos de evaluación de la desnutrición, pero no existe un estándar definido. Es importante que la detección de la desnutrición se realice en el momento del ingreso y periódicamente a lo largo de la hospitalización.
- El mejor método consiste en la obtención meticulosa de los antecedentes nutricionales y la exploración física.
- Deben identificarse dos o más de los siguientes aspectos para hacer el diagnóstico de desnutrición: aporte energético insuficiente, pérdida de peso, pérdida de masa muscular, pérdida de grasa subcutánea, acumulación de líquido localizada o generalizada, así como estado funcional disminuido.[6]
- El método recomendado hoy en día consiste en identificar a los pacientes con alto riesgo nutricional en función de la gravedad de la enfermedad y el estado nutricional usando sistemas de puntuación específicos, como NRS-2002 y NUTRIC. Estos pacientes tienen más probabilidades de tener una mejoría clínica cuando reciben intervenciones nutricionales tempranas.[7,8]

Cuadro clínico

Anamnesis

La evaluación nutricional incluye lo siguiente:[9]

- Identificación de desnutrición preexistente antes de los estados agudos
  - Debe determinarse la presencia de pérdida de peso involuntaria leve (< 5%), moderada (5-10%) o grave (> 10%) en los últimos 6 meses. Una pérdida de peso involuntaria mayor del 10% se acompaña de malos resultados clínicos.
- Antecedentes médicos y quirúrgicos importantes
- Medicamentos
- Hábitos sociales (p. ej., alcohol, drogas recreativas, quién compra la comida en la casa, etc.)
- Antecedentes dietéticos enfocados (deben evaluarse los cambios en la dieta y, si están presentes, la razón de dichos cambios)

Exploración física

- La exploración física debe incluir la evaluación de lo siguiente:[9]
  - Cabello, piel, ojos, boca, dentición y extremidades.
  - Estado hídrico.
  - Estigmas de desnutrición calórico-proteínica o insuficiencias de vitaminas y minerales. La debilidad de los músculos temporales, el hundimiento de las fosas supraclaviculares y la disminución de las reservas adiposas son signos de desnutrición que se reconocen con facilidad.
- Cálculo del índice de masa corporal (IMC): (IMC = peso en kg/estatura en m^2) con el peso obtenido en el hospital (tabla 11-1).[9]

Pruebas de diagnóstico

Históricamente, la concentración de varias proteínas plasmáticas (p. ej., albúmina, transferrina, prealbúmina) y el recuento total de linfocitos se usaron para determinar el grado de desnutrición

TABLA 11-1	REQUERIMIENTOS ENERGÉTICOS PARA PACIENTES HOSPITALIZADOS SEGÚN EL IMC	
IMC (kg/m²)	Requerimientos energéticos (kcal/kg/día)
< 15	36-45
15-19	31-35
20-29	26-30
> 30	15-25

IMC, índice de masa corporal.
Adaptado de Klein S. A primer of nutritional support for gastroenterologists. *Gastroenterology*. 2002;122(6):1677-1687.

proteínica y predecir los resultados clínicos. Sin embargo, en muchos casos, la inflamación y las lesiones, no la desnutrición, son las responsables de las bajas concentraciones de estos marcadores y de la mayor incidencia de morbilidad y mortalidad. Debe evitarse el empleo de tales parámetros.[7]

TRATAMIENTO

- **Cálculo de los requerimientos nutricionales**
  - Los requerimientos nutricionales se determinan por la demanda energética del organismo o **gasto energético total** (**GET**).
    - GET = GER (~70% del GET) + efectos térmicos de los alimentos (digestión, ~10% del GET) + actividad física (~20% del GET).
    - En presencia de enfermedad o traumatismos, el requerimiento de energía en reposo puede aumentar casi el 50%. Aunque a menudo no es factible medir el gasto de energía de manera directa en los pacientes hospitalizados, se han diseñado diversas ecuaciones predictivas para calcular los requerimientos de los macronutrientes.
  - El método más sencillo para calcular las necesidades calóricas de un paciente hospitalizado se basa en el IMC (*véase* la tabla 11-1).[9]
    - La regla general es que los requerimientos calóricos son inversamente proporcionales al IMC, ya que la MM (que incluye la masa orgánica) es la determinante principal del gasto de energía. Debido a que los órganos no se hipertrofian de forma significativa con el aumento de la adiposidad, el gasto de energía por kilogramo de masa corporal desciende de manera progresiva con el aumento de la adiposidad, pero se incrementa a medida que el peso corporal disminuye.
    - En los pacientes muy graves resistentes a la insulina debe usarse una dosis más baja de energía para evitar los efectos dañinos de la hiperglucemia.
    - En los enfermos con sobrepeso debe ajustarse el peso corporal (*véase* la fórmula siguiente) para evitar la sobrealimentación. Peso corporal ajustado = peso corporal ideal (PCI) + 0.25 (peso corporal actual − PCI).
  - El requerimiento individual de proteínas depende de diversos factores, que incluyen el estado nutricional en general, requerimiento energético e ingesta calórica no proteínica.[7-9]
    - La ingesta recomendada de proteínas en adultos sanos es de 0.8 g/kg/día.
    - Los pacientes con peso normal requieren de 1.0-1.5 g/kg/día de proteína; sin embargo, aquellos que experimentan grandes pérdidas de proteínas por quemaduras, multitraumatismos y heridas o fístulas pueden tener mayores necesidades.
    - Cuando sea relevante (p. ej., drenajes quirúrgicos, síndrome nefrótico), se deben calcular las pérdidas de proteínas. La hemodiálisis y la diálisis peritoneal aumentan la pérdida de proteínas y estos pacientes requieren 1.2-1.4 g/kg de PCI al día y 1.3-1.5 g/kg de PCI al día, respectivamente. Los pacientes que reciben hemodiálisis venovenosa continua tienen necesidades de proteínas de alrededor de 2 g/kg de PCI/día.

- Se debe realizar una evaluación continua de la idoneidad del suministro de proteínas.
- En los pacientes con obesidad puede emplearse una alimentación insuficiente permisiva durante la enfermedad aguda. Esto puede mejorar el control glucémico y disminuir el riesgo de infección.

- **Soporte nutricional**
  - El soporte nutricional (SN) es el aporte de nutrientes, enteral o parenteral, para tratar o prevenir la desnutrición.
  - El SN está indicado en pacientes en los que la alimentación enteral voluntaria no es posible durante un período prolongado para prevenir los efectos adversos de la desnutrición.
  - La pérdida de MM está estrechamente asociada con la mortalidad y, por lo tanto, un objetivo clave del SN es prevenir una pérdida de peso significativa y preservar la MM hasta que se logre la recuperación de la enfermedad subyacente.[9]
  - Los enfermos con más probabilidades de beneficiarse con el SN son aquellos con desnutrición basal en quienes se anticipa un período prolongado de inanición.
  - La evaluación cuidadosa del estado clínico del paciente y los resultados esperados ayudan a determinar la necesidad del SN. Estos factores incluyen el estado nutricional inicial, la gravedad de la enfermedad, las condiciones concomitantes, la capacidad para mantener la ingesta voluntaria, el funcionamiento del tubo digestivo y el riesgo de aspiración.
  - Los individuos con alto riesgo nutricional requieren SN temprano, mientras que los pacientes con bajo riesgo nutricional pueden tolerar períodos más largos sin una ingesta importante.
  - En general, los pacientes hospitalizados con bajo riesgo nutricional pueden no requerir SN durante la primera semana de hospitalización, mientras que los pacientes de alto riesgo nutricional deben ser considerados para SN dentro de las primeras 24 h de su ingreso.
  - Los pacientes con bajo riesgo nutricional deben ser evaluados a diario. Debe individualizarse la decisión para iniciar el soporte nutricional y elegirse de manera cuidadosa su tipo.[7,8]

- **Alimentación enteral**
  - La alimentación enteral es la forma preferida de soporte nutricional porque es más segura, más fisiológica y menos costosa que la alimentación parenteral.
  - Las contraindicaciones absolutas para la alimentación enteral incluyen obstrucción mecánica, peritonitis descontrolada e intestino isquémico.
  - Las contraindicaciones relativas para la alimentación enteral incluyen íleo, abdomen abierto, anastomosis intestinal reciente, hemorragia digestiva, edema de la pared intestinal y empleo de vasopresores.[7]

- **Métodos de alimentación enteral**
  - Se prefiere la colocación de sondas nasogástricas o nasoentéricas para el apoyo a corto plazo (< 4 semanas).
  - Las sondas de gastrostomía y yeyunostomía están indicadas si se espera que la duración del tratamiento sea mayor de 4 semanas. El estado clínico y la experiencia local deben dictar si la sonda de gastrostomía se coloca por vía percutánea, con guía radiológica o quirúrgica.[7]
  - La alimentación por sonda gástrica puede administrarse en bolos o en infusión continua controlada por bomba, según la tolerancia. La alimentación a través del intestino delgado siempre debe administrarse como infusión continua para evitar la distensión, el dolor abdominal y el síndrome de vaciamiento rápido.[9]
  - Los bolos deben iniciarse con una dosis baja (150-200 mL) cada 4-6 h y aumentarse en 50-100 mL en cada toma hasta alcanzar la meta de alimentación. Cada toma debe ir seguida de un enjuague con agua. La cantidad depende de la volemia del paciente. Los fragmentos de píldoras o los medicamentos espesos pueden obstruir la sonda y deben evitarse.[2]
  - Durante la alimentación, la parte superior del cuerpo del paciente debe permanecer levantada o elevada por lo menos 30° durante 2 h para evitar la broncoaspiración.[10]
  - La alimentación por sonda debe continuar hasta alcanzar el objetivo en un plazo de 48-72 h en ausencia de intolerancia. Si ocurre una tolerancia reducida, el objetivo debe alcanzarse con precaución durante 5-7 días.
  - La intolerancia puede presentarse como vómitos, distensión o malestar abdominal, volúmenes residuales gástricos (VRG) elevados, diarrea, disminución de las deposiciones o flatos, así como radiografías anómalas.

○ Los VRG no deben emplearse de forma rutinaria. Si se usan, se debe evitar el cese automático de la alimentación gástrica en ausencia de otros signos de intolerancia a los VRG menores de 500 mL y se deben implementar medidas para reducir el riesgo de aspiración.[7,8]

- **Alimentación pospilórica o en el intestino delgado**

  ○ Las sondas nasoyeyunales de calibre pequeño pueden colocarse más allá del ligamento de Treitz para la alimentación pospilórica o en el intestino delgado a corto plazo. Las sondas de yeyunostomía colocadas por vía percutánea, con guía radiográfica o cirugía, pueden utilizarse para la alimentación a largo plazo.[10]

  ○ La alimentación en el intestino delgado se relaciona con riesgo disminuido de broncoaspiración, mejor tolerancia en pacientes con movilidad alterada y menos estimulación pancreática. Se usa con mayor frecuencia en casos de pancreatitis aguda grave, intolerancia a la alimentación gástrica o en pacientes con alto riesgo de broncoaspiración.

  ○ La alimentación por intestino delgado se administra por infusión continua y se empieza con 10-30 mL/h con incrementos pequeños (10 mL/h cada 8-12 h) hasta alcanzar la meta de alimentación. De nuevo, las sondas deben irrigarse con agua cada 4 h para evitar su oclusión.[9]

  ○ No debe usarse la alimentación en bolos con sondas pequeñas para intestino delgado con el fin de evitar intercambios de líquido, distensión abdominal y diarrea.[10]

- **Elección de la fórmula enteral**

  ○ Las fórmulas comerciales estándar para alimentación por sonda (Ensure®) son suficientes en la mayoría de los pacientes.

    ■ Están libres de gluten y lactosa, además de ser isotónicas.

    ■ Contienen 1.0 cal/mL y la ingesta de 1500-2 000 mL/día debe proveer el 100% de los hidratos de carbono, proteínas, grasas, vitaminas y minerales.

  ○ Las fórmulas monoméricas (p. ej., Vivonex®) y oligoméricas (p. ej., Peptamen®) consisten en fragmentos de proteína más cortos, parcial o completamente digeridos y polímeros de glucosa de cadena más corta que teóricamente mejoran la absorción. Se pueden utilizar en pacientes con malabsorción, como aquellos con insuficiencia pancreática o síndrome del intestino corto. Sin embargo, la utilización de estas fórmulas es controvertida porque son más costosas que las fórmulas estándar y solo unos pocos estudios han demostrado que pueden conferir una ventaja sobre las fórmulas intactas. También son hiperosmóticas y pueden causar diarrea osmótica.[9]

- **Alimentación parenteral**

  ○ La alimentación parenteral total (APT) es la infusión de una fórmula líquida nutritiva a través de un catéter venoso central que puede aportar todos los requerimientos nutricionales. La alimentación parenteral parcial (APP) es una solución intravenosa menos concentrada que la APT y, por lo tanto, puede infundirse a través de un catéter venoso periférico. Sin embargo, la APP no es capaz de satisfacer las necesidades nutricionales y generalmente causa trombosis venosa de la vena cateterizada en un período breve; este método de soporte nutricional en general debe evitarse.

  ○ La APT está indicada si el tubo digestivo está funcional (p. ej., íleo) o físicamente obstruido al sitio de alimentación enteral (p. ej., síndrome de intestino corto o proceso de malabsorción).

  ○ En los pacientes previamente bien nutridos, la APT puede estar indicada si la alimentación enteral es incapaz de satisfacer las necesidades calóricas o de macronutrientes después de 7-10 días. En los pacientes desnutridos, en quienes es poco probable que la alimentación enteral sea posible durante un período prolongado, se debe considerar la instauración temprana de la APT.[7,8]

  ○ Los pacientes que dependen de la APT y son hospitalizados deben reiniciarla lo antes posible en ausencia de evidencia de bacteriemia.

  ○ La APT requiere un acceso venoso central debido a su hiperosmolalidad. La localización óptima de la punta del catéter es en la unión de la vena cava superior y la aurícula derecha. En los pacientes en quienes es probable que la APT sea prolongada (> 6 meses) o de por vida, debe colocarse un catéter venoso central tunelizado, ya que estos son más duraderos. En los catéteres apropiados se puede aplicar una técnica de bloqueo con alcohol para reducir el riesgo de infección.[11,12]

- **Composición y administración de la APT**
  - La solución de APT puede adquirirse o elaborarse en la farmacia del hospital.
  - La cantidad total de calorías y proteínas se determina usando las guías descritas antes en la sección *Cálculo de los requerimientos nutricionales*.
  - El contenido lipídico de la APT provee, de forma ideal, el 20-30% de las calorías diarias; una emulsión lipídica al 20% produce 2.0 kcal/mL. El componente de hidratos de carbono es de dextrosa y provee el resto de las calorías; contiene 3.4 kcal/g.[9,12]
  - A la solución parenteral, por lo general, se le agregan electrólitos, minerales, oligoelementos y preparados multivitamínicos. Nótese que el hierro no forma parte de los aditivos estándar.
  - La APT inicial es de una mitad o dos tercios del volumen total en las primeras 24 h para evitar intercambios grandes de líquido e hiperglucemia. Después se incrementa el volumen según la tolerancia. Una vez alcanzado el volumen meta, puede aumentarse la velocidad de infusión y la APT puede infundirse en 10-14 h.
  - La infusión cíclica de la APT (en vez de continua) mejora la calidad de vida y disminuye la incidencia de complicaciones hepatobiliares. Sin embargo, el tiempo de infusión corto puede implicar períodos de hiperglucemia.
  - Durante el inicio del soporte nutricional, está **indicada la vigilancia estrecha**, con medición frecuente de los signos vitales, peso diario, determinación de ingresos y egresos, así como lo siguiente:
    - La glucosa sanguínea debe revisarse cada 6-8 h.
    - El perfil metabólico completo debe vigilarse a diario hasta que la alimentación alcance su meta y luego dos veces a la semana.
    - El hemograma completo debe realizarse una vez a la semana.

COMPLICACIONES

- **Complicaciones de la alimentación por sonda**
  - La alimentación por sonda es un procedimiento relativamente seguro y, por lo general, pueden evitarse las complicaciones o tratarse de manera adecuada. Las sondas colocadas por vía nasal deben evitarse en los pacientes con posible fractura basilar del cráneo o cirugía craneal reciente. La perforación del esófago o del intestino delgado puede ocurrir en pacientes con enfermedad intestinal grave subyacente, como la isquemia.
  - Además de los trastornos por la colocación percutánea de la sonda (infección, sangrado, colocación inadvertida en el colon), los pacientes pueden experimentar otras complicaciones.[9,10]
    - **Broncoaspiración.** Para limitar el riesgo de broncoaspiración, la cabecera de la cama del paciente debe elevarse 30° o más durante la alimentación y en las siguientes 2 h. Se deben proporcionar regímenes de alimentación intermitentes más que una administración rápida en bolos. Todos los pacientes deben ser observados para detectar signos de intolerancia alimentaria. El acceso en el intestino delgado es de utilidad en los pacientes con broncoaspiración recurrente por alimentación por sonda (no bucofaríngea) o en aquellos que no toleran la alimentación gástrica.
    - **Diarrea.** Se debe realizar una evaluación de la presencia de diarrea frente a incontinencia y etiologías frecuentes. Esto incluye verificar si hay diarrea asociada con el uso de antibióticos y buscar sorbitol en otros medicamentos administrados por vía oral. Para reducir al mínimo su incidencia, es aconsejable el empleo de una fórmula isoosmótica sin lactosa y promover la alimentación por sonda de forma gradual. La disminución en la velocidad de las alimentaciones, el cambio a alimentaciones continuas por sonda y agregar fibra a la fórmula son de utilidad. Si estas medidas fallan y se han descartado las causas infecciosas, puede ser apropiado un antidiarreico.
    - **Hiperglucemia.** Cuando se inicia la alimentación enteral, se requiere vigilancia de la glucosa en sangre. Al principio puede usarse insulina regular para controlar la concentración sanguínea de glucosa. Una vez que se alcanzan las 1 000 kcal/día con la alimentación, se puede programar insulina de acción corta cada 4 h para el control de la glucosa sanguínea.

- **Necrosis del intestino delgado.** Los pacientes que requieren apoyo vasopresor para mantener una presión arterial adecuada tienen riesgo de necrosis del intestino delgado con la alimentación intestinal. Los signos tempranos de isquemia intestinal son inespecíficos e incluyen meteorismo, ausencia de ruidos intestinales, dolor abdominal e íleo. Si es necesaria la alimentación enteral en un paciente con hipotensión, se le debe vigilar para detectar cualquier signo temprano de isquemia intestinal.

- **Complicaciones de la alimentación parenteral**
  - Complicaciones mecánicas
    - **Colocación de una vía central.** Las complicaciones relacionadas con la colocación de una vía central incluyen neumotórax, lesión del plexo braquial, punción de la arteria carótida o subclavia, hemotórax y quilotórax.
    - **Trombosis o embolia pulmonar.** Esto puede ocurrir de forma secundaria al uso del catéter venoso central. Hay trombosis de la vena subclavia radiológicamente evidente (25-50%), pero las manifestaciones clínicas significativas (p. ej., edema de miembros superiores, síndrome de la vena cava superior, embolia pulmonar) son muy raras. Deben usarse filtros en el catéter al administrar todas las soluciones de APT.
    - **Infecciosas.** Por lo regular, estas complicaciones son causadas por *Staphylococcus epidermidis* o *S. aureus*, así como por especies de hongos. En los pacientes inmunocomprometidos, los bacilos gramnegativos y las especies de *Candida* constituyen una preocupación importante.
  - Complicaciones metabólicas
    - **Hiperglucemia.** En los pacientes con diabetes mellitus tipo 2 (DM2) y concentraciones de glucosa en sangre menores de 200 mg/dL se debe considerar el uso de 1 unidad de insulina por cada 10 g de hidratos de carbono en el recipiente de APT. En los pacientes con DM2 o que reciben dosis altas de esteroides con glucosa en sangre mayor de 200 mg/dL, puede ser necesaria una proporción de insulina:hidratos de carbono de 1:5. Las concentraciones de glucosa sanguínea deben revisarse con frecuencia y aplicar esquemas de insulina para controlar la hiperglucemia. Si la glucosa sanguínea permanece aumentada a pesar de esta medida, debe agregarse insulina adicional a la solución de APT, un 50% más de la agregada las 24 h previas. Si esto falla, puede requerirse infusión de insulina intravenosa o mayor reducción de los hidratos de carbono en la APT. La terapia empírica con insulina, basada en protocolos, mejora el control glucémico más rápidamente que un método individualizado.[9,13]
    - **Hipertrigliceridemia.** Un valor de triglicéridos mayor de 500 mg/dL puede causar o exacerbar una pancreatitis aguda y se ha asociado con trombocitopenia. Las concentraciones deben revisarse al inicio y cuando menos una vez durante la infusión de la emulsión lipídica para asegurar la depuración adecuada. Ante concentraciones séricas de triglicéridos mayores de 400 mg/dL, la mayoría de los médicos reducen o eliminan los lípidos en la emulsión. Debe recordarse que el propofol se administra en una emulsión lipídica al 10% (1.1 kcal/mL) y debe contarse como parte de las calorías por lípidos. La hiperglucemia es una causa reversible de hipertrigliceridemia en los pacientes que reciben APT.
    - **Hepatobiliares.** Las complicaciones incluyen concentraciones séricas elevadas de transaminasas y fosfatasa alcalina. Además puede haber esteatosis, esteatohepatitis, lipidosis, colestasis, fibrosis y cirrosis. Aunque estas anomalías son por lo regular benignas y transitorias, en algunos pacientes pueden desarrollarse enfermedades más serias y progresivas, por lo general después de 16 semanas de APT. Las complicaciones biliares típicas se presentan con la APT administrada durante más de 3 semanas e incluyen colecistitis acalculosa, lodo biliar y colelitiasis.
    - **Enfermedad ósea metabólica.** La osteomalacia, u osteopenia, puede presentarse con la administración a largo plazo de la APT (> 3 meses).

- **Síndrome de realimentación**
  - Este síndrome se refiere a los intercambios masivos de líquidos y electrólitos que pueden suscitarse cuando un paciente muy desnutrido inicia el soporte nutricional, lo que conduce a sobrecarga de volumen, colapso cardiovascular y muerte.[9,14]
  - **Agotamiento electrolítico.** Es la complicación más peligrosa de la realimentación inicial.

- Con la administración de una carga de hidratos de carbono, las concentraciones séricas de fósforo, potasio y magnesio caen con rapidez por los intercambios transcelulares mediados por la insulina en un ambiente de agotamiento electrolítico en todo el organismo.
- La hipofosfatemia puede conducir a parálisis de los músculos respiratorios y a colapso cardiovascular.
- La caída rápida de las concentraciones de potasio y magnesio puede conducir a disfunción cardíaca y arritmias.

○ **Sobrecarga de volumen** (secundaria a los líquidos administrados con los suplementos nutricionales y la retención de sodio mediada por la insulina). Es la característica del síndrome de realimentación y puede progresar con rapidez a insuficiencia cardíaca congestiva.

○ **Anomalías cardíacas.** Incluyen prolongación del intervalo QT que, combinado con las alteraciones electrolíticas del plasma, conduce a un riesgo aumentado de arritmias ventriculares y muerte repentina por problemas cardíacos durante la primera semana de realimentación.

○ **Insuficiencia de tiamina.** Puede conducir a beriberi agudo, que a su vez puede hacerlo a acidosis láctica, edema e insuficiencia cardíaca.

○ El mejor método para tratar el síndrome de realimentación es su prevención, que consiste en iniciar las alimentaciones con lentitud y administrar de forma intensiva complementos de potasio, magnesio y fosfato en pacientes con funcionamiento renal normal.

- La alimentación inicia con 15 kcal/kg/día y puede avanzarse de manera gradual según se observe tolerancia.
- Las concentraciones séricas de potasio, magnesio y fósforo deben revisarse cada 12 h hasta lograr la meta de nutrición con electrólitos estables.
- La tiamina debe complementarse por vía intravenosa a 500 mg/día durante 3 días.
- Para evitar la sobrecarga de líquidos, la ingesta inicial de estos y de sodio debe limitarse, así como vigilar a diario el peso del paciente. Un aumento de peso mayor de 0.25 kg/día o 1.5 kg/semana debe tratarse como sobrecarga de líquidos; los líquidos deben reducirse y emplear diuréticos conforme sea necesario.
- Es requisito la toma de un electrocardiograma basal y los pacientes deben vigilarse con telemetría durante la realimentación temprana.

REFERENCIAS

1. Norman K, Pichard C, Lochs H, et al. Prognostic impact of disease-related malnutrition. *Clin Nutr.* 2008;27(1):5–15.
2. Win AZ, Ceresa C, Arnold K, et al. High prevalence of malnutrition among elderly veterans in home based primary care. *J Nutr Health Aging.* 2017;21(6):610–613.
3. Kirkland LL, Shaughnessy E. Recognition and prevention of nosocomial malnutrition: a review and a call to action! *Am J Med.* 2017;130(12):1345–1350.
4. Linn BS. Outcomes of older and younger malnourished and well-nourished patients one year after hospitalization. *Am J Clin Nutr.* 1984;39(1):66–73.
5. Dewys WD, Begg C, Lavin PT, et al. Prognostic effect of weight loss prior to chemotherapy in cancer patients. Eastern Cooperative Oncology Group. *Am J Med.* 1980;69(4):491–497.
6. White JV, Guenter P, Jensen G, et al. Consensus statement: Academy of Nutrition and Dietetics and American Society for Parenteral and Enteral Nutrition: characteristics recommended for the identification and documentation of adult malnutrition (undernutrition). *JPEN J Parenter Enteral Nutr.* 2012;36(3):275–283.
7. McClave SA, DiBaise JK, Mullin GE, et al. ACG clinical guideline: nutrition therapy in the adult hospitalized patient. *Am J Gastroenterol.* 2016;111(3):315-334; quiz 335.
8. McClave SA, Taylor BE, Martindale RG, et al. Guidelines for the Provision and Assessment of Nutrition Support Therapy in the adult critically ill patient: Society of Critical Care Medicine (SCCM) and American Society for Parenteral and Enteral Nutrition (A.S.P.E.N.). *JPEN J Parenter Enteral Nutr.* 2016;40(2):159–211.
9. Klein S. A primer of nutritional support for gastroenterologists. *Gastroenterology.* 2002;122(6):1677–1687.
10. Kirby DF, Delegge MH, Fleming CR. American Gastroenterological Association technical review on tube feeding for enteral nutrition. *Gastroenterology.* 1995;108(4):1282–1301.

11. Abu-El-Haija M, Schultz J, Rahhal RM. Effects of 70% ethanol locks on rates of central line infection, thrombosis, breakage, and replacement in pediatric intestinal failure. *J Pediatr Gastroenterol Nutr*. 2014;58(6):703–708.

12. Koretz RL, Lipman TO, Klein S; American Gastroenterological Association. AGA technical review on parenteral nutrition. *Gastroenterology*. 2001;121(4):970–1001.

13. Jakoby MG, Nannapaneni N. An insulin protocol for management of hyperglycemia in patients receiving parenteral nutrition is superior to ad hoc management. *JPEN J Parenter Enteral Nutr*. 2012;36(2):183–188.

14. Kraft MD, Btaiche IF, Sacks GS. Review of the refeeding syndrome. *Nutr Clin Pract*. 2005;20(6):625–633.

Obesidad

12

Michael C. Bennett y Vladimir M. Kushnir

PRINCIPIOS GENERALES

- La *obesidad* es una enfermedad crónica que se caracteriza por un exceso de grasa corporal. Su prevalencia está en aumento y se asocia con muchas de las principales causas de morbilidad y mortalidad en los Estados Unidos y el mundo.
- El reconocimiento de los complejos factores fisiopatológicos, ambientales y sociales que contribuyen al aumento de peso es importante para la evaluación y el tratamiento del paciente con obesidad.
- La comprensión del impacto de la obesidad en otras enfermedades debería informar la toma de decisiones clínicas.
- El tratamiento de la obesidad requiere un abordaje multidisciplinario. Las estrategias incluyen intervenciones terapéuticas en el estilo de vida, medicamentos y cirugía o endoscopia.

Definición

- El índice de masa corporal (IMC), o el peso en kilogramos dividido por el cuadrado de la estatura en metros, se utiliza como marcador sustituto de la grasa corporal y es una herramienta útil de detección. Un IMC de 18.5-25 se considera normal. El IMC entre 25 y 30 se considera sobrepeso. La obesidad se define como un IMC superior a 30.
- La obesidad se subdivide además en clase 1 (IMC 30-35), clase 2 (IMC 35-40) y clase 3 u obesidad grave (IMC superior a 40).
- Otras medidas de la composición de la grasa corporal incluyen la medición del espesor de los pliegues cutáneos, la impedancia bioeléctrica, el pesaje bajo el agua y la absorciometría de rayos X de energía dual.[1]

Epidemiología

- La prevalencia de obesidad en los adultos estadounidenses es del 39.8%. La tasa de obesidad es mayor entre los adultos hispanos (47.0%) y afroamericanos no hispanos (46.8%) en comparación con los adultos caucásicos no hispanos (37.9%).[2]
- Las tasas de obesidad y obesidad grave entre los adultos estadounidenses han aumentado desde la década de 1980. Entre 2007 y 2016, la prevalencia de obesidad aumentó del 33.7% al 39.6% y la prevalencia de obesidad grave aumentó del 5.7% al 7.7%.[3]

Etiología

- Los cambios en el entorno alimentario, las conductas alimentarias y el grado de actividad física han contribuido al aumento de la prevalencia de la obesidad. Entre estos cambios se encuentran una mayor disponibilidad y consumo de alimentos procesados con alto contenido de azúcar, sal, grasa y aditivos de sabor, menos tiempo dedicado a preparar comidas en casa, porciones más grandes y menos actividad física ocupacional.[4]
- Algunos factores genéticos complejos aumentan la susceptibilidad a la obesidad y se ha estimado que la tasa de heredabilidad del IMC está entre el 40 y 70%. La obesidad se ha asociado con anomalías en múltiples genes, incluidos los de la leptina, la melanocortina 4 y el gen relacionado con la masa grasa y la obesidad, aunque estas representan solo un pequeño porcentaje de la variación individual del IMC.[5]

- Los factores intrauterinos y de la primera infancia influyen en el riesgo de obesidad más adelante en la vida. La diabetes materna, el tabaquismo y la mala nutrición aumentan el riesgo de obesidad. Los niños amamantados y los que duermen más parecen tener un menor riesgo de obesidad.[6]
- La microbiota intestinal tiene un papel complejo en la descomposición de los nutrientes y el mantenimiento de la función de barrera intestinal, entre otras interacciones con el hospedero. Las variaciones en la composición de la microbiota se han asociado con la obesidad y la resistencia a la insulina en humanos; también se han demostrado relaciones causales en modelos animales.[7]
- El equilibrio energético se regula en parte por vías hipotalámicas y otras vías cerebrales que controlan la ingesta de alimentos y el gasto energético. Un equilibrio energético negativo, al aumentar la actividad o disminuir la ingesta de alimentos, produce mecanismos compensatorios como el aumento de las señales de apetito; clínicamente, esto puede conducir a la recuperación de peso en los pacientes que lo han perdido.[5]
- La obesidad puede ocurrir como resultado de otras enfermedades, como hipotiroidismo, síndrome de ovario poliquístico, síndrome de Cushing e hipogonadismo. Muchos medicamentos pueden promover el aumento de peso, incluidos los corticoesteroides, la insulina y varios antipsicóticos y antidepresivos. Las enfermedades psicológicas pueden ser tanto una causa como una consecuencia de la obesidad.

Fisiopatología

- La obesidad se caracteriza por la acumulación gradual de un exceso de lípidos, principalmente triglicéridos, que se distribuyen al tejido adiposo subcutáneo y visceral.[5] Esto da lugar a células de grasa agrandadas que producen un efecto a través del aumento de la masa grasa y de la producción de adipocinas y otras actividades endocrinas.[6]
- El aumento de la masa grasa puede producir estrés mecánico que conduce a numerosos procesos patológicos. El efecto mecánico sobre el tejido faríngeo puede causar apnea obstructiva del sueño, la carga de peso en las articulaciones puede provocar artrosis y el aumento de la presión intraabdominal puede ocasionar enfermedad por reflujo gastroesofágico (ERGE) y sus complicaciones, esófago de Barrett y adenocarcinoma esofágico.[5]
- El aumento de la circulación de adipocinas junto con las citocinas proinflamatorias, producidas por las células grasas, los macrófagos asociados y otras células inflamatorias, provoca resistencia a la insulina y diabetes tipo 2. La resistencia a la insulina y el aumento de la producción de lípidos de los adipocitos conducen a la esteatosis hepática no alcohólica (EHNA) y sus complicaciones, esteatohepatitis y cirrosis. El aumento de la adiposidad también activa el sistema renina-angiotensina-aldosterona y el sistema nervioso simpático, lo que conduce a hipertensión sistémica y pulmonar. Estos procesos juntos pueden causar enfermedad de las arterias coronarias, insuficiencia cardíaca congestiva, ictus y enfermedad renal crónica.[5]

Enfermedades asociadas

- La mortalidad por todas las causas, al relacionarse con el IMC, produce una curva en forma de «J». Las personas con bajo peso y las que tienen un IMC superior a 25 tienen un mayor riesgo de muerte que aumenta con el IMC.[6]
- La obesidad está asociada con afecciones de casi todos los sistemas de órganos. La pérdida de peso generalmente tiene como resultado una disminución de la comorbilidad asociada con la obesidad, aunque el grado varía.
- La diabetes está fuertemente asociada con la obesidad. El IMC, el perímetro de la cintura y el peso corporal total son factores de predicción del desarrollo de diabetes tipo 2. El tratamiento para la pérdida de peso ha demostrado beneficios en las concentraciones de hemoglobina A_1c en diversos estudios.[8]
- La obesidad, y en particular la adiposidad central, se correlaciona con dislipidemia o concentraciones bajas de lipoproteínas de alta densidad (HDL, *high-density lipoproteins*) y altas de triglicéridos y lipoproteínas de baja densidad (LDL, *low-density lipoproteins*).[6]
- La hipertensión es más frecuente en los pacientes con obesidad y la pérdida de peso intencional disminuye la presión arterial; por cada kilogramo perdido, la presión arterial sistólica desciende 1.2 mm Hg.[8]

- La enfermedad cardiovascular, la principal causa de mortalidad en los Estados Unidos, aumenta en los pacientes con obesidad, en gran parte debido al aumento de diabetes, dislipidemia e hipertensión. Los riesgos de insuficiencia cardíaca congestiva, fibrilación auricular e ictus también aumentan con la obesidad.[6]
- La EHNA implica el desarrollo de esteatosis hepática y hepatomegalia debido al depósito de grasa que progresa a esteatohepatitis, fibrosis, cirrosis y carcinoma hepatocelular. La prevalencia de la EHNA es de alrededor del 30% en la población general y aumenta al 65-92% en los pacientes con obesidad de clase 2 o superior.[8]
- La litiasis biliar ocurre en los pacientes con obesidad en tasas 2.5-3 veces más altas que en la población general. Sin embargo, la pérdida de peso rápida también puede asociarse con colelitiasis sintomática.[8]
- La obesidad contribuye al desarrollo de pancreatitis a través de su asociación con la enfermedad por cálculos biliares, hipertrigliceridemia y diabetes. La obesidad puede aumentar la gravedad de la pancreatitis aguda, en parte relacionada con la necrosis de la grasa visceral.[9]
- La ERGE aumenta con el IMC, al igual que la esofagitis erosiva, el esófago de Barrett y el adenocarcinoma de esófago. Un IMC superior a 25 confiere un cociente de probabilidades (OR, *odds ratio*) de 1.4 para la ERGE en comparación con el peso normal, y un IMC superior a 30 aumenta el OR a 1.9.[6] El riesgo de esófago de Barrett aumenta cerca de un 35% por cada aumento de 5 unidades en el IMC, y un IMC superior a 40 confiere un OR de 4.76 para el adenocarcinoma de esófago, en comparación con los pacientes sin sobrepeso.[10]
- Un IMC más alto aumenta progresivamente el riesgo de enfermedad renal en etapa terminal (ERET), incluso corrigiendo sus causas frecuentes, incluidas la hipertensión y la diabetes.[6]
- Muchos tipos de cáncer muestran una mayor prevalencia en los pacientes con obesidad. La tasa de mortalidad por todos los cánceres es más alta con la obesidad grave, con un riesgo relativo de 1.5-1.6 en comparación con el peso normal. Se han demostrado asociaciones más fuertes con los cánceres de colon, riñón, páncreas, esófago, mama y próstata.[8]
- Las complicaciones pulmonares incluyen la apnea obstructiva del sueño y el síndrome relacionado de hipoventilación por obesidad, que puede producir hipertensión pulmonar. La neumonía también parece ser más frecuente con la obesidad.[6]
- La artrosis y el dolor crónico de espalda y articulaciones se asocian con la obesidad en un factor de tres. Los síntomas disminuyen con la pérdida de peso.[8]
- La prevalencia de obesidad es mayor en los pacientes con diferentes enfermedades mentales, como depresión, ansiedad, trastorno bipolar y esquizofrenia.[8]
- La estigmatización social del sobrepeso y la obesidad puede reducir la calidad de vida y afectar las interacciones de los pacientes con los médicos y con otros profesionales de la salud.

DIAGNÓSTICO

Cuadro clínico

- Los pacientes deben someterse a exámenes de detección de sobrepeso y obesidad como parte de una exploración física anual completa. Es útil considerar el IMC como un signo vital.[11]
- Los pacientes con un IMC superior a 25 deben evaluarse en busca de factores de riesgo de enfermedad cardiovascular y otras comorbilidades relacionadas con la obesidad. Esta evaluación, junto con una valoración de la preparación para realizar cambios en el estilo de vida para lograr la pérdida de peso, debe guiar la toma de decisiones compartida con el paciente con respecto a las modalidades de tratamiento.[11]
- Se deben revisar el estilo de vida y el historial de peso del paciente. Son importantes la edad de inicio del aumento de peso, los intentos previos de pérdida de peso, los hábitos dietéticos, el grado de actividad física, los factores psicosociales, los antecedentes de tabaquismo y familiares de obesidad y las enfermedades relacionadas.
- Se debe prestar especial atención a la lista de medicamentos del paciente. Los fármacos asociados con el aumento de peso incluyen corticoesteroides, insulina, sulfonilureas, antipsicóticos, antiepilépticos y estabilizadores del estado de ánimo, antihistamínicos, antidepresivos, fármacos hormonales y bloqueadores β y α.[12]
- Además del IMC, la presión arterial debe medirse en todos los pacientes y el perímetro de la cintura es una medida útil en las personas con un IMC entre 25 y 35. La adiposidad central medida por el perímetro de la cintura se correlaciona con la adiposidad visceral, lo que

aumenta el riesgo de complicaciones como diabetes y EHNA. El perímetro de cintura anómalo es mayor de 88 cm (35 in) en las mujeres y mayor de 102 cm (40 in) en los hombres.[12]

- La exploración física debe incluir la evaluación tanto de las causas de la obesidad secundaria como de sus complicaciones. El acné o el hirsutismo pueden sugerir síndrome de ovario poliquístico, la acantosis *nigricans* señala resistencia a la insulina y se pueden observar estrías color púrpura con el síndrome de Cushing, junto con debilidad muscular proximal. Los nódulos tiroideos o el bocio apuntan a hipotiroidismo. La fibrilación auricular y la insuficiencia cardíaca congestiva pueden detectarse mediante el ritmo cardíaco irregular y el galope en R_3 o R_4, respectivamente. El edema periférico puede sugerir estasis venosa o hipertensión pulmonar. El seudotumor cerebral se manifiesta con papiledema.[12]

Pruebas de diagnóstico

- Es necesario realizar pruebas de laboratorio en los pacientes con obesidad. Estas incluyen un análisis de hemoglobina A_1c (o glucosa en ayunas), pruebas de lípidos en ayunas, química hepática y pruebas de función tiroidea.
- Deben realizarse pruebas de diagnóstico adicionales si la anamnesis, la exploración física o los análisis de sangre de rutina hacen sospechar una comorbilidad relacionada con la obesidad. Estas pueden incluir electrocardiografía, ecocardiografía, estudio del sueño durante la noche, ecografía del cuadrante superior derecho para el hígado graso o la enfermedad por cálculos biliares, así como ecografía transvaginal para los quistes ováricos.[12]

TRATAMIENTO

Modificación del estilo de vida o de los factores de riesgo

- A los pacientes con un IMC superior a 30 o, en su defecto, un IMC mayor de 25 con factores de riesgo de comorbilidad asociada con la obesidad y que estén dispuestos a realizar cambios en su estilo de vida, se les debe ofrecer una intervención integral en el estilo de vida que debería ser la base de cualquier programa de pérdida de peso. Los componentes incluyen dieta, ejercicio y modificaciones de la conducta.
- La ingesta dietética debe reducirse para lograr un equilibrio energético negativo. Para la mayoría de los adultos son apropiadas entre 1200 y 1500 kcal/día para las mujeres y entre 1500 y 1800 kcal/día para los hombres.[13]
- Es más probable que la pérdida de peso sostenida tenga éxito con un plan de alimentación estructurado e individualizado, que se puede desarrollar con la guía de un bromatólogo certificado. Hay poca evidencia que respalde alguna dieta de eliminación o macronutrientes en particular.[13] Las dietas muy bajas en calorías (en general 800 kcal/día o menos) dan lugar a una pérdida de peso a corto plazo, que después se recupera, y puede haber complicaciones.
- Debe aumentarse la actividad física. Se recomienda el ejercicio aeróbico durante al menos 150 min por semana y una meta de 10 000 pasos al día. Para los pacientes con movilidad limitada, posiblemente se necesite la ayuda de un fisioterapeuta para comenzar con éxito dicho programa.
- Las intervenciones conductuales tienen más éxito con las sesiones en persona, individuales o grupales, con un especialista capacitado. Una intervención de alta intensidad debe incluir al menos 14 sesiones en un período de 6 meses.[11] Las conductas a desarrollar incluyen la autovigilancia, el control de estímulos, el apoyo social y la prevención de recaídas.
- Después de un período de intervención intensiva para bajar de peso, se debe brindar apoyo continuo para ayudar al paciente a mantener un peso estable. Se necesitan el establecimiento intermitente de objetivos y el refuerzo de la conducta positiva. Los pacientes que mantienen grados elevados de actividad física, y controlan regularmente el peso y la ingesta de alimentos, tienen menos probabilidades de recuperar el peso.[11]

Tratamiento farmacológico

- El tratamiento farmacológico es una adición adecuada a la intervención del estilo de vida en los pacientes con un IMC mayor de 27 con comorbilidades relacionadas con el peso o en aquellos con un IMC mayor de 30.[11] Varios medicamentos han sido aprobados por la Food and Drug Administration (FDA) de los Estados Unidos para el tratamiento de la obesidad.

- En general, los medicamentos para bajar de peso deben considerarse una terapia a largo plazo para una enfermedad crónica recurrente. La interrupción de los medicamentos a menudo conduce a la recuperación del peso perdido.
  - La *fentermina* es el medicamento para bajar de peso que se receta con mayor frecuencia en los Estados Unidos. Es una amina simpaticomimética que probablemente reduzca el apetito al liberar catecolaminas en el hipotálamo. En un estudio, los pacientes que tomaron fentermina lograron un promedio del 5.1% de pérdida de peso corporal total (PPCT) en comparación con los que obtuvieron placebo. Los efectos secundarios incluyen aumentos en la frecuencia cardíaca y de la presión arterial, insomnio, irritabilidad y molestias digestivas. El tratamiento no está aprobado para su uso a largo plazo, pero su uso para indicaciones no autorizadas puede ser apropiado en algunos casos.[14]
  - El *orlistat* altera la absorción de grasas al inhibir la lipasa pancreática y gástrica. Se ha informado un promedio de PPCT de alrededor del 3%. Los efectos secundarios incluyen flatulencias, heces oleosas, urgencia e incontinencia fecales e insuficiencias de vitaminas liposolubles.
  - La *fentermina con topiramato* es un comprimido combinado que actúa de forma centralizada para reducir el apetito y aumentar la saciedad. Grandes ensayos controlados y aleatorizados mostraron una PPCT del 6.6-8.6% en comparación con el placebo. Además de los efectos adversos de la fentermina, pueden producirse cambios en el estado neurológico o mental.
  - La *lorcaserina* es un agonista del receptor de 5-hidroxitriptamina 2C (5-HT2c) que actúa en el hipotálamo para promover la saciedad. Se informó una PPCT del 3.6% en un ensayo controlado y aleatorizado. Los análogos de la serotonina más antiguos se retiraron debido a su asociación con enfermedad de las válvulas cardíacas, pero la lorcaserina no tuvo este efecto debido a su selectividad. La sobrecarga serotoninérgica es un riesgo si se coadministra con otros fármacos que afectan a la serotonina.
  - La *naltrexona con bupropión* es otro comprimido combinado que parece funcionar activando los centros de saciedad en el hipotálamo. En un ensayo controlado aleatorizado se informó una PPCT 4.8% por encima del placebo. No debe usarse en los pacientes con trastornos convulsivos o alimentarios o adicción. Las náuseas son el efecto secundario más frecuente.
  - La *liraglutida* es un agonista del receptor del péptido glucagonoide tipo 1 (GLP-1, *glucagon-like peptide 1*) que puede retardar el vaciamiento gástrico, además de actuar a nivel central. Es un fármaco inyectable. La PPCT es del 4.5% en promedio. Los efectos digestivos secundarios son los más frecuentes y la hipoglucemia es un riesgo. Está contraindicada en los pacientes con antecedentes de cáncer de tiroides o neoplasia endocrina múltiple.[14]

Tratamiento quirúrgico

- Los adultos con un IMC superior a 40 o, en su defecto, superior a 35 con comorbilidades relacionadas con la obesidad, motivación para perder peso y respuesta fallida previa al tratamiento conductual son candidatos para la cirugía bariátrica. Se debe ofrecer a los pacientes la derivación con un cirujano bariátrico experimentado para su evaluación.[11]
- La cirugía bariátrica debe ofrecerse como parte de un programa integral que incluya intervenciones terapéuticas en el estilo de vida, con la participación de expertos en nutrición, salud mental, control médico del peso y cirugía.
- La cirugía de pérdida de peso ha demostrado una gran eficacia para lograr una pérdida de peso sustancialmente rápida y duradera, así como una mejora en las afecciones concomitantes y en la supervivencia.[15]
- La derivación gástrica en Y de Roux (DGYR) funciona mediante procesos restrictivos y de malabsorción para inducir la pérdida de peso. El estómago se divide para crear una pequeña bolsa gástrica y el yeyuno se divide distal al ligamento de Treitz. El reservorio gástrico se anastomosa al asa yeyunal distal ("Roux"), de modo que el flujo de alimento no pasa por el asa biliopancreática. Las dos asas se anastomosan en un conducto común, generalmente unos 100 cm distal a la anastomosis gastroyeyunal.
  - La pérdida de peso esperada con la DGYR está entre un 25 y 35% de PPCT, o un 60-80% de pérdida del peso excesivo.[15,16] Hay una rápida pérdida de peso inicial seguida de estabilización. La pérdida de peso dura una década o más en la mayoría de los pacientes.
  - Las complicaciones a corto plazo incluyen hemorragia, filtración anastomótica, complicaciones de la herida y obstrucción intestinal. Hay complicaciones graves en aproximadamente el 3.4% de los pacientes.[15]

- Las complicaciones a largo plazo incluyen dolor abdominal, úlcera marginal, hernia interna, deficiencias nutricionales y síndrome de evacuación gástrica rápida (cambios de líquido posprandial o hipoglucemia).
- La gastrectomía vertical (GV) en manga es un procedimiento restrictivo en el que se reseca la curvatura mayor del estómago, dejando una manga gástrica estrecha.
  - Los estudios comparativos más recientes han demostrado una eficacia similar entre la DGYR y la GV, aunque la pérdida de peso con la última fue ligeramente menor en algunos estudios.[15,16]
  - Las complicaciones incluyen hemorragia o fugas en la línea de grapas. Pueden ocurrir deficiencias nutricionales y síndrome de evacuación gástrica rápida. La ERGE puede empeorar.
- El cerclaje gástrico implica la colocación de una banda inflada y ajustable alrededor del estómago proximal, lo que produce una restricción. Este procedimiento ha perdido popularidad debido al riesgo de complicaciones a largo plazo y a las frecuentes reoperaciones.
- La derivación biliopancreática con cruce duodenal es un procedimiento de malabsorción más radical que la DGYR; implica una gastrectomía parcial y una gastroileostomía en Y de Roux. Es muy eficaz, pero tiene un riesgo considerable de complicaciones, incluida la desnutrición. No se realiza con frecuencia, por lo general se limita a pacientes con un IMC superior a 50. En una comparación directa, los pacientes con un IMC entre 50 y 60 tuvieron una reducción promedio del IMC de 22.1 con el cruce duodenal en comparación con 13.6 de la DGYR.[15]
- El **tratamiento bariátrico endoscópico** se refiere al uso de dispositivos que requieren una endoscopia gastrointestinal flexible para su colocación o extracción. Se ha demostrado que estos dispositivos tienen mayor eficacia que la intervención en el estilo de vida por sí sola. La pérdida de peso notificada es generalmente mayor que con el tratamiento farmacológico y menor que con la cirugía, aunque con menor riesgo de complicaciones.[17]
  - Los balones intragástricos (BIG) funcionan al ocupar espacio en el estómago y lentificar el vaciado gástrico. Están aprobados para su uso en pacientes con IMC entre 30 y 40.
    - Los BIG llenos de líquido se colocan por vía endoscópica y los BIG llenos de gas se tragan en forma encapsulada y se inflan en el estómago a través de un catéter adjunto. Ambos dispositivos se retiran endoscópicamente después de 6 meses.
    - La pérdida de peso informada en los ensayos controlados aleatorizados varía del 6.6 al 10.2% de PPCT.[17]
    - Las complicaciones frecuentes incluyen dolor abdominal, vómitos y ERGE, que pueden llevar a una extracción temprana.
    - Las complicaciones graves (migración del balón, perforación intestinal, hemorragia digestiva) son muy poco frecuentes y se producen en menos del 0.05% de los pacientes.
  - La terapia de aspiración implica la colocación endoscópica de una sonda de gastrostomía percutánea que se utiliza para eliminar una porción del contenido gástrico después de una comida, lo que reduce la absorción calórica en el intestino delgado. En un ensayo controlado aleatorizado se informó un promedio del 14.2% de PPCT.[17] Las complicaciones del sitio de la piel son las más frecuentes, como tejido de granulación, irritación e infección. La terapia de aspiración está aprobada para su uso en los pacientes con un IMC superior a 35.
  - La gastroplastia endoscópica vertical (GEV) utiliza un dispositivo de sutura endoscópico para colocar suturas de espesor total a lo largo de la curvatura mayor del estómago, reduciendo el volumen gástrico efectivo. Se ha informado del 16.2-19.8% de PPCT en series de casos multicéntricos.[17] Las complicaciones incluyen síntomas acomodativos y, con poca frecuencia, acumulación de líquido perigástrico. La GEV es un procedimiento apropiado para los pacientes con un IMC superior a 30.

REFERENCIAS

1. Centers for Disease Control and Prevention. *Defining adult overweight and obesity.* 2017. Available at https://www.cdc.gov/obesity/adult/defining.html. Accessed August 11, 2019.
2. Hales CM, Carroll MD, Fryar CD, et al. Prevalence of obesity among adults and youth: United States, 2015–2016. *NCHS Data Brief.* 2017;288:1–8.
3. Hales CM, Fryar CD, Carroll MD, et al. Trends in obesity and severe obesity prevalence in US youth and adults by sex and age, 2007–2008 to 2015–2016. *JAMA.* 2018;319:1723–1725.

4. Hall KD. Did the food environment cause the obesity epidemic? *Obesity (Silver Spring)*. 2018;26:11–13.
5. Heymsfield SB, Wadden TA. Mechanisms, pathophysiology, and management of obesity. *N Engl J Med*. 2017;376:254–266.
6. Bray GA. Obesity. In: Feldman M, Friedman LS, Brandt LJ, eds. *Sleisenger and Fordtran's Gastrointestinal and Liver Disease*. Philadelphia, PA: Saunders Elsevier; 2016:102–118.
7. Bouter KE, van Raalte DH, Groen AK, et al. Role of the gut microbiome in the pathogenesis of obesity and obesity-related metabolic dysfunction. *Gastroenterology*. 2017;152:1671–1678.
8. Rueda-Clausen CF, Ogunleye AA, Sharma AM. Health benefits of long-term weight-loss maintenance. *Annu Rev Nutr*. 2015;35:475–516.
9. Khatua B, El-Kurdi B, Singh VP. Obesity and pancreatitis. *Curr Opin Gastroenterol*. 2017;33: 374–382.
10. Chang P, Friedenberg F. Obesity and GERD. *Gastroenterol Clin North Am*. 2014;43:161–173.
11. American College of Cardiology/American Heart Association Task Force on Practice Guidelines, Obesity Expert Panel, 2013. Executive summary: guidelines (2013) for the management of overweight and obesity in adults: a report of the American College of Cardiology/American Heart Association Task Force on Practice Guidelines and the Obesity Society published by the Obesity Society and American College of Cardiology/American Heart Association Task Force on Practice Guidelines. Based on a systematic review from the The Obesity Expert Panel, 2013. *Obesity (Silver Spring)*. 2014;22(Suppl 2):S5–S39.
12. Tsai AG, Wadden TA. In the clinic: obesity. *Ann Intern Med*. 2013;159:ITC3-1–ITC3-15; quiz ITC3-6.
13. Acosta A, Streett S, Kroh MD, et al. White Paper AGA: POWER—practice guide on obesity and weight management, education, and resources. *Clin Gastroenterol Hepatol*. 2017;15:631–649.e10.
14. Srivastava G, Apovian CM. Current pharmacotherapy for obesity. *Nat Rev Endocrinol*. 2018;14:12–24.
15. Nudel J, Sanchez VM. Surgical management of obesity. *Metabolism*. 2019;92:206–216.
16. Li J, Lai D, Wu D. Laparoscopic Roux-en-Y gastric bypass versus laparoscopic sleeve gastrectomy to treat morbid obesity-related comorbidities: a systematic review and meta-analysis. *Obes Surg*. 2016;26:429–442.
17. Sullivan S, Edmundowicz SA, Thompson CC. Endoscopic bariatric and metabolic therapies: new and emerging technologies. *Gastroenterology*. 2017;152:1791–1801.

Trastornos del esófago

13

Stephen Hasak y C. Prakash Gyawali

Enfermedad por reflujo gastroesofágico

PRINCIPIOS GENERALES

Definición

- El consenso de Montreal define la *enfermedad por reflujo gastroesofágico* (ERGE) como «una afección que se desarrolla cuando el reflujo del contenido del estómago causa síntomas, complicaciones molestas o ambas».
- Los síntomas son «problemáticos» si son frecuentes y tienen un efecto adverso sobre el bienestar del paciente.[1]

Epidemiología

- La prevalencia verdadera de la ERGE es difícil de determinar porque el diagnóstico clínico es relativamente subjetivo y no todos los pacientes con ERGE se someten a pruebas de confirmación.
- Varios estudios han estimado que la prevalencia de pacientes con ERGE en el mundo occidental es tan alta como un 20%; el 30-40% de la población informa al menos síntomas ocasionales coincidentes con los de ERGE.[2]

Fisiopatología

- Varios mecanismos subyacen al reflujo anómalo y todos ellos dan como resultado el fracaso de la unión gastroesofágica para evitar que el contenido gástrico ingrese al esófago, una eliminación deficiente del reflujo, o ambas.
- La unión gastroesofágica está compuesta por el esfínter esofágico inferior (EEI), el diafragma crural y el ligamento frenoesofágico.
- En la mayoría de las circunstancias, la ERGE está relacionada con relajaciones transitorias e inapropiadas del EEI. Con menor frecuencia, la unión gastroesofágica puede verse comprometida mecánicamente, con disminución del tono de reposo del EEI, una hernia hiatal, o ambos.
- De manera independiente del mecanismo, el ácido y las enzimas presentes en el contenido gástrico dañan directamente el revestimiento del esófago. Cuando el esófago se expone a un valor de pH menor de 4 durante un período prolongado, puede ocurrir daño importante a la mucosa esofágica porque no tiene mecanismos protectores contra el ácido y la pepsina, como en el estómago.[3]

Factores de riesgo

- Consumo de alcohol
- Ingesta de cafeína
- Obesidad
- Hábito tabáquico
- Peristaltismo esofágico alterado, incluida la motilidad esofágica ineficaz (MEI)
- Salivación deteriorada
- Vaciado gástrico inadecuado
- Hipersecreción de ácido gástrico (como se observa en el síndrome de Zollinger-Ellison)

DIAGNÓSTICO

Cuadro clínico

La evaluación de la ERGE implica tres aspectos importantes:

- Se debe determinar cualquier **síntoma de alarma**. Estos incluyen disfagia, pérdida de peso, hemorragia digestiva oculta o manifiesta, síntomas que duran más de 5 años, síntomas que no responden a los inhibidores de la bomba de protones (IBP) y edad mayor de 45 años.[3] Los síntomas de alarma indican la necesidad de una investigación invasiva, generalmente con endoscopia digestiva superior.
- Debe evaluarse la **gravedad** de la ERGE.
- Deben descartarse posibles **cardiopatías**, especialmente cuando uno de los síntomas de presentación sea el dolor torácico.

Anamnesis

- Se debe determinar la duración, frecuencia y gravedad de la pirosis.
- Los pacientes con ERGE por lo general informan un sabor «ácido» en la boca y sibilancias o tos nocturnas.
- Los síntomas se pueden caracterizar como típicos o atípicos:
  - Los síntomas típicos son pirosis y regurgitación, que se consideran más específicos de la ERGE que los síntomas atípicos.
  - Los síntomas atípicos incluyen dolor torácico no cardíaco, bolo faríngeo, tos y ronquera.[4]
- La ERGE también es el mecanismo propuesto para una serie de síndromes extraesofágicos con diferentes niveles de evidencia para apoyar la causalidad. Estos incluyen laringitis, asma, erosiones dentales, faringitis, bronquitis crónica, fibrosis pulmonar, sinusitis crónica y neumonía por aspiración recurrente.[3,4]
- Deben buscarse comportamientos que aumenten el reflujo, como fumar, el consumo de cafeína, las comidas abundantes y la posición en decúbito después de comer.
- Deben determinarse los «síntomas de alarma».

Exploración física

La exploración física debe incluir una evaluación de la constitución corporal y hallazgos de alarma, como anemia y sangrado digestivo oculto.

Pruebas de diagnóstico

- Muchos médicos abogan por el **empleo empírico de un IBP por vía oral** como paso inicial ante la sospecha de ERGE. Una respuesta sintomática a los IBP confiere un alto grado de certeza del diagnóstico de ERGE.
- En presencia de síntomas de alarma, incertidumbre en el diagnóstico o respuesta inadecuada al IBP, será necesario realizar más estudios.

Pruebas de laboratorio

Un **hemograma completo** (HC) o biometría hemática puede revelar anemia microcítica si se produce hemorragia por esofagitis, cáncer o alguna erosión.

Pruebas de imagen

El **esofagograma baritado** es un análisis de bajo rendimiento para uso en la ERGE. El «trago de bario» no está indicado para el diagnóstico de la ERGE y el reflujo observado en un estudio con bario no es sensible ni específico para su diagnóstico. Los estudios con bario son mejores para caracterizar las relaciones anatómicas en la unión gastroesofágica antes de realizar la cirugía antirreflujo, especialmente para evaluar las hernias hiatales y su relación con la unión gastroesofágica y el hiato diafragmático; otros usos podrían incluir una mejor definición de las estenosis estrechas o la detección de constricciones sutiles donde una píldora de bario puede tener valor.

Procedimientos de diagnóstico

- La sensibilidad de la **endoscopia** como prueba diagnóstica para la ERGE es baja, ya que la probabilidad de encontrar esofagitis visible es menor del 50% en los pacientes sin tratamiento previo. La probabilidad de esofagitis es extremadamente baja cuando los pacientes ya han recibido terapia con IBP.
- Los **estudios de vigilancia ambulatoria del reflujo esofágico** implican la medición del pH esofágico intraluminal o de la impedancia del pH durante un período de al menos 24 h.
  - Los estudios de pH con sonda consisten en la colocación de una sonda delgada a través de la fosa nasal con el sitio de registro del pH 5 cm por encima del margen proximal del EEI. Las grabaciones duran 24 h.
  - Los estudios inalámbricos del pH implican la fijación de una cápsula de pH 6 cm por encima de la unión escamocilíndrica, que corresponde a 5 cm por encima del EEI. Las grabaciones pueden durar 48 h o más.
  - Actualmente se encuentran disponibles estudios con sondas de pH e impedancia que pueden detectar episodios de reflujo tanto ácidos como no ácidos.
  - En general, un tiempo elevado de exposición total al ácido (ETA) (pH < 4 durante > 6% del tiempo) se considera anómalo y concluyente de exposición patológica al reflujo.
  - Se pide a los pacientes que registren sus síntomas durante el estudio. Se puede analizar el registro de pH para determinar si los síntomas se correlacionan con los episodios de reflujo. Las proporciones simples de los síntomas asociados con los episodios de reflujo y los síntomas generales informados (índice de síntomas) se pueden utilizar como una herramienta para registrar la correlación de los síntomas del reflujo. Las pruebas estadísticas que también toman el tiempo en riesgo de reflujo, episodios de reflujo y episodios de reflujo sin síntomas en consideración pueden proporcionar una designación más sólida de asociación de síntomas denominada *probabilidad de asociación de los síntomas* (PAS). La PAS se considera positiva si la probabilidad de una asociación casual entre los episodios de reflujo y los síntomas es menor del 5%, correlacionada con un valor de $p < 0.05$.[5]
  - La ETA y la PAS se pueden utilizar para clasificar a los pacientes en fenotipos clínicos según el nivel de evidencia que respalde la ERGE.[5] Estos fenotipos son:
    - Fuerte evidencia (ETA anómala y ácido positivo o PAS de impedancia)
    - Buena evidencia (ETA anómala pero PAS negativa)
    - Hipersensibilidad al reflujo (HR; ETA normal pero PAS positiva al pH o episodios de reflujo detectados por impedancia de pH)
    - Sin evidencia o evidencia equívoca (ETA normal y PAS negativa)
  - Las pruebas se realizan independientemente de la terapia con IBP cuando se duda del diagnóstico de enfermedad por reflujo. La idoneidad del control del reflujo o la evaluación de los síntomas en curso, a pesar de la terapia adecuada en los pacientes con ERGE bien diagnosticados, se puede determinar mejor con un estudio de impedancia de pH mientras se está en tratamiento máximo con IBP.

TRATAMIENTO

El objetivo del tratamiento es aliviar los síntomas, curar el daño esofágico y prevenir las posibles complicaciones.

Tratamiento farmacológico

- Los **IBP** administrados una vez al día pueden curar la esofagitis erosiva y aliviar la pirosis.
  - Todos los IBP son más eficaces que los bloqueadores H2 o los agentes de motilidad en la curación de la esofagitis.
  - El IBP se puede administrar dos veces al día con un beneficio terapéutico mejorado si la dosis una vez al día no logra aliviar los síntomas de la ERGE o si los pacientes tienen esofagitis erosiva grave, estenosis o úlceras.
  - Los síntomas típicos de ERGE responden mejor a los IBP que los síntomas atípicos.[6]
  - Los efectos secundarios más frecuentes de la terapia con IBP incluyen cefalea, diarrea, estreñimiento y dolor abdominal.

○ Recientemente, el empleo prolongado de IBP se ha relacionado con diversos eventos adversos que incluyen infecciones gastrointestinales y pulmonares, osteoporosis, cardiopatía, nefropatía y demencia. Sin embargo, hasta la fecha no ha habido estudios prospectivos bien diseñados que establezcan de manera concluyente el vínculo entre los IBP y estos eventos adversos.[7]

○ La evidencia disponible y la opinión de los expertos respaldan el uso de los IBP en la ERGE con evidencia de daño de la mucosa y síntomas típicos. Sin embargo, el uso continuado debe reevaluarse con regularidad y el abordaje de reducción debe probarse con bloqueadores de los receptores H2 ante el alivio de los síntomas con IBP.[8]

• Los **bloqueadores de los receptores H2** se pueden utilizar para desescalar a los pacientes con ERGE leve o sin complicaciones, después de un alivio eficaz de los síntomas mediante la terapia con IBP. Estos fármacos no se recomiendan para los pacientes con esofagitis erosiva, esófago de Barrett, estenosis o ERGE sintomática grave. Si los síntomas reaparecen con el abordaje de reducción gradual, será necesario volver a utilizar los IBP.[8]

• No hay evidencia de que la adición de un bloqueador H2 nocturno a la terapia con IBP dos veces al día tenga algún beneficio clínico o histopatológico duradero.[9]

• Los **antiácidos** son los fármacos de acción más rápida, pero no son una opción adecuada de tratamiento a largo plazo en los pacientes con ERGE. Los **alginatos** se pueden utilizar en combinación con antiácidos para reducir la bolsa de ácido, así como la acidez y la ETA.[10]

• El **baclofeno** reduce las relajaciones transitorias del EEI y disminuye los episodios de reflujo. Se puede usar en pacientes cuyos síntomas persisten a pesar de la terapia máxima con IBP.[6]

Tratamiento quirúrgico

• El tratamiento quirúrgico está reservado para pacientes con ERGE bien documentada y que no responden al tratamiento médico máximo o que no desean seguir con IBP de por vida.

• El procedimiento quirúrgico que se realiza con mayor frecuencia es la **fundoplicatura laparoscópica de Nissen**. La fundoplicatura parcial (Toupet, Dor) se puede llevar a cabo cuando coexiste hipomotilidad esofágica.

• La cirugía es tan eficaz como los IBP correctamente dosificados con una menor incidencia de aspiración pulmonar. Sin embargo, conlleva más morbilidad y mortalidad.[11]

• Las estimaciones sugieren que el 30% de los pacientes reanudan la terapia con IBP dentro de los 5 años posteriores a la cirugía antirreflujo.[1]

• Las quejas más frecuentes después de la cirugía son incapacidad para eructar y aumento de las flatulencias y de los síntomas intestinales. Pueden aparecer nuevos síntomas de tránsito (disfagia, regurgitación) en una minoría de pacientes; el riesgo parece mayor cuando los síntomas del tránsito son anteriores a la cirugía.

• La derivación gástrica en Y de Roux puede reducir los síntomas de ERGE y la carga de reflujo, además de reducir el peso en los pacientes con obesidad mórbida.[12]

• El **aumento magnético del esfínter** (AME) es una opción quirúrgica más nueva con datos de resultados de 5 años. Consiste en la implantación quirúrgica de un brazalete de imanes revestidos de titanio en la unión esofagogástrica (UEG) para apoyar el EEI. Los imanes se separan para permitir la apertura del esfínter para el paso de los alimentos, pero evitan el retorno del contenido gástrico. En un metaanálisis, el AME mostró una tasa de interrupción comparable con la de los IBP y una calidad de vida comparable con la de la cirugía antirreflujo; además, fue superior para preservar la capacidad de eructar y vomitar.[13]

• Las terapias endoscópicas para la ERGE incluyen la ablación por radiofrecuencia y la fundoplicatura transoral sin incisión. Los datos para estas intervenciones son mixtos, pero estas opciones podrían considerarse alternativas a la terapia médica o quirúrgica en el entorno adecuado y en un hospital con experiencia.[6]

Modificación del estilo de vida o de los factores de riesgo

• La modificación del estilo de vida no se recomienda de forma aislada, sino en conjunto con el tratamiento farmacológico.

• Se alienta a los pacientes a reducir el consumo de alcohol, cafeína y alimentos ácidos que agravan los síntomas, como las cebollas y los tomates.

- Los pacientes deben evitar el empleo de medicamentos que disminuyan el tono del EEI siempre que sea posible, como bloqueadores de los canales de calcio, bloqueadores β, nitratos y fármacos anticolinérgicos.
- Otras recomendaciones incluyen la pérdida de peso, dejar de fumar, evitar las comidas dentro de las 3 h antes de acostarse y elevar la cabecera de la cama en decúbito supino.

CONSIDERACIONES ESPECIALES

- La American Gastroenterological Association, en una encuesta de más de 1 000 pacientes en terapia con IBP para ERGE, encontró que el 38% tenían síntomas residuales y el 47% de aquellos con síntomas residuales tomaron medicamentos adicionales para controlarlos.[9]
- Las **causas de fracaso de los IBP** incluyen:
  - Diagnóstico incorrecto (el paciente no tiene ERGE)
  - Momento incorrecto de la medicación
  - Secreción patológica de ácido residual
  - Metabolismo rápido de los IBP
  - Estado hipersecretor
  - Hernia hiatal
  - Barrera mucosa esofágica defectuosa
  - Reflujo de material no ácido del estómago o duodeno
  - Dismotilidad subyacente
  - Esofagitis eosinofílica o infecciosa subyacente
- Los pacientes sin resultados favorables con la terapia con IBP dos veces al día deben someterse a una endoscopia digestiva superior; la persistencia de síntomas durante el uso de IBP constituye un síntoma de alarma. Se recomiendan biopsias aleatorias de la zona proximal y distal para descartar la esofagitis eosinofílica (EE).
- Si la esofagogastroduodenoscopia (EGD) es normal, las pruebas de pH o pH/impedancia pueden definir y cuantificar la ETA y determinar la asociación del reflujo con los síntomas. Idealmente, las pruebas se realizan de forma independiente de la terapia con IBP si el diagnóstico de enfermedad por reflujo está en duda.
- Si la EGD y las pruebas de pH/impedancia son normales, es probable que el paciente no tenga una enfermedad por reflujo significativa. Las explicaciones alternativas de los síntomas podrían incluir pirosis funcional o dolor torácico.[9]

COMPLICACIONES

- Las complicaciones de la ERGE de larga duración, o tratada de forma incompleta, incluyen estenosis esofágica, hemorragia, esófago de Barrett y adenocarcinoma. Es importante señalar que estas complicaciones pueden ocurrir en pacientes asintomáticos.
- El riesgo de desarrollar adenocarcinoma de esófago con el esófago de Barrett es de aproximadamente un 0.5% por año.[14] Sin embargo, la vigilancia endoscópica de los pacientes con síntomas de ERGE crónica puede no reducir necesariamente el riesgo de malignidad.[14]

Neoplasias malignas del esófago

PRINCIPIOS GENERALES

- El **carcinoma de células escamosas** (**espinocelular**) y el **adenocarcinoma** son las dos neoplasias más frecuentes del esófago.
- El **esófago de Barrett** predispone al adenocarcinoma de esófago y consiste en una metaplasia intestinal de la mucosa escamosa del esófago. El adenocarcinoma se desarrolla a través de etapas de displasia de grados bajo y alto a partir de una metaplasia intestinal no displásica especializada.

Epidemiología

- En los Estados Unidos, el carcinoma de células escamosas está disminuyendo en incidencia, pero el riesgo sigue siendo elevado en los hombres afroamericanos.[3]
- La incidencia de adenocarcinoma ha aumentado en los últimos 20 años.[15]
- Ambas enfermedades tienen una fuerte predilección por el sexo masculino y altas tasas de mortalidad. La mayoría de los pacientes tienen metástasis en los ganglios linfáticos regionales y distantes al momento del diagnóstico.

Fisiopatología

- **Carcinoma de células escamosas**
  - Se desarrolla en personas susceptibles a partir de la exposición a carcinógenos.
  - Las localizaciones más frecuentes de la enfermedad son el esófago proximal y distal.
- **Adenocarcinoma**
  - El adenocarcinoma se desarrolla como consecuencia de la acumulación de mutaciones genéticas dentro de la metaplasia intestinal displásica.
  - La mayoría de los casos se desarrollan cerca de la unión gastroesofágica en el contexto del esófago de Barrett.
- **Esófago de Barrett**
  - El esófago de Barrett consiste en el reemplazo de la mucosa esofágica distal escamosa normal, con epitelio de tipo intestinal especializado, en individuos genéticamente predispuestos con exposición crónica al reflujo.
  - El esófago de Barrett se presenta en aproximadamente el 10% de los pacientes con ERGE.[2]
  - Los pacientes con esófago de Barrett tienen un riesgo casi 100 veces mayor de desarrollar adenocarcinoma de esófago en comparación con los pacientes sin esta afección.[16]

Factores de riesgo

- **Carcinoma de células escamosas**
  - Consumo crónico de tabaco
  - Consumo crónico de alcohol
  - Antecedentes de irradiación mediastínica o mamaria
  - Infección por virus del papiloma humano 16 o 18
  - Ingesta crónica de líquidos calientes
  - Acalasia
- **Adenocarcinoma**
  - Sexo masculino
  - Origen caucásico
- **Esófago de Barrett**
  - ERGE
  - Obesidad
  - Esclerodermia

DIAGNÓSTICO

Cuadro clínico

- Se deben realizar una anamnesis y una exploración física completas.
- Se interroga a los pacientes por antecedentes de **disfagia** o **pérdida de peso no intencionada**.
- Se averiguan **factores de riesgo**, especialmente el consumo de tabaco o alcohol.
- La exploración física suele ser normal. La **caquexia** puede desarrollarse por una ingesta nutricional deficiente en el cáncer avanzado.

Pruebas de diagnóstico

Una vez que se sospecha de malignidad, las pruebas de diagnóstico deben iniciarse de manera oportuna.

Pruebas de laboratorio

- Las pruebas de laboratorio proporcionan poca información para ayudar en el diagnóstico de neoplasias malignas del esófago.
- Un hemograma completo puede revelar anemia microcítica si se ha producido una hemorragia.
- Una albúmina disminuida puede sugerir desnutrición relacionada con disfagia crónica.

Pruebas de imagen

- Un **tránsito esofágico** (**baritado**) puede revelar una masa en la luz esofágica o compresión de estructuras adyacentes. Sin embargo, la endoscopia generalmente se recomienda como la primera prueba de diagnóstico en la disfagia de nueva aparición.
- Si se diagnostica malignidad, la **tomografía computarizada** (**TC**) y la **tomografía por emisión de positrones** (PET, *positron emission tomography*) a menudo son útiles para evaluar metástasis a distancia.

Procedimientos de diagnóstico

- La EGD bajo **endoscopia superior** permite visualizar la luz esofágica y la biopsia de lesiones sospechosas de malignidad o esófago de Barrett.
- La EGD con luz blanca de alta definición es el método de referencia para el diagnóstico.
- La **ecografía endoscópica** se utiliza con frecuencia para la estadificación en pacientes que se consideran para la terapia de erradicación endoscópica (TEE), a fin de evaluar el cáncer submucoso, la metástasis en los ganglios linfáticos o ambos.[17]
- Los cortes histológicos deben ser revisados por un patólogo experto antes de la TEE.[17]
- La **resección endoscópica de la mucosa** debe realizarse en pacientes con mucosa nodular visible, en el esófago de Barrett, ya que tiene valor en el diagnóstico y el tratamiento.[14]

TRATAMIENTO

- Tanto para el carcinoma de células escamosas como para el adenocarcinoma de esófago, el estándar de atención con intención curativa es la cirugía sola o en combinación con radiación y quimioterapia.
- Cada vez hay mayores indicios que sugieren que la quimioterapia adyuvante seguida de cirugía puede ser una terapia eficaz.
- La disfagia grave se puede aliviar con radioterapia de haz paliativa o colocación endoscópica de una endoprótesis.

VIGILANCIA O SEGUIMIENTO

- Los **intervalos de vigilancia**, una vez que se diagnostica esófago de Barrett, dependen de la presencia y el grado de displasia encontrados en la EGD inicial. Si no se observa displasia en la histopatología, se puede realizar una vigilancia adicional en un período de 3-5 años.[14]
- Si se descubre **displasia de bajo grado**, se recomienda un seguimiento a los 6-12 meses. El tratamiento de la displasia de bajo grado es controvertido y las pautas actuales enfatizan la toma de decisiones compartida con el paciente y el endoscopista. Se puede continuar la vigilancia o se puede considerar la TEE.[17] Si se encuentra **displasia de alto grado**, el paciente debe ser derivado para TEE. Las técnicas para la TEE incluyen la resección endoscópica de la mucosa, la ablación por radiofrecuencia, la crioterapia y la disección endoscópica de la submucosa.[17]
- La mayoría de los pacientes con displasia de alto grado pueden tratarse mediante TEE, pero en algunos se puede considerar la esofagectomía.[14] En las personas con riesgos quirúrgicos graves o aquellos que rechazan la terapia invasiva, la vigilancia puede repetirse en intervalos de 3 meses.

RESULTADOS O PRONÓSTICO

- Las tasas de supervivencia a 5 años, tanto para el carcinoma de células escamosas como para el adenocarcinoma de esófago, siguen siendo bajas (10-15%).[3]

- Sin embargo, es posible una cura con un diagnóstico temprano. Esta es la razón para la vigilancia endoscópica de la displasia de alto grado y el carcinoma *in situ* en los pacientes con esófago de Barrett.

Esofagitis infecciosa

PRINCIPIOS GENERALES

- La esofagitis infecciosa se observa con **mayor frecuencia en el paciente inmunodeprimido**.
- Las enfermedades micóticas y víricas son los agentes más frecuentes en esta población de pacientes.
- Hay casos raros en los que se encuentra esofagitis infecciosa en algunos hospederos inmunocompetentes.

Epidemiología

- Desde el reconocimiento del síndrome de la inmunodeficiencia adquirida (sida) en la década de 1980, la incidencia de esofagitis infecciosa ha aumentado y los microorganismos causales han cambiado durante los últimos 20 años.
- Aproximadamente el 30% de los pacientes con infección por el virus de la inmunodeficiencia humana (VIH) presentan síntomas de esofagitis infecciosa durante el curso de su enfermedad.[18]

Etiología

- **Esofagitis micótica**
  - La candidosis es la enfermedad infecciosa del esófago más frecuente en los pacientes con VIH y representa el 70% de los casos.[18]
  - La especie más habitual es *Candida albicans*; sin embargo, se han implicado otras especies de *Candida*.
  - Otros hongos, como *Histoplasma capsulatum*, pueden causar esofagitis, pero estas infecciones son raras.
  - En los pacientes con sida, con múltiples patógenos infecciosos simultáneamente, *Candida* es casi siempre uno de los organismos causales.
- **Esofagitis vírica**
  - La causa vírica más frecuente de esofagitis en los pacientes infectados por el VIH es el citomegalovirus (CMV). El riesgo de infección por CMV es bajo en las personas con recuentos de CD4 mayores de 100.[8]
  - El virus de la varicela zóster (VVZ) puede causar una esofagitis devastadora en los hospederos gravemente inmunodeprimidos. La esofagitis por VVZ es poco frecuente en los pacientes inmunocompetentes, pero se puede observar en niños con varicela o adultos con herpes zóster.
  - El virus del herpes simple (VHS) es una causa poco frecuente de esofagitis vírica tanto en pacientes inmunodeprimidos como inmunocompetentes.
  - Otros virus, como el del papiloma humano y el de Epstein-Barr, pueden infectar el esófago, pero son extremadamente raros.
- **Esofagitis bacteriana**
  - La infección bacteriana del esófago en pacientes con VIH es rara.
  - A veces se superpone en el contexto de la isquemia de la mucosa esofágica, y puede producir una pigmentación negra del esófago en la EGD, denominada **esófago negro**.
  - Los microorganismos causales incluyen el complejo *Mycobacterium avium*, *Mycobacterium tuberculosis*, *Nocardia*, *Actinomyces* y *Lactobacillus*.
- **Esofagitis idiopática**
  - La ulceración esofágica idiopática (UEI) es frecuente en los pacientes con un recuento de CD4 menor de 50.[8]
  - No se ha determinado el agente causal de esta enfermedad, aunque se ha implicado al propio VIH.

Factores de riesgo

- VIH o sida
- Tratamiento continuo con quimioterapia
- Terapia inmunosupresora después del trasplante de órganos

DIAGNÓSTICO

Cuadro clínico

La presentación clínica a menudo varía según el organismo causal.

Anamnesis
- **Candidosis**
  - La disfagia es el síntoma más frecuente.
  - Los pacientes suelen tener placas blanquecinas en la garganta.
  - La odinofagia, la fiebre, las náuseas y los vómitos son menos frecuentes.
- **Citomegalovirus**
  - La odinofagia y el dolor torácico son los síntomas más frecuentes.
  - La disfagia es inusual.
  - Los pacientes también pueden presentar febrícula, náuseas y vómitos.
- **Virus del herpes simple**
  - Por lo regular se presenta con disfagia y odinofagia, además de dolor torácico y fiebre.
- **Virus de la varicela zóster**
  - Presentación similar a la del VHS.
  - Las lesiones cutáneas características de la varicela en los niños y el zóster en los adultos pueden ser útiles en el diagnóstico.
- **Ulceración esofágica idiopática**
  - Casi todos los pacientes con ulceración esofágica idiopática presentan odinofagia intensa y, como resultado, están desnutridos y deshidratados al momento de la presentación clínica.

Exploración física
Los signos vitales del paciente pueden revelar fiebre e hipotensión ortostática debido a deshidratación.

Pruebas de diagnóstico

Pruebas de laboratorio
- Un **recuento** elevado de **leucocitos** puede sugerir una infección, aunque este hallazgo es variable en los pacientes con inmunodeficiencia.
- El **recuento de CD4** es útil para determinar el patógeno causal más probablemente involucrado en los pacientes con sida (tabla 13-1).

TABLA 13-1	CAUSAS DE ESOFAGITIS INFECCIOSA EN VIH O SIDA
Recuento de CD4	**Microorganismos implicados**
> 200	VHS, VVZ
100-200	*Candida*, VHS
50-100	*Candida*, CMV, VHS
< 50	Ulceración esofágica idiopática[10]

CMV, citomegalovirus; VHS, virus del herpes simple; VVZ, virus de la varicela zóster.

Procedimientos de diagnóstico
- La EGD solo se recomienda en la esofagitis por *Candida* si un paciente no responde a la terapia antimicótica empírica o si los síntomas incluyen pérdida de peso, deshidratación o fiebre.
- **La EGD puede distinguir entre los tipos de infecciones esofágicas** por el aspecto macroscópico o histológico de las lesiones:
  - **Candidosis.** Placas adherentes, blancas o amarillas con apariencia de «requesón», fácilmente visibles en la endoscopia. Los cepillados/biopsias revelan levaduras o hifas en germinación.
  - **CMV.** Al microscopio se observan úlceras grandes y bien delimitadas; la tinción inmunohistoquímica de las muestras para biopsia ayuda al diagnóstico.
  - **VVZ.** En la EGD se observan múltiples vesículas y úlceras confluentes. En la citología es difícil de distinguir del VHS y a menudo requiere inmunohistoquímica o cultivo.
  - **HSV.** Se caracteriza por pequeñas úlceras superficiales en las primeras etapas de la enfermedad y por esofagitis difusa en las etapas posteriores. La citología revela células gigantes y núcleos como vidrio esmerilado.
  - **UEI.** En la exploración macroscópica se observan úlceras bien circunscritas, a menudo grandes. Las biopsias son útiles principalmente para descartar otras causas infecciosas.[19]

TRATAMIENTO

- **Se enfoca en la erradicación del microorganismo causal.**
- La mayoría de los médicos recomiendan el tratamiento empírico de prueba con fluconazol para tratar la esofagitis por *Candida* en pacientes con sida y disfagia, pero sin otros síntomas.

Tratamiento farmacológico
- **Candidosis**
  - El fármaco de primera línea es una dosis de carga de 200 mg de fluconazol seguida de 100 mg/día durante 5-10 días.[19]
  - En los pacientes con *Candida* resistente a los azoles se puede aumentar la dosis oral de fluconazol o se puede iniciar el tratamiento con anfotericina intravenosa (i.v.).
  - Otras terapias incluyen itraconazol, voriconazol y micafungina.
  - Es posible que los casos resistentes al tratamiento no mejoren hasta que se inicie el tratamiento del VIH para aumentar el número de CD4.
- **Citomegalovirus**
  - El tratamiento de primera línea es ganciclovir i.v. (5 mg/kg c/12 h) si el paciente no es pancitopénico.
  - La terapia alternativa consiste en foscarnet i.v. (60 mg/kg c/8 h) o valganciclovir oral.
  - Independientemente del régimen, el tratamiento continúa hasta que se produce la curación, por lo general hasta 1 mes.
  - Cerca del 30% de los pacientes sufren recaída.[20]
- **Virus del herpes simple**
  - La terapia de primera elección es aciclovir, 5 mg/kg i.v. c/8 h, durante 7-14 días o 400 mg por vía oral cinco veces al día durante 14-21 días.[19]
  - Otros medicamentos eficaces son famciclovir, valaciclovir y ganciclovir.
  - La infección por VHS en pacientes inmunocompetentes generalmente remite espontáneamente en 1-2 semanas.[21]
- **Virus de la varicela zóster**
  - La terapia de primera elección es aciclovir, 5 mg/kg i.v. c/8 h, durante 7-14 días en pacientes inmunodeprimidos o 1000 mg v.o. de valaciclovir c/8 h durante 7-14 días para hospederos inmunocompetentes.[19]
- **Ulceración esofágica idiopática**
  - La base de tratamiento de la UEI son los corticoesteroides.
  - Si el paciente no puede tolerar la ingesta oral, se utilizan formulaciones intravenosas.
  - Dado que los corticoesteroides predisponen a los pacientes a la infección por *Candida*, muchos médicos prescriben fluconazol dos veces por semana como profilaxis.
  - La talidomida se puede utilizar en casos resistentes al tratamiento.

CONSIDERACIONES ESPECIALES

- Muchas de estas enfermedades tienen altas tasas de recurrencia y requieren **profilaxis**.
- La profilaxis primaria no se recomienda contra la cándida. Sin embargo, sí se recomienda la profilaxis secundaria con fluconazol, 100 mg semanales, en los pacientes con múltiples recurrencias.
- Aunque se recomienda la profilaxis primaria contra el CMV en los pacientes con CD4 menor de 100, no hay evidencia de que disminuya la incidencia de enfermedad gastrointestinal.
- No se recomienda la profilaxis primaria contra el VHS. Sin embargo, se recomienda la profilaxis secundaria con aciclovir, 600 mg diarios por vía oral, en los pacientes con antecedentes de enfermedad recurrente.[20]
- La talidomida se puede utilizar en casos resistentes al tratamiento.

Esofagitis eosinofílica

PRINCIPIOS GENERALES

- Durante las últimas décadas ha aumentado mucho el número de pacientes con esofagitis eosinofílica que se pensaba tenían ERGE, pero que no respondieron al tratamiento tradicional médico o quirúrgico.
- En muchos de estos pacientes se identifica una enfermedad única denominada *esofagitis eosinofílica* (**EE**).

Definición

- Aunque la infiltración eosinofílica del esófago se puede observar, de forma secundaria, en asociación con otras afecciones como la ERGE, la EE se reconoce ahora como un diagnóstico primario.
- La EE es una enfermedad clínico-patológica caracterizada por:
  - Síntomas de compactación alimentaria y disfagia en los adultos e intolerancia a la alimentación o ERGE en los niños.
  - En el examen patológico se encuentran más de 15 eosinófilos por campo de alta potencia.
  - Exclusión de otros trastornos con hallazgos clínicos o patológicos similares, en especial ERGE.[22]

Epidemiología

- Por razones poco claras, parece haber una incidencia creciente de EE que no se explica únicamente por una mayor detección.
- Se presenta en todos los grupos de edad, pero los síntomas suelen aparecer en la primera infancia, la adolescencia o antes de la cuarta década de la vida.[23] Los hombres representan el 70% de los casos.[24]

Fisiopatología

- Se desconoce la patogenia de esta enfermedad.
- Se cree que se origina a partir de una respuesta inmunomediada a un alérgeno ingerido.[24]
- Una vez que los eosinófilos infiltran la mucosa esofágica, su presencia parece desencadenar un proceso autosostenido de mediadores inflamatorios.

Factores de riesgo

- Parece haber una mayor incidencia de EE en los pacientes pediátricos con antecedentes de asma, rinitis alérgica, eccema y alergias alimentarias o ambientales. Esta asociación no ha sido completamente estudiada en la población adulta.
- También se ha informado de una asociación de EE en adultos con gastroenteritis eosinofílica y eosinofilia periférica.

DIAGNÓSTICO

Cuadro clínico

- Deben plantearse preguntas sobre los factores de riesgo mencionados anteriormente.
- Los síntomas de presentación más frecuentes son disfagia, pirosis y dolor torácico.
- Los síntomas de presentación menos frecuentes incluyen antecedentes de compactación alimentaria o síntomas compatibles con alteraciones en la motilidad del esófago.
- Los pacientes pueden tener un diagnóstico de ERGE en el pasado, pero pueden no haber respondido a dosis altas de IBP.

Criterios de diagnóstico

El diagnóstico se realiza con mayor frecuencia sobre la base de las características clínicas, la presencia de eosinófilos en la biopsia y la exclusión de otros posibles diagnósticos (p. ej., ERGE, infecciones parasitarias y micóticas, enfermedad de Crohn, vasculitis alérgica y otras afecciones del tejido conjuntivo).

Diagnóstico diferencial

El diagnóstico diferencial de la eosinofilia esofágica incluye:
- ERGE
- EE
- Gastroenteritis eosinofílica
- Enfermedad de Crohn
- Enfermedad del tejido conjuntivo
- Síndrome hipereosinofílico
- Infección
- Enfermedad de injerto contra hospedero
- Vasculitis
- Acalasia
- Respuesta de hipersensibilidad a fármacos[22]

Pruebas de diagnóstico

Por lo general, una historia clínica y una exploración física completas no son suficientes para hacer un diagnóstico definitivo y se justifica llevar a cabo evaluaciones adicionales.

Pruebas de laboratorio

Se puede solicitar un **hemograma completo** para evaluar la eosinofilia periférica, aunque esto se observa con mayor frecuencia en la población pediátrica.[22]

Pruebas de imagen

Un **tránsito esofágico** puede agregar más información sobre la anatomía del paciente y evaluar las estenosis dominantes, pero no es necesario en el tratamiento de rutina de esta enfermedad.

Procedimientos de diagnóstico

- Se debe realizar una **EGD con toma de biopsias** de todo el esófago para confirmar el diagnóstico de EE.
- Las anomalías macroscópicas de la mucosa incluyen surcos longitudinales, friabilidad, edema, cizallamiento longitudinal, exudados blanquecinos, manchas blancas elevadas, «mucosa de papel crepé», esófago de calibre estrecho, anillos, felinización y anillos transitorios o fijos.[22]
- En más de la mitad de los pacientes se observa una mucosa esofágica anómala en los estudios de endoscopia.
- Independientemente del aspecto macroscópico de la mucosa esofágica, deben obtenerse muestras para biopsia. En un estudio de 381 niños con EE, el 30% tenían un esófago de apariencia normal.[22]
- Deben obtenerse biopsias en el estómago y el duodeno para determinar si la enfermedad se limita al esófago o es una manifestación de otro proceso, como gastroenteritis eosinofílica o enfermedad intestinal inflamatoria (EII).

- En contraste con la ERGE, los pacientes tienen un pH normal en la parte distal del esófago.
- Aunque a veces se realizan pruebas cutáneas contra alérgenos, el rendimiento diagnóstico es mínimo.

TRATAMIENTO

Tratamiento farmacológico

Los medicamentos son la base del tratamiento de la EE.

Primera línea

- La **supresión de ácido** con IBP se utiliza con fines diagnósticos y terapéuticos en la EE, debido a que la ERGE y la EE guardan una estrecha relación. Los eosinófilos pueden persistir en la biopsia 2 meses después de un ensayo terapéutico con IBP en la EE. Sin embargo, hasta un tercio de los pacientes con sospecha de EE tienen buena respuesta clínica al IBP solo, lo que sugiere que la ERGE es responsable de sus síntomas o que algunas EE son sensibles al ácido.[25]
- Los esteroides ingeridos se utilizan al principio en pacientes con síntomas graves o con una respuesta inadecuada a la supresión de ácido.
- Los esteroides inhalados, como la fluticasona y la budesonida, son las principales preparaciones para deglutir, pero los esteroides viscosos para uso rectal en la EII también pueden mezclarse con soluciones más agradables al gusto y deglutirse.[25]
- En todos los participantes de un estudio se observó alivio de la disfagia dentro de la semana inicial de tratamiento.[22]

Segunda línea

- Se ha demostrado que los **corticoesteroides sistémicos** aportan un gran beneficio en los pacientes pediátricos.
- Sin embargo, los síntomas reaparecen rápidamente al interrumpir el tratamiento y, dados los efectos secundarios nocivos del empleo prolongado de corticoesteroides sistémicos, esta sigue siendo una mala opción de tratamiento.
- Los esteroides sistémicos son una opción cuando se requiere un alivio urgente de los síntomas (disfagia grave, deshidratación, pérdida de peso, estenosis, etc.).
- No se ha demostrado que los antihistamínicos generales, los antagonistas de los receptores de leucotrienos y el cromolín sean eficaces en el tratamiento de la EE.
- Los anticuerpos anti-IL-5 inicialmente fueron prometedores, pero mostraron resultados mixtos en estudios posteriores.[25]

Modificación del estilo de vida o de los factores de riesgo

- **Evitar los alérgenos alimentarios y ambientales conocidos** puede brindar alivio a los pacientes con EE.
- En un estudio, 26 de 35 pacientes mostraron una mejoría significativa, clínica e histológica, después de iniciar una dieta libre de los seis alimentos alergénicos más frecuentes (lácteos, huevos, trigo, soja, maní, pescados o mariscos).
- Se ha demostrado que las **fórmulas elementales a base de aminoácidos** son extremadamente eficaces en la población pediátrica (90%), pero por lo general deben administrarse mediante gastrostomía o sondas nasogástricas y son bastante costosas.[25]

COMPLICACIONES

- La inflamación crónica por EE puede provocar estenosis esofágicas proximales, así como anillos mucosos, ulceración esofágica y pólipos esofágicos.
- Algunos pacientes con disfagia importante, debida a anillos o estenosis, requieren dilatación esofágica para aliviar los síntomas.
- Si bien existe el riesgo de perforación, este procedimiento es relativamente seguro y la disfagia a menudo se resuelve en algunos meses.

RESULTADOS O PRONÓSTICO

- El pronóstico de la EE no está bien descrito, aunque el consenso es que no parece limitar la esperanza de vida.[22]
- No se ha informado metaplasia o malignidad esofágica en los pacientes con EE, incluso en adultos con enfermedad avanzada.[22]

Estenosis esofágicas

PRINCIPIOS GENERALES

- Las estenosis esofágicas a menudo surgen como complicaciones de otros procesos patológicos.
- Cualquier tipo de inflamación crónica puede provocar estenosis esofágicas.

Etiología

- **Estenosis pépticas**
  - Las estenosis pépticas son relativamente frecuentes y ocurren en aproximadamente el 10% de los pacientes con ERGE y en más del 25% de los pacientes con esófago de Barrett.[26]
  - Por lo general, la estenosis ocurre en el esófago distal, a menudo en la proximidad de la unión escamocilíndrica.
- **Anillo de Schatzki**
  - Este proceso ocurre a menudo en el esófago distal, en la unión escamocilíndrica. Por definición, los anillos de Schatzki tienen mucosa escamosa en la cara proximal y mucosa cilíndrica gástrica en la cara distal.
  - Los anillos de Schatzki pueden asociarse con ERGE, esofagitis por píldoras y hernias hiatales.[27]
  - Puede haber disfagia intermitente y no progresiva de alimentos sólidos, a veces denominada «síndrome del asador».
- **Síndrome de Plummer-Vinson**
  - Se caracteriza por anemia, membranas esofágicas superiores y disfagia.
  - Es frecuente en las mujeres de mediana edad.[28]
- **Otras causas de estenosis esofágica**
  - Ingesta de cáusticos
  - Después de ligar las várices
  - Infecciones esofágicas
  - Vómitos repetitivos
  - Neoplasias esofágicas
  - Radioterapia
  - Inflamación esofágica inducida por píldoras («esofagitis por píldoras»)
  - Traumatismo esofágico (p. ej., instrumentación, sonda nasogástrica)
  - Enfermedad de Crohn

Factores de riesgo

- ERGE
- Antecedentes de infecciones esofágicas
- Enfermedad de Crohn

DIAGNÓSTICO

Cuadro clínico

- Un interrogatorio cuidadoso es crucial para la evaluación de la disfagia.
- Además de ayudar a descartar enfermedades distintas de la estenosis, el tipo de disfagia y la regurgitación a menudo permiten localizar el origen y las consecuencias de la enfermedad.

Anamnesis

Los puntos clave de la anamnesis deben incluir:

- Inicio y duración de los síntomas
- Asociación de la disfagia con los tipos de alimento
- Descripción del material regurgitado (si lo hay)
- Historial de pérdida de peso
- Antecedentes de ERGE
- Evaluación de otros factores de riesgo mencionados anteriormente

Exploración física

Los signos físicos de pérdida de peso, deshidratación y desnutrición ayudan a evaluar la gravedad de la enfermedad.

Pruebas de diagnóstico

Las estenosis pueden identificarse en una radiografía con bario y una endoscopia. En la mayoría de los casos, la evaluación de una estenosis comienza con una endoscopia, ya que esto permite la inspección del esófago, la biopsia para evaluar la EE y la dilatación como tratamiento.

Pruebas de laboratorio

- Los estudios de laboratorio **generalmente no son útiles** en el estudio de la estenosis.
- La anemia puede apoyar el diagnóstico de inflamación esofágica, neoplasia y síndrome de Plummer-Vinson.[28]
- Una concentración baja de albúmina puede reflejar una deficiencia nutricional.

Pruebas de imagen

El **tránsito esofágico (baritado)** es una prueba útil ante la sospecha de estenosis, anillo o membrana esofágicos, especialmente cuando la lesión es sutil y no se reconoce en una endoscopia digestiva superior.[26] No se recomienda como prueba inicial en la disfagia de nueva aparición, ya que la endoscopia proporciona tanto el diagnóstico definitivo como el tratamiento de las estenosis. Si los hallazgos radiológicos demuestran un estrechamiento del esófago, se justifica la dilatación endoscópica.

Procedimientos de diagnóstico

La **EGD** permite al operador visualizar directamente la estenosis, la membrana o el anillo esofágicos. Además, se pueden realizar biopsias para evaluar más a fondo la causa y la dilatación permite tratar la estenosis.

TRATAMIENTO

- **Estenosis péptica**
  - El control intensivo del ácido con IBP en dosis altas puede producir la regresión de la estenosis.
  - A menudo se requiere dilatación y se realiza con dilatadores a través del endoscopio o dilatadores de tipo sonda.
  - Los esteroides también se pueden inyectar en las estenosis pépticas después de la dilatación, lo que puede prolongar el tiempo hasta la recurrencia de los síntomas.[27]
  - A pesar de su atractivo, los ensayos clínicos que evalúan el empleo de endoprótesis esofágicas para las estenosis benignas no han mostrado un gran beneficio. Además, la colocación de endoprótesis conlleva el riesgo de migración.[27] Por lo tanto, no se recomienda su colocación.
  - En raras ocasiones, la disfagia no se alivia con el tratamiento médico máximo y se requiere cirugía antirreflujo.
- **Anillo de Schatzki**
  - Se debe aconsejar a los pacientes con enfermedad leve que mastiquen bien sus alimentos.

○ Los pacientes con enfermedad más grave tienen un mayor riesgo de compactación del bolo alimenticio y se benefician de la dilatación endoscópica.

○ Las opciones terapéuticas adicionales incluyen la terapia incisional con bisturí, fórceps gigantes y dentadas para biopsia o coagulación con plasma de argón.[27]

○ Todos los pacientes con anillos de Schatzki deben ser evaluados para ERGE y comenzar terapia con IBP, si está indicado.[27]

○ El tratamiento con IBP también puede proporcionar beneficios si existe una EE subyacente, ya que los anillos de Schatzki se han relacionado con la EE.[27]

VIGILANCIA O SEGUIMIENTO

● Los pacientes con síndrome de Plummer-Vinson tienen un mayor riesgo de desarrollar carcinoma de células escamosas en el esófago. No está claro si deben someterse a una EGD de detección sistemática.[28]

● Los pacientes con estenosis pépticas pueden necesitar una nueva endoscopia para dilatar la estenosis. La detección y vigilancia del esófago de Barrett pueden ser adecuadas si se identifica.

Trastornos de la motilidad esofágica

PRINCIPIOS GENERALES

● Los trastornos de la motilidad esofágica pueden afectar tanto al músculo liso como al estriado.
● Estos trastornos pueden provocar morbilidad importante para los pacientes.

Definición

● La deglución comprende dos fases de actividad muscular:
   ○ La deglución se inicia en la bucofaringe por impulsos neurales del sistema nervioso central que controlan los músculos estriados voluntarios de la bucofaringe. El esfínter esofágico superior, un músculo estriado, se abre durante el componente bucofaríngeo de la deglución.
   ○ La deglución se completa con la contracción coordinada e involuntaria del músculo liso del esófago. El EEI, un músculo liso, se relaja al mismo tiempo que el peristaltismo esofágico, transfiriendo así el contenido luminal al estómago.
● La disfunción en cualquiera de las fases puede causar disfagia.

Etiología

● La **disfunción del músculo estriado** puede verse afectada por:
   ○ Ictus
   ○ Miastenia grave
   ○ Polimiositis
   ○ Enfermedad de Parkinson
   ○ Esclerosis lateral amiotrófica
● Las causas de **falla del músculo liso** incluyen:
   ○ Neurológicas (acalasia, espasmo esofágico difuso [EED], esófago en cascanueces)
   ○ Autoinmunitarias (esclerodermia)[29]
   ○ Infecciosas (enfermedad de Chagas)
   ○ Cáncer invasor

Fisiopatología

● En el **músculo estriado**, la desregulación neuromuscular da como resultado la pérdida de una deglución coordinada y puede provocar disfagia bucofaríngea, regurgitación y aspiración pulmonar.

- La **disfunción del músculo liso** es causada por la pérdida de neuronas inhibidoras en el esófago, lo que conduce a peristaltismo desorganizado (principalmente en forma de pérdida de secuenciación, ondas simultáneas, amplitud de onda exagerada y duración de onda prolongada) y aumento del tono del EEI con relajación anómala del esfínter durante las degluciones.

DIAGNÓSTICO

Cuadro clínico

- Los síntomas más frecuentes de los trastornos de la motilidad esofágica son la disfagia y el dolor torácico.
- Por el contrario, los pacientes con disfagia bucofaríngea a menudo presentan sialorrea, regurgitación de alimentos inmediatamente después de la deglución y aspiración pulmonar.

Anamnesis

- Al igual que con las estenosis, es importante abordar **el tipo, la duración y la gravedad de la disfagia** con una buena anamnesis.
- Una **descripción del contenido regurgitado** es útil para diferenciar las causas esofágicas de las bucofaríngeas.
- Los pacientes con EED o esófago hipercontráctil a menudo se presentan con **dolor torácico intermitente** exacerbado por elementos calientes o fríos. Dado que el dolor torácico a veces se irradia a localizaciones similares a una enfermedad cardíaca, es importante descartar la isquemia del miocardio en esta población.
- La historia debe centrarse en las **condiciones que pueden causar trastornos de la motilidad**, como ictus, esclerosis lateral amiotrófica y miastenia grave.
- Un **historial de viajes** a países de Centro y Sudamérica puede justificar un diagnóstico de la enfermedad de Chagas.

Exploración física

La exploración física debe incluir un **examen neurológico** completo, así como una evaluación del **estado nutricional**.

Pruebas de diagnóstico

El tránsito esofágico (baritado) y la manometría esofágica son muy útiles en el diagnóstico de los trastornos de la motilidad esofágica. Los trastornos motores bien definidos, como la acalasia, también se pueden identificar en la endoscopia.

Pruebas de imagen

- **Tránsito esofágico (baritado)**
  - En los pacientes con acalasia, el tránsito esofágico a menudo revela un esófago distal ahusado característico, en «pico de pájaro», con dilatación proximal. Esta apariencia también puede ocurrir con la compresión neoplásica de la parte inferior del esófago (seudoacalasia).[29]
  - En los pacientes con EED, el tránsito esofágico muestra la típica apariencia de «sacacorchos» o de «cuentas de rosario».[29]
  - El esófago en martillo neumático a menudo parece normal en el tránsito esofágico.

Procedimientos de diagnóstico

- La **manometría de alta resolución** (MAR) utiliza sensores de presión a lo largo del esófago, lo que permite medir la presión intraluminal como un continuo a lo largo de todo el conducto esofágico. Esto permite la construcción de puntos topográficos en color.[30]
- Actualmente, la Clasificación de Chicago v3.0 proporciona un abordaje jerárquico para analizar las grabaciones de la MAR. La evaluación se basa en diez tragos de agua de 5 mL en

pacientes sin cirugías previas de esófago o de UEG.[31] Los estudios de MAR se interpretan de manera escalonada como sigue:

○ Obstrucción del flujo de salida de la UEG. La acalasia se manifiesta con presión de relajación integrada (PRI) ≥ límite superior normal y un 100% de deglución fallida o espasmo.
  ▪ Acalasia tipo 1: sin contractilidad.
  ▪ Acalasia tipo 2: presurización panesofágica ≥ 20%.
  ▪ Acalasia tipo 3: espasmo ≥ 20% (latencia distal < 4.5 s).
○ Obstrucción del flujo de salida de la UEG: PRI ≥ límite superior normal y sin características de acalasia tipos 1-3.
  ▪ Se considera la obstrucción mecánica o la acalasia expresada de forma incompleta.
○ Otros trastornos importantes del peristaltismo (no se encuentran en personas sanas): PRI normal y latencia distal corta, integral contráctil distal (ICD) alta o peristaltismo 100% fallido.
  ▪ EED: ≥ 20% prematuro (latencia distal < 4.5 s).
  ▪ Esófago hipercontráctil (en martillo neumático): ≥ 20% ICD > 8 000 mm Hg/s/cm.
  ▪ Ausencia de contractilidad: sin contracción se debe considerar acalasia.
○ Trastornos menores del peristaltismo: PRI normal y ≥ 50% de degluciones ineficaces (ICD < 450 mm Hg/s/cm).
  ▪ MEI: ≥ 50% degluciones ineficaces.
  ▪ Peristaltismo fragmentado: ≥ 50% degluciones fragmentadas y no ineficaz.[31]
● **EGD**
○ En los casos de sospecha de acalasia, siempre se debe realizar una EGD para descartar lesiones masivas como causa de seudoacalasia.
○ La EGD suele ser normal en los pacientes con EED, esófago hipercontráctil (en martillo neumático) o trastornos menores.

TRATAMIENTO

Los regímenes de tratamiento difieren para cada clase de dismotilidad.

Tratamiento farmacológico

● En la acalasia, la **inyección endoscópica de toxina botulínica** en el EEI puede diferir los síntomas y puede utilizarse como única terapia en los adultos mayores u otros en los que las modalidades más eficaces están contraindicadas debido a sus comorbilidades. Una terapia eficaz requiere inyecciones repetidas, ya que la eficacia disminuye después de una mediana de 9-12 meses.[32] Otros tratamientos farmacológicos incluyen los bloqueadores de los canales de calcio y los nitratos, pero se trata de opciones terapéuticas menos eficaces para la acalasia.[32]
● Los pacientes con EED y esófago hipercontráctil (en martillo neumático) pueden tratarse con **nitratos** y **bloqueadores de los canales de calcio** para el alivio de los síntomas. Los trastornos espásticos tienen un componente perceptivo de la sintomatología, presumiblemente por hipersensibilidad visceral coexistente que puede requerir **terapia neuromoduladora** (p. ej., antidepresivos tricíclicos en dosis bajas, en particular para el dolor torácico). Los síntomas obstructivos (disfagia, regurgitación) pueden aliviarse mediante la inyección de toxina botulínica si se puede demostrar una relajación anómala del EEI. La **terapia con IBP** también se puede incluir en el régimen si se cree que el reflujo ácido contribuye a los síntomas.
● El tratamiento médico de la esclerodermia debe implicar un control agresivo del ácido con IBP en dosis altas.

Tratamiento no farmacológico

● La **dilatación neumática endoscópica** del EEI en una forma escalonada, de 30-40 mm, altera el esfínter y es eficaz en pacientes con acalasia, ofreciendo a menudo un alivio inmediato. La perforación esofágica puede ocurrir en el 2-5% y en algunos casos requiere cirugía urgente. Los factores de predicción de una respuesta favorable a la dilatación incluyen acalasia tipo 2, edad avanzada y sexo femenino.[32]

- La dilatación endoscópica no suele ser útil en el EED ni en el esófago en cascanueces.

Tratamiento quirúrgico

- El objetivo del tratamiento quirúrgico en la acalasia es la alteración de las fibras musculares circulares del EEI. Los dos abordajes disponibles son la miotomía laparoscópica de Heller y la miotomía endoscópica peroral (MEP).
- La **miotomía quirúrgica** ofrece una eficacia duradera en comparación con los medicamentos y la inyección de toxina botulínica. Este procedimiento a menudo se realiza con fundoplicatura parcial, que proporciona el beneficio adicional de protección contra el reflujo. Los pacientes con acalasia tipo 2 responden mejor que los de tipo 1 o 3.[32] La miotomía quirúrgica funciona bien en los hombres jóvenes.
- La **MEP** es el procedimiento quirúrgico/endoscópico híbrido más nuevo. Se realizó por primera vez en 2008. Se crea un túnel submucoso en el esófago proximal a la UGE y se extiende distalmente una miotomía de las capas de músculos circulares hacia el cardias. Ahora hay datos de seguimiento a largo plazo que muestran tasas de eficacia similares en comparación con la miotomía quirúrgica. La MEP puede ofrecer la mejor opción para pacientes con acalasia tipo 3.[32] La ERGE es la complicación postoperatoria más frecuente.

VIGILANCIA O SEGUIMIENTO

Los pacientes con acalasia tienen un mayor riesgo de carcinoma esofágico de células escamosas (se desarrolla en el 2-7% de los casos) y se debate si se debe llevar a cabo una EGD regular de vigilancia.[33]

REFERENCIAS

1. Kahrilas PJ, Shaheen NJ, Vaezi MF, et al. American Gastroenterological Association medical position statement on the management of gastroesophageal reflux disease. *Gastroenterology*. 2008;135(4):1383–1391.
2. Falk GW. Gastroesophageal reflux disease and Barrett's esophagus. *Endoscopy*. 2001;33(2): 109–118.
3. Roman S, Gyawali CP, Savarino E, et al; GERD consensus group. Ambulatory reflux monitoring for diagnosis of gastro-esophageal reflux disease: update of the Porto consensus and recommendations from an international consensus group. *Neurogastroenterol Motil*. 2017;29(10):1–15.
4. Richter JE. The many manifestations of gastroesophageal reflux disease: presentation, evaluation, and treatment. *Gastroenterol Clin North Am*. 2007;36(3):577–599.
5. Patel A, Sayuk GS, Kushnir VM, et al. GERD phenotypes from pH-impedance monitoring predict symptomatic outcome on prospective evaluation. *Neurogastroenterol Motil*. 2016;28(4):513–521.
6. Gyawali CP, Fass R. Management of gastroesophageal reflux disease. *Gastroenterology*. 2018; 154(2):302–318.
7. Vaezi MF, Yang YX, Howden CW. Complications of proton pump inhibitor therapy. *Gastroenterology*. 2017;153(1):35–48.
8. Inadomi JM, Jamal R, Murata GH, et al. Step-down management of gastroesophageal reflux disease. *Gastroenterology*. 2001;121(5):1095–1100.
9. Dellon ES, Shaheen NJ. Persistent reflux symptoms in the proton pump inhibitor era: the changing face of gastroesophageal reflux disease. *Gastroenterology*. 2010;139(1):7–13.e3.
10. Leiman DA, Riff BP, Morgan S, et al. Alginate therapy is effective treatment for gastroesophageal reflux disease symptoms: a systematic review and meta-analysis. *Dis Esophagus*. 2017;30(5):1–9.
11. Lundell L, Miettinen P, Myrvold HE, et al. Continued follow-up of a randomized clinical study comparing antireflux surgery and omeprazole in gastroesophageal reflux disease. *J Am Coll Surg*. 2001;192(2):172–181.
12. Madalosso CA, Gurski RR, Callegari-Jacques SM, et al. The impact of gastric bypass on gastroesophageal reflux in morbidly obese patients. *Ann Surg*. 2016;263(1):110–116.

13. Skubleny D, Switzer NJ, Dang J, et al. LINX(R) magnetic esophageal sphincter augmentation versus Nissen fundoplication for gastroesophageal reflux disease: a systematic review and meta-analysis. *Surg Endosc.* 2017;31(8):3078–3084.
14. American Gastroenterological Association; Spechler SJ, Sharma P, Souza RF, et al. American Gastroenterological Association medical position statement on the management of Barrett's esophagus. *Gastroenterology.* 2011;140(3):1084–1091.
15. Heath EI, Limburg PJ, Hawk ET, et al. Adenocarcinoma of the esophagus: risk factors and prevention. *Oncology.* 2000;14(4):507–514.
16. Sikkema M, de Jonge PJ, Steyerberg EW, et al. Risk of esophageal adenocarcinoma and mortality in patients with Barrett's esophagus: a systematic review and meta-analysis. *Clinical Gastroenterol Hepatol.* 2010;8(3):235–244.
17. Brimhall B, Wani S. Current endoscopic approaches for the treatment of Barrett Esophagus. *J Clin Gastroenterol.* 2017;51(1):2–11.
18. Bonacini M, Young T, Laine L. The causes of esophageal symptoms in human immunodeficiency virus infection: a prospective study of 110 patients. *Arch Intern Med.* 1991;151(8):1567–1572.
19. Bonacini M. Medical management of benign oesophageal disease in patients with human immunodeficiency virus infection. *Dig Liver Dis.* 2001;33(3):294–300.
20. Wilcox CM, Monkemuller KE. Diagnosis and management of esophageal disease in the acquired immunodeficiency syndrome. *South Med J.* 1998;91(11):1002–1008.
21. Patel NC, Caicedo RA. Esophageal infections: an update. *Curr Opin Pediatr.* 2015;27(5): 642–648.
22. Liacouras CA, Furuta GT, Hirano I, et al. Eosinophilic esophagitis: updated consensus recommendations for children and adults. *J Allergy Clin Immunol.* 2011;128(1):3–20.
23. Noel RJ, Putnam PE, Rothenberg ME. Eosinophilic esophagitis. *N Engl J Med.* 2004;351(9): 940–941.
24. Furuta GT, Straumann A. Review article: the pathogenesis and management of eosinophilic oesophagitis. *Aliment Pharmacol Ther.* 2006;24(2):173–182.
25. Akhondi H. Diagnostic approaches and treatment of eosinophilic esophagitis. A review article. *Ann Med Surg (Lond).* 2017;20:69–73.
26. Pregun I, Hritz I, Tulassay Z, et al. Peptic esophageal stricture: medical treatment. *Dig Dis.* 2009;27(1):31–37.
27. Adler DG, Siddiqui AA. Endoscopic management of esophageal strictures. *Gastrointest Endos.* 2017;86(1):35–43.
28. Hoffman RM, Jaffee PE. Plummer-Vinson syndrome. A case report and literature review. *Arch Intern Med.* 1995;155(18):2008–2011.
29. Adler DG, Romero Y. Primary esophageal motility disorders. *Mayo Clin Proc.* 2001;76(2): 195–200.
30. Kahrilas PJ, Sifrim D. High-resolution manometry and impedance-pH/manometry: valuable tools in clinical and investigational esophagology. *Gastroenterology.* 2008;135(3):756–769.
31. Kahrilas PJ, Bredenoord AJ, Fox M, et al. The Chicago classification of esophageal motor disorders, v3.0. *Neurogastroenterol Motil.* 2015;27(2):160–174.
32. Patel DA, Lappas BM, Vaezi MF. Achalasia and its subtypes. *Gastroenterol Hepatol (NY).* 2017;13(7):411–421.
33. Streitz JM Jr, Ellis FH Jr, Gibb SP, et al. Achalasia and squamous cell carcinoma of the esophagus: analysis of 241 patients. *Ann Thorac Surg.* 1995;59(6):1604–1609.

14

Trastornos del estómago

Jose B. Saenz

Enfermedad por úlcera péptica

PRINCIPIOS GENERALES

- Los trastornos gástricos, en especial la enfermedad por úlcera péptica (EUP), se encuentran entre las afecciones más frecuentemente encontradas por internistas y gastroenterólogos.
- La EUP representa una parte importante de los gastos de atención médica y puede producir complicaciones potencialmente mortales.

Definición

- La EUP se caracteriza por una excavación en la mucosa, que se extiende hacia la capa muscular propia, debida a la exposición al ácido gástrico u otros agentes dañinos.
- Las lesiones menores de 5 mm de diámetro se denominan *erosiones*, mientras que las lesiones mayores de 5 mm de diámetro se denominan *úlceras*.
- La EUP ocurre con mayor frecuencia en el antro gástrico o en el bulbo duodenal; en los países occidentales, las úlceras duodenales son más frecuentes que las gástricas.

Epidemiología

- La EUP es un problema global; se estima que su tasa de incidencia anual mundial, diagnosticada por un médico, varía entre el 0.1 y 0.2%.[1]
- Aunque la incidencia de EUP ha disminuido desde la década de 1950 debido a mejores condiciones higiénicas y socioeconómicas, así como a menores tasas de infección por *Helicobacter pylori*, el número de ingresos hospitalarios por complicaciones relacionadas con la EUP no parece haber disminuido.
- La tasa de mortalidad de la EUP se ha mantenido estable durante las últimas dos décadas y proviene de cuatro complicaciones principales: hemorragia, perforación, penetración a órganos adyacentes y obstrucción de la salida gástrica.
- Las úlceras duodenales son un poco más frecuentes en los hombres que en las mujeres, pero las gástricas ocurren con igual frecuencia en ambos sexos.
- Las úlceras duodenales se presentan en un rango de edad ligeramente menor que las gástricas: 25-55 años para las primeras y 40-70 años para las segundas. Esta diferencia quizá se deba al mayor uso de antiinflamatorios no esteroideos (AINE), que se asocian por lo general con úlceras gástricas, especialmente en la población de adultos mayores.

Etiología

- En la tabla 14-1 se resumen las causas de las úlceras pépticas. Las EUP asociadas con *H. pylori* y con el uso de AINE representan más del 90% del total.
- Entre los pacientes en quienes se han descartado *H. pylori*, el uso de AINE, la enfermedad de Crohn y el síndrome de Zollinger-Ellison, no se encuentra una causa aparente hasta en el 50% de los casos; esto se denomina *EUP idiopática*. Muchos de estos podrían tener su origen en *H. pylori* y AINE parcialmente tratados, pero que no se han determinado a partir de la evaluación y de la investigación clínica de rutina. Otros factores incluyen el aumento de la producción de ácido y el vaciamiento gástrico rápido, los cuales han sido vinculados con EUP idiopática.

TABLA 14-1 CAUSAS DE LAS ÚLCERAS PÉPTICAS

Más frecuentes
Secundarias a *Helicobacter pylori*
Secundarias al uso de AINE

Otras causas
Idiopáticas
Síndrome de Zollinger-Ellison
Enfermedad de Crohn gastroduodenal
Infección vírica
Quimioterapia
Radioterapia
Insuficiencia vascular

AINE, antiinflamatorio no esteroideo.

- **EUP asociada con *Helicobacter pylori***
  - *H. pylori* es un bacilo gramnegativo que vive en la capa de moco que recubre el epitelio gástrico o adherido a las células epiteliales gástricas, lo que provoca inflamación. La infección por *H. pylori* se asocia con un nivel socioeconómico bajo y, por lo general, se adquiere en la niñez.[2]
  - La infección por este microorganismo se ha asociado con hasta el 90% de las úlceras duodenales y con el 70-90% de las úlceras gástricas. Su incidencia conjunta con la EUP está disminuyendo en los Estados Unidos. Algunos estudios recientes han demostrado que entre el 20 y el 50% de las úlceras en los Estados Unidos no están relacionadas con *H. pylori*, aunque la proporción de úlceras negativas para *H. pylori* en otras partes del mundo sigue siendo mucho menor.[3,4]
  - En el caso de las úlceras duodenales se cree que *H. pylori* infecta el antro gástrico no secretor de ácido o la mucosa gástrica ectópica en el duodeno, lo que estimula la liberación de gastrina y aumenta la producción de ácido de la mucosa secretora de ácido más proximal, proceso relativamente libre de inflamación. Este aumento de la secreción de ácido gástrico puede producir una mayor carga de ácido duodenal y ulceración.[5,6]
  - Por el contrario, la infección por *H. pylori* que daña la mucosa productora de ácido más proximal del estómago (el cuerpo gástrico) puede ocasionar hipoclorhidria o aclorhidria, con la ulceración gástrica subsecuente.[4]
  - Así, las úlceras gástricas generalmente se asocian con concentraciones normales o reducidas de secreción ácida, mientras que las úlceras duodenales se caracterizan por concentraciones aumentadas de secreción de ácido.[7]
  - Aunque no parece tener un factor de virulencia predominante, la capacidad de *H. pylori* para inducir gastritis probablemente se deba a una combinación de factores.[8]
    - El microorganismo secreta una ureasa que cataboliza la urea en el estómago para producir amoníaco, el cual neutraliza el entorno gástrico ácido local y, por lo tanto, protege a las bacterias.
    - Esta actividad de la ureasa proporciona la base para muchas de las pruebas de laboratorio que se utilizan para evaluar una infección por *H. pylori*.
    - También se cree que la infección por *H. pylori* aumenta la permeabilidad de la capa de moco gástrico a la pepsina y al ácido.
    - Por último, la bacteria produce toxinas como la citotoxina (CagA)[9] y la citotoxina A formadora de vacuolas (VacA),[10] que también pueden contribuir a su patogenicidad.
  - *H. pylori* es un factor de riesgo de adenocarcinoma gástrico (que se desarrolla en el 0.1-3% de los pacientes infectados)[5,11,12] y de linfoma del tejido linfoide relacionado con la mucosa (MALT, *mucosa-associated lymphoid tissue*) gástrica (en < 0.01% de los pacientes infectados).[13]

- **EUP asociada con AINE**
  - ○ El empleo de AINE se ha asociado con el 30-75% de las úlceras negativas a *H. pylori* y con el 15% de las úlceras positivas a este microorganismo. Es la segunda causa más frecuente de EUP después de la infección por *H. pylori*.[1]
  - ○ La tasa de complicaciones gastrointestinales (GI) graves en los pacientes que toman AINE a largo plazo es de 7.3 por cada 1 000 enfermos por año para la artrosis y de 13 por cada 1 000 pacientes por año para la artritis reumatoide.
  - ○ Los AINE tienen un efecto tóxico directo debido a su composición ácida y su capacidad para disminuir la hidrofobicidad del moco gástrico, permitiendo la lesión epitelial por ácido y pepsina.
  - ○ El mecanismo predominante de la EUP relacionada con AINE es la inhibición de la síntesis de prostaglandinas endógenas.[14] Por lo tanto, los AINE con recubrimiento entérico, parenterales o rectales, presentan el mismo riesgo de úlceras que sus contrapartes orales. La administración de AINE con alimentos no reduce el riesgo de úlceras.
  - ○ La supresión de la síntesis de prostaglandinas está mediada por la inhibición de la ciclooxigenasa (COX)-1, una enzima del «servicio de limpieza» que mantiene la integridad de la mucosa gástrica donde se expresa de manera constitutiva.
  - ○ La inhibición de la síntesis de prostaglandinas disminuye la producción de moco, la secreción de bicarbonato, la perfusión de la mucosa, la proliferación epitelial y la resistencia de la mucosa a las lesiones. Estos cambios deterioran la integridad de la mucosa y permiten el daño por factores nocivos, como los AINE, la pepsina, las sales biliares y el ácido.[15,16]
  - ○ Es menos probable que los AINE selectivos de COX-2 causen complicaciones GI porque esta enzima, que media los efectos antiinflamatorios de los AINE, no se expresa en la mucosa gástrica.[17]
  - ○ El empleo de AINE puede causar un espectro de lesiones que van desde erosiones superficiales hasta úlceras que sangran o se perforan. Estas afectan cualquier área del estómago, pero el antro gástrico es el afectado con mayor frecuencia. Se ha encontrado evidencia endoscópica de daño a la mucosa en hasta dos tercios de los pacientes que usan AINE y se ha encontrado ulceración franca en el 10-25%.
  - ○ Las lesiones superficiales incluyen petequias y erosiones, quizá por los efectos tópicos directos de los AINE que pueden presentarse pocas horas después de su administración. Por lo regular, estos efectos se confinan a la mucosa, donde no provocan complicaciones.
  - ○ Las úlceras asociadas con los AINE pueden complicarse con hemorragia y perforación. Estas complicaciones ocurren con una frecuencia similar entre las úlceras duodenales y las gástricas. El riesgo de hemorragia es mayor en el período de tratamiento inicial en los usuarios de primera vez, pero puede ocurrir en cualquier momento durante el curso del tratamiento.
  - ○ La disfunción plaquetaria puede contribuir a la tendencia a la hemorragia, sobre todo con el ácido acetilsalicílico (AAS).
- **Síndrome de Zollinger-Ellison**
  - ○ La hipersecreción descontrolada de ácido en caso de tumores endocrinos productores de gastrina (gastrinomas) del páncreas o del duodeno, llamada *síndrome de Zollinger-Ellison*, ocasiona solo el 0.1% de todas las úlceras pépticas. El síndrome incluye múltiples úlceras pépticas, esofagitis erosiva grave y diarrea secretora.[18]
  - ○ Las concentraciones elevadas de gastrina provocan la liberación de histamina de células similares a las enterocromafines en la mucosa gástrica. La histamina se une a sus receptores en las células parietales, provocando una hipersecreción de ácido clorhídrico. Se pueden desarrollar úlceras pépticas debido a que los mecanismos de defensa normales contra el ácido se ven abrumados por la excesiva producción de ácido gástrico.
  - ○ Por lo general, las úlceras se forman en el bulbo duodenal, pero también pueden presentarse en el duodeno distal y el yeyuno, donde con frecuencia se observan numerosas úlceras.

TABLA 14-2	FACTORES DE RIESGO PARA ÚLCERAS PÉPTICAS	
Infección por *Helicobacter pylori*	Familiar de primer grado con úlcera péptica
Uso de AINE	Migrante de un país en desarrollo
Hábito tabáquico	Etnicidad afroamericana o hispana

AINE, antiinflamatorio no esteroideo.

○ También puede sobrevenir diarrea debido al daño mediado por el ácido gástrico a la mucosa del intestino delgado que resulta en una secreción intestinal. El volumen excesivo de secreción gástrica también puede contribuir.

○ El diagnóstico debe sospecharse en cualquier paciente con múltiples úlceras en sitios atípicos o en pacientes con antecedentes familiares sugerentes de neoplasia endocrina múltiple tipo I.

○ Una concentración aumentada de gastrina sugiere el diagnóstico en pacientes que producen ácido gástrico. Esto puede evaluarse aspirando un pequeño volumen de las secreciones gástricas con una sonda nasogástrica o mediante endoscopia y realizando pruebas de pH con papel tornasol. La prueba de estimulación con secretina o el análisis formal de la producción de ácido gástrico en ayuno ayudan a confirmar el diagnóstico.

Fisiopatología

- Aunque la fisiopatología de la EUP no está del todo esclarecida, se cree que surge de un desequilibrio entre los factores protectores de la mucosa gástrica (proporcionados en parte por las prostaglandinas) y las influencias destructivas que pueden incluir *H. pylori*, ácido gástrico, pepsina, AINE, sales biliares, consumo de alcohol y hábito tabáquico.[1]

Factores de riesgo

- En la tabla 14-2 se muestra una lista de factores de riesgo conocidos asociados con la EUP. Los dos factores de riesgo principales para la EUP son la infección por *H. pylori* y el uso de AINE.
- Los factores de riesgo para el desarrollo de EUP asociada con AINE incluyen el uso concomitante de corticoesteroides, anticoagulantes y tener una edad avanzada (tabla 14-3). Los corticoesteroides solos no son un factor de riesgo para EUP.
- El papel de la infección por *H. pylori* en la EUP asociada con AINE sigue sin estar completamente definido. Sin embargo, se cree que *H. pylori* y los AINE pueden actuar de forma sinérgica para inducir la EUP.[19]

DIAGNÓSTICO

En los pacientes con síntomas que sugieren EUP, el abordaje diagnóstico consiste en intentar localizar la anomalía anatómica y explorar su posible causa (empezando por determinar si hay infección por *H. pylori*).

TABLA 14-3	FACTORES DE RIESGO PARA ÚLCERA PÉPTICA SECUNDARIA AL USO DE AINE	
Dosis altas de AINE	Enfermedad previa de úlcera péptica
Uso concomitante de bisfosfonatos	Mala salud en general
Uso concomitante de anticoagulantes	Edad avanzada
Uso concomitante de corticoesteroides	Pertenecer al sexo femenino

AINE, antiinflamatorio no esteroideo.

Cuadro clínico

Anamnesis

- Los antecedentes, por sí solos, no son confiables para diagnosticar la EUP. Casi dos tercios de los pacientes que informan dispepsia padecen formas funcionales o no ulcerosas, y hasta el 40% de los enfermos con EUP activa cursan sin dolor abdominal o con «úlceras silenciosas».
- El complejo de síntomas clásico de un paciente con **úlcera gástrica** incluye dolor que se presenta 5-15 min después de la ingesta oral y se alivia con el ayuno. Por esta razón, los pacientes con úlceras gástricas pueden aprender a evitar los alimentos y pierden peso.
- Por el contrario, los pacientes con **úlcera duodenal** pueden sentir dolor cuando se secreta ácido en ausencia de un amortiguador de alimento, que se alivia temporalmente con la comida, pero regresa 1-2 h después. Sin embargo, esta relación temporal entre el dolor y las comidas puede ser inespecífica, y el alivio que ofrecen los alimentos también se observa en la dispepsia no ulcerosa.
- Debido a la posibilidad de que las úlceras duodenales provoquen dolor en el cuadrante superior derecho, la presentación puede imitar una colecistitis aguda o un cólico biliar.
- La perforación de una úlcera péptica puede ser anunciada por un cambio agudo en los síntomas y la aparición repentina de dolor abdominal difuso e intenso.
- La EUP crónica puede conducir a cicatrización y obstrucción de la salida gástrica, donde las náuseas, los vómitos o la pérdida de peso pueden ser importantes.
- De manera cautelosa, se debe preguntar a los pacientes acerca del uso de AINE y AAS (incluyendo los AINE de venta libre), incluso si han suspendido su uso.
- Es más probable que las úlceras secundarias a AINE sean indoloras, a diferencia de otras causas, y se presenten al inicio con hemorragia más que con dispepsia.

Exploración física

- En ausencia de una EUP complicada, la exploración física no es muy útil. Los pacientes pueden tener hipersensibilidad epigástrica; sin embargo, la sensibilidad (~ 65%) y la especificidad (~ 30%) de la hipersensibilidad epigástrica a la palpación son muy limitadas.[19]
- Los pacientes con úlceras pépticas perforadas suelen presentar signos de peritonitis.
- Las personas con úlceras hemorrágicas pueden tener sangre oculta en heces, melena o hematemesis. Si desarrollan compromiso hemodinámico, puede haber taquicardia o hipotensión.
- La hemorragia puede ser el signo de presentación hasta en el 15% de los casos de EUP.

Diagnóstico diferencial

- En la tabla 14-4 se presenta el diagnóstico diferencial para el dolor abdominal superior.
- Cabe destacar que es difícil diferenciar la dispepsia funcional o no ulcerosa de la EUP mediante la exploración clínica. No existen pruebas de diagnóstico para la dispepsia funcional, lo que la convierte en un diagnóstico de exclusión.

TABLA 14-4 DIAGNÓSTICO DIFERENCIAL DEL DOLOR ABDOMINAL SUPERIOR	
Úlcera péptica	Dispepsia funcional
Malabsorción de hidratos de carbono	Enfermedades granulomatosas
Dolor biliar	Enfermedad de Crohn
Malignidad (gástrica, esofágica, pancreática)	Hepatoma
Gastroparesia	Medicamentos
Electrólitos (hipercalcemia, hipercalemia)	Enfermedad isquémica del intestino
Dolor crónico de la pared abdominal	Enfermedad por reflujo gastroesofágico
Parásitos (*Giardia, Strongyloides*)	Enfermedades sistémicas (diabetes mellitus, enfermedades del tejido conjuntivo)

- Muchos medicamentos pueden causar síntomas dispépticos, incluyendo los AINE (con o sin ulceración), hierro, teofilina y digitálicos.
- Las enfermedades granulomatosas, como la sarcoidosis, el granuloma eosinofílico y la granulomatosis de Wegener, también pueden presentarse, aunque rara vez, con síntomas dispépticos.

Pruebas de diagnóstico

Pruebas de laboratorio

- Las pruebas de laboratorio de rutina por lo regular son normales. Un **hemograma completo** (biometría hemática) puede mostrar anemia por deficiencia de hierro debido a pérdida crónica de sangre oculta en heces o anemia por pérdida sanguínea aguda.
- Los pacientes en los que se establece o se sospecha EUP deben someterse a pruebas de detección de *H. pylori*, ya que representa el principal factor de riesgo y puede contribuir en las úlceras por otras causas, como el uso de AINE.
  ○ **Pruebas serológicas para demostrar anticuerpos IgG contra *H. pylori***
    ■ La serología diagnostica la infección por *H. pylori* más que la presencia de EUP.
    ■ Debido a su gran sensibilidad, las pruebas serológicas son más precisas en áreas con una alta prevalencia de *H. pylori*. La especificidad es subóptima en áreas de baja prevalencia, por lo que su uso está disminuyendo en los Estados Unidos.
    ■ Las pruebas serológicas más utilizadas son los ensayos de inmunoadsorción enzimática (ELISA, *enzyme-linked immunosorbent assay*); su precisión puede elevarse hasta el 95%.[20]
    ■ Las pruebas serológicas menos utilizadas son la inmunocromatografía y la electroinmunotransferencia (Western blot).
    ■ Las pruebas serológicas son sencillas y económicas, pero los anticuerpos contra *H. pylori* pueden permanecer positivos durante 1-2 años después de la erradicación de la infección, por lo que es difícil evaluar la infección mediante serología después del tratamiento.
  ○ La **prueba de antígeno en heces** puede ser más precisa que la serológica y puede detectar *H. pylori* tan solo 1 semana después de suspender la terapia con inhibidores de la bomba de protones (IBP).
  ○ **Pruebas de ureasa** para detectar esta enzima, producida en grandes cantidades por *H. pylori*.
    ■ Incluyen pruebas no invasivas del aliento con urea, así como pruebas de ureasa en muestras para biopsia.
    ■ Se pueden utilizar para diagnosticar una infección activa y para confirmar la erradicación de la infección.
    ■ Pueden producirse resultados falsos negativos en casos de tratamiento con IBP, bloqueadores de los receptores de histamina 2 (H_2), antibióticos o medicamentos que contengan bismuto. Por lo tanto, los IBP deben suspenderse al menos 7-14 días antes de la prueba.
    ■ Además, la prueba de aliento con ureasa para confirmar la erradicación de la infección por *H. pylori* debe posponerse hasta al menos 4-6 semanas después de completar el tratamiento.
    ■ Las dos formas de la prueba de aliento con urea son con urea ^{14}C y con urea ^{13}C.
    ■ Estas dos pruebas de aliento utilizan urea que ha sido marcada con un isótopo radioactivo (^{14}C) o no radioactivo (^{13}C).
    ■ La urea marcada se administra por vía oral al paciente y, en presencia de ureasa producida por *H. pylori*, la urea se cataboliza en amoníaco y CO_2 marcado. Después de la absorción del CO_2 en la circulación, este se expulsa a la respiración y el $^{13}CO_2$ puede detectarse mediante espectroscopia de masas y el $^{14}CO_2$ mediante contador de centelleo.
    ■ La prueba de aliento con urea radioactiva está contraindicada en mujeres embarazadas y niños.
    ■ La ventaja teórica de la prueba de urea en el aliento sobre las pruebas de ureasa en biopsia es la disminución del número de pruebas falsas negativas derivadas de errores de muestreo.[21]
    ■ Las pruebas de ureasa en biopsia se pueden obtener mediante endoscopia y se comentan más adelante.
  ○ Por lo regular, el **cultivo** no se realiza porque es costoso, lento y difícil. No se debe considerar el cultivo, a menos que el paciente no responda al tratamiento de erradicación y exista preocupación por la resistencia a los antibióticos.

○ La **histología** se puede obtener mediante endoscopia y se discutirá en breve.
○ Se pueden realizar mediciones de las **concentraciones de gastrina sérica**, **pruebas de estimulación con secretina**, o ambas cosas, si se sospecha el síndrome de Zollinger-Ellison.

Pruebas de imagen

- Dadas las ventajas de la endoscopia, la **radiografía del tubo digestivo superior** tiene un papel limitado en el diagnóstico de la EUP.
- Un diagnóstico radiográfico de EUP requiere demostración con bario dentro de un nicho de úlcera, pero la sensibilidad de la radiografía con bario para detectar la EUP depende del radiólogo y este procedimiento puede pasar por alto hasta la mitad de todas las úlceras duodenales.[22]

Procedimientos de diagnóstico

- La **endoscopia superior** (esofagogastroduodenoscopia o EGD) es la prueba de diagnóstico más precisa para la EUP.
- Las decisiones respecto a la EGD para pacientes con síntomas de EUP deben basarse en los síntomas del paciente y en el riesgo de cáncer de estómago. La EGD debe realizarse en pacientes que tengan signos o síntomas preocupantes de cáncer gástrico («síntomas de alarma»), como anorexia, disfagia, masa epigástrica, vómitos intensos, pérdida de peso, anemia, edad avanzada o antecedentes familiares de cáncer del tubo digestivo superior.
- Los pacientes con dispepsia intensa, hemorragia digestiva aguda, sangre oculta en heces o dolor abdominal de etiología poco clara también deben someterse a EGD.
- En los pacientes con sospecha alta de EUP se puede considerar la realización de pruebas no invasivas, como la prueba del antígeno fecal de *H. pylori* o la prueba del aliento con ureasa sin endoscopia, especialmente si el paciente es joven y está sano, ya que estas pruebas no invasivas son más rentables que la EGD.
- La **prueba de ureasa en biopsia** es el mejor método endoscópico para diagnosticar la infección por *H. pylori*.
  ○ Las pruebas de ureasa en biopsia incluyen CLOtest®, PyloriTek® y Hp-fast®.
  ○ La mayoría de estas pruebas usan un colorante sensible que cambia de color por el aumento del pH secundario a la producción de amoníaco a partir de urea.
  ○ Además de los resultados falsos negativos, en el contexto de un tratamiento previo con IBP, también pueden producirse falsos negativos si hay restos de sangrado reciente o activo.
  ○ Si no es posible suspender la terapia con IBP antes de la prueba, se deben tomar muestras para biopsia tanto del antro como del fondo para aumentar la probabilidad de un resultado positivo.
- Las **biopsias por endoscopia** están indicadas en las úlceras gástricas debido al riesgo de malignidad o en casos de EUP en los que la prueba de ureasa pueda ser falsa negativa (como cuando se usan IBP antes de la endoscopia).
- En el caso de las úlceras gástricas, deben obtenerse muestras para biopsia alrededor de su cráter y sus bordes para descartar malignidad, pero también deben obtenerse de otras áreas del estómago para detectar infección por *H. pylori*, que por lo regular se presenta como una gastritis multifocal.
- La biopsia puede ser menos sensible en el contexto de úlceras sangrantes, por lo que deben realizarse otras pruebas independientes de la muestra, como la serología.
- Los pacientes con úlcera gástrica deben someterse a EGD de seguimiento a las 8-12 semanas para documentar la cicatrización de la úlcera y descartar malignidad en la mayoría de los casos, ya que la endoscopia de seguimiento mejora la supervivencia.[23]
- Las úlceras duodenales no requieren biopsia ni EGD reiteradas debido al riesgo extremadamente bajo de malignidad.[4,12]

TRATAMIENTO

Tratamiento farmacológico

- Los medicamentos utilizados para tratar la EUP incluyen fármacos antisecretores y protectores de las mucosas, como el sucralfato y los análogos de prostaglandinas.

- Las úlceras duodenales deben tratarse con **agentes antisecretores** durante 4 semanas mientras que las úlceras gástricas deben tratarse durante 8 semanas. En casos con úlceras menores de 1 cm, EUP complicada, fracaso en la erradicación de *H. pylori*, o EUP negativa para *H. pylori*, es razonable tratar con un ciclo más prolongado de tratamiento antisecretor. De lo contrario, la terapia antisecretora de mantenimiento (después del tratamiento de la infección por *H. pylori*) no es rentable y, por lo general, tampoco necesaria.
- Los agentes antisecretores incluyen antagonistas de los receptores H2 e IBP.
- **Antagonistas de los receptores H2**
  - Los bloqueadores de los receptores H2 inhiben la secreción de ácido al bloquear la unión de la histamina a su receptor en la célula parietal. Inhiben también la secreción de ácido tanto basal como inducida por los alimentos.
  - Los bloqueadores de los receptores H2 disponibles en los Estados Unidos incluyen cimetidina, famotidina, nizatidina y ranitidina.
  - Esta clase de medicamentos es bien tolerada, aunque las dosis deben ajustarse en pacientes con insuficiencia renal. En buena medida, han sido reemplazados por los IBP.
  - En general, cuando se utilizan en el tratamiento de la EUP, los bloqueadores de los receptores H2 son más eficaces cuando se administran entre la cena y la hora de acostarse.
- **Inhibidores de la bomba de protones**
  - Estos medicamentos son profármacos que, al activarse con un ácido, se unen e inhiben la adenosina-trifosfatasa (ATPasa) de H^+/K^+ de la célula parietal.
  - Debido a que requiere ácido para su activación, son más eficaces tomados antes o con los alimentos, así como en ausencia de otros fármacos antisecretores.
  - Los IBP presentan un riesgo teórico de inducir hiperplasia de células similares a las enterocromafines y tumores carcinoides, pero estos medicamentos se han utilizado con seguridad en los Estados Unidos durante la última década sin un aumento notable en la incidencia de tumores carcinoides.[24]
- **Misoprostol**
  - El misoprostol es un análogo de las prostaglandinas.
  - Su uso está aprobado por la Food and Drug Administration de los Estados Unidos para la profilaxis de úlceras pépticas inducidas por AINE.
  - Debido a su mecanismo de acción, el misoprostol puede causar diarrea o aborto espontáneo.
- **Tratamiento de la EUP asociada con *H. pylori***
  - El tratamiento requiere terapia antisecretora y antibiótica, ya que la **erradicación de la infección por *H. pylori* con antibióticos** reduce significativamente la tasa de recurrencia de úlceras a los 12 meses de más del 60% en los pacientes tratados con terapia antisecretora sola a menos del 5%.[25]
  - Las úlceras por *H. pylori* pueden cicatrizar de manera espontánea, pero con frecuencia reaparecen si la infección no se erradica.
  - Se han desarrollado muchos regímenes para la erradicación de la *H. pylori*, principalmente mediante prueba y error. En la tabla 14-5 se señalan los regímenes de tratamiento aceptados.[26] Algunos regímenes son relativamente económicos, pero requieren administración cuatro veces al día, lo que puede hacer disminuir el cumplimiento.

TABLA 14-5	REGÍMENES DE TRATAMIENTO PARA LA ERRADICACIÓN DE *HELICOBACTER PYLORI*

IBP: v.o. c/12 h; amoxicilina: 1000 mg v.o. c/12 h; claritromicina: 500 mg v.o. c/12 h.

IBP: v.o. c/12 h; amoxicilina: 1000 mg v.o. c/12 h; metronidazol (o tinidazol): 500 mg v.o. c/12 h.

IBP: v.o. c/12 h; subsalicilato de bismuto: 300 o 525 mg v.o. c/6 h; metronidazol: 250 o 500 mg v.o. c/8 h o c/6 h; tetraciclina: 500 mg v.o. c/6 h.

IBP: inhibidor de la bomba de protones; v.o.: vía oral.

○ Los regímenes eficaces suelen implicar más de un antibiótico para maximizar la probabilidad de erradicación y prevenir la propagación de la resistencia a los antimicrobianos; la monoterapia es inadecuada. La amoxicilina y la claritromicina son antibióticos dependientes del pH que funcionan más eficazmente en combinación con fármacos antisecretores. Si esta «terapia triple» falla, un ciclo de rescate de «terapia cuádruple» que incluya bismuto puede erradicar la infección por *H. pylori* en otras tres cuartas partes de los pacientes.

○ Las tasas de éxito de estos regímenes recomendados para erradicar la *H. pylori* parecen haber disminuido al 70-85% con el aumento de la resistencia a los antibióticos.[25] El fracaso del tratamiento puede ser secundario a la falta de cumplimiento o a la resistencia a los antibióticos, lo que ocurre con mayor frecuencia con el metronidazol en los Estados Unidos.

○ En los pacientes con EUP no complicada, no se requiere confirmación de la erradicación porque lo más probable es que la recurrencia tampoco sea complicada. Sin embargo, las pruebas de erradicación de *H. pylori* sí deben realizarse en los pacientes con síntomas recurrentes, EUP complicada, linfoma gástrico del MALT o cáncer gástrico temprano. Debido a la alta tasa de recurrencia de hemorragia en las úlceras positivas para *H. pylori* no tratadas, las pruebas de erradicación son fundamentales.

○ La confirmación de la curación se puede realizar mediante la prueba de urea en el aliento, pero debe llevarse a cabo al menos 4-6 semanas después de completar el tratamiento contra *H. pylori* y 2 semanas después de finalizar el tratamiento con IBP para evitar resultados falsos negativos. La serología es menos útil para documentar la erradicación, ya que los anticuerpos contra *H. pylori* pueden permanecer positivos durante 1-2 años después de una erradicación exitosa.

• **Tratamiento de la EUP secundaria a AINE**

○ Se debe considerar **suspender el fármaco causante**, ya que la continuación del uso de AINE retrasa la cicatrización de la úlcera. Sin embargo, suspender el AINE no siempre es práctico y, en estos casos, la toxicidad GI puede reducirse disminuyendo la dosis o cambiando a un medicamento menos gastrotóxico.[27,28] También deberían interrumpirse, si es posible, tratamientos concomitantes con corticoesteroides, anticoagulantes o bisfosfonatos.

○ El tratamiento directo de la EUP inducida por AINE es **la supresión de ácido con un IBP.**

○ Incluso con el uso continuado de AINE, la supresión de ácido con IBP resulta en la curación del 85% de las úlceras gástricas inducidas por AINE y más del 90% de las úlceras duodenales en 8 semanas, mientras que la supresión de ácido con dosis convencionales de bloqueadores de los receptores H2 cura cerca del 70% de las úlceras gástricas y duodenales en 7 semanas. De esta manera, la terapia con IBP está indicada para la EUP secundaria a AINE y debe continuarse mientras el paciente reciba tratamiento con AINE para reducir el riesgo de úlceras recurrentes.[29]

○ En los siguientes casos se requiere gastroprotección con IBP o misoprostol durante el uso de AINE: antecedentes de úlcera, enfermedad concomitante grave, uso conjunto de warfarina o corticoesteroides, así como tener más de 65 años de edad.

Modificación del estilo de vida o de los factores de riesgo

• Está indicada la abstinencia de agentes contribuyentes potenciales, como AINE, cigarrillos y exceso de alcohol.

• Se debe instruir a los pacientes para que eviten los alimentos que precipiten la dispepsia, aunque no se necesitan recomendaciones dietéticas particulares.

CONSIDERACIONES ESPECIALES

Las **úlceras por estrés** se desarrollan en el estómago y el duodeno en situaciones de estrés fisiológico intenso e ingreso en la unidad de cuidados intensivos (UCI), como ventilación mecánica, coagulopatía, insuficiencia renal, lesiones craneales, quemaduras y traumatismos múltiples. La fisiopatología implica una isquemia mucosa relativa y una protección mucosa deficiente del ácido intraluminal cuando el suministro de sangre esplácnica se desvía a órganos más importantes durante el estrés fisiológico. Se ha demostrado que las erosiones y úlceras se forman con frecuencia durante los primeros 2-3 días de la admisión en la UCI, pero las complicaciones (hemorragia, perforación) son relativamente raras en la actualidad y se atribuyen a una mejor atención en la UCI, atención a la estabilidad hemodinámica y profilaxis de las úlceras por estrés. A los pacientes en riesgo se pueden administrar antagonistas de los receptores H2 por infusión intravenosa; también se ha demostrado que los IBP proporcionan una protección equivalente.[30,31] El sucralfato también se ha utilizado con éxito como agente profiláctico. Si sobreviene una hemorragia, el tratamiento es similar al de una hemorragia no varicosa del tubo digestivo superior por úlceras pépticas (*véase* el cap. 6).

COMPLICACIONES

- **Hemorragia**
  - La hemorragia puede ocurrir en cerca del 15% de los pacientes con úlceras pépticas. *Véase* el capítulo 6 para obtener más información sobre el tratamiento de la hemorragia gastrointestinal por EUP.
  - Las úlceras asociadas con AINE están sobrerrepresentadas entre las úlceras hemorrágicas.
  - La hemorragia puede presentarse como un episodio agudo con choque hemodinámico o como pérdida sanguínea intermitente y lenta con anemia crónica.
  - Si es necesario, se puede realizar una intervención endoscópica para localizar la fuente del sangrado y lograr la hemostasia con coagulación térmica o con láser, escleroterapia por inyección o compresión mecánica con hemoclips.
  - La administración de IBP por vía intravenosa en la hemorragia aguda reduce las tasas de resangrado, la necesidad de transfusiones de sangre y las tasas de mortalidad.[32]
- Debe sospecharse **perforación** en los pacientes con EUP que repentinamente desarrollan dolor abdominal difuso intenso y otras manifestaciones de irritación peritoneal. La radiografía simple de abdomen puede revelar aire libre debajo del diafragma. A menudo, la cirugía de urgencia está indicada cuando hay perforación.
- La **obstrucción** de la salida gástrica puede desarrollarse por úlceras en el bulbo duodenal, el conducto pilórico, o ambos, y los pacientes pueden presentar náuseas y vómitos. El tratamiento implica la colocación de una sonda nasogástrica con medición del residuo gástrico, EGD para favorecer el diagnóstico (dilatación con balón en pacientes que no responden al tratamiento médico) y terapia con IBP por vía intravenosa.
- La **penetración** ocurre cuando una úlcera penetra a través de la pared del intestino sin ninguna perforación libre o fuga del contenido de la luz hacia la cavidad peritoneal. Con mayor frecuencia, las úlceras penetran en el páncreas, el epiplón menor, las vías biliares o el hígado, pero solo una pequeña proporción se vuelve clínicamente evidente.

Adenocarcinoma gástrico

PRINCIPIOS GENERALES

- A principios del siglo xx, el de estómago era el cáncer más frecuente en los Estados Unidos; desde entonces la incidencia ha disminuido drásticamente, posiblemente debido a la popularización de la refrigeración. No obstante, cada año más de 21 000 pacientes en ese país se diagnostican de cáncer gástrico, y de ellos se espera que mueran más de 11 000.[33]
- Tan recientemente como en la década de 1980, el cáncer de estómago representaba la principal causa de muerte por cáncer en todo el mundo.[34] Cabe destacar que la infección por *H. pylori* parece estar asociada con un aumento de aproximadamente seis veces en el riesgo de padecer cáncer gástrico.[35]
- La tabla 14-6 describe los factores de riesgo del cáncer gástrico.

DIAGNÓSTICO

- Muchos pacientes con cáncer de estómago son asintomáticos o tienen **síntomas inespecíficos** que incluyen indigestión, molestias epigástricas, anorexia, saciedad temprana y pérdida de peso. Cuando se han investigado los síntomas, muchos cánceres gástricos ya están avanzados.

TABLA 14-6	FACTORES DE RIESGO DE ADENOCARCINOMA GÁSTRICO
Infección por *Helicobacter pylori*	Gastrectomía previa
Gastritis crónica atrófica	Tipo sanguíneo A
Anemia perniciosa	Antecedentes familiares de cáncer gástrico
Adenoma gástrico	Nivel socioeconómico bajo

- La **exploración física** puede revelar una masa epigástrica, ascitis, sangre oculta en heces o linfadenopatía.
- Un ganglio linfático supraclavicular izquierdo agrandado (ganglio de Virchow) o un ganglio linfático periumbilical (ganglio de Sor María José) representa un sitio metastásico.
- La **evaluación de laboratorio** es de uso limitado, pero puede demostrar anemia por deficiencia de hierro por pérdida crónica de sangre debida al cáncer.
- **El diagnóstico se realiza mejor con EGD**, ya que permite la visualización directa y la toma de muestras de tejido. La mayoría de los cánceres de estómago son exofíticos o de masas fungosas, pero algunos se manifiestan como úlceras que no cicatrizan o con perforación de la pared gástrica.
- Todas las úlceras gástricas deben someterse a una biopsia enérgica para descartar malignidad y se debe repetir la EGD a las 8-12 semanas para documentar la curación.
- Una vez que se establece el diagnóstico de adenocarcinoma gástrico, la estadificación debe realizarse con ecografía endoscópica o tomografía computarizada abdominal para determinar si la resección quirúrgica es una posibilidad.

TRATAMIENTO

- La **resección quirúrgica** ofrece la única posibilidad de curación.
- Sin embargo, aproximadamente el 60% de los cánceres gástricos se consideran irresecables debido a la diseminación local o metastásica en el momento del diagnóstico.
- En función de la ubicación, se puede realizar una gastrectomía total o parcial.
- Incluso con resección completa, la tasa de supervivencia a 5 años de los pacientes con cáncer gástrico avanzado o metastásico es menor del 5%.[36]
- Se puede administrar **quimioterapia paliativa** a pacientes que no son candidatos a cirugía, pero la mediana de supervivencia es solo de 6-9 meses.[37]

Tumores del estroma gastrointestinal

PRINCIPIOS GENERALES

- Los tumores del estroma gastrointestinal (TEGI) representan el 1-2% de todos los tumores digestivos malignos. Antes de la definición molecular de los TEGI, en 1998, estas lesiones no se reconocían ni se informaban.
- A pesar del creciente reconocimiento de los TEGI, su verdadera incidencia aún es desconocida, aunque se ha estimado en cerca de 15 casos por millón de personas en los Estados Unidos.
- La mediana de aparición se da en la quinta década de la vida y los TEGI se encuentran con mayor frecuencia en las mujeres que en los hombres.
- En 1998, se descubrió que la fisiopatología de los TEGI implicaba mutaciones en las vías de señalización *KIT* que conducen a la proliferación tumoral. La definición de TEGI se ha estrechado para incluir un subconjunto de tumores que surgen de las células intersticiales de Cajal; mas del 90% de ellos exhiben mutaciones *KIT*.
- Los TEGI pueden encontrarse en todo el tubo digestivo, aunque el 60-70% surgen en el estómago.

DIAGNÓSTICO

- Los pacientes pueden quejarse de síntomas inespecíficos, como náuseas, vómitos o saciedad temprana. El TEGI también se puede descubrir de manera incidental en una endoscopia o en pruebas de imagen.
- Como alternativa, las lesiones de los TEGI pueden ocurrir después de alcanzar un gran tamaño y causar efecto de masa u obstrucción, también con hemorragia digestiva superior aguda.

TRATAMIENTO

- La **resección quirúrgica** representa el tratamiento de elección para los tumores localizados.
- Sin embargo, si el tumor ha hecho metástasis, la **quimioterapia** sigue siendo una opción.
- El TEGI tiene una resistencia impresionante a los agentes quimioterápicos citotóxicos tradicionales, pero la introducción del inhibidor de la tirosina-cinasa mesilato de imatinib ha aumentado la mediana de supervivencia de los pacientes con TEGI avanzado de 20 a 60 meses.[38,39]

Linfoma gástrico

PRINCIPIOS GENERALES

- El tubo digestivo es el sitio predominante de los linfomas extraganglionares primarios.
- En los países desarrollados, los linfomas gastrointestinales se encuentran con mayor frecuencia en el estómago (casi tres cuartas partes de los casos). Más del 90% de los linfomas gástricos son del tipo difuso de linfocitos B grandes o del tipo MALT.
- Los linfomas MALT comprenden el 40% de los linfomas gástricos y surgen de la transformación de los linfocitos B en la zona marginal del estómago en respuesta a infecciones por *H. pylori*.
- Aunque la infección por *H. pylori* es un factor de riesgo, la incidencia de MALT en las personas con dicha infección varía de 1 en 30 000 a 1 en 80 000.[40]

DIAGNÓSTICO

- Los síntomas de presentación más frecuentes son dolor abdominal y dispepsia. Los síntomas en el tipo B son poco frecuentes.
- Por lo regular, el diagnóstico se establece mediante EGD con toma de biopsias.

TRATAMIENTO

- Hasta tres cuartas partes de los pacientes con linfomas del MALT de bajo grado experimentan regresión completa después de **erradicar la infección por *H. pylori*.**[25]
- Para quienes no responden a la erradicación, la radiación, la quimioterapia y la cirugía representan opciones terapéuticas eficaces.

REFERENCIAS

1. Lanas A, Chan FKL. Peptic ulcer disease. *Lancet.* 2017;390(10094):613–624.
2. Sugano K, Tack J, Kuipers EJ, et al. Kyoto global consensus report on Helicobacter pylori gastritis. *Gut.* 2015;64:1353–1367.
3. Andersen LP. Colonization and infection by Helicobacter pylori in humans. *Helicobacter.* 2007;12(Suppl 2):12–15.
4. Graham DY. History of Helicobacter pylori, duodenal ulcer, gastric ulcer and gastric cancer. *World J Gastroenterol.* 2014;20:5191–5204.
5. Ernst PB, Gold BD. The disease spectrum of Helicobacter pylori: the immunopathogenesis of gastroduodenal ulcer and gastric cancer. *Annu Rev Microbiol.* 2000;54:615–640.

6. Malfertheiner P. The intriguing relationship of Helicobacter pylori infection and acid secretion in peptic ulcer disease and gastric cancer. *Dig Dis.* 2011;29:459–464.

7. Saenz JB, Mills JC. Acid and the basis for cellular plasticity and reprogramming in gastric repair and cancer. *Nat Rev Gastroenterol Hepatol.* 2018;15:257–273.

8. Amieva M, Peek RM Jr. Pathobiology of Helicobacter pylori-induced gastric cancer. *Gastroenterology.* 2016;150:64–78.

9. Hatakeyama M. Helicobacter pylori CagA and gastric cancer: a paradigm for hit-and-run carcinogenesis. *Cell Host Microbe.* 2014;15:306–316.

10. Greenfield LK, Jones NL. Modulation of autophagy by Helicobacter pylori and its role in gastric carcinogenesis. *Trends Microbiol.* 2013;21:602–612.

11. Kuipers EJ. Review article: exploring the link between Helicobacter pylori and gastric cancer. *Aliment Pharmacol Ther.* 1999;13(Suppl 1):3–11.

12. Hansson LE, Nyren O, Hsing AW, et al. The risk of stomach cancer in patients with gastric or duodenal ulcer disease. *N Engl J Med.* 1996;335:242–249.

13. Hu Q, Zhang Y, Zhang X, et al. Gastric mucosa-associated lymphoid tissue lymphoma and Helicobacter pylori infection: a review of current diagnosis and management. *Biomark Res.* 2016;4:15.

14. Wallace JL. Prostaglandins, NSAIDs, and gastric mucosal protection: why doesn't the stomach digest itself? *Physiol Rev.* 2008;88:1547–1565.

15. McColl KE. The elegance of the gastric mucosal barrier: designed by nature for nature. *Gut.* 2012;61:787–788.

16. Yandrapu H, Sarosiek J. Protective factors of the gastric and duodenal mucosa: an overview. *Curr Gastroenterol Rep.* 2015;17:24.

17. Huang JQ, Sridhar S, Hunt RH. Role of Helicobacter pylori infection and non-steroidal anti-inflammatory drugs in peptic-ulcer disease: a meta-analysis. *Lancet.* 2002;359:14–22.

18. Komorowski RA, Caya JG. Hyperplastic gastropathy. Clinicopathologic correlation. *Am J Surg Pathol.* 1991;15:577–585.

19. Moayyedi P, Talley NJ, Fennerty MB, et al. Can the clinical history distinguish between organic and functional dyspepsia? *JAMA.* 2006;295:1566–1576.

20. Loy CT, Irwig LM, Katelaris PH, et al. Do commercial serological kits for Helicobacter pylori infection differ in accuracy? A meta-analysis. *Am J Gastroenterol.* 1996;91:1138–1144.

21. Graham DY, Miftahussurur M. Helicobacter pylori urease for diagnosis of Helicobacter pylori infection: a mini review. *J Adv Res.* 2018;13:51–57.

22. Hopper AN, Stephens MR, Lewis WG, et al. Relative value of repeat gastric ulcer surveillance gastroscopy in diagnosing gastric cancer. *Gastric Cancer.* 2006;9:217–222.

23. Leodolter A, Kulig M, Brasch H, et al. A meta-analysis comparing eradication, healing and relapse rates in patients with Helicobacter pylori-associated gastric or duodenal ulcer. *Aliment Pharmacol Ther.* 2001;15:1949–1958.

24. Sheen E, Triadafilopoulos G. Adverse effects of long-term proton pump inhibitor therapy. *Dig Dis Sci.* 2011;56:931–950.

25. Chey WD, Wong BC; Practice Parameters Committee of the American College of Gastroenterology. American College of Gastroenterology guideline on the management of Helicobacter pylori infection. *Am J Gastroenterol.* 2007;102:1808–1825.

26. Fallone CA, Chiba N, van Zanten SV, et al. The Toronto consensus for the treatment of Helicobacter pylori infection in adults. *Gastroenterology.* 2016;151:51–69.e14.

27. Scarpignato C, Pelosini I. Prevention and treatment of non-steroidal anti-inflammatory drug-induced gastro-duodenal damage: rationale for the use of antisecretory compounds. *Ital J Gastroenterol Hepatol.* 1999;31(Suppl 1):S63–S72.

28. Bjarnason I, Scarpignato C, Holmgren E, et al. Mechanisms of damage to the gastrointestinal tract from nonsteroidal anti-inflammatory drugs. *Gastroenterology.* 2018;154:500–514.

29. Scheiman JM, Yeomans ND, Talley NJ, et al. Prevention of ulcers by esomeprazole in at-risk patients using non-selective NSAIDs and COX-2 inhibitors. *Am J Gastroenterol.* 2006;101:701–710.

30. Barbateskovic M, Marker S, Granholm A, et al. Stress ulcer prophylaxis with proton pump inhibitors or histamin-2 receptor antagonists in adult intensive care patients: a systematic review with meta-analysis and trial sequential analysis. *Intensive Care Med.* 2019;45:143–158.

31. Pilkington KB, Wagstaff MJ, Greenwood JE. Prevention of gastrointestinal bleeding due to stress ulceration: a review of current literature. *Anaesth Intensive Care.* 2012;40:253–259.

32. Sachar H, Vaidya K, Laine L. Intermittent vs continuous proton pump inhibitor therapy for high-risk bleeding ulcers: a systematic review and meta-analysis. *JAMA Intern Med.* 2014;174:1755–1762.

33. Ferlay J, Shin HR, Bray F, et al. Estimates of worldwide burden of cancer in 2008: GLOBOCAN 2008. *Int J Cancer*. 2010;127:2893–2917.

34. Plummer M, de Martel C, Vignat J, et al. Global burden of cancers attributable to infections in 2012: a synthetic analysis. *Lancet Glob Health*. 2016;4:e609–e616.

35. The EUROGAST Study Group. An international association between Helicobacter pylori infection and gastric cancer. *Lancet*. 1993;341:1359–1362.

36. Yang D, Hendifar A, Lenz C, et al. Survival of metastatic gastric cancer: significance of age, sex and race/ethnicity. *J Gastrointest Oncol*. 2011;2:77–84.

37. Wohrer SS, Raderer M, Hejna M. Palliative chemotherapy for advanced gastric cancer. *Ann Oncol*. 2004;15:1585–1595.

38. Wang D, Zhang Q, Blanke CD, et al. Phase II trial of neoadjuvant/adjuvant imatinib mesylate for advanced primary and metastatic/recurrent operable gastrointestinal stromal tumors: long-term follow-up results of Radiation Therapy Oncology Group 0132. *Ann Surg Oncol*. 2012;19:1074–1080.

39. Blanke CD, Demetri GD, von Mehren M, et al. Long-term results from a randomized phase II trial of standard- versus higher-dose imatinib mesylate for patients with unresectable or metastatic gastrointestinal stromal tumors expressing KIT. *J Clin Oncol*. 2008;26:620–625.

40. Farinha P, Gascoyne RD. Helicobacter pylori and MALT lymphoma. *Gastroenterology*. 2005;128:1579–1605.

Trastornos del intestino delgado

15

Martin H. Gregory y Deborah C. Rubin

Introducción

- El intestino delgado mide aproximadamente 600 cm de longitud, con una superficie funcional de más de 600 veces la de un tubo hueco.
- Las siguientes tres características exclusivas del intestino delgado aumentan su superficie:
  - Las plicas o pliegues circulares, que son invaginaciones visibles de la mucosa y de la submucosa localizadas predominantemente en el duodeno y el yeyuno.
  - Las vellosidades, que son proyecciones digitiformes conformadas por una capa de células epiteliales que recubren la lámina propia, de aproximadamente 0.5-1.5 mm de largo, protruyen hacia la luz intestinal y cubren la superficie de la mucosa.
  - Las microvellosidades, que son proyecciones tubulares visibles al microscopio electrónico, son extensiones de la membrana celular apical y componen el borde estriado (en cepillo).
  - Estas características únicas de la mucosa crean un área enorme para la digestión, absorción y secreción.[1]

Malabsorción

PRINCIPIOS GENERALES

- Los trastornos del intestino delgado, la insuficiencia pancreática exocrina y la hepatopatía colestásica explican la mayoría de las causas de malabsorción.
- En la tabla 15-1 se resumen las causas más frecuentes de malabsorción. Las enfermedades hepáticas colestásicas se describen en el capítulo 20 y los trastornos pancreáticos en el 23.

Definición

- La *malabsorción* se puede definir como una interrupción de la digestión, la absorción y el transporte normales de nutrientes y minerales.
- La desnutrición, la diarrea, la esteatorrea, las alteraciones electrolíticas y la pérdida de peso son consecuencias frecuentes.
- Las manifestaciones clínicas de los trastornos del intestino delgado a menudo reflejan insuficiencias de varios macro- y micronutrientes.

Fisiopatología

- Varios procesos patológicos (que incluyen enfermedad celíaca, enfermedad de Whipple, esprúe tropical, sobrecrecimiento bacteriano en el intestino delgado, lesión inducida por radiación o quimioterapia, *véanse* las secciones siguientes) interfieren con la digestión, la absorción y el transporte de nutrientes de la mucosa luminal.
- El intestino delgado es el principal responsable de absorber los hidratos de carbono, las proteínas, las grasas, los electrólitos y los nutrientes esenciales de la dieta diaria.
- Las alteraciones del intestino delgado pueden tener como resultado una malabsorción selectiva de nutrientes dependiendo de la parte afectada. Por ejemplo, la malabsorción de hierro, folato y calcio puede deberse a enfermedad duodenal, mientras que la de vitamina B_{12} y sales

TABLA 15-1 CAUSAS DE MALABSORCIÓN

Trastornos del intestino delgado	Insuficiencia pancreática exocrina
Enfermedad celíaca	Pancreatitis crónica
Resección ileal	Fibrosis quística
Síndrome de intestino corto	Cáncer de páncreas
Enteritis por radiación	Enfermedad hepática colestásica
Linfoma del intestino delgado	Obstrucción biliar extrahepática
Sobrecrecimiento bacteriano	Obstrucción biliar intrahepática
Enfermedad de Crohn	Cirrosis
Esprúe tropical	
Enfermedad de Whipple	
Síndrome de inmunodeficiencia adquirida	
Abetalipoproteinemia	
Diabetes mellitus	
Amiloidosis	
Gastroenteritis eosinofílica	
Enteropatía con pérdida de proteínas	

biliares ocurre por alteraciones ileales. Las insuficiencias de vitaminas liposolubles A, D, E y K pueden ocurrir en los trastornos proximales del intestino delgado.

DIAGNÓSTICO

Las características clínicas y la presentación de la malabsorción intestinal son fundamentales para el diagnóstico y tienen efectos en muchos órganos y sistemas, incluidos el tubo digestivo y los sistemas hematopoyético, musculoesquelético, endocrino, tegumentario y nervioso.

Cuadro clínico

- Dolor abdominal, cólicos intestinales, flatos excesivos, diarrea (posprandial o que no remite sin exacerbación prandial).
- Pérdida de peso, a pesar de un apetito adecuado y una ingesta oral adecuada.
- Heces con mal olor y características oleosas.
- La malabsorción de vitaminas liposolubles específicas conduce a diversos hallazgos clínicos que incluyen ceguera nocturna (vitamina A), osteopenia/osteoporosis (vitamina D), diátesis hemorrágica (vitamina K) o síntomas neurológicos (vitamina E).
- Además, la amenorrea, la infertilidad y la impotencia pueden manifestarse como parte de los antecedentes del paciente.
- Los hallazgos de la exploración física incluyen glositis, estomatitis (hierro, riboflavina, niacina), tetania (calcio, magnesio, vitamina D), dermatitis (vitamina A, cinc, niacina), neuropatía periférica (vitamina B_{12}, cobre, tiamina) y edema (enteropatía perdedora de proteínas).

Diagnóstico diferencial

- Deben descartarse las causas infecciosas, secretoras e inflamatorias de la diarrea.
- La insuficiencia pancreática exocrina y la enfermedad hepatobiliar que ocasionan insuficiencia de sales biliares intraluminales (estenosis biliares, hepatopatías colestásicas) pueden provocar una mala digestión intraluminal y malabsorción.

- Los síntomas de malabsorción asociados deben evaluarse minuciosamente.
  - Por ejemplo, deben valorarse las causas alternativas de la pérdida de peso, incluidas la malignidad, los trastornos hormonales y las afecciones inflamatorias o autoinmunitarias.
  - Los cólicos abdominales posprandiales deben evaluarse en la búsqueda de sus causas, como úlcera péptica, colelitiasis y pancreatitis.

Pruebas de diagnóstico

Pruebas de laboratorio

- Las anomalías en las pruebas de laboratorio incluyen anemia macrocítica (insuficiencia de folato, vitamina B_{12}) y microcítica (insuficiencia de hierro), cociente internacional normalizado (INR, *international normalized ratio*) alto/tiempo de protrombina prolongado (insuficiencia de vitamina K) y disminución del calcio sérico (malabsorción de calcio o insuficiencia de vitamina D).
- También se pueden encontrar concentraciones bajas de magnesio y cinc séricos, albúmina sérica disminuida y colesterol bajo. El análisis de grasa en las heces mediante tinción roja de Sudán o para la antitripsina α_1 (para la enteropatía perdedora de proteínas) puede ser informativo.
- El **análisis de grasa en heces** proporciona una prueba de detección sencilla, rápida y de bajo costo para diagnosticar malabsorción.[2]
  - La medición incluye la cuantificación de la grasa fecal durante 48-72 h mientras el paciente ingiere una cantidad definida de grasa, por lo general 100 g/día.
  - Por lo regular, se absorbe más del 94% de la grasa de la dieta; en consecuencia, más de 6 g/día de grasa fecal permiten el diagnóstico de esteatorrea.
  - El análisis de grasa fecal no distingue entre causas intestinales, hepatobiliares y pancreáticas de malabsorción, aunque el grado de esteatorrea relacionado con insuficiencia pancreática (~50 g) tiende a ser más alto que para la enfermedad intestinal (~20 g).[3]
- **Prueba de absorción de xilosa**
  - Esta prueba evalúa la capacidad de absorción del intestino delgado y determina si hay algún trastorno.[2,4]
  - Este análisis se realiza con fines adicionales de diagnóstico una vez que se determina la malabsorción.
  - La D-xilosa es un azúcar de cinco carbonos que se absorbe sobre todo de forma pasiva en el intestino delgado. No se requiere digestión intraluminal y la excreción urinaria refleja la capacidad de la mucosa para absorberla.
  - La prueba se realiza mediante la administración de 25 g de xilosa por vía oral, seguida de la medición de la excreción urinaria, la prueba de hidrógeno en el aliento (que se analiza a continuación) o la concentración sérica de xilosa. Una recolección de orina de 5 h contiene cuando menos 5 g de D-xilosa.
  - Por lo tanto, esta prueba puede diferenciar entre alteraciones pancreáticas (concentración de D-xilosa dentro de los límites normales) y verdaderos procesos de malabsorción de la mucosa (disminución de la concentración de D-xilosa después de la administración).[4,5]
- Es importante tener en cuenta que ciertas especies bacterianas pueden metabolizar la D-xilosa, así que la disminución de su concentración puede deberse a un sobrecrecimiento bacteriano.
- También se produce una baja excreción urinaria cuando hay un retraso en el vaciamiento gástrico, insuficiencia renal o ascitis.
- **Pruebas de hidrógeno en el aliento**
  - Las pruebas de hidrógeno en el aliento se basan en el principio de que el hidrógeno se produce por fermentación bacteriana de los hidratos de carbono que han escapado de la absorción en el intestino delgado. Una porción de este hidrógeno se difunde en el torrente sanguíneo y posteriormente es exhalado por los pulmones, así que puede ser medido en el aire espirado. Los hidratos de carbono utilizados incluyen lactosa, fructosa, glucosa y compuestos no absorbibles como lactulosa.[5,6]
  - Las pruebas de hidrógeno en el aliento se pueden utilizar para diagnosticar la insuficiencia de disacaridasa (lactasa) y la intolerancia a la lactosa en relación con síntomas como dolor abdominal, gases y diarrea por la ingesta de lactosa. También se utiliza para la evaluación del sobrecrecimiento bacteriano en el intestino delgado (SBID) (*véase* más adelante).[6]

○ En circunstancias normales, solo el metabolismo bacteriano de los hidratos de carbono es responsable del hidrógeno exhalado.

○ En la insuficiencia de disacaridasa, los hidratos de carbono no se metabolizan en la luz proximal del intestino delgado, llegan hasta su porción distal o al colon y ahí son metabolizados por colonias de bacterias que liberan hidrógeno.

• El hidrógeno exhalado se mide después de que se administran al paciente, por vía oral, 25-50 g de lactosa disuelta en agua.

• Se mide la cantidad de hidrógeno (H_2) en muestras de aire espirado cada 15 min durante 3 h.

• Un aumento mayor de 20 ppm sobre los valores basales entre dos mediciones indica malabsorción de lactosa. Una prueba positiva generalmente alcanza su punto máximo a las 2-4 h.

• Pueden producirse resultados falsos negativos en el contexto de una biota colónica que no produce hidrógeno, por retraso en el vaciamiento gástrico o por un tiempo de tránsito orocecal prolongado. También pueden producirse falsos positivos por la fermentación del sustrato de la microbiota oral y la producción de hidrógeno. El empleo de antibióticos y la ingesta de fibra también pueden alterar los resultados.

• Un pico de hidrógeno temprano, dentro de la primera hora a partir de la toma de lactulosa, puede indicar SBID.

• La prueba de aliento con hidrógeno empleando lactulosa produce resultados falsos positivos y negativos similares a los de las pruebas complementarias de insuficiencia de disacaridasa.

• Por lo general, se realiza con una carga oral de 10 g de lactulosa o glucosa en una dosis de 50-75 g disueltos en agua, con medición subsecuente de la cantidad de hidrógeno en el aliento, como ya se indicó.

• La interpretación de estas pruebas no es uniforme; la sensibilidad y especificidad informadas para la prueba de hidrógeno en el aliento con lactulosa para detectar SBID son del 52% y 86%, respectivamente, y para la prueba de glucosa en aliento son del 63% y 82%, respectivamente.[6]

• El procedimiento de referencia sigue siendo la aspiración del contenido del intestino delgado y el cultivo posterior. Esto no se utiliza en la clínica para diagnosticar SBID.

Pruebas de imagen

• Las pruebas de imagen para los procesos patológicos del intestino delgado pueden llevarse a cabo con exámenes de **tránsito intestinal baritado, enteroclisis intubada con contraste único o doble**, estudios transversales de **tomografía computarizada (TC)** o enterografía por resonancia magnética.

• El tránsito intestinal baritado y la enteroclisis proporcionan detalles finos de la superficie de la mucosa.

• La **cápsula endoscópica**, la **endoscopia por empuje** y la **endoscopia de balón único o doble** visualizan la superficie mucosa del intestino delgado. Si se completa con éxito, tanto la cápsula endoscópica como la endoscopia de doble balón pueden obtener imágenes de la superficie mucosa en su totalidad.

• Las técnicas de imágenes transversales proporcionan una buena visualización de las asas intestinales superpuestas y de los hallazgos y complicaciones extraluminales.

○ **Enterografía por resonancia magnética (ERM).** Las ventajas incluyen la no utilización de radiación ionizante, un mejor contraste de los tejidos blandos y la capacidad para proporcionar una evaluación funcional y en tiempo real.[7]

○ **Enterografía por TC.** Sus ventajas incluyen resolución superior, tanto temporal como espacial. Comparada con la ERM, está más disponible y es menos costosa.[8]

• Las indicaciones para la obtención de imágenes transversales del intestino delgado incluyen la evaluación de hemorragia digestiva oculta, la presencia y actividad de la enfermedad de Crohn, así como la sospecha de neoplasia.

Procedimientos de diagnóstico

• **Biopsia endoscópica**

○ La biopsia del intestino delgado es muy útil en los pacientes con sospecha de malabsorción.

• Los hallazgos histológicos específicos permiten el diagnóstico de las causas más frecuentes de malabsorción, como el esprúe celíaco, así como de causas más infrecuentes, como el linfoma y la amiloidosis.

Enfermedad celíaca

PRINCIPIOS GENERALES

- La enfermedad celíaca es la causa evaluada con mayor frecuencia entre los trastornos por malabsorción del intestino delgado.
- Se dispone de serologías sensibles y específicas, y la biopsia de tejido suele ser confirmatoria.
- La resolución de los síntomas se logra evitando los productos alimenticios que contengan gluten.

Definición

La intolerancia permanente a las proteínas de almacenamiento o *gluten*, que se encuentran en el trigo, el centeno y la cebada, produce síntomas de malabsorción que incluyen pérdida de peso, cólicos abdominales, diarrea y flatos excesivos.[9]

Epidemiología

La positividad para los anticuerpos celíacos es mucho más frecuente que los pacientes con síntomas. La prevalencia de celiaquía en los Estados Unidos es cercana al 1%, similar a la de Europa.[10]

Fisiopatología

- Se produce como consecuencia de las complejas respuestas inmunitarias adaptativas e innatas al gluten de la dieta. Se caracteriza por una inflamación crónica de la mucosa intestinal proximal regulada, principalmente, por procesos inmunitarios mediados por linfocitos T.[9]
- Las moléculas DQ, DQ2 y DQ8, del antígeno leucocitario humano (HLA, *human leukocyte antigens*) clase II resultan necesarias pero no suficientes para la expresión fenotípica de la enfermedad.
- Las células presentadoras de antígeno de la mucosa que expresan HLA DQ2 o DQ8 se unen a péptidos de gliadina que se absorben. La transglutaminasa tisular (TGT) desamina los péptidos de gliadina para permitir una unión de mayor afinidad al sitio de unión de DQ2 o DQ8. Las células presentadoras de antígeno las muestran a los linfocitos T CD4$^+$ sensibilizados al gluten. Estos linfocitos T activan a los linfocitos B para secretar inmunoglobulinas y activar otras células CD8$^+$. Ellas liberan citocinas proinflamatorias que causan el daño a la mucosa intestinal.[11]
- Las respuestas inmunitarias innatas adicionales están mediadas y activadas por linfocitos intraepiteliales y actúan en conjunto vía la interleucina 15 producida por los enterocitos.
- Dado que no todas las personas con HLA DQ2 o DQ8 desarrollan enfermedad celíaca, otros factores genéticos y ambientales también influyen. Algunos factores hipotéticos incluyen la edad en la que se consume por vez primera el gluten y las infecciones gastrointestinales en la niñez.

Factores de riesgo y trastornos asociados

- Las **poblaciones de alto riesgo** incluyen las siguientes:[9]
  - Parientes en primer grado de pacientes con enfermedad celíaca (10% de prevalencia)
  - Personas con dermatitis herpetiforme (prevalencia > 90%)
  - Pacientes con anemia ferropénica inexplicable (prevalencia del 2-5%)
  - Osteoporosis y desmineralización ósea (prevalencia del 1.5-3.0%)
  - Diabetes mellitus tipo 1 (prevalencia del 2-5% en adultos y del 3-8% en niños)
  - Pacientes con enfermedad hepática:
    - Concentraciones altas de transaminasas de causa desconocida (prevalencia del 1.5-9.0%)
    - Hepatitis autoinmunitaria (prevalencia del 2.9-6.4%)
    - Cirrosis biliar primaria (prevalencia del 0-6%)
- Trastornos genéticos (la prevalencia en pacientes con síndrome de Down varía del 3 al 12%)
- Enfermedad tiroidea autoinmunitaria (prevalencia del 1.5-6.7%)
- Trastornos reproductivos (la prevalencia en el síndrome de Turner puede oscilar entre el 2.1 y 4.1%)
- Neoplasias (se ha observado que el **linfoma del intestino delgado** tiene una prevalencia creciente con la celiaquía; evitar el gluten durante 5 años normaliza el riesgo de linfoma).

DIAGNÓSTICO

Cuadro clínico

- Predominan los síntomas intestinales e incluyen los síntomas característicos de la malabsorción: pérdida de peso, esteatorrea, fatiga y cólicos abdominales.
- También puede haber fatiga como consecuencia de la anemia ferropénica, que puede ser la única manifestación. La osteoporosis también puede ser una manifestación única.
- Los niños pueden presentar baja estatura y retraso del crecimiento.
- Puede observarse **dermatitis herpetiforme**, una erupción pruriginosa con ampollas en las superficies extensoras. La histopatología de las lesiones cutáneas, cuando se diagnostica, confirma la enfermedad celíaca.

Criterios de diagnóstico

Las pruebas serológicas positivas, junto con la biopsia de la mucosa sugestiva de enfermedad celíaca, confirman el diagnósticos de celiaquía.[9,12]

Diagnóstico diferencial

En ausencia de alivio sintomático con modificaciones en el estilo de vida o con tratamiento se deben considerar otras causas de malabsorción:
- Insuficiencia pancreática exocrina
- Enfermedades hepatobiliares
- Insuficiencia de disacaridasa
- Linfoma intestinal
- Esprúe tropical
- Enteropatía autoinmunitaria
- Inmunodeficiencia variable frecuente
- Enteritis eosinofílica
- Sensibilidad no celíaca al gluten (algunos pacientes presentan síntomas después de la ingesta de gluten sin evidencia serológica de enfermedad celíaca; un subconjunto de estos pacientes tiene síntomas con alimentos distintos al gluten, muchos mejoran con una dieta de oligo-, di-, monosacáridos y poliol poco fermentables [FODMAP, *fermentable oligo-, di-, monosaccharides and polyols*]).[13]

Pruebas de diagnóstico

Pruebas de laboratorio

- La **prueba serológica** con **transglutaminasa tisular (TGT IgA)** o **anticuerpo endomisial (AEM IgA)** es apropiada como prueba de detección inicial en casos sospechosos de enfermedad celíaca.[9] La prevalencia de la deficiencia selectiva de IgA entre la población con celiaquía es del 1.7-3.0%, 10-15 veces mayor que en la población general. Si los estudios serológicos iniciales son negativos y persiste la sospecha de enfermedad celíaca, es apropiada la medición de las **concentraciones séricas de IgA. En pacientes con deficiencia de IgA, deben medirse los anticuerpos antigliadina desaminados de IgG o tGT IgG.**
- Todas las pruebas de diagnóstico deben realizarse mientras los pacientes consumen gluten porque todas estas, incluida la histología, pueden normalizarse con una dieta libre de gluten. La prueba para HLA DQ2/DQ8 sí se puede realizar en pacientes que ya están con una dieta libre de gluten. Un resultado negativo descarta con certeza la enfermedad celíaca.[9]
- Hoy en día, las **pruebas para anticuerpos antigliadina** se realizan muy poco debido a su falta de especificidad.
- Además, si la biopsia del intestino delgado (*véase* más adelante) y las pruebas serológicas no son diagnósticas, el análisis de los **alelos HLA DQ2/DQ8** puede ser útil para descartar la celiaquía.
- Cualquiera de estos alelos (o ambos) se observa de manera uniforme en casi todos los pacientes con enfermedad celíaca; la **ausencia** de estos marcadores excluye la enfermedad, con un valor predictivo negativo cercano al 100%.
- Es importante evaluar las insuficiencias de nutrientes que se absorben preferentemente en el intestino delgado proximal, incluidos el hierro, el folato y las vitaminas liposolubles.

- En la enfermedad celíaca se pueden observar concentraciones elevadas de transaminasas. Los pacientes con un aumento inexplicable de las transaminasas deben someterse a pruebas de detección de este trastorno.

Procedimientos de diagnóstico

- Como ya se señaló, el procedimiento de elección para el diagnóstico, además de las pruebas serológicas y la modificación de la dieta, consiste en **biopsias duodenales**, **incluido el bulbo**, que confirman el diagnóstico.
- Endoscópicamente, la mucosa puede aparecer festoneada. Sin embargo, puede parecer normal y requerir biopsia.
- Los hallazgos histológicos en la biopsia incluyen:
  - Atrofia o disminución de las vellosidades del intestino delgado
  - Hiperplasia, profundización de criptas
  - Infiltración de la lámina propia y de los compartimentos intraepiteliales con células inflamatorias crónicas (por lo general, infiltrado linfoplasmocítico)

TRATAMIENTO

Modificación del estilo de vida o de los factores de riesgo

- El éxito del tratamiento requiere el **seguimiento de por vida de una dieta libre de gluten**. El trigo, el centeno y la cebada deben eliminarse de la dieta.
- Esto a menudo resulta difícil y costoso. Se recomienda consultar a un bromatólogo.
- Además, es importante garantizar la **suplementación por posibles insuficiencias** (p. ej., hierro, folato).
- También se deben realizar densitometrías óseas para la **detección de osteoporosis**.
- Los pacientes deben repetir la serología 6 y 12 meses después de seguir una dieta sin gluten y luego anualmente. Las serologías persistentemente positivas indican daño intestinal continuo.[12]
- Celiaquía resistente al tratamiento (CRT):
  - La caracteriza una atrofia de las vellosidades asociada con síntomas de malabsorción en pacientes que no han respondido a 6 meses de terapia con una dieta libre de gluten o que han perdido respuesta.[10]
  - El linfoma de linfocitos T relacionado con enteropatía debe considerarse en esta población de pacientes, especialmente en aquellos que previamente estaban bien controlados.
  - La CRT tipo 1 tiene linfocitos intraepiteliales normales y suele responder a una dieta libre de gluten estricta y a los corticoesteroides o medicamentos inmunosupresores. La CRT tipo 2 tiene linfocitos intraepiteliales anómalos y una mala respuesta al tratamiento.
- El esprúe resistente al tratamiento ocurre con mayor frecuencia en pacientes mayores de 50 años.
- Las etiologías alternativas a considerar incluyen causas de enteropatía (enteropatía autoinmunitaria, síndrome de inmunodeficiencia variable, esprúe tropical y gastroenteritis eosinofílica) que provocan hipoalbuminemia y desnutrición.

Sobrecrecimiento bacteriano en el intestino delgado (SBID)

PRINCIPIOS GENERALES

Varios trastornos pueden conducir a un crecimiento excesivo y grave de bacterias, lo que provoca una amplia variedad de síntomas de desnutrición y anomalías clínicas.

Definición

- Se define como la presencia de más de 10^5 unidades formadoras de colonias/mL en la región proximal del intestino delgado.[6]
- La proliferación anómala y excesiva de bacterias dentro de la luz intestinal del intestino delgado puede dañar la mucosa intestinal, lo que da lugar a una digestión y absorción deficientes de los nutrientes. Las bacterias también pueden competir por los nutrientes contribuyendo así a las insuficiencias.

Epidemiología

- La prevalencia varía ampliamente según la condición predisponente y su definición. Hasta el 56% de los pacientes con esclerodermia tienen SBID y mejoran con los antibióticos.[14]
- El SBID es una causa de malabsorción poco reconocida en adultos mayores. En una serie con personas de 65 años que padecían malabsorción, el SBID fue la causa más frecuente (70.8%).[15]

Etiología

El SBID puede ser causado por lo siguiente:

- **Estasis intestinal:**
  - Trastornos de la motilidad tales como gastroparesia diabética, hipotiroidismo, íleo posquirúrgico, enfermedades inducidas por medicamentos (p. ej., opiáceos) y afecciones reumáticas o infiltrativas (esclerodermia, amiloidosis).
  - Lesiones estructurales como estenosis en el contexto de la enfermedad de Crohn, enteritis por radiación, adherencias posquirúrgicas y malignidad.
- **Fístulas, conexiones anómalas entre los intestinos delgado y grueso**, como las que se observan en la enfermedad de Crohn o después de la cirugía en pacientes con derivación que tienen asas intestinales ciegas.
- **Reducción de la secreción de ácido gástrico** y la consiguiente disminución de la barrera ácida a las bacterias ingeridas. Esto a veces puede observarse en el contexto de una supresión excesiva de ácido, posvagotomía, secreción posgastrectomía de ácido gástrico alterada o anemia perniciosa.
- **Síndromes de inmunodeficiencia.**

Fisiopatología

- La producción directa de toxinas mediada por el crecimiento excesivo de bacterias puede dañar el epitelio de la luz intestinal, lo que dificulta la digestión y la absorción.
- Las bacterias pueden desconjugar las sales biliares, lo que conduce a una reabsorción de estas más proximal en el intestino delgado y al deterioro de la absorción de nutrientes liposolubles.
- Las bacterias pueden cubrir la pared intestinal, metabolizar ciertos nutrientes (p. ej., vitamina B_{12}) y reducir su disponibilidad.
- El papel del SBID en el síndrome del intestino irritable (SII) es controvertido,[15] pero la rifaximina, comúnmente utilizada para el SBID, está aprobada en los Estados Unidos para el SII con predominio de diarrea.

DIAGNÓSTICO

Cuadro clínico

- La presentación puede ser similar a la de otros estados de malabsorción, con hallazgos de distensión abdominal, cólicos, flatos excesivos, desnutrición de vitaminas e hidratos de carbono importante, así como pérdida de peso.
- Los pacientes a menudo tienen antecedentes médicos que los predisponen a estados de motilidad intestinal alterada, inmunodeficiencia o secreción reducida de ácido gástrico.

Diagnóstico diferencial

- Incluye causas alternativas de malabsorción como enfermedades hepatobiliares; procesos autoinmunitarios como enfermedad celíaca, esprúe resistente y linfoma intestinal; e infecciones como esprúe tropical o enfermedad de Whipple.

Pruebas de diagnóstico

Pruebas de laboratorio

- Se observan insuficiencias malabsortivas de vitaminas (A, D, E, K y B_{12}), así como insuficiencias de electrólitos o micronutrientes (hierro y calcio).
- Las bacterias pueden producir ácido fólico que promueve concentraciones elevadas de folato sérico, lo que en combinación con vitamina B_{12} disminuida sugiere SBID.

- Los hallazgos adicionales incluyen anemia macrocítica o microcítica, tiempo de protrombina e INR aumentados que provocan diátesis hemorrágica.

Procedimientos de diagnóstico

- El procedimiento de referencia para el diagnóstico sigue siendo el cultivo de más de 10^5 unidades formadoras de colonias/mL del aspirado de intestino delgado.[15]
- Debido a la naturaleza invasiva del cultivo del aspirado de intestino delgado, a su costo y a que requiere mucho tiempo, a menudo se utilizan pruebas de hidrógeno en el aliento que utilizan glucosa o lactulosa. La fermentación anaeróbica de los hidratos de carbono, por parte de bacterias colónicas que han colonizado el intestino delgado, conduce a la absorción de hidrógeno en el torrente sanguíneo. Una parte del hidrógeno se exhala y se puede medir su concentración. Una concentración elevada de hidrógeno sugiere SBID.
- Dada la dificultad con estas pruebas, algunos médicos tratan empíricamente el SBID en los pacientes con síntomas y condiciones predisponentes.

TRATAMIENTO

- El objetivo es doble:
  - ○ Erradicación de las bacterias intraluminales anómalas.
  - ○ Si es posible, reversión de los factores de riesgo predisponentes del SBID.

Tratamiento farmacológico

- Los **antibióticos** se utilizan, por lo regular, para tratar la biota intestinal entérica.
- La **rifaximina** se emplea con frecuencia para tratar el SBID. Otros medicamentos incluyen las **quinolonas**, la **amoxicilina/ácido clavulánico**, la **doxiciclina** o el **metronidazol**. A menudo se requieren ciclos repetidos de antibióticos, particularmente si los factores predisponentes no se pueden corregir.
- Se han probado **fármacos para aumentar la motilidad intestinal alterada** (p. ej., metoclopramida, eritromicina), pero su uso a largo plazo puede asociarse con efectos adversos importantes.
- En el contexto de trastornos sistémicos asociados con una motilidad intestinal alterada, la atención debe centrarse en el **tratamiento de la causa subyacente** (es decir, control de la diabetes, complementación tiroidea en caso de hipotiroidismo, inmunosupresores en la esclerodermia, etc.).

Tratamiento quirúrgico

- Se deben tratar de revertir las anomalías estructurales que pueden predisponer a estasis intestinal. La corrección de asas ciegas posquirúrgicas puede prevenir la recurrencia del crecimiento bacteriano excesivo en dichos segmentos intestinales.
- Eliminación de adherencias posquirúrgicas y de estenosis provocadas por enfermedades inflamatorias, ya sea por vía endoscópica o quirúrgica.

Síndrome del intestino corto

PRINCIPIOS GENERALES

Definición

- La resección de grandes porciones de intestino delgado (por lo general con < 200 cm de intestino remanente) puede culminar en síntomas o cuadros clínicos que varían desde insuficiencias nutricionales leves hasta diarrea debilitante y desnutrición.
- El síndrome del intestino corto (SIC) funcional puede resultar de una extensa enfermedad de la mucosa del intestino delgado.[16]

Etiología

- En los lactantes, el SIC congénito puede ocurrir como consecuencia de una atresia intestinal y otras anomalías intestinales congénitas.[1,17]
- El SIC en adultos es una afección adquirida como resultado de múltiples resecciones por complicaciones de la enfermedad de Crohn o por episodios vasculares catastróficos, vólvulos, traumatismos, adherencias intestinales, complicaciones de la cirugía de derivación gástrica (como hernias internas) o tumores intestinales.

Fisiopatología

- La resección del intestino delgado puede reducir la superficie disponible para la absorción de nutrientes.
- Si la longitud del segmento resecado no es demasiado grande, los pacientes permanecen asintomáticos y no padecen las consecuencias del SIC.
- Después de la cirugía, la longitud del intestino delgado restante y la continuidad con el colon determinan la gravedad de la enfermedad.[17]
- El riesgo nutricional sigue siendo mayor para las personas con *insuficiencia intestinal*, que se define como la incapacidad para mantener una hidratación adecuada o el equilibrio de energía proteínica, electrólitos o micronutrientes en una dieta oral.[16,18,19]
- Las definiciones anatómicas de insuficiencia intestinal incluyen:[16,19]
  - ○ Anastomosis yeyunoileal, con < 35 cm de yeyuno, pero presencia de válvula ileocecal y colon.
  - ○ Anastomosis yeyunocólica o ileocólica con < 60 cm de intestino delgado residual y sin válvula ileocecal.
  - ○ Yeyunostomía terminal con < 115 cm de intestino delgado residual y resección de la válvula ileocólica.
- La respuesta intestinal adaptativa a la resección implica un aumento del área de superficie de absorción que resulta de la hiperplasia de las células de la cripta y el aumento de la altura de las vellosidades.[17]
- La resección ileal no puede compensarse con hipertrofia yeyunal y se produce una pérdida resultante de vitamina B_{12}, sales biliares y de la reabsorción de vitaminas liposolubles.
- En consecuencia, la malabsorción de nutrientes depende de la ubicación y la extensión de la resección del intestino delgado.
- A menudo se desarrolla una motilidad intestinal alterada posquirúrgica (p. ej., resección de la válvula ileocecal) que predispone a la colonización bacteriana y da lugar a SBID.
- Después de la resección, hay alteraciones en la liberación de hormonas ileales y colónicas distales (péptido 2 similar al glucagón, neurotensina) estimuladas por las grasas o las sales biliares.
- El vaciamiento gástrico rápido puede precipitarse a partir de este proceso, provocando pérdidas importantes de volumen.
- En caso de compromiso ileal, la irritación de la luz intestinal mediada por ácidos biliares puede precipitar diarrea.

DIAGNÓSTICO

Cuadro clínico

Los síntomas en los pacientes que han sufrido una resección quirúrgica reciente varían desde malabsorción, pérdida de peso y aumento de la frecuencia de las deposiciones, especialmente posprandial, hasta desnutrición grave, diarrea profusa y deshidratación.

Pruebas de diagnóstico

El diagnóstico es relativamente sencillo y requiere de los antecedentes de intervenciones quirúrgicas, por lo regular debidas a las causas ya mencionadas.

- La malabsorción (insuficiencias de hidratos de carbono, vitaminas, nutrientes) puede ser importante en estos pacientes.
- Además, anomalías electrolíticas mayores, insuficiencia renal y diversos grados de alteraciones acidobásicas son el resultado de la diarrea grave y la deshidratación que se producen en el SIC.

TRATAMIENTO

- La teduglutida es una terapia específica para el SIC que aumenta el crecimiento de la mucosa intestinal.[16,20] Es un análogo recombinante del péptido 2 similar al glucagón, una hormona secretada por las células L enteroendocrinas intestinales, que tiene efectos tróficos sobre la mucosa intestinal y reduce los requerimientos de alimentación parenteral, en general, en un 20%. Está indicada para el tratamiento de pacientes que dependen de la nutrición parenteral total o de líquidos intravenosos.
- El tratamiento es primordialmente de apoyo.[17,18] La gestión incluyen lo siguiente:
  - **Hidratación adecuada y restablecimiento del volumen.**
  - **Fomento de la hiperfagia, nutrición adecuada y complementación con micronutrientes y vitaminas.**
  - A menudo se requiere **alimentación enteral complementaria** (a través de sondas nasogástricas u orogástricas) en el corto plazo, antes de una posible transición a **alimentación parenteral total**.
  - Para asegurar un tiempo adecuado para la absorción, se pueden emplear medicamentos como **difenoxilato con atropina** o **loperamida** para disminuir la motilidad intestinal.
  - Si la sospecha de SBID simultáneo es alta, se pueden usar **antibióticos** como quinolonas, metronidazol o rifaximina.
  - Para la posible diarrea mediada por ácidos biliares, los **fijadores de ácidos biliares**, como la colestiramina, pueden proporcionar un alivio adicional en los pacientes con colon residual.
  - La hormona del crecimiento (somatotropina) está aprobada por la Food and Drug Administration para el SIC, pero los múltiples efectos secundarios a su uso crónico, incluidos diabetes mellitus tipo 2, dolor musculoesquelético, síndrome del túnel carpiano y edema, entre otros, han impedido su prescripción a largo plazo.[16,21]

Neoplasias del intestino delgado

PRINCIPIOS GENERALES

- El intestino delgado comprende el 75% de la longitud de todo el tubo digestivo y el 90% de la superficie de la mucosa. Sin embargo, menos del 2% de las neoplasias malignas gastrointestinales se originan en el intestino delgado.
- La incidencia ajustada por edad de malignidades del intestino delgado es de 2.3 por 100 000.[22]

Clasificación

- Los **tumores benignos** consisten en:
  - Leiomiomas, los tumores benignos sintomáticos más frecuentes del intestino delgado. Estos ocurren con mayor frecuencia en la sexta o séptima décadas de la vida.
  - Otros tumores benignos incluyen adenomas, lipomas y hamartomas.
- En el intestino delgado pueden aparecer varios **tumores malignos**.
  - Los adenocarcinomas son los tumores malignos primarios más frecuentes en el intestino delgado y representan el 30-50% de los tumores malignos.[23] La incidencia anual es de 3.9 casos por millón, con un ligero predominio masculino; ocurren con mayor frecuencia en la sexta o séptima décadas de la vida.
  - Los carcinoides (argentafinomas) representan el 25-30% de los tumores malignos.
  - Los linfomas representan el 15-20% de los tumores malignos.
- Los **tumores del estroma gastrointestinal** (**GIST**, *gastrointestinal stromal tumor*) son masas de origen celular mesenquimatoso que se pueden encontrar en todo el tubo digestivo.

Factores de riesgo

- Ciertas enfermedades hereditarias predisponen a los individuos a desarrollar tumores del intestino delgado.
  - El **síndrome de Peutz-Jeghers** se caracteriza por pólipos hamartomatosos, principalmente en el yeyuno y el íleon. Pueden desarrollar adenomas y carcinomas en todo el tubo digestivo.

○ La **poliposis adenomatosa familiar** (PAF) puede asociarse con adenomas del intestino delgado, que pueden progresar a adenocarcinoma. Una de las neoplasias extracolónicas más frecuentes en pacientes con PAF es el cáncer duodenal periampular. El cáncer de duodeno es una de las principales causas de muerte en los pacientes con PAF sometidos a colectomía.[24]

○ El **síndrome de Lynch/cáncer colorrectal hereditario sin poliposis** se relaciona con un mayor riesgo de malignidad del intestino delgado, pero actualmente no se recomienda su detección sistemática.

• El **esprúe celíaco** puede complicarse con un linfoma de linfocitos T secundario a enteropatía, un linfoma muy agresivo. Debe sospecharse en un paciente previamente sano con enfermedad celíaca que se descompensa a pesar de seguir una dieta libre de gluten.

• **Enfermedad de Crohn.** Existe un aumento de 20-40 veces en el riesgo de adenocarcinoma de intestino delgado con enfermedad de Crohn, en comparación con la población general.[25]

DIAGNÓSTICO

Cuadro clínico

• Los tumores del intestino delgado pueden causar dolor abdominal intermitente, anemia, hemorragia (evidente u oculta, que se manifiesta en el contexto de una anemia crónica) o anomalías estructurales que provocan obstrucción. La presentación puede ser insidiosa e inespecífica. En una serie grande, el tiempo promedio hasta el diagnóstico fue de 7 meses.

• **Es más probable que la presentación sintomática se observe con los tumores malignos**, mientras que los tumores benignos a menudo se descubren de manera fortuita, por lo general en la cirugía por obstrucción del intestino delgado.

• Los **leiomiomas** son tumores muy vascularizados que pueden presentarse con hemorragia (65%), a menudo en el duodeno, o con obstrucción o invaginación intestinal (25%).

• Los **adenomas** y **adenocarcinomas**, específicamente los localizados en el duodeno con afectación periampular, pueden ocurrir con signos de ictericia obstructiva cuando se afecta el colédoco distal. Por lo general, las manifestaciones son inespecíficas y ocurren al final del curso de la enfermedad.

• El **linfoma** a menudo se presenta con dolor abdominal, pérdida de peso, hemorragia digestiva oculta o manifiesta, masa abdominal, perforación u obstrucción.

• Los **tumores carcinoides** con frecuencia ocurren de manera similar a otros tumores del intestino delgado. Las características del síndrome carcinoide (rubor episódico, diarrea, hipotensión, broncoespasmo y cardiopatía carcinoide) pueden observarse si los tumores carcinoides hacen metástasis.

• Los **GIST** se pueden encontrar accidentalmente en la endoscopia realizada por otras razones. Los tumores grandes pueden causar dolor abdominal o invaginación intestinal, y si se ulceran pueden producir hemorragia digestiva.

Diagnóstico diferencial

• Los tumores del intestino delgado a menudo se aprecian de manera fortuita en el contexto de dolor abdominal incesante, anemia inexplicable, hemorragia digestiva inferior y obstrucción del intestino delgado.

• Se deben considerar causas alternativas para todos estos síntomas de presentación antes de realizar pruebas de diagnóstico endoscópicas o invasivas. Pueden considerarse estenosis inflamatorias, adherencias como causa de obstrucción del intestino delgado y otras causas frecuentes de hemorragia digestiva (*véanse* los caps. 6 y 7).

Pruebas de diagnóstico

Pruebas de laboratorio

• Los pacientes pueden presentar anomalías de laboratorio compatibles con malabsorción por obstrucción luminal y la consiguiente alteración de la absorción de nutrientes.

• Se puede observar anemia inexplicable si el sangrado oculto es una manifestación crónica.

- El ácido 5-hidroxiindolacético urinario y la cromogranina A sérica a menudo se encuentran aumentados en los pacientes con tumores carcinoides.
- Los pacientes con un adenoma ampular deben someterse a una colonoscopia para adenomas colónicos. Si hay adenomas colorrectales u otras características extracolónicas de PAF, se debe derivar al paciente para asesoramiento genético y pruebas de mutaciones de PAF o *MUTYH*.[24]
- Los pacientes con adenocarcinoma de intestino delgado y cáncer colorrectal deben someter sus tumores a una prueba de inestabilidad de microsatélites debido a la posibilidad de síndrome de Lynch.[26]
- Los pacientes con dos o más pólipos hamartomatosos, característicos del síndrome de Peutz-Jeghers, deben someterse a pruebas genéticas para detectar mutaciones en *STK11*.[24]
- Las personas con pólipos juveniles en el intestino delgado deben someterse a pruebas genéticas para las mutaciones *SMAD4* y *BMPR1A* para identificar el síndrome de poliposis juvenil.[24]

Pruebas de imagen
- En los estudios de contraste con bario se pueden observar irregularidades luminales compatibles con tumores intestinales, específicamente con series de tránsito del intestino delgado, enteroclisis de contraste o TC/ERM.
- Para los pacientes con sospecha de tener un tumor carcinoide, pero imágenes de corte transversal negativas, se pueden utilizar imágenes funcionales con pentetreotida de indio-111 o dotatato de galio-68 para localizar el tumor.[27]

Procedimientos de diagnóstico
- El **diagnóstico endoscópico con confirmación histopatológica** sigue siendo la prueba de confirmación ideal antes de la resección quirúrgica, cuando es posible.
- Los **leiomiomas** se encuentran con mayor frecuencia en el yeyuno, seguido del íleon y el duodeno. Al endoscopio aparecen como masas únicas, firmes, de color blanco grisáceo, bien definidas, con umbilicación central y ulceración, a menudo cubiertas con epitelio normal.
- Los **adenomas** se pueden encontrar en cualquier parte del intestino delgado, pero con mayor frecuencia en el duodeno.
- El tamaño grande o los hallazgos de un componente prominente de las vellosidades o atipia aumentan el riesgo de malignidad.
- Los **adenocarcinomas** ocurren con mayor frecuencia en el intestino delgado proximal, siendo el duodeno y, más específicamente, la región periampular la localización más frecuente.
- Los **linfomas** se pueden diagnosticar mediante visualización endoscópica y biopsia, pero pueden requerir una laparotomía exploradora para el diagnóstico de los tejidos.

TRATAMIENTO

- En general, la resección (endoscópica o quirúrgica) está indicada siempre que sea posible para todos los tumores sin metástasis o en pacientes que presentan obstrucción, perforación o sangrado intenso.
- La radiación o la quimioterapia se utilizan para tratar tumores metastatizados.

Tratamiento quirúrgico o endoscópico
- Los adenomas deben eliminarse o extirparse, como tratamiento de primera línea, por vía endoscópica si es posible.
- Los pólipos duodenales suelen ser susceptibles de resección endoscópica. La resección endoscópica de los tumores periampulares puede ser factible, pero los tumores más grandes, aquellos con crecimiento significativo hacia el páncreas o el colédoco, o aquellos asociados con poliposis avanzada, pueden requerir pancreatoduodenectomía.
- La cirugía es la única terapia curativa para los adenocarcinomas. Por desgracia, muchos pacientes tienen enfermedad irresecable al momento de la presentación.
- A menudo se requiere una pancreatoduodenectomía (procedimiento de Whipple) para los tumores de la primera o segunda porción del duodeno. Los tumores distales duodenales, ileales y yeyunales, pueden extirparse mediante resección segmentaria.
- Los tumores carcinoides localizados y los GIST se deben resecar. A veces es factible la resección endoscópica.

Otras terapias

- En caso de enfermedad metastásica o resección quirúrgica incompleta de adenocarcinoma de intestino delgado, la quimioterapia puede proporcionar un beneficio de supervivencia, pero el pronóstico sigue siendo desalentador.
- Los linfomas suelen requerir una combinación de cirugía con quimioterapia, radioterapia (o ambas), ya que con frecuencia se presentan con una enfermedad avanzada.
- Los análogos de la somatostatina pueden ayudar a controlar los síntomas en pacientes con tumores carcinoides metastásicos.
- El inhibidor de la tirosina-cinasa, imatinib, se usa en los pacientes con GIST invasivos.

VIGILANCIA O SEGUIMIENTO

- Cuando se encuentran fortuitamente adenomas en la endoscopia, deben resecarse. Se recomienda la supervisión endoscópica con el fin de asegurar la ablación completa y para vigilar las recurrencias.
- En caso de adenocarcinoma o linfoma, está indicada una vigilancia más estrecha después de un tratamiento curativo.
- Los pacientes con PAF deben comenzar a realizar pruebas de detección a los 25-30 años con un endoscopio de visión lateral para detectar el cáncer de duodeno periampular.[24]
- Aunque tienen un mayor riesgo, no se recomienda el tamizado para cánceres de intestino delgado en pacientes con síndrome de Lynch.[26]
- Los pacientes con síndrome de Peutz-Jeghers deben someterse a exámenes de detección sistemática mediante videoendoscopia con cápsula cada 3 años a partir de los 8 años de edad.[24]

RESULTADOS O PRONÓSTICO

- El pronóstico del adenocarcinoma de intestino delgado sigue siendo muy malo a pesar del tratamiento intensivo, con una tasa de supervivencia general a 5 años de tan solo el 30%.
- El pronóstico de los adenomas, por el contrario, es excelente para aquellos que carecen de cambios malignos o en los que la malignidad se limita a las capas superficiales en la biopsia.
- La resección quirúrgica es la única terapia curativa para los tumores carcinoides. El pronóstico en los pacientes con enfermedad metastásica varía, pero algunos tumores crecen lentamente y solo se vigilan en tanto la enfermedad no progresa.[27]
- El pronóstico del linfoma varía según el subtipo, el estadio y el estado funcional. Por ejemplo, los pacientes con linfoma de linfocitos T secundario a enteropatía a menudo mueren meses después del diagnóstico. Otros, como el linfoma folicular, son de crecimiento lento y con frecuencia solo requieren de vigilancia.[28]

REFERENCIAS

1. Rubin DC, Shaker A. Small intestine: anatomy and structural anomalies. In: Yamada Y, Alpers DH, Kaplowitz N, et al., eds. *Textbook of Gastroenterology*. 6th ed. Philadelphia, PA: Lippincott Williams & Wilkins; 2016:73–92.
2. Thomas PD, Forbes A, Green J, et al. Guidelines for the investigation of chronic diarrhea, 2nd edition. *Gut.* 2003;52(Suppl 5):1–15.
3. Bai JC, Andrush A, Matelo G, et al. Fecal fat concentration in the differential diagnosis of steatorrhea. *Am J Gastroenterol.* 1989;84(1):27–30.
4. Craig RM, Atkinson AJ Jr. D-xylose testing: a review. *Gastroenterology.* 1989;97(1):246–247.
5. Nikaki K, Gupte GL. Assessment of intestinal malabsorption. *Best Pract Res Clin Gastroenterol.* 2016;30(2):225–235.
6. Grace E, Shaw C, Whelan K, et al. Small intestinal bacterial overgrowth—prevalence, clinical features, current and developing diagnostic tests, and treatment. *Aliment Pharmacol Ther.* 2013; 38(7):674–688.
7. Fidler J. MR imaging of the small bowel. *Radiol Clin N Am.* 2007;45(2):317–331.

8. Macari M, Megibow A, Balthazar E. A pattern approach to the abnormal small bowel: observations at MDCT and CT enterography. *AJR Am J Roentgenol.* 2007;188(5):1344–1355.

9. Rubio-Tapia A, Hill ID, Kelly CP, et al. ACG clinical guidelines: diagnosis and management of celiac disease. *Am J Gastroenterol.* 2013;108(5):656–676.

10. Rubio-Tapia A, Ludvigsson JF, Bratner TL, et al. The prevalence of celiac disease in the United States. *Am J Gastroenterol.* 2012;107(10):1538–1544.

11. Shannahan S, Leffler DA. Diagnosis and updates in celiac disease. *Gastrointest Endosc Clin N Am.* 2017;27(1):79–92.

12. Husby S, Murray JA, David A, et al. AGA clinical practice update on diagnosis and monitoring of celiac disease-changing utility of serology and histologic measures: expert review. *Gastroenterology.* 2019;156(4):885–889.

13. Biesiekierski JR, Peters SL, Newnham ED, et al. No effects of gluten in patients with self-reported non-celiac gluten sensitivity after dietary reduction of fermentable, poorly absorbed, short-chain carbohydrates. *Gastroenterology.* 2013;145(2):320-8.e1–320-8.e3.

14. Pittman N, Rawn SM, Wang M, et al. Treatment of small intestinal bacterial overgrowth in systemic sclerosis: a systematic review. *Rheumatology.* 2018;57(10):1802–1811.

15. Quigley EM. Small intestinal bacterial overgrowth: what it is and what it is not. *Curr Opin Gastroenterol.* 2014;30(2):141–146.

16. Jeppesen PB. Gut hormones in the treatment of short bowel syndrome and intestinal failure. *Curr Opin Endocrinol Diabetes Obes.* 2015;22(1):14–20.

17. Buchman AL, Scolapio J, Fryer J. AGA technical review on short bowel syndrome and intestinal transplantation. *Gastroenterology.* 2003;124(4):1111–1134.

18. Boutte HJ, Rubin DC. Short bowel syndrome. In: Bardan E, Shaker R, eds. *Gastrointestinal Motility Disorders.* Heidelberg, Germany: Springer; 2018:343–351.

19. Carbonnel F, Cosnes J, Chevret S, et al. The role of anatomic factors in nutritional autonomy after extensive small bowel resection. *JPEN J Parenter Enteral Nutr.* 1996;20(4):275–280.

20. Schwartz LK, O'Keefe SJD, Fujioka K. Long-term teduglutide for the treatment of patients with intestinal failure associated with short bowel syndrome. *Clin Transl Gastroenterol.* 2016;7:e142.

21. Scolapio JS. Short bowel syndrome: recent clinical outcomes with growth hormone. *Gastroenterology.* 2006;130(2 Suppl 1):S122–S126.

22. Noone AM, Howlader N, Krapcho M, et al., eds. *SEER Cancer Statistics Review, 1975–2015.* Bethesda, MD: National Cancer Institute; 2018. Available at https://seer.cancer.gov/statfacts/html/smint.html. Based on November 2017 SEER data submission, posted to the SEER web site, April 2018.

23. Delaunoit T, Neczyporenko F, Limburg PJ, et al. Pathogenesis and risk factors of small bowel adenocarcinoma: a colorectal cancer sibling? *Am J Gastroenterol.* 2005;100(3):703–710.

24. Syngal S, Brand RE, Church JM, et al. ACG clinical guideline: genetic testing and management of hereditary gastrointestinal cancer syndromes. *Am J Gastroenterol.* 2015;110(2):223–262.

25. Beaugerie L, Sokol H, Seksik P. Noncolorectal malignancies in inflammatory bowel disease: more than meets the eye. *Dig Dis.* 2009;27(3):375–381.

26. Giardiello FM, Allen JI, Axilbund JE, et al. Guidelines on genetic evaluation and management of lynch syndrome: a consensus statement by the US Multi-Society Task Force on Colorectal Cancer. *Am J Gastroenterol.* 2014;109(8):1159–1179.

27. Raphael MJ, Chan DL, Law C, et al. Principles of diagnosis and management of neuroendocrine tumours. *CMAJ.* 2017;189(10):E398–E404.

28. Lightner AL, Shannon S, Gibbons MM, et al. Primary gastrointestinal non-Hodgkin's lymphoma of the small and large intestines: a systematic review. *J Gastrointest Surg.* 2016;20(4):827–839.

Neoplasias del colon

16

Ricardo Badillo, Rama Suresh y Dayna S. Early

PRINCIPIOS GENERALES

Antecedentes

- Aunque las tasas de incidencia de cáncer colorrectal (CCR) y las muertes relacionadas con el cáncer han disminuido progresivamente en las últimas décadas, debido a los avances en la detección y el tratamiento tempranos, se estima que hay más de 135 000 casos nuevos y más de 50 000 muertes atribuibles al CCR en los Estados Unidos cada año. El CCR sigue siendo la segunda causa principal de muerte por cáncer en los Estados Unidos.[1,2]
- El pronóstico está estrechamente relacionado con el estadio al momento del diagnóstico. La tasa de supervivencia a 5 años para los cánceres localizados es mayor del 90%, mientras que para los invasivos es menor del 10%.
- Casi todo el CCR se desarrolla a partir de adenomas colorrectales, una progresión que se produce a lo largo de 5-15 años.
- Se ha demostrado que la colonoscopia y la polipectomía de detección reducen la mortalidad por CCR.[3] La alta tasa de supervivencia de los pacientes con CCR localizado y la capacidad para detectar y resecar pólipos precursores hacen que la detección sistemática sea una herramienta vital en el tratamiento y la prevención del CCR.

Epidemiología

- La prevalencia de los pólipos adenomatosos en pacientes asintomáticos varía del 23 al 41%.
- La incidencia de por vida del CCR es casi del 5% para las personas con riesgo promedio; el 90% de los casos ocurren después de los 50 años de edad.
- Las diferentes etnias conllevan diversos riesgos de desarrollar adenomas colorrectales y cáncer. Las tasas de incidencia de CCR son más altas en los afroamericanos no hispanos y más bajas en los estadounidenses asiáticos y de las islas del Pacífico. Los hombres afroamericanos ancianos tienen mayor riesgo de CCR de intervalo que los caucásicos.[2]
- También existen disparidades relacionadas con el sexo y la distribución geográfica. Los hombres tienen una tasa de incidencia de CCR un 30% más alta que las mujeres.[2] En las últimas décadas, ha habido un cambio geográfico en las tasas de muerte por CCR, con más muertes en el sur y el medio oeste de los Estados Unidos.[2]
- Los países en desarrollo tienen tasas más bajas de CCR que América del Norte, Australia y Europa. Esto puede deberse a las dietas ricas en carnes rojas y grasas y bajas en frutas, verduras y fibra en los países desarrollados.
- Estas disparidades sugieren que el estilo de vida y las influencias ambientales son factores de riesgo adicionales en el desarrollo del CCR.
- La distribución de los pólipos es bastante uniforme en todo el colon. En los pacientes mayores de 60 años y en las mujeres, los adenomas tienden a ser más frecuentes en la región proximal. En los últimos años ha aumentado la incidencia de CCR proximal (segmentos ascendente y cecal del colon).

Etiología

- Se cree que los pólipos adenomatosos se desarrollan de forma escalonada como resultado de una serie de mutaciones genéticas y surgen en las criptas colónicas.[4]
- Histológicamente, los adenomas tubulares son el tipo más frecuente de pólipo adenomatoso, y representan el 80-86% de todos los pólipos adenomatosos. Estas lesiones tienden a ser

pequeñas y exhiben poca displasia, vista microscópicamente como una red compleja de glándulas adenomatosas ramificadas.

- Los adenomas vellosos tienden a tener un mayor grado de displasia, con glándulas adenomatosas que se extienden hasta el centro de los pólipos, por lo que aparecen como proyecciones digitiformes.
- Los adenomas vellosos (papilares) y tubulovellosos tienen tres veces más probabilidades de volverse malignos que los adenomas tubulares.
- Los adenomas dentados tradicionales y los adenomas aserrados sésiles comparten algunas características histológicas con los pólipos hiperplásicos. Sin embargo, estas lesiones se relacionan con un riesgo de CCR similar al de los adenomas clásicos. Los adenomas sésiles dentados son más frecuentes en el colon proximal y los adenomas aserrados tradicionales son más usuales en el colon rectosigmoide.
- En general, solo un pequeño porcentaje de los adenomas de colon se convierten en carcinomas.

Fisiopatología

- Con la excepción del CCR que se desarrolla en los pacientes con enfermedad intestinal inflamatoria, el CCR se desarrolla a partir de adenomas colorrectales.
- Varios estudios, incluido el *National Polyp Study*, encontraron que la extirpación de adenomas tuvo como resultado una incidencia significativamente menor de CCR.[3] En los cánceres de colon confirmados se puede encontrar tejido adenomatoso residual dentro del tejido canceroso. Además, el CCR resecado quirúrgicamente puede contener pólipos adenomatosos adyacentes en un tercio de los casos.
- La progresión de adenoma a carcinoma se produce como resultado de una serie de mutaciones en el ADN. Sin embargo, la secuencia exacta de mutaciones necesarias para la progresión maligna no ha sido dilucidada.
  - Entre las primeras mutaciones se encuentra la inactivación del gen de la poliposis adenomatosa coli (APC, *adenomatous polyposis coli*).[5]
  - Los cambios posteriores incluyen mutaciones del protooncogén *KRAS*, hipometilación del ADN, inactivación de *18q* e inactivación del *p53* (gen supresor de tumores).[5]
  - La acumulación de anomalías da como resultado una progresión escalonada durante un promedio de 10 años desde una mucosa normal hasta el adenoma y el carcinoma.
  - La detección de estas mutaciones a partir de células desprendidas en muestras de heces es la base de una nueva prueba de tamizaje para la detección temprana del CCR (prueba del ADN fecal).

Factores de riesgo

- Varios factores predicen el riesgo de desarrollar adenomas colorrectales y cáncer.
- La edad avanzada es el factor de riesgo más importante y se vincula no solo con una mayor prevalencia de pólipos, sino también con una multiplicidad de estos, displasia grave y adenoma de mayor tamaño.
- Los afroamericanos no hispanos tienen un mayor riesgo de desarrollar cáncer de colon.[6]
- Los antecedentes personales de CCR o pólipos adenomatosos se asocian con mayor riesgo.
- Las enfermedades intestinales inflamatorias, como la colitis ulcerosa y la enfermedad de Crohn que afecta al colon, pueden incrementar el riesgo de desarrollar cáncer de colon. El riesgo elevado se asocia con una edad más temprana al inicio de la enfermedad, afectación de todo el colon y afección más grave.
- Varios síndromes genéticos, en particular la poliposis adenomatosa familiar y el CCR hereditario sin poliposis (síndrome de Lynch), aumentan sustancialmente el riesgo de desarrollar cáncer de colon (tabla 16-1).
- Antecedentes familiares de cáncer de colon:
  - El riesgo general de cáncer de colon en aquellos con varios familiares de primer grado, o un solo familiar de primer grado con un diagnóstico antes de los 45 años, es tres a cuatro veces mayor que el de la población general.
  - En los pacientes con un solo familiar de primer grado con CCR, o adenoma diagnosticado antes de los 60 años, el riesgo de desarrollar CCR es el doble que entre la población general.

	Mutación genética	Fenotipo	Riesgo de CCR	Edad para comenzar la detección precoz	Tipo de detección precoz	Otros cánceres
Cáncer colorrectal hereditario sin poliposis	Genes de reparación de desajustes de ADN autosómicos dominantes	CCR sin poliposis	75%	25 o 10 años más joven que el primer caso en la familia	Colonoscopia cada 1-2 años (la mayoría de los CCR son del lado derecho)	GIN, GU, tubo GIS
PAF	Mutación de la línea germinal del gen de la APC	De cientos a miles de pólipos adenomatosos	100%	10-12 años, realizar colectomía cuando se encuentran pólipos	Sigmoidoscopia flexible	Duodenal (especialmente ampular) y gástrico
• Síndrome de Gardner	Igual que PAF	Igual que PAF	Igual que PAF	Igual que PAF	Igual que PAF	Tumores desmoides, osteomas, HCEPR, tiroides, suprarrenales, tumores hepatobiliares
• PAF atenuada	Igual que PAF	Mucho menor número de adenomas	Igual que PAF, un poco mayor	Igual que PAF	Igual que PAF	Igual que PAF
Síndrome de Peutz-Jeghers	Autosómica dominante, mutación STK11	Pigmentación mucocutánea Pólipos hamartomatosos, intestino delgado y CCR	Hasta 66%	8 años de edad para GIS y CCR 25 años de edad para el cáncer de páncreas	EGD, colonoscopia y VE con cápsula cada 3 años si se encuentran pólipos Ecografía endoscópica cada 1-2 años	Genital, mama, páncreas
Poliposis juvenil familiar	Autosómica dominante, mutación SMAD4	≥ 10 pólipos hamartomatosos/ «juveniles»	Hasta 20%	Mediados de la adolescencia	PSOH cada 1-2 años o colonoscopia cada 3-5 años Exploración del intestino delgado cada 1-2 años	Posible asociación con telangiectasia hemorrágica hereditaria

APC, poliposis adenomatosa coli; EGD, esofagogastroduodenoscopia; GIN, ginecológico; GIS, gastrointestinal superior; GU, genitourinario; HCEPR, hipertrofia congénita del epitelio pigmentario de la retina; PAF, poliposis adenomatosa familiar; PSOH, prueba de sangre oculta en heces; STK11, serina/treonina cinasa 11; VE, videoendoscopia.

TABLA 16-1   SÍNDROMES GENÉTICOS ASOCIADOS CON EL CÁNCER COLORRECTAL

- El consumo de tabaco y alcohol puede aumentar el riesgo de desarrollar pólipos colorrectales y CCR.[7]
- Otras afecciones médicas como diabetes mellitus, índice de masa corporal alto, acromegalia, anastomosis ureterocólicas y radiación pélvica, también se han asociado con un mayor riesgo de desarrollar CCR.[7]

Prevención

- Para fines de detección, los individuos se estratifican como de riesgo promedio o alto.[8]
  - Los individuos de riesgo promedio son aquellos sin antecedentes familiares o personales de CCR o adenoma y sin antecedentes de colitis ulcerosa.
  - Las poblaciones de alto riesgo incluyen aquellas con CCR o adenoma previo, antecedentes familiares de CCR, antecedentes familiares de adenoma antes de los 60 años y colitis ulcerosa de larga duración.[9]
  - Las recomendaciones actuales no tienen en cuenta modificadores de riesgos por sexo, dietéticos o ambientales.
- La detección del CCR debe comenzar a los 50 años para las personas de riesgo promedio. Las nuevas recomendaciones indican que los afroamericanos deben someterse a pruebas de detección a partir de los 45 años de edad.[10]
- Las personas consideradas de alto riesgo debido a los antecedentes familiares deben someterse a pruebas de detección a partir de los 40 años o 10 años antes de la edad del diagnóstico de CCR más joven de la familia, lo que ocurra primero.
- El tamizado para CCR es único en el sentido de que las organizaciones nacionales ofrecen un «menú» de opciones de detección entre las cuales elegir y, por lo general, no respaldan una prueba de detección más que a otras.
  - Las opciones de detección sistemática incluyen prueba inmunoquímica fecal (PIF), pruebas de sangre oculta en heces (PSOH), sigmoidoscopia flexible (SF), colonografía por tomografía computarizada (TC), colonoscopia y pruebas de ADN en heces.
  - Estas pruebas, utilizadas solas o en combinación, reducen la incidencia y la mortalidad por CCR.
- Múltiples estudios han mostrado tasas de tamizado extremadamente bajas, por lo general menores del 50%. La educación pública extensiva entre la comunidad ha aumentado muy poco las tasas de detección precoz durante los últimos años.

Pruebas de sangre oculta en heces e inmunoquímica fecal

- La PSOH es una prueba basada en guayacol que detecta la actividad seudoperoxidasa del hemo en las heces. La PIF es una prueba inmunoquímica que detecta la globina humana. Tanto la PSOH como la PIF son relativamente sensibles, aunque inespecíficas, e implican un costo inicial mínimo.[11]
- Cuando se utilizan como pruebas de detección sistemática, deben realizarse anualmente.
  - Durante la PSOH se deben evaluar dos muestras de cada una de tres evacuaciones consecutivas. No se recomienda utilizar una sola muestra.
  - Se recomienda una dieta restringida y evitar la carne roja durante 3 días antes de la prueba.
  - Para la PIF se deben emplear dos muestras de dos deposiciones consecutivas. Para las pruebas PIF no existen restricciones dietéticas.
  - No es necesario rehidratar la preparación porque esto aumenta la tasa de falsos positivos.
- Cuando la PIF y la PSOH resultan anómalas, deben hacerse evaluaciones más a fondo con colonoscopia. No hay evidencia suficiente para recomendar métodos no invasivos, como PIF o ADN fecal, para la vigilancia después de encontrar pólipos adenomatosos.[10,12]

Sigmoidoscopia flexible

- La SF tiene muy bajo riesgo y costo moderado, pero solo examina cerca de una cuarta parte del colon.
- La sigmoidoscopia debe realizarse cada 5 años cuando se utiliza como prueba de detección sistemática. Se requiere al menos una preparación intestinal parcial.

- Los estudios de casos y controles muestran una tasa de mortalidad reducida para CCR en personas que se someten a SF; sin embargo, no hay reducción del riesgo en la parte no inspeccionada del colon proximal.[13]
- Los pacientes con SF deben someterse a una colonoscopia diagnóstica si se identifica un adenoma, porque los adenomas distales (dentro del alcance del SF) se vinculan con tasas altas de adenomas más proximales.
- Hasta la mitad de las personas con un adenoma proximal no tienen adenoma distal, lo que genera preocupación sobre el uso de la SF como modalidad de detección sistemática.

Colonoscopia

- La colonoscopia es la prueba más sensible y específica, pero es costosa y conlleva un pequeño riesgo de complicaciones.[14]
- La colonoscopia como método de detección debe ofrecerse cada 10 años para las personas de riesgo promedio. Se requiere una preparación intestinal completa antes del procedimiento.
- Es la prueba de detección «preferida» según el American College of Gastroenterology y la U.S. Multi-Society Task Force (USMSTF).
- Se ha demostrado que la colonoscopia con polipectomía reduce la incidencia y la mortalidad del CCR.[15]
- La colonoscopia permite el examen de todo el colon, a pesar de los mayores riesgos y costos. También permite la biopsia y polipectomía si está indicado.
- Las tasas de detección de adenomas parecen estar directamente relacionadas con tiempos más prolongados de exploración y con una limpieza intestinal adecuada.[16]

Colonografía por tomografía computarizada (CTC)

- Se recomienda la detección en personas de riesgo promedio por medio de CTC cada 5 años.
- La CTC requiere contraste oral y preparación intestinal. Se utiliza un catéter rectal flexible de pequeño calibre para la distensión del colon, generalmente con CO_2.
- La preparación del colon permite realizar la colonoscopia el mismo día si se encuentran pólipos en el colon.
  - Los pacientes con pólipos grandes (> 10 mm) o múltiples de tamaño moderado (> 6 mm) se refieren para una colonoscopia.
  - Se recomienda la colonoscopia para pacientes con uno o dos pólipos de entre 6 y 9 mm, aunque algunos sugieren inscribir a esos pacientes en un programa de vigilancia de CTC cada 1-2 años. Este programa se asocia con la exposición acumulada a la radiación, lo que conlleva un riesgo.
  - Los pólipos menores de 5 mm no se informan, lo que genera preocupaciones sobre la CTC, ya que los pólipos pequeños pueden albergar una histología avanzada (aunque es raro).
- Muchos factores limitan el empleo de la CTC para la detección sistemática, incluida la menor sensibilidad para detectar pólipos pequeños, la rentabilidad, la preparación intestinal, los riesgos de exposición acumulada a la radiación y las dudas sobre el tratamiento de los pólipos pequeños detectados.[17]
- Además, el problema de los hallazgos extracolónicos en la CTC aumenta la complejidad y el costo del procedimiento.

Prueba de ADN fecal

- Las pruebas de ADN fecal detectan alteraciones del ADN que se originan en los adenomas colorrectales y el CCR (*véase* el cap. 25).
- Los estudios han demostrado que las pruebas de ADN fecal son más sensibles que las de guayacol para detectar cáncer y neoplasias avanzadas y con una especificidad comparable.[18]
- A diferencia de las PSOH y PIF, para realizar una prueba de ADN fecal se debe recolectar una muestra de evacuación intestinal completa y enviarla con una bolsa de hielo.
- Hoy día, la detección con pruebas de ADN fecal se realiza cada 5 años para personas con riesgo promedio, aunque no se ha establecido un intervalo estandarizado.
- La hipermetilación de los genes, característica del CCR, ha llevado a la investigación de nuevos análisis que detectarían la metilación aberrante en las heces como un marcador de cáncer.[19]

DIAGNÓSTICO

Cuadro clínico

Anamnesis

- La mayoría de los pacientes con pólipos de colon son asintomáticos, pero en ocasiones pueden tener hemorragia oculta o manifiesta en el tubo digestivo. Los adenomas vellosos mayores de 3 cm pueden causar diarrea secretora que lleva a hipovolemia y anomalías electrolíticas.
- Muchos adenocarcinomas son asintomáticos, pero en ocasiones pueden provocar diversos síntomas que incluyen dolor abdominal (44%), cambios en el hábito intestinal (43%), hematoquecia o melena (40%), debilidad (20%), anemia sin otros síntomas gastrointestinales (11%) o pérdida de peso (6%).[20,21]
  - ○ Los cánceres del lado derecho pueden crecer y agrandarse antes de producir síntomas debido al mayor calibre de la luz del ciego y el colon ascendente. La anemia ferropénica suele ser la única manifestación de este cáncer.
  - ○ Los tumores del lado izquierdo del colon pueden presentarse con síntomas de obstrucción parcial o completa, que incluyen distensión abdominal, meteorismo y estreñimiento.
  - ○ Los cánceres de recto o sigmoide a menudo causan hematoquecia, estreñimiento o adelgazamiento de las heces. El tenesmo, la melena o la pérdida de peso también pueden ser síntomas.
- Una infección por *Streptococcus bovis* o *Clostridium septicum* también justifica la evaluación del colon, porque el 10-25% de estos individuos tienen CCR.[22]
- En consecuencia, la hematoquecia de aparición reciente, la anemia o los cambios en los hábitos intestinales, especialmente en pacientes de edad avanzada, requieren una evaluación colonoscópica.

Exploración física

- La evaluación de los pacientes debe centrarse en confirmar la información obtenida en el interrogatorio.
  - ○ Se debe realizar un examen del abdomen para evaluar el dolor abdominal, la distensión, la masa y los ruidos intestinales.
  - ○ Los signos de anemia por deficiencia de hierro son, por lo general, conjuntiva, piel o lechos ungueales pálidos.
- Cerca del 20% de los pacientes tienen metástasis a distancia al momento de la presentación, y los sitios más frecuentes son los ganglios linfáticos regionales, el hígado, los pulmones y el peritoneo.[23] Así, dolor abdominal derecho, hepatomegalia, distensión abdominal, adenopatía supraclavicular o nódulos periumbilicales podrían significar una enfermedad avanzada.

Diagnóstico diferencial

- No todos los pólipos colorrectales tienen potencial maligno, pero la inspección visual no puede predecir su histología; en consecuencia, todos los pólipos visualizados deben eliminarse y evaluarse mediante patología quirúrgica.
- Los pólipos hiperplásicos consisten en una proliferación de mucosa hiperplásica. Se considera que los pólipos hiperplásicos pequeños no tienen potencial maligno.
  - ○ Casi un tercio de los pólipos del colon son hiperplásicos.
  - ○ Un subtipo de pólipos hiperplásicos grandes puede ser premaligno y progresa a carcinoma por la vía de los adenomas dentados.
- Los pólipos juveniles (también conocidos como *hamartomas*) son tumores de la mucosa; por el contrario, los pólipos hiperplásicos y adenomatosos son resultado de una proliferación epitelial.
- Otras lesiones polipoides del colon pueden incluir linfoma, carcinoide, sarcoma de Kaposi o enfermedad metastásica.
- Los síntomas del CCR son inespecíficos y otras enfermedades del colon, incluidas la diverticulosis y la enfermedad intestinal inflamatoria, pueden ocurrir con síntomas similares de dolor abdominal, hematoquecia y cambios en los hábitos intestinales.

Pruebas de diagnóstico

- La **colonoscopia diagnóstica** es la prueba de elección para identificar el CCR y los adenomas.
- El enema opaco (con bario) y la CTC pueden sugerir CCR o adenoma, pero solo la colonoscopia permite tomar muestras de tejido de los tumores y extirpar los pólipos adenomatosos.

TRATAMIENTO

- La mayoría de los pólipos encontrados con SF o colonoscopia se pueden resecar por completo. La técnica específica se basa en el tamaño, sitio y aspecto macroscópico del pólipo.
- Las guías actuales para el tratamiento de pólipos adenomatosos incluyen la resección completa mediante colonoscopia o cirugía.[3]
- Los pólipos que contienen cáncer intramucoso pueden considerarse resecados para su curación mediante polipectomía si se reseca todo el pólipo con un margen negativo.
- **Estadificación**
  - Una vez que se diagnostica el CCR, se requieren estudios adicionales que incluyen una radiografía de tórax, una tomografía computarizada del abdomen y la pelvis, hemograma completo, química sanguínea y concentración de antígeno carcinoembrionario para determinar la extensión local y a distancia de la enfermedad.
    - Las imágenes por resonancia magnética del hígado también se pueden utilizar para identificar lesiones metastásicas hepáticas.
    - La ecografía endoscópica es una técnica para evaluar la profundidad de la invasión y el estado de los ganglios en el cáncer de recto.
  - La estadificación de los cánceres se realiza mediante el sistema universal TNM (tumor, ganglio, metástasis) (tabla 16-2), que se actualizó hace poco.

Tratamiento quirúrgico

- Para los pacientes diagnosticados con CCR, el tratamiento de elección consiste en la resección quirúrgica.
  - El objetivo de la cirugía es la extirpación del segmento intestinal afectado y de los ganglios linfáticos circunvecinos. La extensión de la resección está determinada por la distribución de los vasos sanguíneos y el drenaje linfático.
  - Para los pacientes con cáncer de recto, el abordaje quirúrgico depende de la ubicación, el tamaño y la extensión de la afectación.
  - El cáncer de recto proximal se puede resecar mediante resección anterior baja, mientras que los cánceres de recto distales y localmente avanzados se tratan con quimiorradioterapia neoadyuvante seguida de resección anterior baja.
  - En la actualidad, rara vez se realiza la resección abdominoperineal.
- En los pacientes con CCR, los pólipos y los cánceres sincrónicos pueden ocurrir en el 20-40% y el 3-5% de los casos, respectivamente; se recomienda la colonoscopia preoperatoria antes de someter a resección.
  - La USMSTF recomienda que los pacientes se sometan a una limpieza perioperatoria de alta calidad con colonoscopia, o dentro de un intervalo de 3-6 meses después de la cirugía, si hay una lesión obstructiva que impide la colonoscopia preoperatoria.[12]
  - Si el tumor es obstructivo y el colonoscopio no puede atravesarlo, se puede realizar un enema de bario o CTC para evaluar el colon proximal.
- Los pacientes con cánceres metastásicos obstructivos pueden someterse a una resección paliativa o colocación de endoprótesis endoscópica, como puente a la cirugía, para evitar una obstrucción completa.

Quimioterapia

- La quimioterapia adyuvante después de la resección quirúrgica consiste en 5-fluorouracilo, ácido folínico más oxaliplatino o capecitabina más oxaliplatino.[24,25] Se ha demostrado que el tratamiento beneficia la supervivencia y aumenta la probabilidad de permanecer libre de tumores en pacientes con CCR en estadio III.

TABLA 16-2	SISTEMA DE ESTADIFICACIÓN DE TUMORES, NODOS (GANGLIOS) Y METÁSTASIS PARA EL CÁNCER COLORRECTAL	
Etapa	Criterios	Supervivencia estimada a 5 años (%)
0	Tis, N0, M0	N/A
I	T1-2, N0, M0	93
IIA	T3, N0, M0	85
IIB	T4a, N0, M0	72
IIC	T4b, N0, M0	
IIIA	T1-2, N1/N1c, M0	83
	T1, N2a, M0	
IIIB	T3-4a, N1/N1c, M0	64
	T2-3, N2a, M0	
	T1-2, N2b, M0	
IIIC	T4a, N2a, M0	44
	T3-4a, N2b, M0	
	T4b, N1-2, M0	
IVA	T (cualquiera), N (cualquiera), M1a	5-7
IVB	T (cualquiera), N (cualquiera), M1b	

TX, no se puede evaluar el tumor primario; T0, sin evidencia de tumor primario; Tis, carcinoma *in situ*; T1, el tumor invade la submucosa; T2, el tumor invade la muscular propia; T3, el tumor invade a través de la muscular propia hacia los tejidos pericolorrectales; T4a, el tumor penetra hasta la superficie del peritoneo visceral; T4b, el tumor invade directamente o se adhiere a otros órganos o estructuras.

NX, no se pueden evaluar los ganglios linfáticos regionales; N0, sin metástasis en los ganglios linfáticos regionales; N1, metástasis en uno a tres ganglios linfáticos regionales (N1a, metástasis en un ganglio linfático regional; N1b, metástasis en dos o tres ganglios linfáticos regionales; N1c, depósitos tumorales en la subserosa, mesenterio o tejidos pericólicos o perirrectales no peritonealizados sin metástasis ganglionar regional); N2, metástasis en cuatro o más ganglios linfáticos regionales (N2a, metástasis en cuatro a seis ganglios linfáticos regionales; N2b, metástasis en siete o más ganglios linfáticos regionales).

MX, no se puede determinar la presencia o ausencia de metástasis a distancia; M0, no se detectaron metástasis a distancia; M1, metástasis a distancia detectadas (M1a, metástasis confinada a un órgano o sitio [p. ej., hígado, pulmón, ovario, ganglio no regional]; M1b, metástasis en más de un órgano por sitio o el peritoneo).

- El panel de expertos de la American Society of Clinical Oncology (ASCO) apoya la quimioterapia adyuvante para el CCR en estadio II con factores de alto riesgo de recurrencia (según la evidencia indirecta de los datos del cáncer de colon en estadio III):[26] histología poco diferenciada (excluidos los cánceres con alta inestabilidad de microsatélites [IMS-A]), invasión linfática o vascular, obstrucción intestinal, < 12 ganglios linfáticos examinados, invasión perineural, perforación localizada y márgenes cercanos, indeterminados o positivos.[27] Entre los pacientes con CCR en estadios II y III, los tumores que tienen deficiencias en la reparación de errores de emparejamiento (REE) del ADN o IMS-A se asocian con una supervivencia más larga que los tumores con REE, a pesar de estar poco diferenciados en muchos pacientes.[27]
- Los estudios prospectivos muestran una supervivencia prolongada y una mejor calidad de vida para los pacientes con enfermedad metastásica que reciben quimioterapia.
  - El irinotecán y el oxaliplatino se utilizan en combinación con fluoropirimidinas.[28]
  - Las terapias dirigidas, como los anticuerpos monoclonales antifactor de crecimiento vascular endotelial (anti-VEGF, *anti vascular endothelial growth factor*) (bevacizumab, aflibercept, ramucirumab) y los anticuerpos monoclonales antirreceptor del factor de crecimiento epidérmico (anti-EGFR, *anti epidermal growth factor receptor*) (cetuximab, panitumumab) han demostrado aumentar la supervivencia cuando se utilizan en combinación con la quimioterapia.[29-32]

○ El estado mutacional tumoral de RAS o BRAF V600E desempeña un papel en la eficacia de los anticuerpos anti-EGFR: estas mutaciones no responden a los anticuerpos anti-EGFR.[33-35]

○ El regorafenib es un inhibidor de las tirosina-cinasas angiogénicas. Está aprobado por la Food and Drug Administration (FDA) de los Estados Unidos para el tratamiento de pacientes con CCR metastásico tratados previamente con terapia de combinación de fluoropirimidina.[36]

○ El trifluridina-tipiracilo (TAS-102) es un fármaco citotóxico oral que inhibe el metabolismo de la trifluridina y también tiene propiedades antiangiogénicas. El TAS-102 se asoció con una prolongación significativa de la mediana de supervivencia general en el estudio RECOURSE, independientemente del empleo previo de regorafenib.[37]

○ Se está investigando la inmunoterapia en el tratamiento del CCR metastásico. La FDA aprobó recientemente el pembrolizumab (anticuerpo anti PD-1) para el tratamiento del CCR no resecable o metastásico que es IMS-A o con REE.[38]

- La quimioterapia adyuvante preoperatoria y la radioterapia convencional se utilizan con frecuencia para los adenocarcinomas de recto. En el caso de las lesiones T3-T4, en comparación con la terapia postoperatoria, la preoperatoria se vincula con menores tasas de recaída, mayores tasas de resecciones con preservación del esfínter y tasas de supervivencia general comparables. Los resultados del estudio son menos definitivos con las lesiones T1 y T2. La elección del tratamiento sigue siendo un área de estudio, pero con frecuencia se utiliza la terapia basada en fluoropirimidinas.[39]

Modificación del estilo de vida o de los factores de riesgo

- Hay un gran interés en torno al tema de la prevención y la reducción de riesgos con la modificación y la complementación del estilo de vida.
- Se ha demostrado que el calcio y el ácido acetilsalicílico reducen el riesgo de neoplasia colorrectal en ensayos controlados y aleatorizados.[40]
- Se piensa que la terapia de reemplazo hormonal y los estrógenos, las estatinas, los antiinflamatorios no esteroideos, el magnesio, la vitamina B_6, el ácido fólico y la actividad física protegen contra el CCR, pero los datos no son concluyentes.[40]
- El ácido fólico se evaluó en un ensayo aleatorizado, doble ciego y controlado con placebo para la prevención secundaria de adenomas con resultados negativos. El momento de la administración de folato parece ser importante, porque puede actuar como preventivo si se administra antes de que surjan lesiones preneoplásicas, aunque también puede aumentar el desarrollo tumoral si se administra cuando ya existe una lesión preneoplásica.[41]
- Se cree que las dietas ricas en grasas cárnicas aumentan el riesgo de CCR.

VIGILANCIA

- Los intervalos de vigilancia después de una polipectomía deben basarse en el número, el tamaño y la histología de los pólipos. Los intervalos de vigilancia deben modificarse si se encuentran adenomas o cánceres posteriores, si hay antecedentes familiares de CCR o si se sospecha un síndrome de cáncer hereditario.
- En la tabla 16-3 se incluyen las recomendaciones de vigilancia para pacientes con adenomas colorrectales.[42]
- Los intervalos de detección sistemática para las personas con alto riesgo debido a antecedentes familiares son generalmente cada 5 años, a menos que se sospeche o se confirme un síndrome hereditario.[10]
- Para pólipos grandes extirpados mediante resección por partes, se puede considerar una colonoscopia a intervalo corto (< 1 año) si no hay certeza sobre la resección completa.
- Los individuos con pequeños pólipos hiperplásicos distales no tienen mayor riesgo de desarrollar CCR y es suficiente una colonoscopia cada 10 años. Las excepciones son las personas que se cree que tienen síndrome de poliposis hiperplásica, en el que hay muchos pólipos hiperplásicos o estos son muy grandes. Estos individuos deben ser evaluados de manera similar a quienes tienen adenomas.
- La vigilancia después de la resección del CCR generalmente se realiza al año de la cirugía o mediante colonoscopia perioperatoria, después a los 3 años y luego cada 5 años si no se encuentran adenomas o tumores posteriores.

TABLA 16-3	VIGILANCIA COLONOSCÓPICA DE PÓLIPOS COLORRECTALES	
	Riesgo	Repetición de colonoscopia
1-2 adenomas, < 1 cm, displasia de bajo grado	Bajo	5-10 años
Tres o más adenomas, cualquier adenoma ≥ 1 cm, cualquier adenoma con arquitectura vellosa, displasia de alto grado, o ambas cosas	Moderado	3 años
Pólipos malignos, adenomas sésiles grandes, adenoma múltiple	Alto	La eliminación completa es obligatoria y luego volver a la vigilancia de 3 años. Considere el asesoramiento genético cuando se sospeche un síndrome hereditario
Pólipos hiperplásicos (a menos que exista un síndrome de poliposis hiperplásica y luego se traten como de riesgo moderado)	Ninguno	10 años

- Debido a las tasas más altas de recurrencia local en comparación con el CCR, la duración del intervalo de vigilancia para la resección mínimamente invasiva del cáncer de recto, sin quimiorradiación neoadyuvante, debe acortarse a cada 3-6 meses durante los primeros 2-3 años después de la cirugía.[10,12]
- Se recomienda el asesoramiento genético para cualquier persona en la que se sospeche un síndrome de cáncer hereditario. Las características de los síndromes de cáncer hereditario se describen en la sección *Consideraciones especiales*.
- Las colonoscopias de mala calidad, en las que se pueden pasar por alto la detección de lesiones mayores de 5 mm, deben considerarse para repetición dentro del siguiente año.

PRONÓSTICO

- Al momento del diagnóstico de CCR, los pacientes sintomáticos tienen un peor pronóstico que los asintomáticos, con una tasa de supervivencia a 5 años del 49% frente al 71%, respectivamente.[43]
- La supervivencia del CCR es excelente para aquellos con enfermedad en estadio limitado al momento del diagnóstico (*véase* la tabla 16-2).[44]
- El desarrollo en la última década de nuevos quimioterapéuticos ha dado lugar a un aumento importante de las opciones de tratamiento para el CCR y ha mejorado la supervivencia.
- La supervivencia de los pacientes con CCR avanzado ha aumentado de una mediana de supervivencia de 10-12 meses exclusivamente con fluoropirimidinas a más de 20 meses con terapia combinada (fluoropirimidina, irinotecán y oxaliplatino o quimioterapia citotóxica con terapia dirigida o inmunoterapia).[38,45-51]

CONSIDERACIONES ESPECIALES

- **Síndromes hereditarios con riesgo de CCR.** Varios síndromes hereditarios se relacionan con un mayor riesgo de padecer CCR y se resumen en la tabla 16-1. Estos síndromes se tratan con mayor detalle en el capítulo 25. El tratamiento de los pacientes con estos síndromes debe ser multidisciplinario, incluidos asesores genéticos, gastroenterólogos y cirujanos colorrectales.[52]

- **Enfermedad intestinal inflamatoria**
  - ○ La colonoscopia de vigilancia es eficaz para reducir la mortalidad por CCR en los pacientes con enfermedad de Crohn o colitis ulcerosa.
  - ○ El riesgo de displasia está relacionado con la duración, la extensión y la actividad de la enfermedad. Las recomendaciones actuales son realizar una colonoscopia de vigilancia cada 1-3 años en pacientes con pancolitis por más de 8 años o colitis del lado izquierdo durante más de 15 años. Los pacientes deberían tener biopsias aleatorias cada 10 cm en todo el colon. Se debe considerar la cromoendoscopia para identificar áreas para biopsias específicas.
  - ○ Los pacientes con colitis ulcerosa pueden presentar tanto pólipos inflamatorios como adenomas.
    - ▪ Los adenomas esporádicos que no están asociados con inflamación activa pueden tratarse de manera similar a los pólipos en los pacientes sin colitis ulcerosa.
    - ▪ Los adenomas o lesiones planas con displasia que se encuentran en caso de inflamación activa deben tratarse mediante proctocolectomía.
    - ▪ El hallazgo de displasia de alto grado obliga a realizar colectomía; la displasia de bajo grado es más controvertida pero muchos expertos también recomiendan la colectomía.

REFERENCIAS

1. Jemal A, Siegel R, Xu J, et al. Cancer statistics, 2010. *CA Cancer J Clin*. 2010;60(5):277–300.
2. Siegel RL, Miller KD, Fedewa SA, et al. Colorectal cancer statistics, 2017. *CA Cancer J Clin*. 2017;67(3):177–193.
3. Winawer SJ, Zauber AG, Ho MN, et al. Prevention of colorectal cancer by colonoscopic polypectomy. The National Polyp Study Workgroup. *N Engl J Med*. 1993;329(27):1977–1981.
4. Correa P. Epidemiology of polyps and cancer. *Major Probl Pathol*. 1978;10:126–152.
5. Vogelstein B, Fearon ER, Hamilton SR, et al. Genetic alterations during colorectal-tumor development. *N Engl J Med*. 1988;319(9):525–532.
6. Bach PB, Pham HH, Schrag D, et al. Primary care physicians who treat blacks and whites. *N Engl J Med*. 2004;351(6):575–584.
7. Bailie L, Loughrey MB, Coleman HG. Lifestyle risk factors for serrated colorectal polyps: a systematic review and meta-analysis. *Gastroenterology*. 2017;152(1):92–104.
8. Winawer SJ, Fletcher RH, Miller L, et al. Colorectal cancer screening: clinical guidelines and rationale. *Gastroenterology*. 1997;112(2):594–642.
9. Burt RW. Impact of family history on screening and surveillance. *Gastrointest Endosc*. 1999;49 (3 Pt 2):S41–S44.
10. Rex DK, Boland CR, Dominitz JA, et al. Colorectal cancer screening: recommendations for physicians and patients from the U.S. Multi-Society Task Force on Colorectal Cancer. *Gastroenterology*. 2017;153(1):307–323.
11. Lieberman D. Colorectal cancer screening in primary care. *Gastroenterology*. 2007;132(7):2591–2594.
12. Kahi CJ, Boland CR, Dominitz JA, et al. Colonoscopy surveillance after colorectal cancer resection: recommendations of the US Multi-Society Task Force on Colorectal Cancer. *Gastroenterology*. 2016;150(3):758–768.e711.
13. Selby JV, Friedman GD, Quesenberry CP Jr, et al. A case-control study of screening sigmoidoscopy and mortality from colorectal cancer. *N Engl J Med*. 1992;326:653–657.
14. Lieberman DA, Weiss DG, Bond JH, et al. Use of colonoscopy to screen asymptomatic adults for colorectal cancer. Veterans Affairs Cooperative Study Group 380. *N Engl J Med*. 2000;34(3): 162–168.
15. Zauber AG, Winawer SJ, O'Brien MJ, et al. Colonoscopic polypectomy and long-term prevention of colorectal-cancer deaths. *N Engl J Med*. 2012;366(8):687–696.
16. Barclay RL, Vicari JJ, Doughty AS, et al. Colonoscopic withdrawal times and adenoma detection during screening colonoscopy. *N Engl J Med*. 2006;355(24):2533–2541.
17. Kim DH, Pickhardt PJ, Hoff G, et al. Computed tomographic colonography for colorectal screening. *Endoscopy*. 2007;39(6):545–549.

18. Imperiale TF, Ransohoff DF, Itzkowitz SH, et al. Fecal DNA versus fecal occult blood for colorectal-cancer screening in an average-risk population. *N Engl J Med.* 2004;351(26):2704–2714.
19. Nagasaka T, Tanaka N, Cullings HM, et al. Analysis of fecal DNA methylation to detect gastrointestinal neoplasia. *J Natl Cancer Inst.* 2009;101(18):1244–1258.
20. Speights VO, Johnson MW, Stoltenberg PH, et al. Colorectal cancer: current trends in initial clinical manifestations. *South Med J.* 1991;84(5):575–578.
21. Steinberg SM, Barkin JS, Kaplan RS, et al. Prognostic indicators of colon tumors. The Gastrointestinal Tumor Study Group experience. *Cancer.* 1986;57(9):1866–1870.
22. Panwalker AP. Unusual infections associated with colorectal cancer. *Rev Infect Dis.* 1988;10(2): 347–364.
23. Jemal A, Siegel R, Ward E, et al. Cancer statistics, 2009. *CA Cancer J Clin.* 2009;59(4):225–249.
24. André T, Boni C, Navarro M, et al. Improved overall survival with oxaliplatin, fluorouracil, and leucovorin as adjuvant treatment in stage II or III colon cancer in the MOSAIC trial. *J Clin Oncol.* 2009;27(19):3109–3116.
25. Schmoll HJ, Tabernero J, Maroun J, et al. Capecitabine plus oxaliplatin compared with fluorouracil/folinic acid as adjuvant therapy for stage III colon cancer: final results of the NO16968 randomized controlled phase III trial. *J Clin Oncol.* 2015;33(32):3733–3740.
26. Benson AB, Schrag D, Somerfield MR, et al. American Society of Clinical Oncology recommendations on adjuvant chemotherapy for stage II colon cancer. *J Clin Oncol.* 2004;22(16): 3408–3419.
27. Lanza G, Gafà R, Santini A, et al. Immunohistochemical test for MLH1 and MSH2 expression predicts clinical outcome in stage II and III colorectal cancer patients. *J Clin Oncol.* 2006; 24(15):2359–2367.
28. Van Cutsem E, Cervantes A, Adam R, et al. ESMO consensus guidelines for the management of patients with metastatic colorectal cancer. *Ann Oncol.* 2016;27(8):1386–1422.
29. Hurwitz HI, Tebbutt NC, Kabbinavar F, et al. Efficacy and safety of bevacizumab in metastatic colorectal cancer: pooled analysis from seven randomized controlled trials. *Oncologist.* 2013; 18(9):1004–1012.
30. Van Cutsem E, Tabernero J, Lakomy R, et al. Addition of aflibercept to fluorouracil, leucovorin, and irinotecan improves survival in a phase III randomized trial in patients with metastatic colorectal cancer previously treated with an oxaliplatin-based regimen. *J Clin Oncol.* 2012; 30(28):3499–3506.
31. Tabernero J, Yoshino T, Cohn AL, et al. Ramucirumab versus placebo in combination with second-line FOLFIRI in patients with metastatic colorectal carcinoma that progressed during or after first-line therapy with bevacizumab, oxaliplatin, and a fluoropyrimidine (RAISE): a randomised, double-blind, multicentre, phase 3 study. *Lancet Oncol.* 2015;16(5):499–508.
32. Van Cutsem E, Köhne CH, Láng I, et al. Cetuximab plus irinotecan, fluorouracil, and leucovorin as first-line treatment for metastatic colorectal cancer: updated analysis of overall survival according to tumor KRAS and BRAF mutation status. *J Clin Oncol.* 2011;29(15):2011–2019.
33. Allegra CJ, Rumble RB, Hamilton SR, et al. Extended RAS gene mutation testing in metastatic colorectal carcinoma to predict response to anti-epidermal growth factor receptor monoclonal antibody therapy: American Society of Clinical Oncology provisional clinical opinion update 2015. *J Clin Oncol.* 2016;34(2):179–185.
34. Pietrantonio F, Petrelli F, Coinu A, et al. Predictive role of BRAF mutations in patients with advanced colorectal cancer receiving cetuximab and panitumumab: a meta-analysis. *Eur J Cancer.* 2015;51(5):587–594.
35. Rowland A, Dias MM, Wiese MD, et al. Meta-analysis of BRAF mutation as a predictive biomarker of benefit from anti-EGFR monoclonal antibody therapy for RAS wild-type metastatic colorectal cancer. *Br J Cancer.* 2015;112(12):1888–1894.
36. Grothey A, Van Cutsem E, Sobrero A, et al. Regorafenib monotherapy for previously treated metastatic colorectal cancer (CORRECT): an international, multicentre, randomised, placebo-controlled, phase 3 trial. *Lancet.* 2013;381(9863):303–312.
37. Mayer RJ, Van Cutsem E, Falcone A, et al. Randomized trial of TAS-102 for refractory metastatic colorectal cancer. *N Engl J Med.* 2015;372(20):1909–1919.
38. Le DT, Uram JN, Wang H, et al. PD-1 blockade in tumors with mismatch-repair deficiency. *N Engl J Med.* 2015;372(26):2509–2520.
39. Sauer R, Liersch T, Merkel S, et al. Preoperative versus postoperative chemoradiotherapy for locally advanced rectal cancer: results of the German CAO/ARO/AIO-94 randomized phase III trial after a median follow-up of 11 years. *J Clin Oncol.* 2012;30(16):1926–1933.

40. Burt RW, Winawer SJ, Bond JH, et al. *Preventing Colorectal Cancer: A Clinician's Guide. American Gastroenterological Association Monograph*. Washington, DC: The American Gastroenterological Association; 2004.

41. Cole BF, Baron JA, Sandler RS, et al. Folic acid for the prevention of colorectal adenomas: a randomized clinical trial. *JAMA*. 2007;297(21):2351–2359.

42. Winawer S, Fletcher R, Rex D, et al. Colorectal cancer screening and surveillance: clinical guidelines and rationale—Update based on new evidence. *Gastroenterology*. 2003;124(2):544–560.

43. Beahrs OH, Sanfelippo PM. Factors in prognosis of colon and rectal cancer. *Cancer*. 1971;28(1):213–218.

44. O'Connell JB, Maggard MA, Ko CY. Colon cancer survival rates with the new American Joint Committee on Cancer sixth edition staging. *J Natl Cancer Inst*. 2004;96(19):1420–1425.

45. Douillard JY, Cunningham D, Roth AD, et al. Irinotecan combined with fluorouracil compared with fluorouracil alone as first-line treatment for metastatic colorectal cancer: a multicentre randomized trial. *Lancet*. 2000;355:1041–1047.

46. Hochster HS, Hart LL, Ramanathan RK, et al. Safety and efficacy of oxaliplatin and fluoropyrimidine regimens with or without bevacizumab as first-line treatment of metastatic colorectal cancer: results of the TREE Study. *J Clin Oncol*. 2008;26:3523–3529.

47. Van Cutsem E, Köhne CH, Láng I, et al. Cetuximab plus irinotecan, fluorouracil, and leucovorin as first-line treatment for metastatic colorectal cancer: updated analysis of overall survival according to tumor KRAS and BRAF mutation status. *J Clin Oncol*. 2011;29:2011–2019.

48. Douillard JY, Siena S, Cassidy J, et al. Final results from PRIME: randomized phase III study of panitumumab with FOLFOX4 for first-line treatment of metastatic colorectal cancer. *Ann Oncol*. 2014;25:1346–1355.

49. Kopetz S, Grothey A, Yaeger R, et al. Encorafenib, binimetinib, and cetuximab in BRAF V600E-mutated colorectal cancer. *N Engl J Med*. 2019;381:1632–1643.

50. Overman MJ, McDermott R, Leach JL, et al. Nivolumab in patients with metastatic DNA mismatch repair-deficient or microsatellite instability-high colorectal cancer (CheckMate 142): an open-label, multicentre, phase 2 study. *Lancet Oncol*. 2017;18:1182–1191.

51. Overman MJ, Lonardi S, Wong KYM, et al. Durable clinical benefit with nivolumab plus ipilimumab in DNA mismatch repair-deficient/microsatellite instability-high metastatic colorectal cancer. *J Clin Oncol*. 2018;36:773–779.

52. Rhodes M, Bradburn DM. Overview of screening and management of familial adenomatous polyposis. *Gut*. 1992;33(1):125–131.

Enfermedad intestinal inflamatoria

17

Kelly C. Cushing y Matthew A. Ciorba

PRINCIPIOS GENERALES

- En 1932, Burrill Crohn, Leon Ginzburg y Gordon Oppenheimer describieron por primera vez la enfermedad intestinal inflamatoria (EII) como un trastorno idiopático al que denominaron *ileítis terminal*. Las descripciones posteriores incluyeron *enteritis regional* y *colitis granulomatosa* antes de que se adoptara el epónimo de *enfermedad de Crohn*.
- La colitis ulcerosa crónica se ha reconocido como una afección distinta de la enteritis infecciosa desde finales del siglo XIX.
- La comprensión de la genética y la fisiopatología molecular de la EII está evolucionando rápidamente y continuará traduciéndose en estrategias específicas de tratamiento clínico centradas en el paciente durante la próxima década.

Definición

- La EII comprende un espectro de inflamación intestinal crónica de causa incierta.
- La **enfermedad de Crohn** (EC) y la **colitis ulcerosa** (CU) son las dos entidades clínicas principales y, a menudo, se analizan juntas para favorecer la comparación y el contraste. Es posible que la EC y la CU constituyan un continuo de la enfermedad y se manifiesten como fenotipos clínicos variables. La **colitis microscópica** (CM) también se incluye en el espectro de la EII.

Epidemiología

- La EII es más frecuente en áreas bien desarrolladas y es particularmente prevalente entre caucásicos de Europa del norte y norteamericanos. Sin embargo, su incidencia está aumentando rápidamente en los países menos desarrollados.
- En la actualidad se estima que hay entre 1.6 y 3.1 millones de casos de EII en adultos en los Estados Unidos.[1,2]
- Inicialmente, la prevalencia era más alta en la población judía, en particular en los judíos asquenazíes, pero ahora hay EII claramente en todas las culturas y etnias.
- La EII puede ocurrir en cualquier momento desde la niñez hasta la vejez. Sin embargo, la incidencia alcanza su punto máximo entre las edades de 15 y 30 años, con un segundo pico menor entre las edades de 50 y 80 años. No hay especificidad por sexo.

Etiología

- Las causas precisas de la EII aún no se han definido. Se han implicado factores genéticos, autoinmunitarios y ambientales en el desarrollo y la progresión de la enfermedad.
- Una de las principales hipótesis indica que la EII es el resultado de una respuesta inmunitaria demasiado agresiva a un subconjunto de bacterias entéricas comensales en un hospedero genéticamente susceptible expuesto a un desencadenante ambiental.

Fisiopatología

- Aunque la mayoría de los pacientes afectados no tienen antecedentes familiares de EII, los familiares de primer grado tienen cinco veces más probabilidades de desarrollar la enfermedad.

Los estudios en gemelos muestran mayores tasas de concordancia de EII, mayores en EC que en CU. Tanto la CU como la EC pueden ocurrir en la misma familia, un hallazgo ahora respaldado por la identificación de genes de susceptibilidad asociados con ambas afecciones.

- **Características moleculares de la EII**[3-6]
  - Los estudios multicéntricos y multinacionales de asociación del genoma completo (GWAS, *genome-wide association studies*) han identificado 200 *loci* genéticos asociados con el riesgo de EII. A pesar del bajo riesgo relativo de polimorfismos en la mayoría de estos genes, se han vinculado vías importantes en el desarrollo de la enfermedad con dichos polimorfismos, incluyendo la **autofagia** y los **defectos en el manejo de las interacciones hospedero-microorganismo** por las inmunorregulaciones innata y adaptativa. La función de barrera epitelial también está muy representada.
  - Los acontecimientos iniciales en el desarrollo de la EII están relacionados con **aberraciones de la inmunidad innata**, mientras que el estado crónico conlleva una **respuesta inmunitaria adaptativa hiperactiva** a la microbiota comensal luminal.
  - La EC se relaciona con concentraciones altas de factor de necrosis tumoral α (TNF, *tumor necrosis factor-α),* interferón γ, interleucina (IL) 1β y las citocinas de la vía de IL23-Th17. En la CU se encuentran concentraciones elevadas de TNF-α, IL-17 y citocinas de las células Th2. Varias de estas citocinas y vías son dianas de nuevas terapias o en investigación.
  - El gen que codifica NOD2 (un sensor intracelular de peptidoglicano bacteriano importante en la inmunidad innata) está relacionado con la EC. Los polimorfismos de NOD2 son más frecuentes en europeos que en afroamericanos o asiáticos. El estado de portador del polimorfismo NOD2 se relaciona con el fenotipo de enfermedad ileal y fibroestenosante. En individuos heterocigotos, el riesgo de EC se incrementa hasta cuatro veces, mientras que los individuos con dos variantes alélicas tienen un riesgo relativo 11-27 veces mayor.
  - La autofagia es un proceso mediante el cual las células descomponen y controlan o eliminan los patógenos y orgánulos intracelulares. Los genes implicados directamente (*ATG16L1* e *IRGM*) o indirectamente (*NOD2*) en la autofagia están relacionados con la EC.
- La colitis es una manifestación inespecífica que puede resultar de alteraciones en muchos genes implicados en el epitelio de la barrera mucosa o en el sistema inmunitario de la mucosa, lo que respalda la hipótesis poligénica.
- Varias líneas de evidencia apoyan la importancia de las **interacciones gen-ambiente** en el desarrollo y la actividad de la enfermedad. Se han señalado bacterias, virus y hongos como factores luminales importantes. Hay ratones genéticamente susceptibles, criados en condiciones estériles, que no desarrollan EII. Los antibióticos tienen eficacia terapéutica en algunas formas de EII. En la EC, la derivación quirúrgica atenúa la inflamación en el tubo digestivo distal al estoma.
- Hasta ahora se estima que solo se ha identificado el 20% de la variabilidad genética asociada con la susceptibilidad a la EII. Se han relacionado diversos genes tanto con la EC como con la CU, lo que respalda la superposición entre ambos procesos. Esta nueva información puede conducir a nuevas terapias dirigidas directamente a la EII.

Características patológicas

- **Enfermedad de Crohn**
  - La EC puede afectar a cualquier porción luminal del tubo digestivo, desde la boca hasta el ano.
  - La EC se caracteriza por **inflamación potencialmente transmural** crónica, progresiva, con daño y fisuras de la mucosa que puede provocar fibrosis, estenosis, fístulas y obstrucción. La enfermedad temprana se caracteriza por actividad inflamatoria, en tanto que la fibrosis y la estenosis son más frecuentes en la enfermedad prolongada.
  - Existe una marcada diferencia tanto macroscópica como microscópica entre el intestino enfermo y el intestino no afectado adyacente, con cambios inflamatorios asimétricos y discontinuos.
  - En la histopatología pueden verse granulomas no caseificantes.

| TABLA 17-1 | CLASIFICACIÓN DE MONTREAL DE LA ENFERMEDAD INTESTINAL INFLAMATORIA | | |

	Enfermedad de Crohn		Colitis ulcerosa
Edad al diagnóstico	Localización	Comportamiento	Extensión de la enfermedad
A1: < 16 años	L1: en íleon	B1: sin estenosis, no penetrante	E1: proctitis ulcerosa, distal a la unión rectosigmoidea
A2: 17-40 años	L2: en colon	B2: estenosis (fibroestenótica)	E2: lado izquierdo, distal al ángulo esplénico
A3: > 40 años	L3: en ileocolon	B3: penetrante (fistulizante)	E3: extensa, se prolonga en dirección proximal al ángulo esplénico
	L4: enfermedad del tubo digestivo superior	p: enfermedad perianal	

L4 se puede agregar a L1, L2 o L3 según la necesidad.
p (enfermedad perianal) se puede agregar a cualquier comportamiento.

○ En cerca del 80% de los pacientes hay compromiso del intestino delgado, un tercio exclusivamente con ileítis (por lo general, con afectación del íleon terminal) y la mitad con ileocolitis. Casi el 20% de los pacientes tienen enfermedad limitada al colon y alrededor de la mitad de estos pacientes tienen preservación rectal.

○ Aproximadamente el 7% de los pacientes tienen daño de predominio oral o gastroduodenal e incluso menos pacientes (5%) tienen afección esofágica o del intestino delgado proximal. Esto puede ser concomitante con la afección ileocolónica. Estos pacientes suelen ser más jóvenes al inicio de la enfermedad. Alrededor de un tercio de los pacientes tienen enfermedad perianal, incluyendo fístulas y fisuras.

○ Las manifestaciones extraintestinales son frecuentes, a menudo relacionadas con la actividad de la enfermedad inflamatoria, y son más habituales con afección al colon.

○ La clasificación de Montreal de la EC utiliza la edad en el momento del diagnóstico, la localización y el comportamiento para caracterizar la enfermedad. Esto es particularmente útil para la EC debido a sus fenotipos variables. *Véase* la tabla 17-1.[7]

• **Colitis ulcerosa**
  ○ La CU es una enfermedad ulceroinflamatoria crónica, recurrente, limitada al colon, que se extiende proximalmente desde el recto.
  ○ La CU es un trastorno sistémico con frecuentes manifestaciones extraintestinales, incluyendo afecciones hepáticas, como colangitis esclerosante primaria (CEP).
  ○ Las lesiones afectan de manera primordial la mucosa y submucosa, con una distribución circular e ininterrumpida.
  ○ En la CU no hay granulomas ni fístulas bien formados; sobresalen islas de mucosa en regeneración hacia la luz para crear seudopólipos.
  ○ La extensión de la enfermedad es la base de la clasificación de Montreal. *Véase* la tabla 17-1.[7]

Factores de riesgo

• Los pacientes con **familiares de primer grado con EII** tienen un mayor riesgo de padecer EII ellos mismos (véase *Fisiopatología*).

- **Hábito tabáquico**
  - El riesgo de los fumadores actuales de desarrollar CU es menor, alrededor del 40% del de los no fumadores. Sin embargo, los exfumadores tienen un riesgo 1.7 veces mayor de desarrollar CU que quienes nunca han fumado.
  - El tabaquismo se asocia con un riesgo dos veces mayor de presentar EC y aumenta las tasas de brotes de enfermedad. El tabaquismo activo está asociado con resistencia a la terapia médica en la EC.
- Las **infecciones concomitantes** (*Clostridium difficile*, citomegalovirus, etc.) y su tratamiento (antibióticos) pueden exacerbar la EII.
- Los **antiinflamatorios no esteroideos** (AINE) a menudo se informan como agravantes en la EII, pero los datos son contradictorios. Los ciclos cortos de inhibidores de la ciclooxigenasa-2 (p. ej., celecoxib) pueden ser más seguros que los AINE no selectivos en los pacientes con CU en remisión.
- La apendicectomía antes de los 20 años de edad por apendicitis o linfadenitis puede proteger contra el desarrollo de CU, pero no de EC.
- El estrés y la psicopatología no aumentan la aparición de la EII, pero el estrés puede aumentar sus exacerbaciones posiblemente a través de la activación del sistema nervioso entérico y la producción de citocinas proinflamatorias.
- Aún hay controversia sobre si el uso de anticonceptivos orales o de isotretinoína aumenta el riesgo de padecer EII.

DIAGNÓSTICO

Cuadro clínico

- **Enfermedad de Crohn**
  - Las manifestaciones clínicas de la EC son más variables que las de la CU debido a la naturaleza transmural y la variabilidad de las localizaciones de la enfermedad. La EC puede presentarse con síntomas gastrointestinales, extraintestinales, o ambos.
  - La EC ileal y del colon puede presentarse con diarrea crónica, dolor abdominal, pérdida de peso, fatiga y fiebre, con o sin hemorragia rectal (el sangrado es menos frecuente que en la CU). Los pacientes con EC no siempre padecen diarrea (tabla 17-2).
  - El síndrome del intestino irritable (SII) coexistente puede contribuir a los síntomas de dolor y diarrea, lo que destaca la importancia de utilizar medidas objetivas al determinar la actividad de la enfermedad.
  - Los signos pueden incluir caquexia, dolor a la palpación o masa abdominal (más frecuente en el cuadrante inferior derecho), fisuras perianales, fístulas o abscesos.
  - La EC gástrica y duodenal suele ser asintomática, pero puede haber náuseas y vómitos, dolor epigástrico u obstrucción de la salida gástrica.
  - La EC oral y esofágica puede presentarse con úlceras orales, dolor de encías, disfagia y odinofagia.
  - La siguiente es una propuesta de **clasificación de gravedad**:[8]
    - **Enfermedad leve a moderada.** Los pacientes pueden tolerar la ingesta oral sin signos de toxicidad sistémica.
    - **Enfermedad moderada a grave.** Los pacientes no han respondido al tratamiento de la enfermedad leve a moderada o tienen dolor abdominal, náuseas, vómitos, fiebre, deshidratación, anemia o pérdida de peso mayor del 10%.
    - **Enfermedad grave a fulminante.** Síntomas persistentes después de la terapia con corticoesteroides o fiebre alta, obstrucción, caquexia, abdomen quirúrgico o formación de abscesos.
    - **Remisión.** Pacientes asintomáticos y sin evidencia de enfermedad después de una intervención médica o quirúrgica.
- **Colitis ulcerosa**
  - Los pacientes con CU pueden tener distintos síntomas y signos según la extensión anatómica y la gravedad de la enfermedad (*véase* la tabla 17-2).

TABLA 17-2	COMPARACIÓN ENTRE LA ENFERMEDAD DE CROHN Y LA COLITIS ULCEROSA	
	Enfermedad de Crohn	Colitis ulcerosa
Localización de la enfermedad	En cualquier parte del tubo digestivo; el íleon terminal es la más frecuente	Solo en el colon; comienza en el recto
Cuadro clínico	Dolor o masa abdominal (cuadrante inferior derecho), diarrea, pérdida de peso, vómitos, afección perianal	Hemorragia rectal, diarrea, expulsión de moco, cólicos, aumento de las deposiciones/ urgencia
Endoscopia	Preservación del recto, lesiones alternadas, úlceras aftosas, aspecto adoquinado, ulceración lineal	Afectación rectal, continua, friabilidad, pérdida de vascularización
Radiología	Enfermedad del intestino delgado e íleon terminal, segmentaria, estenosis, fístulas	Afección del colon, pérdida de haustras, ulceración continua, sin fístulas
Histología	Enfermedad transmural, úlceras aftosas, granulomas sin caseificación	Arquitectura anómala de la cripta, inflamación superficial
Asociación con antígenos HLA	HLA-A2, HLA-DR1, HLA-DQw5	HLA-DR2
Genes de la EII	NOD-2, ATG16L1; IL23R	IL23R
Fumar cigarrillos	Aumenta el desarrollo de riesgos, las tasas de recurrencia y complica el tratamiento	El hábito tabáquico activo reduce el riesgo
Apendicectomía	Sin efecto	Disminuye el riesgo (si ocurre antes del inicio de la afección)
Antibióticos	Alguna respuesta en la enfermedad del colon	Sin respuesta
p-ANCA/ASCA	Relacionada con ASCA	Relacionada con p-ANCA
CEP	~3% la desarrolla	~5% desarrolla CEP

ASCA, anticuerpos anti-*Saccharomyces cerevisiae*; CEP, colangitis esclerosante primaria; EII, enfermedad intestinal inflamatoria; HLA, antígenos leucocitarios humanos (histocompatibilidad); p-ANCA, anticuerpos frente al citoplasma de los neutrófilos perinucleares.

○ La **hemorragia rectal** es mucho más frecuente en la CU que en la EC. La CU puede implicar expulsión de moco, urgencia, diarrea o fiebre.
○ El **tenesmo** (la sensación constante de la necesidad de vaciar el intestino con falsas alarmas), el **dolor** y los **cólicos** son frecuentes.
○ La clasificación de la gravedad de los síntomas de Montreal es útil para determinar el tratamiento de la CU:[7]
  ■ **Remisión clínica.** Paciente asintomático.

- **Enfermedad leve.** Menos de 4 deposiciones blandas al día (pueden ser sanguinolentas) y sin signos de toxicidad sistémica, velocidad de sedimentación globular (VSG) normal.
- **CU moderada.** Más de 4 evacuaciones por día y signos mínimos de toxicidad sistémica.
- **CU grave.** Seis o más deposiciones blandas por día, sanguinolentas, pulso > 90 latidos por minuto, temperaturas ≥ 37.5 °C, hemoglobina < 10.5 g/dL, VSG ≥ 30 mm/h.

○ La **colitis fulminante** se usó para describir la presencia de 10 o más evacuaciones al día, hemorragia continua y dolor a la palpación o distensión y dilatación en las pruebas de imagen, pero forma parte del desarrollo de la colitis grave.

○ El **megacolon tóxico** puede desarrollarse con manifestaciones sistémicas graves además de colitis fulminante. Los precipitantes potenciales incluyen opiáceos, anomalías electrolíticas, fármacos anticinéticos y colitis infecciosa intercurrente. El colon puede dilatarse hasta 5-6 cm con una disminución abrupta de la frecuencia de las deposiciones; en raras ocasiones puede no estar dilatado. Las complicaciones incluyen septicemia, hemorragia y perforación.

- **Manifestaciones extraintestinales**
  ○ Las complicaciones extraintestinales son frecuentes tanto en la EC como en la CU.[9] Estas afectan casi cualquier sistema de órganos y contribuyen considerablemente a la morbilidad del paciente (tabla 17-3).
  ○ Las manifestaciones extraintestinales pueden ser paralelas o independientes de la actividad de la enfermedad intestinal. Por lo general, se asocian con CU o EC del colon.
  ○ La presencia de una manifestación aumenta la probabilidad de padecer otras. Las manifestaciones extraintestinales representan procesos relacionados con la autoinmunidad, con anticuerpos contra antígenos compartidos entre el colon y otras cuatro ubicaciones frecuentes (piel, articulaciones, ojos e hígado).
  ○ La **espondilitis anquilosante** y la **sacroileítis** son más frecuentes en la EC que en la CU. Otras manifestaciones articulares incluyen artritis oligoarticular periférica y asimétrica de las articulaciones más grandes y una artritis poliarticular simétrica de las articulaciones pequeñas.
  ○ La **osteoporosis** es frecuente y tiene un origen multifactorial. Se han relacionado el uso de esteroides, la baja ingesta o absorción de calcio y vitamina D en la dieta, el bajo peso corporal y un hipogonadismo relativo.
  ○ La **colangitis esclerosante primaria** (CEP) se observa en casi el 5% de los pacientes con CU, más frecuente que en la EC. Por el contrario, la mayoría de los pacientes con CEP tienen EII.

TABLA 17-3	**MANIFESTACIONES EXTRAINTESTINALES DE LA ENFERMEDAD INTESTINAL INFLAMATORIA**
Manifestación	Paralela a la actividad de la enfermedad intestinal
Eritema nudoso	Sí
Pioderma gangrenoso	Sí
Artropatía periférica	Sí
Epiescleritis o escleritis	Sí
Uveítis anterior	No
Espondiloartropatía (espondilitis anquilosante, sacroileítis)	No
Osteoporosis (a menudo inducida por esteroides)	No
Colangitis esclerosante primaria (generalmente colitis ulcerosa)	No
Nefrolitiasis (por lo regular enfermedad de Crohn)	No
Colelitiasis (después de la resección ileal)	No

○ Las tasas de **tromboembolia venosa y arterial** aumentan en la EII. El estado de hipercoagulabilidad vinculado con la EII puede ocurrir tanto de manera dependiente como independiente de la actividad de la enfermedad.

○ La **nefrolitiasis** con cálculos de oxalato puede estar relacionada con la EC ileal. La malabsorción de grasas en la EC conduce a una mayor absorción de oxalato de la dieta libre, que luego se une a los iones de calcio disponibles para formar cálculos renales. La complementación con calcio tiene un beneficio terapéutico en este escenario.

○ Por lo general, las manifestaciones que acompañan a la actividad de la enfermedad se tratan mediante la intensificación de la terapia de la EII intestinal, mientras que las otras afecciones se tratan sintomáticamente.

Anamnesis

Debe obtenerse una anamnesis detallada que incluya lo siguiente:

- Epidemiología y factores de riesgo como hábito tabáquico y antecedentes familiares.
- Inicio y duración de la enfermedad, así como la intensidad de los síntomas actuales.
- Presencia o ausencia de síntomas constitucionales.
- Manifestaciones extraintestinales.
- Síntomas de infección, factores de riesgo de infecciones agregadas.
- Calidad de vida y alteración de las actividades cotidianas.
- Tratamiento clínico previo que incluye antecedentes de medicación y quirúrgicos.

Exploración física

Debe realizarse una exploración física completa.

- Deben revisarse los **signos vitales** junto con las tendencias de peso.
- Es indispensable una **exploración abdominal** cuidadosa. El abdomen debe auscultarse en busca de ruidos intestinales de tono alto o ausentes. El abdomen puede estar extremadamente sensible tanto en la EC como en la CU. La hipersensibilidad y la plenitud del cuadrante inferior derecho es clásico en la EC que afecta al íleon terminal. Una masa palpable también es más frecuente en la EC que en la CU. Los pacientes con CU pueden tener plenitud o dolor a la palpación que se localizan donde está activa la enfermedad, generalmente en el cuadrante inferior izquierdo. Los signos peritoneales son preocupantes por la posibilidad de una perforación intestinal.
- Debe realizarse una **exploración perianal** para evaluar papilomas cutáneos, fisuras anales y fístulas o abscesos que sugieran EC en lugar de CU. Aunque en la mayoría de los pacientes no se requiere un tacto rectal, la sangre macroscópica u oculta en el dedo del examinador puede indicar una enfermedad activa.
- También deben realizarse **exploraciones de la piel**, las **articulaciones** y los **ojos** para evaluar manifestaciones extraintestinales o neoplasias cutáneas que compliquen el tratamiento (*véase* la tabla 17-3).

Diagnóstico diferencial

- El diagnóstico diferencial de la EII es extenso (tabla 17-4) e incluye causas tanto infecciosas como no infecciosas. Los síntomas crónicos de 3 meses o más sugieren EII.
- En la presentación inicial y durante las exacerbaciones, es importante descartar una enfermedad infecciosa. *Salmonella, Shigella, Campylobacter, Aeromonas, Escherichia coli* O157: H7, *C. difficile*, citomegalovirus y las infecciones de transmisión sexual pueden causar diarrea con sangre.
- Los hallazgos que sugieren EC incluyen recto preservado, afección del intestino delgado, ausencia de hemorragia macroscópica y presencia de enfermedad perianal y de lesiones alternadas, granulomas o fístula (*véase* la tabla 17-3).
- En cerca del 10-15% de los pacientes con EII del colon no se puede hacer la distinción entre EC y CU; a esto se le denomina **enfermedad intestinal inflamatoria, tipo no clasificado (EIINC)**. La denominación **colitis indeterminada** se reserva para aquellos en quienes no se puede hacer un diagnóstico patológico incluso después de una colectomía y una exploración completa del colon. En el futuro, los marcadores genéticos y serológicos combinados quizá puedan ayudar a distinguir la EC de la CU.

TABLA 17-4 DIAGNÓSTICO DIFERENCIAL DE LA ENFERMEDAD INTESTINAL INFLAMATORIA

Causas infecciosas		
Bacterianas	**Micobacterias**	**Víricas**
Salmonella	Tuberculosis	Citomegalovirus
Shigella	*Mycobacterium avium*	Herpes simple
Escherichia coli toxigénica	**Parasitarias**	VIH
Campylobacter	Amebosis	**Micóticas**
Yersinia	*Isospora*	*Histoplasma*
Clostridium difficile	*Trichuris trichiura*	*Candida*
Neisseria gonorrhoeae	*Ancylostoma*	*Aspergillus*
Chlamydia trachomatis	*Strongyloides*	
Causas no infecciosas		
Inflamatorias	**Neoplásicas**	**Medicamentos y productos químicos**
Apendicitis	Linfoma	AINE
Diverticulitis	Carcinoma metastásico	Fosfosoda
Colitis de derivación	Carcinoma de íleon	Catárticos de colon
Colitis colagenosa/linfocítica	Carcinoide	Oro
	Poliposis familiar	Anticonceptivos orales
Colitis isquémica		Cocaína
Colitis/enteritis por radiación		Quimioterapia
Gastroenteritis eosinofílica		
Colitis neutropénica		
Síndrome de Behçet		
Enfermedad de injerto contra hospedero		

AINE, antiinflamatorio no esteroideo; VIH, virus de la inmunodeficiencia humana.

Pruebas de diagnóstico

El diagnóstico de EII se realiza con una combinación de hallazgos clínicos, de laboratorio, radiográficos, endoscópicos y patológicos.

Pruebas de laboratorio

- Las pruebas de laboratorio pueden ayudar a respaldar, pero no confirmar, el diagnóstico en cuadros clínicos compatibles con EII.
- La evaluación debe incluir un **hemograma completo** para determinar si hay anemia y leucocitosis. Una **química sanguínea** evalúa las anomalías metabólicas y electrolíticas relacionadas con la EII.

- Las concentraciones aumentadas de **proteína C reactiva son inespecíficas**, pero se observan en la EII activa. Esto por lo general es más notorio en la EC que en la CU.
- Los **análisis fecales** (cultivo para *C. difficile*, huevecillos y parásitos) deben solicitarse para evaluar infecciones agregadas que pueden simular la EII. Algunos médicos utilizan la determinación de calprotectina o lactoferrina fecales para distinguir entre la diarrea inflamatoria y la no inflamatoria.
- Se han detectado **autoanticuerpos** en pacientes con EII. Las dos pruebas de anticuerpos más utilizadas son los **anticuerpos anti-citoplasma de los neutrófilos perinucleares** (p-ANCA, *perinuclear anti-neutrophil antibodies*), que son más frecuentes en la CU, y los **anticuerpos anti-*Saccharomyces cerevisiae*** (ASCA, *anti-Saccharomyces cerevisiae antibodies*), que junto con el **anticuerpo anti-OmpC y el anticuerpo anti-CBir1 flagelina** son más frecuentes en la EC. Las pruebas serológicas combinadas están disponibles comercialmente y algunos clínicos las utilizan para distinguir entre la EC y la CU.

Pruebas de imagen

- Una **radiografía simple de abdomen** es útil en contextos agudos para evaluar u posible megacolon tóxico u obstrucción intestinal.
- Un **tránsito del intestino delgado** puede proporcionar una evaluación del intestino delgado en la EC. Las características típicas son el estrechamiento de la luz con el signo del «cordón», nodularidad y ulceración, apariencia «adoquinada» y formación de fístulas o abscesos.
- Puede utilizarse un **enema de bario con contraste aéreo** para confirmar el patrón anatómico y la extensión de la enfermedad en la CU y la colitis de Crohn. Los estudios con bario pueden ser normales a pesar de una enfermedad leve evidente a la endoscopia. El enema de bario debe evitarse en pacientes en estado grave debido al riesgo de precipitar íleo con megacolon tóxico.
- La **tomografía computarizada** y la **enterografía por resonancia magnética** son útiles para evaluar complicaciones específicas (p. ej., abscesos, estenosis y fístulas). La enterografía por resonancia magnética tiene la ventaja de evitar la exposición a la radiación y, por esta razón, se ha convertido en la modalidad de imagen de elección en muchas instituciones para realizar evaluaciones que no son de urgencia.

Procedimientos de diagnóstico

- La **colonoscopia con ileoscopia y biopsia** suele diferenciar la EC, la CU y los trastornos que imitan a la EII. La colonoscopia evalúa la ubicación, extensión y gravedad de la enfermedad para confirmar el diagnóstico de EII, obtiene tejido para evaluación histológica y valora la respuesta al tratamiento.
- Las características endoscópicas comunes a la EC y la CU incluyen seudopólipos (CU > EC), pérdida de los pliegues haustrales, estenosis fibróticas y cicatrices superficiales lineales.
- En la EC, las características endoscópicas específicas incluyen úlceras aftosas diferenciadas, «adoquinado» (formado por úlceras lineales profundas), lesiones «alternadas», discontinuas, preservación del recto y afectación del íleon terminal.
- En la CU, la endoscopia muestra una afectación contigua y circunferencial, que comienza en el borde anal y se extiende en sentido proximal hasta una transición a la mucosa normal. Se observan eritema, pérdida del patrón vascular fino, granularidad, friabilidad y edema de la mucosa.
- En la histopatología, las úlceras aftoides, los abscesos locales de las criptas y los infiltrados inflamatorios transmurales crónicos solo se pueden ver en la EC. Los **granulomas sin caseificación** son patognomónicos de la EC, pero se observan en menos del 50% de las biopsias de los pacientes.
- En la CU son frecuentes el infiltrado inflamatorio difuso y continuo, confinado a la mucosa y submucosa, la criptitis y los abscesos de las criptas.
- La colonoscopia completa no suele realizarse en pacientes con colitis grave o megacolon tóxico debido al mayor riesgo de perforación. En estas circunstancias, la sigmoidoscopia flexible se realiza a menudo para descartar una superinfección por *C. difficile* o citomegalovirus como complicación.
- La **endoscopia con cápsula** puede ser útil para diagnosticar la EC del intestino delgado cuando la endoscopia no puede alcanzar las áreas afectadas, pero existe el riesgo de obstruc-

ción intestinal si la cápsula se atora en una estenosis. El uso de una «**cápsula de permeabilidad**» antes de la cápsula endoscópica puede ayudar a evitar esta complicación; muchos centros realizan un tránsito intestinal con bario antes de un estudio con cápsula. La enteroscopia asistida con balón es otra opción cada vez más utilizada.

TRATAMIENTO

Tratamiento farmacológico

- El tratamiento médico tanto de la EC como de la CU incluye fases de inducción y de mantenimiento.[10-13]
- La elección de la modalidad de tratamiento tiene en cuenta la ubicación o extensión de la enfermedad, la gravedad, las complicaciones y las manifestaciones extraintestinales.
- El inicio de tratamiento inmunosupresor o inmunomodulador a más largo plazo requiere descartar cualquier infección agregada. Los esteroides pueden iniciarse en brotes agudos mientras los estudios están aún pendientes.
- **Compuestos con ácido 5-aminosalicílico**
  - Los fármacos con ácido 5-aminosalicílico (AAmS) se utilizan para la inducción y el mantenimiento de la remisión en la EII de leve a moderada. En la EC pueden tener una eficacia moderada para retrasar la recurrencia postoperatoria o para tratar la afección del colon.
  - Las formulaciones disponibles en los Estados Unidos son **mesalamina**, **sulfasalazina** y **balsalazida** y **mesalamina para uso rectal**. Las formulaciones difieren en su mecanismo de liberación del AAmS (tabla 17-5).
  - Los efectos terapéuticos de la sulfasalazina se derivan sobre todo de la fracción AAmS, mientras que los efectos secundarios son causados por su fracción sulfa. Las náuseas, los vómitos, el malestar, la anorexia y el dolor de cabeza están relacionados con la dosis, mientras que las reacciones de hipersensibilidad (exantema, fiebre, anemia hemolítica, agranulocitosis, hepatitis, pancreatitis y empeoramiento de la colitis) son idiosincráticas. Los derivados del AAmS sin sulfas se toleran mejor que la sulfasalazina y se pueden escalar a dosis más altas.
  - En los pacientes con enfermedad del colon y artropatía periférica relacionada, la sulfasalazina tiene beneficios como fármaco antirreumático modificador de la enfermedad.
  - Otros efectos secundarios potenciales de todos los medicamentos con AAmS son diarrea y dolor abdominal. Los medicamentos con AAmS deben usarse con precaución en los pacientes con alergia a los salicilatos o a las sulfas. Algunas mesalaminas tienen productos portadores (ftalatos) que pueden estar asociados con anomalías del aparato reproductor en la descendencia masculina.
  - Existen informes de nefrotoxicidad por nefritis intersticial por compuestos con AAmS. Esto es más frecuente en el primer año de tratamiento, pero puede ocurrir en cualquier momento. La concentración de creatinina sérica generalmente se mide antes y se vigila durante el tratamiento.
  - Los tratamientos tópicos rectales son útiles en la inducción y el mantenimiento en la proctitis ulcerosa. Estos medicamentos proporcionan un beneficio adicional a las preparaciones con AAmS administradas por vía oral en el tratamiento de la colitis más extensa.
  - Una vez que se logra la remisión, las dosis más bajas de sulfasalazina (2 g al día) o mesalamina (1.5-2.4 g al día) pueden mantener la remisión en la CU o potencialmente reducir las tasas de recaída postoperatoria en la EC.
  - El tratamiento de mantenimiento con AAmS puede disminuir el riesgo de desarrollar cáncer colorrectal (CCR).
- **Antibióticos.** Aunque no se ha identificado un microorganismo causante específico en la EII, los antibióticos tienen un papel en el tratamiento de la enfermedad.
  - **Antibióticos en la enfermedad de Crohn**
    - El **metronidazol** (10 o 20 mg/kg/día) **con o sin ciprofloxacino** (500 mg orales c/12 h) se utiliza en el tratamiento de la inflamación activa de la mucosa de leve a moderada en la EC luminal.

TABLA 17-5	TRATAMIENTOS CON ÁCIDO AMINOSALICÍLICO	
Compuesto con AAmS	Indicación	Dosis
Dependiente de la difusión[a]		
Mesalamina de liberación controlada	Enfermedad proximal Diarrea grave (liberación no afectada por tránsito rápido) Estenosis Reservoritis Anastomosis postoperatoria	2.4-4.8 g
Dependiente del pH[b]		
Mesalamina de liberación retardada (Asacol®) Mesalamina MMX (multimatriz) (Lialda®) Mesalamina de liberación prolongada y retardada (Apriso®)	Enfermedad ileocolónica	Asacol® = 2.4-4.8 g al día en dosis divididas. Asacol® en comprimidos de 400 mg; Asacol HD® en tabletas de 800 mg Lialda® = tableta de 1.2 g (una vez al día, 2-4 tabletas para una dosis diaria de 2.4-4.8 g) Apriso® = 1.5 g (cápsulas de 0.375 g, 4 cápsulas una vez al día)
Dependiente de las bacterias del colon		
Sulfasalazina	Enfermedad del colon (bacterias necesarias para escindir el enlace azo)	Sulfasalazina = 2-6 g al día en dosis divididas, por lo general tres veces al día
Balsalazida	CU universal y distal	Balsalazida = 6.75-13.5 g
Compuesto diazo con AAmS unido a la sulfonamida sulfapiridina (sulfasalazina) o a portador inerte (balsalazida)	EC del colon Artropatía	
De acción directa (tópica)		
Supositorios de mesalamina (Canasa®) Enema de mesalamina (Rowasa®)	Colitis y proctitis del lado izquierdo	Canasa® = 500 mg Rowasa® = 4 g

[a]La liberación programada comienza en la parte superior del intestino delgado y continúa a través del colon.

[b]Liberada a pH 6-7 en íleon terminal/colon. Nota: 2.4 g de mesalamina = 6 g de sulfasalazina = 6.75 g de balsalazida.

CU, colitis ulcerosa; EC, enfermedad de Crohn.

- El metronidazol, el ciprofloxacino, la tetraciclina o sus combinaciones se usan a menudo durante períodos prolongados en la EC con fístulas, abscesos o enfermedad perianal.
- Los antibióticos están indicados para la proliferación bacteriana observada en la estenosis del intestino delgado o después de una resección ileocólica.
- **Los pacientes que toman metronidazol a largo plazo deben ser vigilados de cerca para detectar neuropatía periférica**, que puede ser irreversible. El uso de ciprofloxacino se ha asociado con inflamación o rotura de tendones (o ambas cosas), especialmente en pacientes que usan de forma simultánea esteroides, mayores de 60 años o receptores de un trasplante.
  - ○ **Antibióticos en la colitis ulcerosa.** En la colitis fulminante, los antibióticos reducen el riesgo de translocación bacteriana. Por otro lado, los antibióticos no desempeñan ningún papel en el tratamiento de la CU.
- **Corticoesteroides**
  - ○ **En CU y EC**
    - Los corticoesteroides se han utilizado durante mucho tiempo para **inducir la remisión** en la EII de moderada a grave y para tratar a pacientes que tienen una enfermedad activa a pesar de otros tratamientos más simples (p. ej., AAmS).
    - Los esteroides son **ineficaces para** *mantener* **la remisión o** *prevenir* **las recaídas**, su uso debe ser limitado dados sus numerosos efectos secundarios.
    - Las infecciones agregadas por citomegalovirus o *C. difficile* y las complicaciones, incluyendo el megacolon tóxico o la perforación, deben considerarse en los pacientes que comienzan a tomar o ya toman esteroides. Los cultivos deben enviarse al momento de iniciar una terapia con esteroides.
    - La **prednisona oral** (40-60 mg/día) y la **metilprednisolona intravenosa** (40-60 mg/día) inducen la remisión en pacientes con enfermedad activa si se las compara con placebo. Las dosis, por lo regular, se reducen de manera gradual (alrededor de 5 mg/semana) cuando se obtiene una respuesta clínica. Las disminuciones deben ser lentas (más de 2-3 meses), ya que las reducciones rápidas provocan el regreso de los síntomas.
    - Como más del 50% de los pacientes tratados de forma aguda con esteroides se vuelven dependientes de esteroides o resistentes al tratamiento, se debe considerar una estrategia de mantenimiento (un inmunomodulador o un agente biológico) al iniciar los esteroides.
  - ○ En la **enfermedad de Crohn ileocolónica**, la **budesonida** (hasta 9 mg al día) es un corticoesteroide de liberación controlada, con alta potencia local y menor actividad sistémica debido al elevado metabolismo hepático de primer paso. Es una alternativa a la prednisona en pacientes con enfermedad del intestino delgado distal y puede reducir los efectos secundarios sistémicos.
  - ○ **Colitis ulcerosa del lado izquierdo o enfermedad de Crohn rectal**
    - La **budesonida multimatriz** tiene liberación dependiente del pH que permite la activación del fármaco en el íleon terminal, seguida de la liberación dirigida a lo largo del colon. Es útil en pacientes con enfermedad predominantemente colónica, como la colitis ulcerosa.
    - Se pueden usar **enemas de esteroides** o **espumas** (p. ej., espuma de budesonida) para tratar la enfermedad rectal y **se pueden utilizar como una alternativa a la terapia con esteroides orales o sistémicos**.
    - Si la disminución gradual conduce a la reaparición de los síntomas a pesar del tratamiento con AAmS, se debe considerar un inmunomodulador o un biológico.
- **Tratamiento inmunomodulador**
  - ○ La **azatioprina** oral (AZA: 2.5-3 mg/kg/día) y su metabolito **6-mercaptopurina** (6-MP: 1.5-2 mg/kg/día) se utilizan para lograr el mantenimiento de la remisión sin esteroides en la EC y la CU, especialmente con brotes recurrentes de la enfermedad, como agentes ahorradores de esteroides.
  - ○ En la EC, estos fármacos desempeñan un papel en la EC fistulosa y la enfermedad perianal, así como en la prevención de recaídas postoperatorias.
  - ○ El inicio de acción generalmente se retrasa hasta 8-12 semanas y el efecto terapéutico completo puede requerir 3-6 meses de uso continuo. El tiempo hasta la eficacia se puede acortar comenzando con la dosis basada en el peso total, en lugar de utilizar un abordaje de ajuste de dosis.

○ **Efectos secundarios de las tiopurinas**

- Se han informado casos de supresión medular (incluida agranulocitosis), pancreatitis, reacciones alérgicas, hepatitis e infecciones potencialmente mortales, pero generalmente son reversibles al suspender el tratamiento. Los síntomas alérgicos, como dolores en las articulaciones, fiebre, náuseas y malestar, suelen aparecer en las primeras 1-2 semanas de uso; la pancreatitis ocurre alrededor de la semana 3 y la leucopenia en la semana 4.

- La susceptibilidad a la leucopenia temprana y grave se puede predecir mediante la determinación de la actividad de la enzima **tiopurina S-metiltransferasa (TPMT)**. La TPMT se encarga del metabolismo del fármaco. Sin embargo, la prueba de la TPMT no sustituye la vigilancia por medio de hemogramas. Se deben evitar la 6-MP y la AZA en los pacientes con actividad TPMT muy baja; de hecho, la dosis inicial debe reducirse con actividad intermedia. *Véase* el capítulo 25 para obtener más información.

- **Los hemogramas deben repetirse cada 7-10 días durante las primeras 4 semanas y después de los incrementos de dosis.** Una vez que se ha alcanzado la dosis objetivo, debe realizarse un hemograma completo cada 3 meses. Si el recuento de leucocitos cae por debajo de 3 000 células/μL, la dosis debe reducirse o interrumpirse.

- Se informa un mayor riesgo de linfoma con AZA o 6-MP, pero el riesgo absoluto general sigue siendo bastante bajo. El riesgo de linfoma hepatoesplénico de linfocitos T es moderadamente elevado cuando se usa concomitantemente con fármacos anti-TNF.

- Aunque controvertida, la opinión de los expertos sugiere que, dado que el riesgo de daño para un feto en desarrollo es bajo y la enfermedad activa se asocia con malos resultados fetales, deben considerarse cuidadosamente los riesgos y beneficios de suspender la terapia con AZA durante el embarazo.

○ **Vigilancia de la respuesta al tratamiento**

- El nucleótido 6-tioguanina (6-TGN), el metabolito activo de la 6-MP, puede determinarse para evaluar las concentraciones terapéuticas adecuadas de los medicamentos. Las concentraciones bajas de 6-TGN pueden indicar infradosificación, metabolismo alto o falta de cumplimiento del tratamiento. Las concentraciones adecuadas de 6-TGN sin ninguna respuesta clínica pueden señalar la necesidad de cambiar de tratamiento.[14]

- El segundo metabolito que se mide es la 6-metilmercaptopurina (6-MMP), que está inactiva. Los pacientes que producen preferentemente grandes cantidades de 6-MMP pueden recibir alopurinol para cambiar el metabolismo hacia una mayor producción de 6-TGN. La adición de alopurinol se acompaña de una disminución de la dosis del inmunomodulador al 25% de la dosis original debido a interacciones fármaco-fármaco. Si se utiliza esta técnica, es obligatorio un estrecho seguimiento de los hemogramas.

○ **Inmunomoduladores específicos para la EC.** El **metotrexato** subcutáneo o intramuscular (25 mg semanales) es más eficaz que el placebo para inducir la remisión en pacientes con EC grave, y los ensayos muestran una dosis eficaz para el mantenimiento de la remisión de 15 mg semanales. La evidencia actual es menos sólida en apoyo del metotrexato para la CU.

○ **Inmunomoduladores específicos para la CU**

- **Ciclosporina intravenosa** (2-4 mg/kg/día). Es eficaz en la CU fulminante, pero los efectos secundarios incluyen convulsiones tipo gran mal, infección oportunista y perforación intestinal. El uso de ciclosporina como medicamento de rescate se está volviendo menos frecuente dadas las opciones alternativas y las posibles toxicidades para los órganos. Si se piensa en usarla, los prescriptores deben estar familiarizados con su patrón de empleo y su toxicidad. La ciclosporina casi no tiene ningún papel en la mayoría de los casos de EC.

- **Inhibición oral de la janocinasa (JAK, *Janus kinase*)** (molécula pequeña). La inhibición con tofacitinib es actualmente un tratamiento aprobado para la CU. La dosis de inducción es de 5-10 mg dos veces al día y se planifica una reducción gradual hasta la dosis eficaz más baja a las 8 semanas. Los efectos secundarios dependen de la dosis de tofacitinib e incluyen cambios en las pruebas de lípidos, citopenias, anomalías de la función hepática, complicaciones infecciosas (herpes zóster en particular) y episodios tromboembólicos poco frecuentes. Se recomienda la vacunación profiláctica contra el zóster y la vigilancia con pruebas de laboratorio. Los ensayos prometedores de otros inhibidores de JAK probablemente extenderán esta clase terapéutica a la EC.

- **Tratamiento biológico (basado en anticuerpos)**
  - El TNF-α es una citocina importante en la patogenia de la EC y la CU. Se usan tres **anticuerpos monoclonales contra el TNF** en los tratamientos contra la EC (infliximab, adalimumab y certolizumab) y la CU (infliximab, adalimumab y golimumab) (tabla 17-6).[15-24]
  - El bloqueo dirigido de la migración de linfocitos al intestino es un mecanismo de acción terapéutico adicional. Un anticuerpo monoclonal contra la integrina $\alpha_4\beta_7$ fue aprobado para el tratamiento de la EC y la CU: vedolizumab (*véase* la tabla 17-6).[25,26]
  - Las IL-12 y 23 son mediadoras importantes de la diferenciación de los linfocitos T y se les ha implicado en la patogenia de la EC. También se aprobó un anticuerpo monoclonal dirigido a una subunidad p40 compartida para el tratamiento de la EC y la CU: ustekinumab (*véase* la tabla 17-6).[27]
  - *Véase* la tabla 17-6 para obtener información sobre natalizumab, un anticuerpo monoclonal humanizado, subunidad α_4 de la molécula de integrina.[28]
  - **Consideraciones para el tratamiento biológico**
    - Los ensayos aleatorizados de pacientes con EC y CU sin haber recibido tratamiento biológico sugieren un beneficio del tratamiento combinado con infliximab y AZA en comparación con dichos fármacos solos (SONIC y UC-SUCCESS). La extrapolación de este concepto a otros biológicos está menos confirmada.[29]
    - La experiencia clínica con infliximab y adalimumab demuestra que a veces se requieren aumentos en la dosificación o en la frecuencia para mantener el efecto terapéutico. La evaluación de la concentración del fármaco y la cantidad de anticuerpos antifármaco pueden ayudar a guiar el tratamiento de la EII en pacientes que no responden primariamente o en aquellos que pierden la respuesta. Las concentraciones mínimas bajas con grandes cantidades de anticuerpos antifármaco sugieren la necesidad de un agente biológico alternativo.[30]
  - **Efectos secundarios importantes**
    - Las **reacciones agudas a la perfusión** y las **reacciones de hipersensibilidad de tipo retardado** son más frecuentes con las perfusiones repetidas de infliximab, especialmente después de un intervalo prolongado desde la perfusión anterior (más de 12 semanas). El desarrollo de anticuerpos humanos antifármaco ocurre en el 10-15% de los casos y se asocia con una eficacia disminuida.
    - Puede producirse la **reactivación de una tuberculosis latente**; por lo tanto, se debe realizar una prueba cutánea o sanguínea con un derivado proteínico purificado y confirmar que es negativa antes de la terapia. También se ha informado de insuficiencia cardíaca congestiva y lupus inducido por fármacos. En las áreas endémicas, se deben considerar otras infecciones micóticas (histoplasmosis) si surgen síntomas durante el tratamiento. Otros efectos secundarios leves y de resolución espontánea incluyen cefalea, infección de las vías respiratorias superiores y náuseas.
    - Los efectos secundarios de los agentes biológicos administrados por vía subcutánea incluyen **reacciones en el lugar de la inyección** o dolor. Otros efectos secundarios, incluido el riesgo de infecciones y linfoma, son similares en todas las categorías biológicas anti-TNF-α.
    - El natalizumab, aunque eficaz en la EC, se relacionó con **leucoencefalopatía multifocal progresiva** (LMP) y ahora se usa con poco. No se han notificado casos de LMP con el empleo de vedolizumab, una terapia antileucocitaria específica para el tránsito intestinal.
  - Actualmente se están desarrollando múltiples productos biológicos nuevos para la EC. Estas nuevas terapias utilizan dianas únicas con base en la comprensión moderna de la genética y patogenia de la EC.
- **Antidiarreicos**
  - Los antidiarreicos, como la **loperamida**, la **codeína** o la **tintura de opio**, pueden disminuir la frecuencia y el volumen de la diarrea.
  - Estos compuestos deben suspenderse si se sospecha una infección intestinal o una enfermedad gravemente activa debido al riesgo de megacolon tóxico.

Tratamiento quirúrgico

- **Enfermedad de Crohn**
  - Con frecuencia, el tratamiento quirúrgico es necesario para ciertas complicaciones que incluyen hemorragia intratable, perforación, obstrucción persistente por estenosis, absceso

TABLA 17-6	TRATAMIENTO BIOLÓGICO EN LA ENFERMEDAD INTESTINAL INFLAMATORIA				
Nombre	Objetivo	Vía	Posología	Indicaciones	Ensayos representativos
Infliximab	TNF-α (AC monoclonal quimérico)	Infusión intravenosa	5-10 mg/kg de peso corporal durante 2 h en las semanas 0, 2 y 6, luego cada 8 semanas para mantenimiento	EC (luminal y fistulizante), CU	EC: ACCENT 1[15] CU: ACT 1 y ACT 2[16]
Adalimumab	TNF-α (AC humano)	Subcutánea	160 mg → 80 mg → 40 mg (semanas 0 y 2, luego cada 2 semanas)	EC (luminal), CU	EC: CLASSIC I[17] y CHARM[18] CU: ULTRA 1[19] y 2[20]
Certolizumab	TNF-α (fragmento Fab pegilado de AC humanizado)	Subcutánea	400 mg en las semanas 0, 2 y 4, luego cada 4 semanas	EC (luminal)	Inducción: PRECISE 1[21] Mantenimiento: PRECISE 2[22]
Golimumab	TNF-α (AC humano)	Subcutánea	200 mg en la semana 0, 100 mg en la semana 2, luego 100 mg cada 4 semanas	CU	Inducción: PURSUIT-SC[23] Mantenimiento: PURSUIT-M[24]
Vedolizumab	Integrina α₄β₇ (AC monoclonal humanizado; selectivo para el intestino)	Infusión intravenosa	300 mg a las 0, 2 y 6 semanas, luego cada 8 semanas	EC (luminal), CU	CU: GEMINI 1[25] EC: GEMINI 2[26]
Ustekinumab	IL-12/23 (AC monoclonal humano)	Una infusión intravenosa y subcutánea a partir de entonces	Infusión i.v. basada en el peso (260 mg hasta 55 kg, 390 mg para 55-85 kg y 520 mg si > 85 kg), luego 90 mg, según la necesidad, cada 8 semanas	EC (luminal), CU	Inducción: UNITI 1 y 2 Mantenimiento: IM Uniti[27]
Natalizumab	Integrina α₄ (molécula de adhesión selectiva humanizada, AC monoclonal IgG4)	Infusión intravenosa	300 mg cada 4 semanas	EC (luminal)	ENCORE[28]

AC, anticuerpo; CU, colitis ulcerosa; EC, enfermedad de Crohn.

o actividad de la enfermedad resistente al tratamiento médico. A menudo, los abscesos requieren drenaje bajo guía radiográfica o con cirugía.

○ En la EC, la resección quirúrgica **no es curativa**, con tasas de recurrencia clínica del 10-15% anual. El tratamiento postoperatorio con inmunomoduladores, metronidazol o mesalamina, puede reducir las tasas de recurrencia. El infliximab se ha asociado con tasas reducidas de recidiva endoscópica postoperatoria, pero no de recidiva clínica.[31,32]

○ El tabaquismo incrementa las tasas de recurrencia.

○ La **enfermedad perianal supurativa** a menudo se trata quirúrgicamente con la colocación de **un setón no cortante** (**banda de silicona**).

○ Las **opciones terapéuticas para las estenosis** incluyen estenoplastia, dilatación endoscópica con balón e inyección local de esteroides o adhesivos biológicos. Todas las estenosis deben someterse a biopsia para descartar malignidad.

● **Colitis ulcerosa**

○ La actividad de la enfermedad médicamente resistente es la causa más habitual de cirugía en la CU. Con menor frecuencia, se requiere colectomía total para los pacientes con enfermedad aguda con megacolon o toxicidad sistémica que no responden al tratamiento médico en 48 h.

○ La **proctocolectomía es curativa** en la CU. La mortalidad de la colectomía es baja, incluso en los casos graves. Los avances en la técnica quirúrgica permiten la creación de un reservorio ileal con anastomosis reservorio-anal y, por lo general, no se requiere una ileostomía permanente.[33]

○ La *reservoritis*, o inflamación del reservorio ileal creado quirúrgicamente, es la complicación más frecuente de esta cirugía y ocurre, al menos de forma leve, en cerca del 50% de la población tratada. Los síntomas incluyen aumento de la frecuencia de las deposiciones, urgencia, hematoquecia, dolor abdominal y fiebre, pero el diagnóstico se realiza por vía endoscópica e histológica. La terapia de primera línea suele consistir en **antibióticos** (metronidazol o ciprofloxacino); los **probióticos** (como VSL#3) pueden ser útiles para la prevención. La reservoritis recurrente o resistente puede representar una EC mal diagnosticada, que generalmente se confirma cuando se identifica una inflamación importante cerca del reservorio. Se requiere la resección de la bolsa en el 5% de los pacientes.

○ La **inflamación del manguito** ocurre en la sección corta de la mucosa rectal retenida. Se trata con esteroides tópicos o supositorios de AAmS.

Modificación del estilo de vida o de los factores de riesgo

● No se ha demostrado que ningún factor dietético cause ni cure la EII. De forma individual, ciertos alimentos pueden desencadenar exacerbaciones sintomáticas y quizá sea necesario evitarlos.

● En caso de afección estenótica, se recomienda una **dieta de bajo residuo** (evitando pulpas, cáscaras y vegetales de hojas enteras) para prevenir obstrucciones.

● El mantenimiento de una nutrición adecuada es fundamental en el cuidado de los pacientes con EC. Cerca del 75% de los pacientes con EC ingresados en el hospital están desnutridos.

● Las **deficiencias de nutrientes** suelen estar relacionadas con una disminución de la ingesta oral, malabsorción y pérdida sanguínea. Puede ser necesario administrar complementos de vitaminas y nutrientes después de la resección del intestino delgado o en el contexto de una afección intestinal extensa. Por ejemplo, los pacientes con ileítis pueden necesitar complementos de vitamina B_{12}.

● Las deficiencias frecuentes en la EC incluyen las vitaminas B_{12}, A y D, calcio, potasio, hierro y cinc. En la CU, las deficiencias frecuentes son folato, vitamina D, hierro y, con menor frecuencia, vitamina B_{12}. Deben controlarse los parámetros. La reposición y la complementación profiláctica pueden ser de beneficio.

● Para satisfacer las necesidades nutricionales, la **alimentación enteral** generalmente es preferible a la parenteral (alimentación parenteral total [APT]). La APT es eficaz en la EC refractaria cuando se usa junto con reposo intestinal y terapia médica. En estos casos, la interrupción de la APT puede estar asociada con altas tasas de recaída.

● Algunos **probióticos** han demostrado eficacia en el mantenimiento de la remisión en la CU (VSL#3, *E. coli* Nissle). También tienen un papel en el tratamiento de la reservoritis (VSL#3). A pesar del entusiasmo de los pacientes, la evidencia de los probióticos en la EC es escasa.

CONSIDERACIONES ESPECIALES

- **Embarazo en presencia de EII**
  - El embarazo se ha asociado tanto con mejoría como con empeoramiento de la actividad de la enfermedad.[34]
  - Una gran actividad de la enfermedad se asocia con malos resultados fetales, sobre todo con parto prematuro. Por lo tanto, lograr la remisión antes de la concepción es óptimo.
  - El tratamiento médico de la EII durante el embarazo debe ser abordado por gastroenterólogos y obstetras con experiencia en dicha atención. Se debe considerar la relación riesgo-beneficio de la terapia biológica o inmunomoduladora.
  - No se ha demostrado un aumento de las tasas de anomalías congénitas o parto prematuro en mujeres embarazadas expuestas a la terapia anti-TNF.[35]
  - Se han detectado concentraciones de fármacos anti-TNF en lactantes de hasta 1 año de edad.[36] Se debe realizar un análisis cuidadoso de riesgo-beneficio antes de exponer a los lactantes a una vacuna viva en el primer año de vida. Si se considera necesario, una concentración del fármaco en el lactante puede ser útil para una mayor estratificación del riesgo.
  - Los esteroides sistémicos deben evitarse en el primer trimestre, pero pueden ser la terapia de elección en el tercer trimestre. El metotrexato es un teratógeno conocido.
- **Colitis microscópica**
  - La colitis microscópica (CM) consiste en un grupo de enfermedades caracterizadas por diarrea crónica, acuosa, no sanguinolenta, con hallazgos endoscópicos en gran parte normales. La CM es menos frecuente que la EC y que la CU.
  - Los dos tipos principales de CM son la **colitis colagenosa** y la **colitis linfocítica**, aunque también se han descrito formas mixtas y variante. En la histología se observa una banda colagenosa subepitelial engrosada con colitis colagenosa. La colitis linfocítica se caracteriza por un infiltrado linfocítico subepitelial.
  - Se desconoce la causa y es dudoso que exista un único mecanismo patogénico.
  - La colitis colagenosa tiene un predominio de mujeres a hombres de 9-15:1, mientras que la colitis linfocítica tiene la misma incidencia en ambos sexos. El inicio suele ocurrir después de los 50 años de edad.
  - La colitis colagenosa puede ser causada por un metabolismo anómalo del colágeno, en particular una degradación reducida de la matriz en lugar de una síntesis mejorada. El factor de crecimiento endotelial vascular puede desempeñar un papel en este equilibrio de colágeno. La celiaquía, las toxinas bacterianas, los AINE, los inhibidores selectivos de la recaptación de serotonina y otros fármacos se han relacionado con el desarrollo de CM.
  - El **cuadro clínico** de las colitis colagenosas y linfocíticas consiste en diarrea acuosa que aumenta progresivamente y que a menudo es resistente a los medicamentos antidiarreicos de venta libre. Los síntomas asociados pueden incluir náuseas, dolor abdominal y urgencia defecatoria. Muchos pacientes tienen un diagnóstico de EII con predominio de diarrea hasta que se examina la patología colónica, lo que enfatiza la importancia de la colonoscopia y las biopsias aleatorias de una mucosa con apariencia normal.
  - Aunque el curso de la enfermedad generalmente es benigno, los síntomas recurrentes y remitentes pueden ser debilitantes. Los pacientes deben estar seguros de que la CM no se asocia con un aumento de la mortalidad o un mayor riesgo de desarrollar CCR. Si es posible, se deben suspender los AINE u otros medicamentos asociados con la CM. Los pacientes deben someterse a pruebas de detección de enfermedad celíaca.
  - Primero se pueden probar **antidiarreicos**, como la loperamida y el difenoxilato con atropina. La mayoría de los casos remitidos a un gastroenterólogo conducen a un tratamiento con **budesonida** (9 mg al día durante un mes, seguido de una disminución gradual durante los siguientes 2 meses). El subsalicilato de bismuto, la colestiramina y la mesalamina son eficaces en algunos pacientes. En casos resistentes al tratamiento se han probado inmunomoduladores, corticoesteroides sistémicos e incluso terapias de base biológica.

INTERCONSULTA

Con los avances en las terapias biológicas recientes, así como la mejor comprensión de los medicamentos existentes, el tratamiento de la EII moderada o grave es mejor manejado por médicos con buena experiencia en la enfermedad o en centros especializados.

VIGILANCIA O SEGUIMIENTO

- **Respuesta a la terapia**
  - Además de la mejoría sintomática, la curación de la mucosa es un criterio de valoración importante, ya que puede indicar mejores resultados a largo plazo, incluida la disminución de las tasas de hospitalización y resecciones quirúrgicas. Se recomienda la endoscopia de rutina con biopsias.
- **Osteoporosis**
  - La osteoporosis es una fuente de morbilidad importante, de deterioro de la calidad de vida y de costos en la EII.
  - La EII en sí misma solo reduce modestamente la densidad mineral ósea, pero aumenta el riesgo de fracturas en un 40% en comparación con la población general.
  - La densitometría ósea está indicada en todas las mujeres posmenopáusicas y en aquellas con exposición a corticoesteroides.
  - Otras pruebas útiles incluyen la fosfatasa alcalina, concentración de calcio (corregido para albúmina sérica), creatinina, testosterona (hombres) y 25-OH-vitamina D.
  - Se debe instruir a todos los pacientes sobre la importancia del ejercicio regular con pesas, evitar fumar y la ingesta excesiva de alcohol.
  - Se recomienda una ingesta adecuada de vitamina D (800 UI diarias) y calcio (1000-1500 mg diarios).
  - Los bisfosfonatos se utilizan en los pacientes con mayor riesgo de fracturas.
- **Cáncer**
  - Los pacientes con CU y EC del colon tienen mayor riesgo de **cáncer colorrectal** en comparación con la población general (*véase también* el cap. 16). El grado de riesgo está relacionado con la duración, la gravedad y la extensión de la inflamación del colon. Los riesgos son mayores cuando hay antecedentes familiares de CCR. Dado que el CCR suele estar precedido por displasia, se recomienda la vigilancia para detectar e intervenir cuando esta se encuentre.[37]
  - En los pacientes con CU y pancolitis, el riesgo de CCR parece aumentar después de 8-10 años de tener síntomas. Se informa que la incidencia acumulada de CCR en la CU es tan alta como del 5-10% después de 20 años y del 12-20% después de 30 años de enfermedad, aunque algunos estudios recientes informan incidencias más bajas.
  - Para la colitis del lado izquierdo, el riesgo de CCR puede aumentar después de 15-20 años. La colitis distal y la proctosigmoiditis probablemente no incrementen el riesgo de CCR. Los pacientes con CU y CEP tienen un riesgo aún mayor de desarrollar CCR.
  - Se recomienda la colonoscopia de vigilancia comenzando después de 8 años de pancolitis, después de 15 años de colitis del lado izquierdo y luego, a partir de entonces, se repite cada 1-3 años. No se recomiendan exámenes de detección sistemática para la proctitis ulcerosa.
  - Se recomienda la colonoscopia de vigilancia con cromoendoscopia, la aplicación de una tinción (como azul de metileno o índigo carmín) para revelar las irregularidades de la superficie mucosa, a fin de mejorar la detección de displasia.[38] También se siguen utilizando protocolos de biopsia aleatoria.
  - Los pacientes con bolsa ileal deben someterse a una sigmoidoscopia flexible con biopsias cada 2 años.
  - La colectomía generalmente se recomienda para el carcinoma, la displasia de alto grado y la displasia multifocal de bajo grado.

○ En la EC, los pacientes con colitis de larga data o edad > 30 años al momento del diagnóstico tienen mayor riesgo. Las estrategias de vigilancia recomendadas son similares a las de la CU.

- **Otros problemas del mantenimiento de la salud**[39]
  ○ Los pacientes con EII que reciben inmunomoduladores y terapia biológica deben estar al día en las **vacunas contra enfermedades prevenibles**. Se incluyen hepatitis A/B, *influenza anual, neumococos, meningococos* y tétanos. Una vez iniciado el tratamiento inmunosupresor, se deben evitar las vacunas con microorganismos vivos-atenuados (p. ej., varicela).
  ○ Los frotis de Papanicolaou también deben realizarse con regularidad, ya que existe riesgo aumentado de frotis anómalos por la terapia con tiopurina. Debe ofrecerse la vacunación contra el virus del papiloma humano asociado con malignidad (Gardasil®).

RESULTADOS O PRONÓSTICO

- Tanto la EC como la CU son enfermedades crónicas con exacerbaciones intermitentes, de síntomas leves a graves, que se alternan con períodos de grado variable de remisión.
- Aproximadamente el 10-20% de los pacientes con EC experimentarán una remisión muy prolongada después de la presentación inicial. Por el contrario, los factores de predicción de una evolución grave incluyen edad menor de 40 años, enfermedad perianal, tabaquismo, requerimiento inicial de corticoesteroides y enfermedad perforante. La EC se puede asociar con una modesta disminución de la esperanza de vida general.
- El curso de la CU depende de la extensión de la enfermedad. La proctitis y la colitis distal suelen tener una evolución más benigna y se resuelven espontáneamente en alrededor del 20% de los casos.
- En la CU se observan mayores tasas de recaída en los pacientes más jóvenes (edades de 20-30 años), pacientes mayores de 70 años, mujeres, aquellos con más de cinco recaídas previas y aquellos con plasmocitosis basal en la biopsia rectal. Aproximadamente el 30% se somete a colectomía después de 15-25 años de enfermedad. La mortalidad total solo está ligeramente aumentada en comparación con la población general.

REFERENCIAS

1. Shivashankar R, Tremaine WJ, Harmsen WS, et al. Incidence and prevalence of Crohn's Disease and ulcerative colitis in Olmsted County, Minnesota from 1970 through 2010. *Clin Gastroenterol Hepatol.* 2017;15:857–863.
2. Dahlhamer JM, Zammitti EP, Ward BW, et al. Prevalence of inflammatory bowel disease among adults aged ≥18 years—United States, 2015. MMWR *Morb Mortal Wkly Rep.* 2015;65:1166–1169.
3. Abraham C, Cho JH. Inflammatory bowel disease. *N Engl J Med.* 2009;361:2066–2078.
4. Xavier RJ, Podolsky DK. Unravelling the pathogenesis of inflammatory bowel disease. *Nature.* 2007;448:427–434.
5. Uniken Venema WT, Voskuil MD, Dijkstra G, et al. The genetic background of inflammatory bowel disease: from correlation to causality. *J Pathol.* 2017;241:146–158.
6. Abraham C, Medzhitov R. Interactions between the host innate immune system and microbes in inflammatory bowel disease. *Gastroenterology.* 2011;140:1729–1737.
7. Satsangi J, Silverberg MS, Vermeire S, et al. The Montreal classification of inflammatory bowel disease: controversies, consensus, and implications. *Gut.* 2006;55:749–753.
8. Lichtenstein GR, Hanauer SB, Sandborn WJ. Management of Crohn's disease in adults. *Am J Gastroenterol.* 2009;104:465–483; quiz 464, 484.
9. Rothfuss KS, Stange EF, Herrlinger KR. Extraintestinal manifestations and complications in inflammatory bowel diseases. *World J Gastroenterol.* 2006;12:4819–4831.
10. Terdiman JP, Gruss CB, Heidelbaugh JJ, et al. American Gastroenterological Association Institute guideline on the use of thiopurines, methotrexate, and anti-TNF-alpha biologic drugs for the induction and maintenance of remission in inflammatory Crohn's disease. *Gastroenterology.* 2013;145:1459–1463.
11. Kornbluth A, Sachar DB. Ulcerative colitis practice guidelines in adults: American College Of Gastroenterology, Practice Parameters Committee. *Am J Gastroenterol.* 2010;105:501–523; quiz 524.
12. Danese S, Fiocchi C. Ulcerative colitis. *N Engl J Med.* 2011;365:1713–1725.
13. Danese S, Vuitton L, Peyrin-Biroulet L. Biologic agents for IBD: practical insights. *Nat Rev Gastroenterol Hepatol.* 2015;12:537–545.

14. Ha C, Dassopoulos T. Thiopurine therapy in inflammatory bowel disease. *Expert Rev Gastroenterol Hepatol.* 2010;4:575–588.
15. Hanauer SB, Feagan BG, Lichtenstein GR, et al. Maintenance infliximab for Crohn's disease: the ACCENT I randomised trial. *Lancet.* 2002;359:1541–1549.
16. Rutgeerts P, Sandborn WJ, Feagan BG, et al. Infliximab for induction and maintenance therapy for ulcerative colitis. *N Engl J Med.* 2005;353:2462–2476.
17. Hanauer SB, Sandborn WJ, Rutgeerts P, et al. Human anti-tumor necrosis factor monoclonal antibody (adalimumab) in Crohn's disease: the CLASSIC-I trial. *Gastroenterology.* 2006;130:323–333; quiz 591.
18. Colombel JF, Sandborn WJ, Rutgeerts P, et al. Adalimumab for maintenance of clinical response and remission in patients with Crohn's disease: the CHARM trial. *Gastroenterology.* 2007;132:52–65.
19. Reinisch W, Sandborn WJ, Hommes DW, et al. Adalimumab for induction of clinical remission in moderately to severely active ulcerative colitis: results of a randomised controlled trial. *Gut.* 2011;60:780–787.
20. Sandborn WJ, van Assche G, Reinisch W, et al. Adalimumab induces and maintains clinical remission in patients with moderate-to-severe ulcerative colitis. *Gastroenterology.* 2012;142:257–265.e1-3.
21. Sandborn WJ, Feagan BG, Stoinov S, et al. Certolizumab pegol for the treatment of Crohn's disease. *N Engl J Med.* 2007;357:228–238.
22. Schreiber S, Khaliq-Kareemi M, Lawrance IC, et al. Maintenance therapy with certolizumab pegol for Crohn's disease. *N Engl J Med.* 2007;357:239–250.
23. Sandborn WJ, Feagan BG, Marano C, et al. Subcutaneous golimumab induces clinical response and remission in patients with moderate-to-severe ulcerative colitis. *Gastroenterology.* 2014;146:85–95; quiz e14-5.
24. Sandborn WJ, Feagan BG, Marano C, et al. Subcutaneous golimumab maintains clinical response in patients with moderate-to-severe ulcerative colitis. *Gastroenterology.* 2014;146:96–109.e1.
25. Feagan BG, Rutgeerts P, Sands BE, et al. Vedolizumab as induction and maintenance therapy for ulcerative colitis. *N Engl J Med.* 2013;369:699–710.
26. Sandborn WJ, Feagan BG, Rutgeerts P, et al. Vedolizumab as induction and maintenance therapy for Crohn's disease. *N Engl J Med.* 2013;369:711–721.
27. Feagan BG, Sandborn WJ, Gasink C, et al. Ustekinumab as induction and maintenance therapy for Crohn's disease. *N Engl J Med.* 2016;375:1946–1960.
28. Targan SR, Feagan BG, Fedorak RN, et al. Natalizumab for the treatment of active Crohn's disease: results of the ENCORE Trial. *Gastroenterology.* 2007;132:1672–1683.
29. Dulai PS, Siegel CA, Colombel JF, et al. Systematic review: monotherapy with antitumour necrosis factor alpha agents versus combination therapy with an immunosuppressive for IBD. *Gut.* 2014;63:1843–1853.
30. Melmed GY, Irving PM, Jones J, et al. Appropriateness of testing for anti-tumor necrosis factor agent and antibody concentrations, and interpretation of results. *Clin Gastroenterol Hepatol.* 2016;14:1302–1309.
31. Lu KC, Hunt SR. Surgical management of Crohn's disease. *Surg Clin North Am.* 2013;93:167–185.
32. Regueiro M, Feagan BG, Zou B, et al. Infliximab reduces endoscopic, but not clinical, recurrence of Crohn's disease after ileocolonic resection. *Gastroenterology.* 2016;150:1568–1578.
33. McLaughlin SD, Clark SK, Tekkis PP, et al. Review article: restorative proctocolectomy, indications, management of complications and follow-up—a guide for gastroenterologists. *Aliment Pharmacol Ther.* 2008;27:895–909.
34. Mahadevan U, McConnell RA, Chambers CD. Drug safety and risk of adverse outcomes for pregnant patients with inflammatory bowel disease. *Gastroenterology.* 2017;152:451–462.e2.
35. Nguyen GC, Seow CH, Maxwell C, et al. The Toronto consensus statements for the management of inflammatory bowel disease in pregnancy. *Gastroenterology.* 2016;150:734–757.e1.
36. Julsgaard M, Christensen LA, Gibson PR, et al. Concentrations of adalimumab and infliximab in mothers and newborns, and effects on infection. *Gastroenterology.* 2016;151:110–119.
37. Velayos F, Kathpalia P, Finlayson E. Changing paradigms in detection of dysplasia and management of patients with inflammatory bowel disease: is colectomy still necessary? *Gastroenterology.* 2017;152:440–450.e1.
38. Laine L, Kaltenbach T, Barkun A, et al. SCENIC international consensus statement on surveillance and management of dysplasia in inflammatory bowel disease. *Gastrointest Endosc.* 2015;81:489–501.e26.
39. Moscandrew M, Mahadevan U, Kane S. General health maintenance in IBD. *Inflamm Bowel Dis.* 2009;15:1399–1409.

Síndrome de intestino irritable

Ted Walker y Gregory S. Sayuk

18

PRINCIPIOS GENERALES

Antecedentes y definición

- Los trastornos gastrointestinales funcionales (TGIF) son alteraciones de la interacción entre el intestino y el cerebro.
- La característica distintiva de los TGIF es la hipersensibilidad visceral, que se manifiesta como malestar o dolor abdominal.
- Las alteraciones de la motilidad, las funciones alteradas de la mucosa e inmunitaria, los cambios en la microbiota intestinal, el procesamiento desordenado del sistema nervioso central y las alteraciones psicosociales son de relevancia fisiopatológica en algunos pacientes.
- Es importante destacar que, por definición, en los TGIF no existen anomalías estructurales identificables en las evaluaciones de diagnóstico.
- Los síntomas de los TGIF pueden surgir en cualquier parte del tubo digestivo (desde el esófago hasta el ano) y, con frecuencia, se pueden identificar varios en un mismo individuo.
- Estos síndromes funcionales, definidos por los criterios de Roma,[1] se enumeran en la tabla 18-1.
- El TGIF prototípico y más frecuente es el síndrome de intestino irritable (SII), que se caracteriza por dolor abdominal relacionado con la defecación o un cambio en el hábito intestinal con características de defecación desordenada (diarrea, estreñimiento o ambos).
- El SII y otros TGIF tienen efectos importantes en el bienestar del paciente y son la causa de visitas frecuentes tanto a médicos de atención primaria como a gastroenterólogos.

Clasificación

- Existen varios criterios de diagnóstico históricos para el SII y los criterios de Roma IV (tabla 18-2) son los parámetros más recientes.[2] Estos criterios se diseñaron principalmente como una herramienta para diseñar estudios clínicos más que para su aplicación clínica de rutina.
- Cuando se implementan en la práctica clínica, estos criterios tienen un alto valor predictivo positivo (> 95%).
- Aunque no son requisito para el diagnóstico de SII, varios síntomas de apoyo (tabla 18-3) ayudan a reforzar el diagnóstico y a caracterizar aún más el SII como con estreñimiento (SII-E), diarrea (SII-D), mixto (SII-M) o sin subtipo.

Epidemiología

- El SII se observa con frecuencia en contextos de atención primaria y especializada; se trata de uno de los diagnósticos más frecuentes para los gastroenterólogos.[3]
  - Las estimaciones sitúan la prevalencia del SII entre el 1 y 20% a escala mundial.
  - Las revisiones sistemáticas sugieren que el 5-10% de las personas en Norteamérica padecen este síndrome.[4]
  - Las encuestas en la población adulta han demostrado que el SII es más prevalente en las mujeres que en los hombres, con una proporción de 2-3:1.
  - El inicio de los síntomas tiende a suceder antes de la quinta década de la vida, pero puede ocurrir a cualquier edad.
  - Al considerar un nuevo diagnóstico de SII en adultos mayores, es esencial la exclusión de otras afecciones que lo imitan (enfermedad celíaca, enfermedad intestinal inflamatoria, sobrecrecimiento bacteriano en el intestino delgado [SBID]).

TABLA 18-1	DESIGNACIONES ROMA IV DE LOS TRASTORNOS DIGESTIVOS FUNCIONALES

Trastornos del esófago

Dolor torácico funcional
Pirosis funcional
Hipersensibilidad al reflujo
Sensación de obstrucción (*globus*)
Disfagia funcional

Trastornos gastroduodenales

Dispepsia funcional
Trastornos de eructos
Trastornos de náuseas y vómitos
Síndrome de redeglución (mericismo)

Trastornos intestinales

Síndrome del intestino irritable
Estreñimiento funcional
Diarrea funcional
Inflamación/distensión abdominal funcional
Trastorno intestinal funcional no especificado
Estreñimiento inducido por opiáceos

Trastornos de dolor gastrointestinal de origen central

Síndrome de dolor abdominal de origen central (SDAOC)
Síndrome del intestino narcótico (SIN)/hiperalgesia gastrointestinal inducida
    por opiáceos

Trastornos de la vesícula biliar y del esfínter de Oddi

Trastorno funcional de la vesícula biliar
Trastorno funcional biliar del esfínter de Oddi
Trastorno funcional pancreático del esfínter de Oddi

Trastornos anorrectales

Incontinencia fecal
Dolor anorrectal funcional
Trastornos funcionales de la defecación

TABLA 18-2	CRITERIOS ROMA IV DEL SÍNDROME DEL INTESTINO IRRITABLE

Dolor abdominal recurrente, en promedio, al menos 1 día/semana en los últimos
    3 meses, asociado con dos o más de los siguientes:

1. Relacionado con la defecación
2. Asociado con un cambio en la frecuencia de las deposiciones
3. Relacionado con un cambio en la forma (apariencia) de las heces

Fuente: Mearin F, Lacy BE, Chang L, et al. Bowel disorders. *Gastroenterology*. 2016;160: 1393-1407.

TABLA 18-3	SÍNTOMAS QUE RESPALDAN EL DIAGNÓSTICO DE SÍNDROME DEL INTESTINO IRRITABLE

Frecuencia anómala de las deposiciones (*anómala* se define como más de tres deposiciones por día o menos de tres deposiciones por semana)

Forma inusual de las heces (heces grumosas, duras o blandas, acuosas)

Expulsión anómala de las heces (esfuerzo, urgencia o sensación de evacuación incompleta)

Expulsión de moco

Distensión abdominal o la sensación de padecerla

- Hasta el 75% de las personas afectadas no buscan atención médica.
  - Aun así, el costo del SII para la sociedad es considerable, representa más de 3.6 millones de visitas al médico y 1.6 mil millones de dólares en costos médicos directos cada año.
  - Los costos indirectos en forma de ausentismo laboral pueden superar los 20 mil millones de dólares al año.
- La carga para el paciente también es considerable, con puntuaciones en calidad de vida (relacionadas con la salud) similares a las de los pacientes con diabetes y peores que las de los individuos con enfermedad renal crónica y enfermedad por reflujo gastroesofágico.[5]

Fisiopatología

- No se ha encontrado ninguna anomalía fisiopatológica única que explique adecuadamente las manifestaciones del SII en todos los casos.
- Se han examinado diversos factores, que incluyen anomalías de la motilidad intestinal, hipersensibilidad visceral, procesos inflamatorios del tubo digestivo, el microbioma, alteraciones a lo largo del eje cerebro-intestino y factores psicológicos, como potenciales causantes del SII.
- Una parte de los pacientes con SII tendrá motilidad exagerada y respuestas sensoriales aumentadas a los factores estresantes, las comidas y el inflado de balón dentro del tubo digestivo.
  - Estas respuestas de motilidad, sin embargo, no son identificables uniformemente en los pacientes con SII ni detectables de manera constante en un mismo individuo.
  - No obstante, los tiempos de tránsito acelerados se relacionan colectivamente con el SII-D, mientras que los tiempos de tránsito más lentos con el SII-E.
- El SII puede provocar la sensibilización de las vías neurales aferentes del intestino, de modo que los estímulos intestinales normales induzcan dolor. En entornos experimentales, los pacientes con SII tienen un umbral de dolor inferior para la distensión con balón del colon que los voluntarios sanos, mientras que conservan una sensibilidad normal frente a los estímulos somáticos.
- También se ha planteado la hipótesis de que la inflamación intestinal desempeña un papel en el desarrollo del SII, sobre todo en lo que se refiere a las interacciones neuroinmunitarias persistentes después de la gastroenteritis infecciosa («SII postinfeccioso»).
- Casi un tercio de los pacientes con SII informan la aparición de sus síntomas después de un episodio de gastroenteritis aguda.
- Entre el 7 y el 30% de los pacientes con infección entérica aguda desarrollan síntomas similares a los del SII.
- El malestar psicológico (en particular la somatización) parece ser un cofactor importante para determinar quién desarrolla síntomas funcionales persistentes después de una infección entérica.
- El papel del SBID en el desarrollo de SII ha sido el núcleo de investigaciones recientes.[6] La evidencia del papel del SBID en el SII sigue siendo incompleta y probablemente sea relevante solo para un subconjunto de pacientes.[7]
- El sistema nervioso central (SNC), y su interpretación de las señales del nervio entérico periférico, está recibiendo una atención cada vez mayor en las investigaciones debido a una posible relevancia mecánica en el SII.

- En los pacientes con SII pueden apreciarse respuestas diferenciadas en la activación cerebral, tanto a la estimulación rectal nociva como al malestar rectal anticipado.
  - Estas conexiones son tanto el foco de una intensa investigación como el objetivo potencial de nuevos tratamientos.
  - Los factores psicológicos (ansiedad, depresión, somatización) son importantes en su potencial para modular aún más esta red aferente del dolor.[8]
- Existe evidencia convincente de un origen genético del SII.
  - Los grupos con SII en las familias y los factores influyentes al inicio de la vida resultan relevantes.[9]
  - Ningún defecto genético individual explica de manera confiable todos los casos de SII.
  - Los polimorfismos genéticos predicen endofenotipos, y las interacciones entre genes y las influencias ambientales probablemente sean clave para la predisposición genética.[10]

DIAGNÓSTICO

Cuadro clínico

- El SII es un diagnóstico basado en síntomas que se fundamenta en un informe de dolor abdominal y alteración en las características de las heces.
- El diagnóstico de SII requiere un elemento de cronicidad (según los criterios de Roma, un día a la semana durante los 3 meses anteriores).
- El diagnóstico de SII debe establecerse después de que se hayan considerado las causas orgánicas, por lo que se debe realizar una búsqueda cuidadosa de los síntomas de alarma. Los síntomas importantes de alarma incluyen pérdida de peso ($\geq$ 4.5 kg), fiebre recurrente, diarrea persistente, hematoquecia, edad mayor de 50 años y antecedentes familiares de neoplasia digestiva maligna, enfermedad intestinal inflamatoria o esprúe celíaco.
- Una breve historia de síntomas rápidamente progresivos sugiere una enfermedad orgánica. La presencia de cualquiera de estas «señales de alarma» justifica una investigación temprana y obligatoria antes de establecer un diagnóstico de SII.
- La exploración física debe enfocarse en descartar una enfermedad orgánica.
  - Suele haber un dolor abdominal difuso debido a la mayor sensibilidad visceral que se observa en esta población. Los signos peritoneales deben estar ausentes.
  - Los signos de alarma en la exploración física incluyen ascitis, ictericia, organomegalia, masa abdominal, adenopatías o heces positivas al grupo hemo.

Pruebas de diagnóstico

- **Las pruebas de laboratorio e invasivas deben reducirse al mínimo**, porque las investigaciones extensas o repetitivas pueden ser costosas y promover la hipocondría.
- Las pruebas iniciales de laboratorio deben incluir hemograma completo, proteína C reactiva y análisis de sangre oculta en heces cuando sea apropiado.
- Estas pruebas, junto con una química sanguínea, un cultivo de heces y una prueba de toxina de *Clostridium difficile*, se pueden solicitar si pudieran corroborar el diagnóstico, pero es probable que sean de poca utilidad para la mayoría de los pacientes con SII.
- **La prueba de esprúe celíaco (transglutaminasa tisular sérica IgA + IgA cuantitativa o gliadina IgG desamidada) debe considerarse en todos los pacientes con SII** (en particular SII-D y SII-M).
- La sensibilidad y la especificidad de las pruebas de glucosa y lactosa en aliento no son adecuadas para evaluar el SBID y no se recomiendan en los pacientes con SII.[4]
- Los cultivos y los aspirados del intestino delgado son engorrosos y costosos; estas pruebas también están reservadas para la investigación.
- Para el SII-D se pueden considerar algunas prueba adicionales:
  - La medición de calprotectina fecal puede discriminar entre SII y SII-D con buena precisión.[11]

○ Un metaanálisis mostró que más de 1 de cada 4 personas tiene evidencia de diarrea de ácidos biliares y se puede utilizar una prueba terapéutica con secuestrante de ácidos biliares como método de diagnóstico.[12]

- La investigación reciente se ha centrado en el desarrollo de nuevos biomarcadores para ayudar en el diagnóstico.
  ○ Los biomarcadores que han mostrado resultados promisorios incluyen anticuerpos contra una toxina bacteriana producida por *Campylobacter jejuni* (toxina de distensión citoletal, CdtB) y contra vinculina.
  ○ Estos anticuerpos pueden distinguir la presencia o ausencia de SII con buena especificidad (92% para *C. jejuni* y 84% para vinculina), pero baja sensibilidad (44% para CdtB y 33% para vinculina).[13] Aún es necesario realizar pruebas en el entorno del «mundo real».
- La endoscopia (esofagogastroduodenoscopia y colonoscopia) puede ser innecesaria, especialmente en los pacientes jóvenes con características clásicas de SII y sin síntomas de alarma.
  ○ La colonoscopia se debe considerar en todos los pacientes mayores de 50 años (también es una parte importante de la detección de cáncer de colon de rutina).[4]
  ○ En este contexto, la colonoscopia ofrece las siguientes ventajas:
    ■ Descartar inflamación o tumores (especialmente en pacientes mayores de 50 años de edad).
    ■ Identificar melanosis coli, indicativa de abuso de laxantes.

TRATAMIENTO

- El abordaje de la terapia en el SII es multifacético y debe adaptarse al paciente, dada la variedad y la gravedad de los síntomas del individuo.[14]
- **Factores clave que determinan el tratamiento**
  ○ Síntomas dominantes (diarrea, estreñimiento, dolor, otros)
  ○ Gravedad de los síntomas (intensidad, molestias, efectos sobre la calidad de vida)
- Los abordajes actuales de tratamiento incluyen fármacos con acción periférica dirigidos al intestino, medicamentos de acción central y terapia psicológica-conductual.
- Los casos con síntomas leves o intermitentes pueden atenderse con un tratamiento sintomático utilizando fármacos de acción periférica administrados según la necesidad.
- Los pacientes con síntomas moderados (designados por la interferencia intermitente de las actividades diarias) pueden beneficiarse del uso regular de medicamentos de acción periférica como método inicial, con la opción de introducir fármacos con acción central si los síntomas no se resuelven de manera completa.
- Los pacientes con síntomas graves (interferencia regular con las actividades diarias y trastornos afectivos, de personalidad y psicosomáticos concurrentes) se benefician de las combinaciones de fármacos de acción central y periférica, pero también pueden necesitar otros medicamentos simultáneos y terapia cognitivo-conductual para controlar sus efectos afectivos agregados, de personalidad y trastornos psicosomáticos.
- Aunque se dispone de tratamiento médico y se están desarrollando nuevos fármacos, el SII es una afección de por vida con exacerbaciones y remisiones; los medicamentos deben reducirse al mínimo en la medida de lo posible.
- Es claro que **los opiáceos no desempeñan ningún papel en el tratamiento del SII**. El síndrome del intestino narcótico puede sobrevenir a un empeoramiento paradójico del dolor abdominal.
- Dada la falta de biomarcadores identificables, probar diversos medicamentos suele formar parte del proceso de diagnóstico del SII.
- Estos intentos deben continuar durante al menos 4 semanas antes de pasar a estrategias diferentes.
- Si se experimenta falta de respuesta a un solo medicamento, de una clase de fármaco, aún se puede observar la respuesta a uno diferente de la misma clase.
- Es importante reconocer las tasas sustanciales de respuesta al placebo (hasta el 50%) en esta población de pacientes.
- **Educar y tranquilizar al paciente** mientras se establece una relación terapéutica son piedras angulares en el tratamiento de esta afección.

TABLA 18-4	ABORDAJE GENERAL DEL SÍNDROME DEL INTESTINO IRRITABLE Y DE LOS TRASTORNOS FUNCIONALES DEL INTESTINO

Evaluar los síntomas típicos y la ausencia de síntomas de alarma.

Disminuir las pruebas invasivas destinadas a excluir otros trastornos según corresponda.

Evitar las pruebas repetitivas, a menos que sea necesario.

Determinar las expectativas y los objetivos del paciente.

Educar y tranquilizar haciendo énfasis en la naturaleza benigna de la afección.

Las modificaciones dietéticas y los suplementos de fibra son la terapia de primera línea.

Medicamentos para los casos más persistentes o difíciles.

Intervenciones conductuales o psicológicas para los pacientes con SII resistente al tratamiento y bien motivados.

- La solidez de la relación del médico con el paciente se correlaciona con tasas más altas de satisfacción del paciente y menos consultas.
- La tabla 18-4 resume los principios generales de tratamiento para los pacientes con SII u otros trastornos intestinales funcionales.

Fármacos de acción periférica

- **Tratamientos para el SII con predominio de estreñimiento (SII-E)**
  - ○ Aumentar la cantidad de **fibra dietética** es una opción sencilla y económica en el SII-E leve y puede instituirse como un esquema inicial.
  - ○ Una revisión sistemática y un metaanálisis de siete ensayos mostraron que la fibra soluble resultó de beneficio en el tratamiento del SII.[4,15]
  - ○ Se cuenta con fuentes de fibras naturales (p. ej, *Psyllium*) o sintéticas (p. ej., metilcelulosa) disponibles.
- En los pacientes que se quejan de distensión abdominal o gases, los suplementos con fibra pueden asociarse con un aumento de dichos síntomas y se debe alentar su incorporación lenta en la dieta, así como la exclusión de alimentos flatulógenos.
- Se ha favorecido el empleo de una **dieta de oligosacáridos, disacáridos, monosacáridos y polioles de baja fermentación** (FODMAP, *low-fermentable oligosaccharides, disaccharides, monosaccharides, and polyols*) en ensayos controlados y aleatorizados que demuestran mejoría en las puntuaciones de los síntomas del SII, la distensión y el dolor con esta dieta.[16]
- Los **laxantes osmóticos**, como la leche de magnesia, el sorbitol, la lactulosa o el polietilenglicol, también pueden considerarse para los pacientes con SII-E. Actualmente no hay datos de ensayos controlados y aleatorizados que respalden su uso.[4]
- Estas sustancias generalmente son seguras para uso a largo plazo y son preferibles a los laxantes estimulantes.
- Los hidratos de carbono no absorbibles, como lactulosa y sorbitol, pueden ser fermentados por bacterias intestinales e inducir inflamación; por ello es mejor evitarlos.
- La **lubiprostona** es un activador de los canales de cloro indicado en el tratamiento del SII-E, en mujeres, con una dosis de 8 μg cada 12 h.
  - ○ La lubiprostona ha demostrado reducir las puntuaciones totales de los síntomas del SII.[4]
  - ○ Sus efectos secundarios incluyen náuseas, diarrea y cefalea.
- La **linaclotida** es un agonista de la guanilato ciclasa-C que incrementa la secreción de aniones, incluido el cloruro, seguido de sodio y líquido en la luz intestinal. Ha sido aprobada para el SII-E en dosis de 290 μg al día.
  - ○ Se ha demostrado que mejora la frecuencia de las deposiciones y que alivia el dolor causado por el SII.[17,18]
  - ○ El principal efecto secundario es la diarrea, que experimentan hasta el 20% de los tratados con esta dosis alta. La diarrea disminuye con el empleo continuo y puede mejorar administrando los medicamentos con las comidas.
  - ○ La linaclotida no se absorbe, por lo que no hay que preocuparse por las interacciones medicamentosas.

- La **plecanatida** es otro agonista de la guanilato ciclasa-C aprobado para el estreñimiento idiopático crónico y el SII-E en dosis de 3 mg al día.
- La **prucaloprida**, agonista de 5-HT$_4$, se ha utilizado en Europa y Canadá durante varios años para el SII-E, y ahora también está disponible en los Estados Unidos.
- El **tegaserod** es otro agonista de 5-HT$_4$ disponible por primera vez en los Estados Unidos en 2002 para el tratamiento del SII-E. Posteriormente fue retirado del mercado por su posible implicación en episodios cardiovasculares (CV). Sin embargo, volvió a ser aprobado por la Food and Drug Administration (FDA) de los Estados Unidos con indicación en mujeres con SII-E y bajo riesgo CV.
- **Tratamientos para el SII con predominio de diarrea (SII-D)**
  - El antidiarreico **loperamida** (2-4 mg hasta cuatro veces al día) es eficaz como fármaco a corto plazo para el control de la diarrea; no está diseñado para uso prolongado y es mínimamente eficaz para tratar el dolor.
  - Con base en su mecanismo de acción, también se puede utilizar **difenoxilato** (2.5 mg) **con atropina** (0.025 mg) hasta cuatro veces al día.[4]
  - La presentación en suspensión de estos medicamentos está disponible para pacientes que necesitan graduación de la dosis.
  - La **colestiramina**, el **colestipol** y el **colesevelam** pueden considerarse como adyuvantes o para su uso inicial cuando los síntomas diarreicos se agravan con una colecistectomía. Podría resultar más eficaz si se establece malabsorción de ácidos biliares (gammagrafía con ácido tauroselcólico; anómalo en el 1-10% de los pacientes con SII-D en entornos de investigación); los marcadores séricos C4 y FGF-19, que identifican a los pacientes con SII y malabsorción de ácidos biliares, se utilizan cada vez más en entornos clínicos.
  - El **alosetrón**, un antagonista selectivo del receptor 5-HT$_3$, fue aprobado para el tratamiento de mujeres con SII-D.
    - Se retiró voluntariamente del mercado en el año 2000 debido a una posible relación con la colitis isquémica aguda y el estreñimiento grave (1.1 y 0.66 casos por cada 1000 años-paciente, respectivamente).
    - Fue nuevamente aprobado por la FDA en 2002 para el SII-D crónico y grave que no ha respondido al tratamiento convencional; actualmente, su uso requiere registro por parte del médico prescriptor.
  - La **eluxadolina** es un fármaco novedoso que actúa sobre los receptores δ, κ y μ para los opioides.
    - Se encontró que la eluxadolina es más eficaz que el placebo, con tasas de respuesta del 27% frente al 17%, en un criterio combinado de evaluación para diarrea y dolor utilizando 100 mg dos veces al día.[19]
    - Los efectos secundarios más frecuentes incluyen estreñimiento al inicio del tratamiento; algunos efectos secundarios raros son pancreatitis (0.3%) y espasmo del esfínter de Oddi (0.5%). Esto ha llevado a la FDA a no recomendar su empleo en pacientes con dependencia al alcohol o con enfermedad pancreatobiliar preexistente. Está contraindicada en los pacientes que fueron sometidos a colecistectomía.
  - Los **anticolinérgicos** o «**antiespasmódicos**» se utilizan a menudo en todas las clases de SII, aunque probablemente sean más útiles en casos de SII-D.
    - Los anticolinérgicos tienen propiedades antidiarreicas porque disminuyen el tránsito intestinal y modulan la función secretora intestinal.
    - De **hiosciamina** se administran 0.125-0.25 mg por vía oral o sublingual; de **diciclomina** se prescriben 10-20 mg, por vía oral, hasta tres veces al día.
    - También están disponibles, y han disminuido los potenciales efectos secundarios en el SNC, el **glicopirrolato** con 1-2 mg de dos a tres veces al día y la **metescopolamina** con 2.5-5 mg dos veces al día.
    - Estos medicamentos son más útiles en pacientes con síntomas posprandiales de dolor y distensión abdominales, diarrea o tenesmo rectal.
    - Para evitar los síntomas deben prescribirse para su uso antes de las comidas.
    - A menudo se vuelven menos eficaces con el uso a largo plazo.

- Existen datos limitados que apoyan el uso del aceite de menta como antiespasmódico. Una preparación patentada, de microesferas de triple capa, ha demostrado ser mejor que el placebo en un pequeño ensayo clínico.[4,20]
- En tiempos recientes, el uso de regímenes de antibióticos en el SII ha generado un interés considerable.
  - Se ha propuesto el uso de antibióticos selectivos para el intestino, como la rifaximina o la neomicina, en pacientes con SII en quienes se sospecha sobrecrecimiento bacteriano, particularmente en aquellos con síntomas importantes de distensión por gas.
  - Los resultados de dos estudios grandes, aleatorizados y controlados demostraron recientemente un beneficio en las puntuaciones de los síntomas generales e individuales usando **rifaximina** (550 mg c/8 h durante 2 semanas) en pacientes sin SII-E (con un número mínimo de pacientes a tratar cercano a 11).[21]
  - Estos beneficios persistieron más allá del período que los pacientes tomaron el medicamento, aunque la recaída en los síntomas ocurre en una media de 10 semanas. El retratamiento con rifaximina, ante la reaparición de los síntomas, es una estrategia aprobada por la FDA para el tratamiento del SII-D.[21]
- Los datos emergentes respaldan el uso de **probióticos** en el tratamiento de los síntomas del SII. Sin embargo, no todos los probióticos son igualmente eficaces; el mayor beneficio se ha demostrado con *Bifidobacterium* spp. y poco o ningún beneficio con *Lactobacillus* spp.[4]

Fármacos de acción central

- Los **antidepresivos** son más útiles en pacientes con síntomas crónicos resistentes al tratamiento.
  - Son particularmente útiles en quienes tienen padecimientos psiquiátricos y somáticos concomitantes, aunque su eficacia es independiente de cualquier influencia directa sobre estas alteraciones comórbidas.
  - Se cree que los antidepresivos sirven para interrumpir o modular la interpretación del SNC de las señales intestinales periféricas.
  - En el tratamiento del SII, las percepciones y expectativas de los pacientes deben abordarse adecuadamente al utilizar antidepresivos para optimizar el cumplimiento.
- Los **antidepresivos tricíclicos** (ATC), como nortriptilina, amitriptilina, imipramina y desipramina, son los fármacos mejor estudiados.
  - Se utilizan en dosis mucho más bajas de las que se usan para el tratamiento de la depresión (dosis inicial, 10-25 mg al acostarse).
  - Las propiedades anticolinérgicas de los ATC pueden ser de beneficio en el SII-D, pero no debe menoscabarse su empleo en pacientes con SII-E.
  - Los efectos secundarios pueden incluir sedación, xerostomía, dificultades urinarias, disfunción sexual y mareos.
  - Las personas que experimentan estos efectos secundarios quizá puedan tolerar mejor el uso de medicamentos con menos efectos anticolinérgicos, como la desipramina.
- Los **inhibidores selectivos de la recaptación de serotonina** (ISRS) se utilizan cada vez más en el SII y parecen ser casi tan eficaces como los ATC, con un mínimo de pacientes a tratar de 3.5 de acuerdo con un metaanálisis.
  - El **citalopram** puede ser una buena opción debido a su perfil de pocos efectos secundarios y su acción sobre el tono y la sensibilidad del colon.
  - La **paroxetina** puede ser útil en pacientes con SII-D debido a su efecto anticolinérgico.
- Se ha demostrado que la **venlafaxina**, un inhibidor de la recaptación de serotonina-noradrenalina (IRSN), reduce la distensibilidad del colon y lo relaja en voluntarios sanos, un efecto que no se observa con el citalopram o la fluoxetina.[4]

Tratamientos no farmacológicos

- La **terapia cognitivo-conductual (TCC)** y la **hipnoterapia** pueden ser útiles para tratar el SII, particularmente en los pacientes en los que el aumento de la gravedad de los síntomas se correlaciona con factores estresantes.
- En ensayos controlados y aleatorizados se ha demostrado que la TCC resulta de beneficio en el SII, de manera particular por su influencia positiva en el bienestar general.[22,23]

- Aunque la respuesta es esporádica, los factores que favorecen una buena respuesta incluyen la alta motivación del paciente, diarrea o dolor como síntoma predominante, síntomas psiquiátricos evidentes y dolor intermitente exacerbado por el estrés.

REFERENCIAS

1. Drossman DA. Functional gastrointestinal disorders: history, pathophysiology, clinical features and Rome IV. *Gastroenterology*. 2016;150:1262–1279.
2. Mearin F, Lacy BE, Chang L, et al. Bowel disorders. *Gastroenterology*. 2016;160:1393–1407.
3. Russo MW, Gaynes BN, Drossman DA. A national survey of practice patterns of gastroenterologists with comparison to the past two decades. *J Clin Gastroenterol*. 1999;29:339–343.
4. Brandt LJ, Chey WD, Fox-Orenstein AE, et al. An evidence based systematic review on the management of irritable bowel syndrome. *Am J Gastroenterol*. 2009;104(Suppl 1):S1–S35.
5. Gralnek I, Hays RD, Kilbourne A, et al. The impact of irritable bowel syndrome on health-related quality of life. *Gastroenterology*. 2000;119:654–660.
6. Posserud I, Stotzer PO, Bjornsson ES, et al. Small intestinal bacterial overgrowth in patients with irritable bowel syndrome. *Gut*. 2007;56:802–808.
7. Gunnarson J, Simren M. Peripheral factors in the pathophysiology of irritable bowel syndrome. *Dig Liver Dis*. 2009;41:788–793.
8. Whitehead WE, Palsson O, Jones KR. Systematic review of the comorbidity of irritable bowel syndrome with other disorders: what are the causes and implications? *Gastroenterology*. 2002;122:1140–1156.
9. Koloski NA, Jones M, Weltman M, et al. Identification of early environmental risk factors for irritable bowel syndrome and dyspepsia. *Neurogastroenterol Motil*. 2015;27:1317–1325.
10. Saito YA, Zimmerman JM, Harmsen WS, et al. Irritable bowel syndrome aggregates strongly in families: a family-based case-control study. *Neurogastroenterol Motil*. 2008;20:790–797.
11. Van Rheenen PF, Van de Vijver E, Fidler V. Faecal calprotectin for screening of patients with suspected inflammatory bowel disease: diagnostic meta-analysis. *BMJ*. 2010;341:c3369.
12. Slattery SA, Niaz O, Aziz Q, et al. Systematic review with meta-analysis: the prevalence of bile acid malabsorption in the irritable bowel syndrome with diarrhoea. *Aliment Pharmacol Ther*. 2015;42:3–11.
13. Pimentel M, Morales W, Rezaie A, et al. Development and validation of a biomarker for diarrhea-predominant irritable bowel syndrome in human subjects. *PLoS One*. 2015;10(5):e0126438.
14. Drossman DA, Camilleri M, Mayer E, et al. AGA technical review on irritable bowel syndrome. *Gastroenterology*. 2002;123:2108–2131.
15. Ford AC, Moayyedi P, Lacy BE, et al. American College of Gastroenterology monograph on the management of irritable bowel syndrome and chronic idiopathic constipation. *Am J Gastroenterol*. 2014;109(Suppl 1):S2–S26.
16. Halmos EP, Power VA, Shepherd SJ, et al. A diet low in FODMAPs reduces symptoms of irritable bowel syndrome. *Gastroenterology*. 2014;146(1):67–75.e5.
17. Busby RW, Kessler MM, Bartolini WP, et al. Pharmacologic properties, metabolism, and disposition of linaclotide, a novel therapeutic peptide approved for the treatment of irritable bowel syndrome with constipation and chronic idiopathic constipation. *J Pharmacol Exp Ther*. 2013;344:196–206.
18. Vazquez-Roque MI, Bouras EP. Linaclotide, novel therapy for the treatment of chronic idiopathic constipation and constipation predominant irritable bowel syndrome. *Adv Ther*. 2013;30:203–211.
19. Lembo AJ, Lacy BE, Zuckerman MJ, et al. Eluxadoline for irritable bowel syndrome with diarrhea. *N Engl J Med*. 2016;374:242–253.
20. Spanier JA, Howden CW, Jones MP. A systematic review of alternative therapies in the irritable bowel syndrome. *Arch Intern Med*. 2003;163:265–724.
21. Pimentel M, Lembo A, Chey WD, et al. Rifaximin therapy for patients with irritable bowel without constipation. *N Engl J Med*. 2011;364(1):22–32.
22. Drossman DA, Toner BB, Whitehead WE, et al. Cognitive-behavioral therapy versus education and desipramine versus placebo for moderate to severe functional bowel disorders. *Gastroenterology*. 2003;125:19–31.
23. Lackner JM, Brasel AM, Quigley BM, et al. Rapid response to cognitive behavioral therapy predicts outcome in patients with irritable bowel syndrome. *Clin Gastroenterol Hepatol*. 2010;8(5):426–432.

19

Hepatopatía aguda

Michael J. Weaver y Kevin M. Korenblat

Introducción

- La enfermedad hepática aguda incluye una amplia gama de trastornos, desde hepatitis leve hasta insuficiencia hepática aguda (IHA).
- La hepatitis vírica y la lesión hepática inducida por fármacos (LHIF) son las causas más frecuentes en los adultos.
- Los cambios histológicos del hígado son los de una inflamación aguda con diversos grados de necrosis y colapso de la estructura del hígado. Estas características contrastan con los cambios de la cirrosis y el desarrollo de hipertensión portal que caracterizan las etapas finales de las enfermedades crónicas del hígado.

Hepatitis vírica

- Los virus hepatotrópicos incluyen los de hepatitis A (VHA), hepatitis B (VHB), hepatitis C (VHC), hepatitis D (VHD) y hepatitis E (VHE). Los virus no hepatotrópicos, que se sabe que causan daño hepático, incluyen el virus de Epstein-Barr, el citomegalovirus (CMV), el virus del herpes (VHZ), el de la varicela zóster (VVZ), el adenovirus y el virus del Ébola, entre otros.
- La hepatitis vírica aguda se define por el aumento repentino de aminotransferasas.
- El cuadro clínico es muy variable y, a menudo, inespecífico.
- La afección puede desaparecer o progresar a IHA o hepatitis crónica.

Virus de la hepatitis A

PRINCIPIOS GENERALES

La hepatitis A por lo general se transmite por la vía fecal-oral. Es un virus de ARN que, en pacientes no vacunados, a menudo provoca hepatitis ictérica de resolución espontánea. La insuficiencia hepática fulminante ocurre en menos del 1% de los casos.

Clasificación

El VHA es un virus de ácido ribonucleico (ARN) de la familia *Picornaviridae*.

Epidemiología

- La incidencia del VHA ha disminuido debido a la vacunación.
- En 2015 se notificaron 1 390 casos de hepatitis A en los Estados Unidos y un estimado de 2 800 casos en 2014.[1]
- Se relaciona con condiciones de vida insalubres, técnicas inadecuadas de manipulación de alimentos, contacto doméstico o sexual con una persona con VHA y consumo de drogas ilegales.
- La morbilidad y la mortalidad (tasa de letalidad) de la infección están determinadas por la edad de inicio y las hepatopatías concomitantes.
- Los factores de riesgo de IHA por VHA incluyen edad mayor de 40 años y hepatitis crónica coexistente (VHC).

- La IHA es relativamente rara, pero el riesgo aumenta con la edad: 0.1% en los pacientes menores de 15 años a más de 1% en los pacientes mayores de 40 años de edad.

Patogenia

La lesión hepática se debe a la respuesta del hospedero contra el VHA con replicación vírica dentro del citoplasma del hepatocito. Una respuesta exagerada se asocia con hepatitis grave.

Factores de riesgo

Los **grupos de alto riesgo** incluyen personas que viven o viajan a países en desarrollo (contaminación de alimentos y agua), hombres que tienen relaciones sexuales con hombres, usuarios de drogas inyectables, pacientes con trastornos de los factores de coagulación, personas que trabajan con primates no humanos, personal y asistentes en guarderías, personas sin hogar y pacientes con hepatopatía crónica (mayor riesgo de hepatitis A fulminante).

Prevención

Se cuenta con programas de vacunación disponibles (*véase* la sección *Tratamiento* en *Virus de la hepatitis A*).

DIAGNÓSTICO

- El diagnóstico de infección aguda por VHA se realiza mediante la detección de **anticuerpos IgM anti-VHA** en suero.
- Los **aumentos de aminotransferasas** oscilan entre 10 y 100 veces el límite superior del rango (LSR) de referencia.
- Por lo general, la biopsia hepática no es necesaria para el diagnóstico, pero si se realiza puede demostrar más inflamación portal que la encontrada en la hepatitis B, pero menos cambios parenquimatosos (necrosis focal, células de Kupfer, abombamiento).
- La resolución de la enfermedad se vincula con la aparición de **anticuerpos IgG anti-VHA** y este cambio proporciona la base para distinguir la infección aguda de la convaleciente.

Cuadro clínico

- El VHA puede ser asintomático (subclínico), especialmente en niños y adultos jóvenes. Los síntomas varían desde una enfermedad leve hasta IHA.[2]
- Son frecuentes el malestar, fatiga, prurito, cefalea, dolor abdominal, mialgias, artralgias, náuseas, vómitos, anorexia, ictericia y fiebre, pero los síntomas inespecíficos se presentan en más del 70% de los pacientes.

Anamnesis

La anamnesis debe incluir una revisión de los síntomas, el curso temporal de la enfermedad y una evaluación de cualquier posible exposición por viajar a países en desarrollo o por la ingesta de alimentos y agua.

Exploración física

La exploración física puede revelar ictericia, hepatomegalia y, en casos raros, linfadenopatía, esplenomegalia o exantema vascular.

TRATAMIENTO

- El tratamiento es de **apoyo**; sin embargo, se debe prestar especial atención a la identificación de pacientes en riesgo de IHA.
- El trasplante de hígado puede ser una opción para la IHA.
- **Profilaxis preexposición. Están disponibles vacunas inactivadas contra el VHA** (que contiene el antígeno aislado del VHA) y **vacunas combinadas** (que contienen los antígenos del VHA y del VHB). Las vacunas deben administrarse por vía intramuscular en un régimen

de dos dosis (vacuna de antígeno único contra el VHA; primera dosis en el momento cero y segunda dosis a los 6-18 meses) o en un régimen de tres dosis (vacuna combinada; primera dosis en el momento cero, segunda dosis al mes y tercera dosis a los 6 meses).

RESULTADOS O PRONÓSTICO

- La recuperación clínica y bioquímica se observa a los 3 meses en el 85% de los pacientes. Se observa una recuperación completa en casi todos los pacientes a los 6 meses.
- Aunque no existe una fase crónica de la infección por el VHA, puede ocurrir una forma polifásica de la enfermedad asociada con el regreso de los síntomas. Durante la recaída, los síntomas suelen ser más leves que en el episodio inicial y el 50% de los pacientes pueden ser asintomáticos. Puede haber manifestaciones extrahepáticas que incluyen artritis, vasculitis, nefritis y crioglobulinemia.

Virus de la hepatitis B

PRINCIPIOS GENERALES

El VHB es un virus de transmisión sexual o parenteral que rara vez se relaciona con insuficiencia hepática fulminante, pero puede convertirse en una infección crónica con progresión a cirrosis, hepatopatía terminal y carcinoma hepatocelular (CHC). Las poblaciones en riesgo se protegen mediante la administración de la vacuna recombinante que confiere positividad a los anticuerpos de superficie de la hepatitis B.

Clasificación

- El VHB es un virus de ácido desoxirribonucleico (ADN) de la familia *Hepadnaviridae*.
- Se han identificado ocho genotipos del VHB, designados de la A a la H.

Epidemiología

- Dos mil millones de personas en todo el mundo tienen evidencia serológica de infección pasada o presente, y cerca de 248 millones de personas son portadores crónicos. Mueren 600 000 anualmente.
- La prevalencia de los genotipos del VHB varía según la ubicación geográfica. Los genotipos A, D, E y H son los más prevalentes en los Estados Unidos.[3]
- La infección por VHB es la indicación del 5-10% de los casos de trasplante de hígado.

Fisiopatología

Los **modos de transmisión** incluyen:
- **Vías parenterales o percutáneas** (p. ej., uso de drogas inyectables, hemodiálisis, transfusiones, pinchazos de aguja)
- **Contacto sexual** (p. ej., hombres que tienen relaciones sexuales con hombres, relaciones sexuales con parejas infectadas por el VHB)
- **Transmisión vertical o perinatal** (de madre a hijo) en áreas de alta prevalencia

Factores de riesgo

Los **grupos de alto riesgo** incluyen personas con antecedentes de múltiples transfusiones sanguíneas, pacientes en hemodiálisis, usuarios de drogas inyectables, promiscuidad sexual, hombres que tienen relaciones sexuales con hombres, contactos (domésticos y heterosexuales) con portadores de hepatitis B, residentes y empleados de centros de atención residencial, viajeros a regiones endémicas y personas nacidas en áreas de prevalencia alta o intermedia.

Prevención

Hay programas de inmunización (*véase* la sección *Tratamiento* en *Virus de la hepatitis B*).

Enfermedades relacionadas

Las **manifestaciones extrahepáticas** ocurren en aproximadamente el 10-20% de los pacientes con hepatitis B crónica e incluyen poliarteritis nudosa, glomerulonefritis, crioglobulinemia, cuadro similar a la enfermedad del suero y anemia aplásica.

DIAGNÓSTICO

Cuadro clínico

- El período desde la exposición hasta los síntomas varía de 30 a 120 días.
- En el 70% de los casos, la presentación puede ser subclínica, especialmente en niños y adultos jóvenes.
- Los síntomas varían desde una enfermedad leve hasta IHA (< 1%). Malestar, fatiga, prurito, cefalea, dolor abdominal, mialgias, artralgias, náuseas, vómitos, anorexia, dolor en el cuadrante superior derecho y fiebre son síntomas frecuentes pero inespecíficos.
- La mayoría de las infecciones agudas por VHB remiten espontáneamente en los adultos.

Pruebas de diagnóstico

El diagnóstico del VHB a menudo requiere la combinación de datos obtenidos de química hepática, serología e histología. Con raras excepciones, el diagnóstico de hepatitis B se realiza por la presencia del antígeno de superficie de la hepatitis B (HBsAg, *hepatitis B surface antigen*).

Pruebas de laboratorio

- Las **bioquímicas hepáticas** anómalas en la hepatitis aguda incluyen aspartato-aminotransferasa (AST, *aspartate transaminase*), alanina-aminotransferasa (ALT, *alanine transaminase*), fosfatasa alcalina (AP, *alkaline phosphatase*) y bilirrubina total.
- Las pruebas de determinación de colestasis (AP, γ- glutamiltransferasa [GGT] y bilirrubina total) o de la función de síntesis hepática (albúmina y tiempo de protrombina [TP]/cociente internacional normalizado [INR, *international normalized ratio*]) pueden ser anómalas según la etapa de la afección.
- El VHB contiene dos genes (s [*start*] y c [*core*]) que producen antígenos que desencadenan la respuesta de anticuerpos correspondiente. Los **antígenos del VHB** detectados en suero y utilizados con fines de diagnóstico en la práctica clínica incluyen el **HBsAg** y el **antígeno e de la hepatitis B** (**HBeAg**, *hepatitis B e antigen*).
- Los **anticuerpos contra el VHB** son específicos para su antígeno correspondiente e incluyen: anticuerpos contra HBsAg (**anti-HBs**), anticuerpo contra HBeAg (**anti-HBe**) y anticuerpos IgM e IgG contra HBcAg (**IgM e IgG anti-HBc**) (tabla 19-1).
- El **ADN del VHB** (ADN-VHB) es el **marcador más preciso de la replicación vírica**. Se detecta mediante la reacción en cadena de la polimerasa (PCR, *polymerase chain reaction*) y se expresa en unidades internacionales por mililitro (UI/mL).
- La **determinación genotípica** está ganando importancia clínica a medida que surgen datos con respecto a la respuesta a los antivirales, la progresión de la enfermedad y el riesgo de CHC.
- La presencia de HBsAg durante más de 6 meses separa la infección crónica de la aguda.

Procedimientos de diagnóstico

La **biopsia hepática** es útil para determinar el grado de necroinflamación y fibrosis en pacientes con hepatitis crónica. Durante los brotes agudos de la enfermedad, la biopsia hepática puede demostrar un patrón hepático agudo con desorden lobulillar, degeneración vacuolar, cuerpos apoptóticos e inflamación portal con predominio de linfocitos. Durante la fase crónica puede haber diferentes grados de inflamación portal con predominio de linfocitos con hepatitis de interfaz. La inflamación es leve en la fase de tolerancia inmunitaria y en los portadores inactivos, pero es importante en la fase de reacción inmunitaria.

TRATAMIENTO

La mayoría de los casos de infección aguda por VHB sintomática en adultos se resuelven al desarrollar anticuerpos contra la proteína de superficie (anti-HBs), el anticuerpo neutralizante

TABLA 19-1	PRUEBAS SEROLÓGICAS PARA LA HEPATITIS B AGUDA FRENTE A LA HEPATITIS B CRÓNICA					
Diagnóstico	HBsAg	Anti-HBs	Anti-HBc	HBeAg	Anti-HBe	ADN-VHB
Hepatitis aguda	+		IgM	+		+
Período de desarrollo			IgM	+/−	+/−	+
Recuperación		+	IgG		+/−	
Inmunización		+				
Hepatitis crónica (HBeAg [+])	+		IgG	+		+
Hepatitis crónica (HBeAg [−])	+		IgG		+	+

ADN-VHB, ADN del virus de la hepatitis B; Anti-HBc, anticuerpo contra el antígeno central del VHB; anti-HBe, anticuerpo contra el antígeno e del VHB; anti-HBs, anticuerpo contra el antígeno de superficie del VHB; HBsAg, antígeno de superficie del VHB.

central del VHB. Por lo tanto, en general no hay un papel para la terapia antiviral en la infección aguda, a menos que sea para IHA o pacientes con un curso grave (INR > 1.5, bilirrubina > 10 mg/dL).

Tratamiento farmacológico

- Para tratar la infección por VHB existen siete fármacos disponibles. Se dividen en tres grupos principales:
  - La **terapia basada en interferón** (interferón α e interferón pegilado α) debe evitarse, a menos que se trate de pacientes jóvenes con enfermedad hepática compensada que deseen un tratamiento por tiempo definido.
  - **Análogos de nucleósidos** (lamivudina, entecavir y telbivudina).
  - **Análogos de nucleótidos** (adefovir y tenofovir). El tenofovir tiene dos presentaciones: tenofovir disoproxil fumarato (profármaco) y tenofovir alafenamida.
- De los fármacos orales, **entecavir** y **tenofovir** tienen la barrera genética más alta a la resistencia y, por lo tanto, **se prefieren si está indicado el tratamiento de la infección aguda por VHB**. El tratamiento puede interrumpirse después de confirmar la eliminación del HBsAg.
- **Profilaxis preexposición**
  - La **vacuna contra el VHB** debe considerarse para todas las personas, pero especialmente para aquellas con alto riesgo (*véase* la sección de *Factores de riesgo*).
  - El programa de vacunación contra el VHB incluye tres inyecciones intramusculares a los 0, 1 y 6 meses en lactantes o adultos sanos. La respuesta de anticuerpos protectores es > 90% después de la tercera dosis. La respuesta a la vacunación se mide con anti-HBs ≥ 10 UI/mL.
- **Profilaxis posterior a la exposición**
  - **Los lactantes nacidos de madres HBsAg positivas** deben recibir la vacuna contra el VHB y la inmunoglobulina contra la hepatitis B (IGHB), 0.5 mL, dentro de las 12 h posteriores al nacimiento para prevenir la transmisión vertical del virus.
  - **Las parejas sexuales susceptibles** de personas con VHB y quienes se **pincharon con una aguja** deben recibir IGHB (0.04-0.07 mL/kg) y la primera dosis de la vacuna contra el VHB en diferentes sitios, preferiblemente dentro de las 48 h siguientes al contacto, pero no más de 7 días después de la exposición. Se puede administrar una segunda dosis de IGHB 30 días después de la exposición y se debe completar el programa de vacunación.

Tratamiento quirúrgico

El trasplante de hígado está indicado en pacientes con IHA secundaria a infección aguda por VHB.

RESULTADOS O PRONÓSTICO

- Dependiendo de la edad de la infección, las personas pueden tener una resolución espontánea o una progresión a la cronicidad.
  - Niños menores de 5 años: 90% desarrollará una infección crónica por VHB.
  - Adultos: 5-10% desarrollará hepatitis B crónica.
- La detección de CHC está indicada en individuos de alto riesgo (cirróticos, hombres asiáticos > 40 años de edad, mujeres asiáticas > 50, afroamericanos, con antecedentes familiares de CHC, carga vírica alta e inflamación activa). El estudio REVEAL-HBV, de Taiwán, demostró una fuerte asociación entre la concentración de ADN del VHB al inicio del estudio y el riesgo de CHC a lo largo del tiempo. El riesgo de CHC comienza a aumentar cuando la concentración de ADN del VHB es mayor de 2 000 UI/mL.[4]

Virus de la hepatitis C

PRINCIPIOS GENERALES

El VHC es un virus de transmisión parenteral que con frecuencia no se reconoce en la fase aguda; sin embargo, una vez establecida la cronicidad puede provocar cirrosis, hepatopatía en etapa terminal y CHC. Es la indicación más frecuente para el trasplante de hígado en los Estados Unidos.

Clasificación

- El VHC es un virus de ARN de la familia *Flaviviridae*.
- Se conocen en todo el mundo de seis a siete genotipos del VHC con más de 50 subtipos.
- El genotipo 1 es más frecuente en Estados Unidos, Europa y América Latina.

Epidemiología

El VHC es un problema de salud mundial, con aproximadamente 180 millones de portadores en todo el mundo.[5]

Fisiopatología

- La infección por VHC se produce principalmente por exposición a sangre infectada (*véase* la sección de *Factores de riesgo*).
- Las **formas de transmisión** incluyen:
  - **Parenteral** (p. ej., transfusión, uso de drogas inyectables, perforaciones ornamentales, pinchazos con agujas)
  - **Uso de drogas intranasales**
  - **Transmisión sexual** (especialmente asociada con prácticas sexuales de alto riesgo)

Factores de riesgo

Los **factores de riesgo de infección por VHC** incluyen antecedentes de múltiples transfusiones de sangre o factores de coagulación antes de que se instituyera la detección en 1992, nacimiento entre 1945 y 1965, hemodiálisis, uso de drogas inyectables, múltiples parejas sexuales y exposición ocupacional a sangre y sus derivados.

Prevención

No hay profilaxis ni vacunas. Se debe enfatizar la prevención de conductas de alto riesgo.

Enfermedades relacionadas

- Las **manifestaciones extrahepáticas** incluyen crioglobulinemia esencial mixta (tipo II), glomerulonefritis, porfiria cutánea tardía, vasculitis cutánea necrosante, liquen plano, linfoma y trastornos autoinmunitarios como la tiroiditis.
- La frecuencia de las manifestaciones extrahepáticas es incierta. En una serie de 321 pacientes, se observaron manifestaciones extrahepáticas en el 38% de los casos.

DIAGNÓSTICO

Cuadro clínico

- El período de incubación de la infección por VHC varía de 15 a 150 días.
- La infección aguda por VHC es por lo general subclínica.
- Los síntomas varían desde fatiga leve hasta IHA.
- Malestar, fatiga, prurito, cefalea, dolor abdominal, mialgias, artralgias, náuseas, vómitos, anorexia y fiebre son síntomas frecuentes pero inespecíficos.

Pruebas de diagnóstico

Pruebas de laboratorio

- Los **anticuerpos contra el VHC** (**anti-VHC**) pueden ser indetectables durante las primeras 8 semanas posteriores a la infección. Un **resultado falso positivo** (anti-VHC positivo con ARN de VHC negativo) puede ocurrir en el contexto de una infección previa eliminada, hepatitis autoinmunitaria (HAI) o hipergammaglobulinemia. Una prueba falsa negativa (anti-VHC negativa con ARN de VHC positiva) puede ocurrir en individuos inmunodeprimidos o en pacientes en hemodiálisis.
- El **ARN del VHC** puede detectarse mediante pruebas de PCR en suero a las 1-2 semanas de la infección.
- Los **genotipos del VHC** pueden detectarse mediante análisis disponibles comercialmente. El genotipo del VHC influye en la duración, la dosis y la respuesta al tratamiento.
- La **biopsia hepática** se puede utilizar para calificar el grado de necroinflamación y fibrosis en el hígado de pacientes con infección crónica.
- Las **pruebas no invasivas** incluyen biomarcadores de suero (p. ej., Fibrosure®, APRI®, FIB-4® y otros); las mediciones de elastografía (transitoria, de ondas de corte o por resonancia magnética) se utilizan cada vez más para evaluar el estadio de las fibrosis.

TRATAMIENTO

Tratamiento farmacológico

- Todos los pacientes con evidencia de infección crónica por VHC deben ser considerados para tratamiento antiviral con el objetivo de una respuesta inmunitaria sostenida.
- Los regímenes varían según el genotipo y la presencia de cirrosis. Algunos regímenes incluyen: glecaprevir-pibrentasvir × 8-12 semanas, ledipasvir-sofosbuvir × 12 semanas, sofosbuvir-velpatasvir × 12 semanas, simeprevir y sofosbuvir × 12-24 semanas. HCVguidelines.org es una referencia útil para determinar el tratamiento.[5]

RESULTADOS O PRONÓSTICO

- La hepatitis aguda suele ser clínicamente asintomática.
- La infección crónica ocurre en el 50-85% de las personas expuestas al VHC.
- En aquellos con infección crónica, hay un 15-30% de prevalencia de cirrosis 20 años después de la infección.

Virus de la hepatitis D

PRINCIPIOS GENERALES

La hepatitis D consiste en una partícula subvírica que requiere el virus de la hepatitis B para su infectividad.

Clasificación

Se considera al virus de la hepatitis D (VHD) una partícula subvírica con un genoma de ARN circular; es el único miembro del género *Deltavirus*.[6]

Epidemiología

- El VHD es endémico de la cuenca mediterránea, Asia y partes de América del Sur.
- Fuera de las zonas endémicas, las infecciones se producen principalmente en personas que han recibido transfusiones, usuarios de drogas inyectables o personas que han emigrado de países endémicos.
- El VHD requiere del VHB para su infección y replicación.

Fisiopatología

La infección por el VHD se presenta clínicamente como una coinfección (hepatitis B y D agudas), sobreinfección (hepatitis B crónica con hepatitis D aguda) o como una infección latente (p. ej., en el contexto de un trasplante de hígado).

Factores de riesgo

Los grupos de alto riesgo son similares a los del VHB (*véase* la sección *Epidemiología* del VHB).

Prevención

Aunque no existe una vacuna para prevenir la infección por el VHD en los portadores del VHB, ambas infecciones se pueden prevenir mediante la vacunación contra el VHB.

DIAGNÓSTICO

Cuadro clínico

- En los pacientes con **coinfección**, la evolución es transitoria y remite espontáneamente. La tasa de progresión a la cronicidad es similar a la informada para la infección aguda por VHB.
- En la **sobreinfección**, los portadores del VHB pueden tener una exacerbación aguda grave de la hepatitis con progresión frecuente a una infección crónica por VHD.

Pruebas de diagnóstico

El diagnóstico se hace al encontrar el **ARN del VHD** o el **antígeno del VHD** en el suero y al detectar **anticuerpos contra el antígeno del VHD**.

TRATAMIENTO

Tratamiento farmacológico

No existe un tratamiento específico para la hepatitis D aguda. En un pequeño estudio tres pacientes tratados con **foscarnet** por hepatitis fulminante se aliviaron.[7] Sin embargo, *in vitro* se ha demostrado que tiene un efecto estimulante paradójico sobre la replicación del VHD.[8]

Virus de la hepatitis E

PRINCIPIOS GENERALES

La hepatitis E es un **virus de ARN de transmisión entérica** que provoca hepatitis aguda en poblaciones especiales, incluidas mujeres embarazadas y pacientes con trasplante de órganos sólidos inmunodeprimidos.

Clasificación

El virus de la hepatitis E (VHE) es un virus de ARN que pertenece a la familia *Hepeviridae*.

Epidemiología

- El VHE ha estado implicado en epidemias en la India, el sudeste asiático, África y México.[9]
- La hepatitis E se considera una enfermedad zoonótica y los reservorios incluyen cerdos y, potencialmente, otras especies.

- Hay cinco genotipos de VHE, cuatro de los cuales están relacionados con la infección a humanos. Los genotipos 1 y 2 se limitan a los humanos, mientras que los genotipos 3 y 4 infectan tanto a humanos como a otros animales.[10]

Fisiopatología

La transmisión es por vía fecal-oral y se asemeja a la de la infección por VHA.

Prevención

No existe una profilaxis aprobada preexposición ni postexposición.

DIAGNÓSTICO

- La hepatitis E aguda es clínicamente indistinguible de otras hepatitis víricas agudas.
- Se **observa una alta tasa de mortalidad en mujeres embarazadas** en los trimestres segundo y tercero.

TRATAMIENTO

- El tratamiento es de apoyo en la mayoría de los pacientes, ya que la enfermedad suele remitir de forma espontánea.
- La ribavirina no debe utilizarse en mujeres embarazadas, ya que es teratógena.
- Pequeños estudios retrospectivos en pacientes con hepatopatía crónica e inmunosupresores han sugerido un posible beneficio del tratamiento con ribavirina para la hepatitis E aguda.[11]
- En pacientes con hepatitis E crónica (casi exclusivamente inmunocomprometidos), se puede utilizar un ciclo de ribavirina de 12 semanas.
- Los medicamentos inmunodepresores deben reducirse cuando sea posible.

RESULTADOS O PRONÓSTICO

Aunque generalmente se considera una enfermedad aguda, la infección crónica por VHE se ha detectado en pacientes inmunodeprimidos con trasplante de órganos.

Hepatitis por virus del herpes simple

PRINCIPIOS GENERALES

El virus del herpes simple (VHS) rara vez causa IHA; sin embargo, la afectación hepática en mujeres inmunodeprimidas o embarazadas puede causar hepatitis anictérica grave que conduce a insuficiencia hepática fulminante, lo que obliga a considerar el tratamiento empírico mientras se establece el diagnóstico.[12]

Clasificación

La infección, tanto por VHS-1 como por VHS-2, puede causar diseminación visceral y hepatitis.

Epidemiología

- Infección de adquisición frecuente: el 62% de los adolescentes son positivos al VHS-1 y el 12% al VHS-2.
- La hepatitis es una manifestación rara del VHS.
- La hepatitis ocurre en recién nacidos o niños desnutridos; rara vez en adultos.
- La mayoría de los casos de hepatitis en adultos ocurren en pacientes inmunodeprimidos (por lo general, con deficiencia de inmunidad mediada por células) o embarazadas; sin embargo, se ha descrito hepatitis por VHS en pacientes inmunocompetentes.

Fisiopatología

- Un gran inóculo de VHS, al momento inicial de la infección, puede conducir a la diseminación.
- También puede ocurrir la activación de una infección latente.
- Las cepas del VHS tienen afinidad por el hígado («hepatovirulentas»).

Factores de riesgo

Los grupos de alto riesgo incluyen **recién nacidos**, **mujeres embarazadas** (principalmente en el tercer trimestre) y **personas inmunodeprimidas**.

DIAGNÓSTICO

- El diagnóstico de infección aguda por VHS puede realizarse mediante pruebas serológicas, detección de viremia o biopsia hepática.
- El **aumento de las aminotransferasas** oscila de 10 a 100 veces el LSR de referencia. Estas elevaciones pueden estar desproporcionadas con el grado de ictericia; por lo tanto, la hepatitis por VHS a menudo se considera anictérica.
- La biopsia puede mostrar hepatocitos multinucleados y áreas de necrosis coagulativa blanda con mínima respuesta inflamatoria y necrosis abultada.

Cuadro clínico

- Los síntomas varían desde una enfermedad leve hasta IHA.
- Malestar, fatiga, prurito, cefalea, dolor abdominal, mialgias, artralgias, náuseas, vómitos, anorexia y fiebre son síntomas frecuentes pero inespecíficos.
- Las lesiones clásicas bucales o genitales (o ambas) ocurren solo en el 30% de los pacientes.

Anamnesis

La anamnesis debe incluir una revisión de los síntomas, el curso temporal de la enfermedad y cualquier posible exposición al VHS.

Exploración física

- Hepatoesplenomegalia. La ictericia suele ser leve.
- Las lesiones mucocutáneas bucales en la infección por VHS se encuentran en casi el 30% de los casos.

TRATAMIENTO

- El tratamiento es con **aciclovir intravenoso (i.v.), 5-10 mg/kg cada 8 h**; se puede iniciar de forma presuntiva si existe algún grado de sospecha clínica.
- El trasplante de hígado puede ser una opción para la IHA.

RESULTADOS O PRONÓSTICO

Los casos avanzan con rapidez a insuficiencia hepática fulminante; sin embargo, la administración rápida de terapia antiviral parenteral puede lograr la resolución completa de la disfunción hepática.

Toxicidad por paracetamol

PRINCIPIOS GENERALES

Cuando se ingiere en cantidades tóxicas, el paracetamol y sus metabolitos pueden provocar daño hepatocelular e IHA. El reconocimiento de posibles ingestas tóxicas permite la pronta administración de su antídoto, la *N*-acetilcisteína (NAC), que puede prevenir la progresión a IHA.

Epidemiología

- La toxicidad por paracetamol es la causa más frecuente de LHIF en los Estados Unidos.
- La mayoría de la veces es consecuencia de la ingesta intencional; sin embargo, también ocurren sobredosis no intencionales y pueden ocasionar daño hepático grave.

Fisiopatología

- Una lesión hepática importante por lo general requiere ingestas por encima de un valor umbral de 150 mg/kg de peso corporal.
- El paracetamol se puede metabolizar a un metabolito tóxico (*N*-acetil-*p*-benzoquinona imina [NAPQI]) que puede inducir daño por radicales libres tóxicos a las células del parénquima hepático.
- El consumo crónico y excesivo de alcohol puede predisponer a una lesión hepática, aunque solo con la sobredosis de paracetamol.

DIAGNÓSTICO

- Se hace **midiendo la concentración de paracetamol** en el suero.
- El **interrogatorio es fundamental** para evaluar el momento de la ingesta, así como otras sustancias ingeridas de manera simultánea y que podrían afectar el tratamiento (*véase* más adelante).

TRATAMIENTO

Tratamiento farmacológico

El antídoto para el tratamiento, **NAC** administrada dentro de las 8 h posteriores a la ingesta, está indicado en casos con concentraciones de paracetamol por encima de la línea de toxicidad «posible» en el **nomograma de Rumack-Matthew** (línea que conecta 150 µg/mL a las 4 h con 50 µg/mL a las 12 h) (fig. 19-1).[13]

- La NAC puede administrarse por vía oral (dosis de carga de 140 mg/kg seguida de 70 mg/kg cada 4 h para un total de 17 dosis).
- La dosificación intravenosa de NAC es aceptable. Si no hay evidencia bioquímica de insuficiencia hepática: dosis de carga de 150 mg/kg durante 60 min, seguida de 50 mg/kg infundidos durante 4 h y los últimos 100 mg/kg infundidos durante las 16 h restantes.
- Si hay evidencia bioquímica de insuficiencia hepática: dosis de carga de 150 mg/kg durante 60 min, seguida de 50 mg/kg infundidos durante 4 h, seguidos de 100 mg/kg infundidos durante las siguientes 16 h, seguidos de una infusión i.v. continua de NAC a 6.25 mg/kg/h hasta tener un INR menor de 2.
- Para las ingestas presentadas tardíamente (> 8 h), se recomienda una duración más prolongada del tratamiento i.v. (dosis de carga de 140 mg/kg i.v. durante 1 h seguida de 14 mg/kg/h durante 44 h).

Tratamiento quirúrgico

El trasplante de hígado puede considerarse en pacientes con IHA secundaria a paracetamol.

PRONÓSTICO O RESULTADO

- Además de los efectos del paracetamol en el hígado, la insuficiencia renal aguda puede ocurrir de forma independiente a la lesión hepática.
- El pronóstico es excelente con la detección y la administración oportunas de NAC; sin embargo, pueden ocurrir complicaciones por IHA (*véase* la sección *Insuficiencia hepática aguda*).

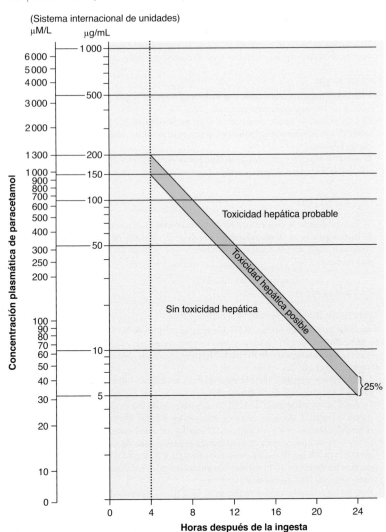

Figura 19-1. Nomograma de toxicidad del paracetamol. El área debajo de la *línea inferior* representa una ingesta no tóxica. El área sombreada entre las dos líneas es potencialmente tóxica y es probable que el área por encima de la *línea superior* sea tóxica. El tratamiento debe iniciarse para cualquier concentración por encima de la *línea inferior* (reproducido con autorización de Kline-Tilford AM, Haut C. *Lippincott Certification Review: Pediatric Acute Care Nurse Practitioner.* Philadelphia, PA: Wolters Kluwer; 2015).

Lesión hepática inducida por fármacos

PRINCIPIOS GENERALES

La lesión hepática inducida por fármacos (LHIF) es una causa frecuente de hepatopatía aguda y se han implicado más de 1 000 medicamentos y productos herbolarios. El pronóstico a menudo depende del efecto idiosincrático o de la dosis de la sustancia causal específica.

Clasificación

- Ocurren **tres patrones principales** de LHIF como resultado de la hepatotoxicidad idiosincrática y dependiente de la dosis:
  - **Hepatocelular**
  - **Colestásico**
  - **Lesión mixta hepatocelular y colestásica**
- Las formas menos frecuentes de LHIF incluyen hepatitis granulomatosa y carcinogénesis.

Epidemiología

La LHIF causa cerca del 50% de los casos de IHA en los Estados Unidos, siendo el paracetamol la causa más usual.

Fisiopatología

- La **hepatotoxicidad intrínseca** es el resultado de los efectos hepatotóxicos del fármaco o su metabolito, en general predecibles y dependientes de la dosis.[14]
- La **hepatotoxicidad idiosincrática** se puede dividir en reacciones de hipersensibilidad (alérgicas) y metabólicas (no alérgicas). Estas dependen de múltiples variables y no son predecibles.
  - Las **respuestas de hipersensibilidad** ocurren como resultado de la estimulación del sistema inmunitario por el metabolito de un fármaco solo o después de su haptenización (enlace covalente) con una proteína hepática. Un estímulo repetido con la misma sustancia conduce a una pronta reaparición de la reacción.
  - La **hepatotoxicidad metabólica** ocurre en pacientes susceptibles a consecuencia de una depuración alterada del fármaco o la producción acelerada de metabolitos hepatotóxicos. La latencia de esta reacción es variable.

DIAGNÓSTICO

Cuadro clínico

- La presentación aguda puede ser clínicamente asintomática. Cuando los síntomas están presentes, son inespecíficos e incluyen náuseas o vómitos, malestar general, fatiga, prurito, ictericia y dolor abdominal.
- En los casos agudos, la mayoría de los pacientes se recuperarán después de suspender el fármaco causante.
- También se pueden observar fiebre, erupción cutánea y eosinofilia asociada con reacciones de hipersensibilidad.

Criterios de diagnóstico

No hay criterios establecidos, pero el diagnóstico requiere sospecha clínica, relación temporal de la lesión hepática con el empleo del fármaco y resolución de la lesión hepática después de suspender el medicamento sospechoso.

Pruebas de diagnóstico

Pruebas de laboratorio

Las anomalías bioquímicas incluyen:

- **Lesión hepatocelular.** Elevación de AST y ALT más de dos veces el límite superior normal, pero puede ser mayor de 25 veces ese límite superior.

- **Lesión colestásica.** Aumento de AP y bilirrubina conjugada más de dos veces el límite superior normal.
- **Lesión mixta.** Aumento de todas estas anomalías bioquímicas hasta más de dos veces el límite superior normal.
- El **valor R** se define como el cociente ALT/LSN (límite superior de lo normal): ALP/LSN. Un valor de R > 5 indica lesión hepatocelular, < 2, lesión colestásica y de 2-5, lesiones de tipo mixto.

Procedimientos de diagnóstico
La biopsia hepática puede ser útil como parte de la evaluación diagnóstica y debe obtenerse si el diagnóstico no está claro.

TRATAMIENTO

- El tratamiento incluye la **interrupción del medicamento causal** y medidas de apoyo.
- La NAC se utiliza para la toxicidad del paracetamol.
- El beneficio de los corticoesteroides para la mayoría de las formas de LHIF no está probado. Sin embargo, pueden ser favorables para el tratamiento de pacientes con reacciones de hipersensibilidad con colestasis progresiva o con características de hepatitis autoinmunitaria en la biopsia.
- El trasplante de hígado puede ser una opción para los pacientes con IHA.

RESULTADOS O PRONÓSTICO

- El pronóstico de la LHIF suele ser exclusivo del medicamento causante.
- Es importante estar atentos al desarrollo de ictericia, porque este signo se vincula con tasas de letalidad del 10-50%.[14]

Hepatitis isquémica

PRINCIPIOS GENERALES

La hepatitis isquémica se caracteriza por un aumento transitorio, y a menudo muy rápido, de las aminotransferasas ocasionando colapso cardiovascular.

Definición
La hepatitis isquémica («hígado de choque») es el resultado de una hipoperfusión hepática.

Etiología
Los escenarios clínicos asociados incluyen pérdida grave de sangre, insuficiencia cardíaca, golpe de calor y sepsis.[15]

DIAGNÓSTICO

Cuadro clínico
La hepatitis isquémica se presenta como un aumento agudo y transitorio de las enzimas hepáticas a concentraciones tan altas como más de 20 veces el límite superior del rango normal, durante o después de un episodio de hipotensión.

Pruebas de diagnóstico
Pruebas de laboratorio
- Los estudios de laboratorio muestran incremento y descenso rápidos de las concentraciones séricas de AST, ALT (> 1000 mg/dL) y lactato-deshidrogenasa 1-3 días después del estímulo, con una disminución lenta posterior si se corrige la causa subyacente.
- La bilirrubina total, la AP y el INR pueden inicialmente ser normales, pero luego aumentar incluso cuando mejoran las concentraciones de aminotransferasas.

Procedimientos de diagnóstico

Por lo general, no se necesita una biopsia de hígado para el diagnóstico. La necrosis centrolo-bulillar y la distorsión sinusoidal con infiltrados inflamatorios en la zona 3 (áreas centrales) son características histológicas clásicas.

TRATAMIENTO

Corrección del trastorno subyacente que provocó el colapso circulatorio.

RESULTADOS O PRONÓSTICO

- El pronóstico está determinado por la corrección rápida y eficaz de la hemodinámica o el tratamiento de la causa subyacente.
- La hepatitis isquémica casi siempre remite de manera espontánea.

Síndrome de Budd-Chiari

PRINCIPIOS GENERALES

El síndrome de Budd-Chiari se caracteriza por una obstrucción del flujo de salida de las venas hepáticas, casi siempre provocada por una trombosis que puede conducir a una enfermedad aguda o subaguda caracterizada por ascitis, hepatomegalia e ictericia.

Definición

La **trombosis de la vena hepática** (TVH), también conocida como *síndrome de Budd-Chiari,* causa obstrucción del flujo de salida de las venas hepáticas. Tiene diversas causas y una variedad de consecuencias clínicas.

Etiología

- La trombosis es el principal factor que conduce a la obstrucción del sistema venoso hepático, a menudo en asociación con trastornos mieloproliferativos (policitemia rubra vera) o estados de hipercoagulabilidad (p. ej., síndrome de anticuerpos antifosfolípidos, hemoglobinuria paroxística nocturna, factor V de Leiden, deficiencia de proteínas C y S, así como empleo de anticonceptivos).
- La TVH puede ocurrir durante el embarazo y en el período posparto.
- Menos del 20% de los casos son idiopáticos.

DIAGNÓSTICO

Cuadro clínico

- Los pacientes pueden presentar una enfermedad aguda, subaguda o crónica caracterizada por ascitis, hepatomegalia y dolor abdominal en el cuadrante superior derecho.
- La ictericia, la encefalopatía, la ascitis y el edema de los miembros inferiores se presentan de forma variable. Puede haber hemorragia varicosa.

Pruebas de diagnóstico

Pruebas de laboratorio

- El gradiente de albúmina de suero a ascitis es mayor de 1.1 g/dL. Albúmina sérica, bilirru-bina, AST, ALT y TP/INR son levemente anómalos, con aminotransferasas en el rango de 100-600 UI/L.
- Se deben realizar pruebas de laboratorio para identificar un posible estado de hipercoagulabi-lidad o un trastorno mieloproliferativo.

Pruebas de imagen
- La ecografía Doppler puede utilizarse para establecer el diagnóstico.
- La tomografía computarizada o la resonancia magnética se pueden emplear para confirmar el diagnóstico o en pacientes con una ecografía sin anomalías.
- La venografía hepática se puede utilizar si las pruebas no invasivas son negativas, pero existe una fuerte sospecha clínica.

TRATAMIENTO

Tratamiento farmacológico

El tratamiento no quirúrgico incluye anticoagulación, trombolíticos, diuréticos, angioplastia, endoprótesis y derivación portosistémica intrahepática transyugular (TIPS, *transjugular intrahepatic portosystemic shunt*).[16]

Tratamiento quirúrgico

Se han usado las derivaciones quirúrgicas y el trasplante de hígado como opciones terapéuticas.

Enfermedad de Wilson

PRINCIPIOS GENERALES

La enfermedad de Wilson es un trastorno genético en el que la excreción ineficaz de cobre produce daño hepatocelular; su cuadro clínico incluye insuficiencia hepática fulminante. La progresión de la enfermedad puede conducir a cirrosis y hepatopatía de etapa terminal.

Definición

La *enfermedad de Wilson* es un trastorno autosómico recesivo (gen *ATP7B* en el cromosoma 13) que produce una sobrecarga progresiva de cobre.

Epidemiología

La prevalencia es de 1 entre 10 000 y 30 000 nacidos vivos en todo el mundo. Las mujeres tienen más probabilidades de desarrollar IHA.

Fisiopatología

La función ausente o reducida de la proteína ATP7B conduce a una disminución de la excreción canalicular de cobre, lo que ocasiona una acumulación de cobre hepático y lesiones.

Enfermedades relacionadas

Las **manifestaciones extrahepáticas** incluyen **anillos de Kayser-Fleischer** en el examen con lámpara de hendidura (anillos de dorados a pardos debido al depósito de cobre en la membrana de Descemet, en la periferia de la córnea), anemia hemolítica con Coombs negativa, acidosis tubular renal, artritis, manifestaciones neuropsiquiátricas y osteopenia.[17]

DIAGNÓSTICO

Cuadro clínico

- La hepatopatía es muy variable, desde asintomática con anomalías bioquímicas hasta IHA.
- El diagnóstico de enfermedad de Wilson aguda debe considerarse en pacientes con hepatopatía inexplicada, con o sin síntomas neuropsiquiátricos, con familiares de primer grado con enfermedad de Wilson o en personas con insuficiencia hepática fulminante (con o sin hemólisis).
- La edad promedio de presentación de la enfermedad hepática es de los 6 a los 20 años, pero puede manifestarse más tarde en la vida.
- Los trastornos neuropsiquiátricos suelen aparecer más tarde, la mayoría de las veces en asociación con cirrosis. Las manifestaciones incluyen temblor asimétrico, disartria, ataxia y manifestaciones psiquiátricas.

Pruebas de diagnóstico

Pruebas de laboratorio

- **Concentración baja de ceruloplasmina sérica** (< 20 mg/dL), **cifra elevada de cobre libre en suero** (> 25 µg/dL) y **aumento de cobre en orina de 24 h** (> 100 mg).
- Korman y su equipo demostraron que una fosfatasa alcalina a una concentración de bilirrubina total menor de 4 era altamente sensible y específica para el diagnóstico de IHA debida a enfermedad de Wilson. Al combinar esto con una relación AST:ALT mayor de 2.2, hubo un 100% de sensibilidad y un 100% de especificidad.[18]
- La mayoría de los pacientes con IHA como presentación de la enfermedad de Wilson tienen un patrón característico de hallazgos que incluyen anemia hemolítica con Coombs negativa con características de hemólisis intravascular aguda; progresión rápida a insuficiencia renal; aumento moderado de las aminotransferasas séricas (por lo general < 2 000 UI/L) desde el comienzo de la enfermedad clínica; AP sérica normal o subnormal (a menudo < 40 UI/L).

Procedimientos de diagnóstico

- **Biopsia hepática**
  - Los hallazgos de la histología hepática (necrosis masiva, esteatosis, núcleos glucogenados, hepatitis crónica, fibrosis, cirrosis) son inespecíficos y dependen de la presentación y estadio de la enfermedad.
  - Las concentraciones elevadas de cobre hepático mayores de 250 µg/g de peso seco (normal < 40 µg/g) en la biopsia son muy sugerentes de enfermedad de Wilson.

TRATAMIENTO

Tratamiento farmacológico

El tratamiento es con quelantes de cobre.

- **Penicilamina.** Dosis iniciales de 250-500 mg/día más piridoxina 25 mg/día. Indicadas en pacientes con insuficiencia hepática. Su empleo puede verse limitado por los efectos secundarios (hipersensibilidad, supresión de la médula ósea y proteinuria, lupus eritematoso sistémico y síndrome de Goodpasture). La penicilamina no debe administrarse como tratamiento inicial a pacientes con síntomas neurológicos.
- La **trientina** en dosis de 20 mg/kg es un fármaco de segunda línea. Tiene efectos secundarios similares a los de la penicilamina, pero son menos frecuentes. El riesgo de empeoramiento neurológico con la trientina es menor que con la penicilamina.

Tratamiento quirúrgico

El trasplante de hígado es la única opción terapéutica en la IHA o en la disfunción progresiva a pesar de la quelación.

RESULTADOS O PRONÓSTICO

En ausencia de síntomas neurológicos, el trasplante de hígado tiene un buen pronóstico y no requiere tratamiento médico adicional.

Insuficiencia hepática aguda

PRINCIPIOS GENERALES

La *insuficiencia hepática aguda* es el desarrollo relativamente rápido de coagulopatía y encefalopatía en ausencia de una enfermedad hepática preexistente; sus causas son diversas y el seguimiento intensivo es fundamental, al igual que la derivación oportuna para evaluar un trasplante de hígado.

Definición

La IHA es una afección poco frecuente que incluye evidencia de anomalías de la coagulación (INR > 1.5) y encefalopatía en un paciente sin cirrosis preexistente y con una enfermedad de menos de 26 semanas de duración.

Clasificación

Los términos utilizados para indicar la duración de la enfermedad en la IHA como *hiperaguda* (< 7 días), *aguda* (7-21 días) y *subaguda* (> 21 días a < 26 semanas) generalmente se consideran poco útiles, ya que no aportan datos de pronóstico distintos a los de la causa de la enfermedad.[19]

Epidemiología

Ocurren alrededor de 2 000 casos de IHA cada año en los Estados Unidos.

Etiología

- La hepatotoxicidad por paracetamol y la hepatitis vírica son las causas más frecuentes de IHA.[20]
- Otras causas incluyen HAI, exposición a fármacos y toxinas, isquemia, hígado graso agudo del embarazo, enfermedad de Wilson, síndrome de Budd-Chiari, enfermedad venooclusiva e infiltración maligna.
- En casi el 20% de los casos no se identifica una causa clara de la IHA.

DIAGNÓSTICO

Cuadro clínico

- Los pacientes pueden presentar cambios en el estado mental (de leves a graves) en el contexto de hepatitis aguda de moderada a grave y coagulopatía.
- La ictericia puede estar presente, o no, al inicio.
- Puebe haber antecedentes de sobredosis de paracetamol, ingesta de toxinas o factores de riesgo de hepatitis vírica.
- El colapso cardiovascular, la insuficiencia renal aguda, el edema cerebral y la septicemia pueden ser parte del cuadro clínico.

Pruebas de diagnóstico

Pruebas de laboratorio

- Las **aminotransferasas** suelen estar aumentadas y en muchos casos ser mayores de 1 000 UI/L.
- **INR ≥ 1.5.**
- La **evaluación inicial** para determinar las causas de la IHA debe incluir:
  - ○ Prueba de hepatitis vírica aguda
  - ○ Detección de fármacos en suero que incluya el paracetamol
  - ○ Ceruloplasmina
  - ○ Estudio sérico de HAI
  - ○ Prueba de embarazo

Pruebas de imagen

- **Ecografía Doppler del cuadrante superior derecho** para evaluar la obstrucción de la entrada o salida venosa, evaluar el parénquima hepático y la arquitectura del hígado.
- **Tomografía o resonancia** para evaluar la infiltración maligna hepática, ya que son más sensibles que la ecografía.
- Se puede obtener una **tomografía de la cabeza** para evaluar y rastrear la progresión del edema cerebral; sin embargo, los hallazgos radiológicos pueden retrasarse con respecto al desarrollo de edema cerebral.

TABLA 19-2	GRADOS DE ENCEFALOPATÍA
I	Cambios conductuales
II	Desorientación, somnolencia, conducta inapropiada
III	Confusión, somnolencia, pero con respuesta a estímulos dolorosos, lenguaje incoherente
IV	Estado comatoso, sin respuesta a estímulos nocivos

Procedimientos de diagnóstico

La biopsia hepática se puede utilizar cuando la causa permanece indeterminada a pesar de las pruebas de laboratorio e imagen. La biopsia hepática puede ser útil para ayudar con el diagnóstico de infiltración maligna, enfermedad de Wilson, hepatitis por VHS y hepatitis autoinmunitaria. Dada la presencia de coagulopatía, la biopsia transyugular es el abordaje preferido.

TRATAMIENTO

- Es esencial una **terapia de apoyo en la unidad de cuidados intensivos** en un centro con experiencia en afecciones hepáticas y trasplante de hígado.
- **Deben identificarse los factores precipitantes** y tratarse si es posible.
- **Debe evitarse la sedación** para permitir evaluaciones seriadas del estado mental o neurológico.
- La glucemia, los electrólitos, el estado acidobásico, los parámetros de coagulación y la hidratación deben controlarse de forma seriada.
- La **coagulopatía** de la IHA solo necesita corregirse en caso de hemorragia activa o cuando se requieren procedimientos invasivos.
- El **edema cerebral** y la **hipertensión intracraneal** se relacionan con la gravedad de la encefalopatía (tabla 19-2). En los pacientes con encefalopatía de grado III o IV debe considerarse la vigilancia de la presión intracraneal (debe mantenerse por debajo de 20-25 mm Hg, la presión de perfusión cerebral debe mantenerse por encima de 50 mm Hg). Los tratamientos para disminuir el edema cerebral incluyen manitol (0.5-1 g/kg i.v.), hiperventilación (reducir la Pa_{CO2} a 25-30 mm Hg), hipotermia (32-34 °C) y barbitúricos.
- **La lactulosa no está indicada para la encefalopatía.** Su uso puede ocasionar aumento de la distensión intestinal, lo que puede complicar el trasplante de hígado.
- El **trasplante de hígado es el tratamiento definitivo** para las personas con IHA (*véase* el cap. 21). Se han propuesto varios criterios para identificar a quienes es poco probable que se recuperen de forma espontánea y en quienes el trasplante de hígado podría salvarles la vida. Los criterios del King's College son los más utilizados (tabla 19-3). En los Estados Unidos, los pacientes con IHA son elegibles para ser incluidos, con la mayor prioridad, en la lista de trasplantes.

RESULTADOS O PRONÓSTICO

- Hasta antes del trasplante la supervivencia era menor del 15%; en la era posterior al trasplante la supervivencia supera el 65%.
- La muerte suele deberse a insuficiencia hepática progresiva, hemorragia digestiva, edema cerebral, septicemia o arritmia.
- Los indicadores de mal pronóstico en la IHA inducida por paracetamol incluyen pH arterial < 7.3, INR > 6.5, creatinina > 2.3 mg/dL y encefalopatía grados III-IV.

TABLA 19-3	CRITERIOS DEL KING'S COLLEGE

Inducción por paracetamol

pH arterial < 7.3
o
Los tres siguientes:
   TP > 100 s (INR > 6.5)
   Creatinina sérica > 3.4 mg/dL
   Encefalopatía de grado III o IV

Sin inducción por paracetamol

INR > 6.5 independientemente del grado de coma
o
Tres de los cinco criterios siguientes:
   Edad del paciente < 10 o > 40 años
   Bilirrubina sérica > 17.5 mg/dL
   TP > 50 s (INR ≥ 3.5)
   Causa desfavorable (hepatitis seronegativa o LHIF)
   Ictericia > 7 días antes de la encefalopatía

INR, cociente internacional normalizado; TP, tiempo de protrombina.

REFERENCIAS

1. Centers for Disease Control and Prevention. Hepatitis A questions and answers for health professionals. http://www.cdc.gov/hepatitis/hav/havfaq.htm#general. Accessed July 13, 2018.
2. Cuthbert JA. Hepatitis A: old and new. *Clin Microbiol Rev.* 2001;14(1):38–58.
3. Lok AS, McMahon BJ. Chronic hepatitis B. *Hepatology.* 2007;45(2):507–539.
4. Chen CJ, Iloeje UH, Yang HI. Long-term outcomes in hepatitis B: the REVEAL-HBV study. *Clin Liver Dis.* 2007;11(4):797–816.
5. www.HCVguidelines.org. Accessed June 9, 2020.
6. Hughes SA, Wedemeyer H, Harrison PM. Hepatitis delta virus. *Lancet.* 2011;378(9785):73–85.
7. Hedin G, Weiland O, Ljunggren K, et al. Treatment of fulminant hepatitis B and D coinfection with foscarnet. *Prog Clin Biol Res.* 1987;234:309–320.
8. Rasshofer R, Choi SS, Wolf P, et al. Inhibition of HDV RNA replication in vitro by ribavirin and sumarin. *Viral Hepatitis and Liver Disease.* Baltimore: Williams & Wilkins; 1991:659.
9. Dalton HR, Bendall R, Ijaz S, et al. Hepatitis E: an emerging infection in developed countries. *Lancet Infect Dis.* 2008;8(11):698–709.
10. Lu L, Li C, Hagedorn CH. Phylogenetic analysis of global hepatitis E virus sequences: genetic diversity, subtypes and zoonosis. *Rev Med Virol.* 2006;16(1):5–36.
11. Dalton HR, Kamar N. Treatment of hepatitis E virus. *Curr Opin Infect Dis.* 2016;29(6):639–644.
12. Montalbano M, Slapak-Green GI, Neff GW. Fulminant hepatic failure from herpes simplex virus: post liver transplantation acyclovir therapy and literature review. *Transplant Proc.* 2005;37(10):4393–4396.
13. Kline-Tilford AM, Haut C. *Lippincott Certification Review: Pediatric Acute Care Nurse Practitioner.* Philadelphia, PA: Wolters Kluwer; 2015.
14. Navarro VJ, Senior JR. Drug-related hepatotoxicity. *N Engl J Med.* 2006;354(7):731–739.
15. Weisberg IS, Jacobson IM. Cardiovascular diseases and the liver. *Clin Liver Dis.* 2011;15(1):1–20.
16. Plessier A, Valla DC. Budd-Chiari syndrome. *Semin Liver Dis.* 2008;28(3):259–269.
17. Roberts EA, Schilsky ML. AASLD position paper: diagnosis and treatment of Wilson disease: an update. *Hepatology.* 2008;47(6):2089–2111.
18. Korman J, Volenberg I, Balko J, et al. Screening for Wilson disease in acute liver failure: a comparison of currently available diagnostic tests. *Hepatology.* 2008;48(4):1167–1174.
19. Polson J, Lee WM. AASLD position paper: the management of acute liver failure. *Hepatology.* 2005;41(5):1179–1197.
20. Lee WM. Etiologies of acute liver failure. *Semin Liver Dis.* 2008;28(2):142–152.

Hepatopatía crónica

Yeshika Sharma y Mauricio Lisker-Melman

Hepatitis vírica crónica

PRINCIPIOS GENERALES

- La **hepatitis vírica crónica** se define por la persistencia de la infección vírica durante más de 6 meses, lo que ocasiona cambios necroinflamatorios y fibróticos del hígado que pueden conducir a cirrosis y carcinoma hepatocelular (CHC).
- La clasificación histopatológica de la hepatopatía crónica se basa en la etiología, el grado y el estadio; se utiliza una puntuación que mide la gravedad de la necroinflamación y otra que mide la gravedad de la fibrosis.
- Los dos virus más que provocan hepatitis crónica con mayor frecuencia son los virus de la hepatitis B (VHB) y C (VHC). El virus de la hepatitis D (VHD) es una causa poco frecuente de hepatitis crónica en los Estados Unidos. En raras ocasiones, y cuando se asocia con el trasplante de hígado, el virus de la hepatitis E también puede causar hepatitis crónica.

Hepatitis B crónica

PRINCIPIOS GENERALES

Epidemiología

- Alrededor de 2 mil millones de personas en todo el mundo están infectadas con el VHB y hay más de 200 millones de portadores crónicos positivos al antígeno de superficie del virus de la hepatitis B (HBsAg).[1,2]
- Las madres positivas a la hepatitis B pueden infectar a sus recién nacidos con un riesgo del 90% de progresión de la hepatitis B de aguda a crónica. El riesgo de progresión a hepatitis B (HB) crónica disminuye al 25% en lactantes o niños infectados y al 5-10% en adultos.
- Alrededor del 0.5% de los portadores crónicos de HBsAg eliminarán la infección anualmente. La eliminación espontánea del antígeno e del virus de la hepatitis B (HBeAg) es del 8-12% anual y se ve influida por la edad, las concentraciones basales de alanina-aminotransferasa (ALT) y el genotipo del VHB.
- Los pacientes con HB crónica tienen menos de 1% de riesgo anual de desarrollar CHC antes o después del desarrollo de cirrosis.

Etiología

- El VHB es un virus de ADN que pertenece a la familia de los *Hepadnavirus*.
- En regiones endémicas, como Asia y África subsahariana, la hepatitis B se transmite con frecuencia de madre a hijo (transmisión vertical) o en una etapa temprana de la vida. En el mundo occidental, donde la hepatitis B crónica es relativamente rara, la infección se transmite de un adulto a otro (transmisión horizontal).
- La infección se **adquiere por contacto sexual**, **vías parenterales** (p. ej., pinchazos con aguja, uso de drogas inyectables y transfusiones sanguíneas) o **transmisión perinatal**.
- La **HB crónica** se define por la positividad a HBsAg durante más de 6 meses.
- Los **fenotipos** o **fases clínicas** de la infección crónica por HB son inmunotolerancia (IT), inmunoactividad (IA) y fase replicativa baja. La fase de IA se divide en tipo silvestre o HBeAg

positiva y mutación promotora precentral/basal central o hepatitis B crónica HBeAg negativa. *Véase* la tabla 20-1 para una mejor comprensión de los fenotipos clínicos del VHB.

- Los pacientes con HB pueden tener un curso de evolución de la enfermedad fluctuante y avanzar de una fase a otra.

Factores de riesgo

- Los **grupos de alto riesgo de infección crónica por HB** incluyen personas con antecedentes de promiscuidad homosexual o heterosexual, usuarios de drogas intravenosas (i.v.), pacientes que requieren hemodiálisis (HD), trabajadores sanitarios, hijos de madres con infección crónica por VHB, receptores de múltiples transfusiones sanguíneas o hemoderivados, viajeros a áreas endémicas y nativos de Alaska, Asia o las islas del Pacífico.
- Los **factores de riesgo para desarrollar CHC** incluyen antecedentes familiares de la afección, edad mayor de 40 años, sexo masculino, alta replicación vírica, coinfección (virus de la inmunodeficiencia humana [VIH], VHC, VHD), exposición a aflatoxinas y consumo de alcohol.

Prevención

- Se recomienda la **detección** para personas nacidas en áreas con endemicidad alta o intermedia, adultos nacidos en los Estados Unidos, no vacunados y cuyos padres sean de países con una prevalencia alta o intermedia del VHB, pacientes con pruebas de función hepática crónicamente elevadas, quienes reciben inmunosupresión/quimioterapia o varias transfusiones sanguíneas, hombres con parejas homosexuales, antecedentes de enfermedades de transmisión sexual, antecedentes de promiscuidad sexual, reclusos, usuarios de drogas intravenosas, pacientes en HD, pacientes con VIH/VHC, mujeres embarazadas y contactos domésticos y sexuales de pacientes con infección por VHB.
- La **profilaxis preexposición con la vacuna contra el VHB** debe considerarse para todos, pero en particular para las personas con los factores de riesgo mencionados anteriormente.
  - Los Centers for Disease Control and Prevention recomiendan programas de vacunación universal para lactantes y adolescentes sexualmente activos en los Estados Unidos.
  - La vacuna se administra como una serie de tres inyecciones a los 0, 1 y 6 meses. Para los pacientes que requieren inmunidad rápida, la vacuna se puede administrar a los 0, 1 y 2 meses con una inyección de refuerzo de seguimiento a los 6 meses para lograr una inmunidad duradera.
  - Se pueden considerar dosis adicionales, dosis más altas, dosis de refuerzo y rutas alternativas de vacunación en los pacientes que no responden, individuos inmunodeprimidos o con baja respuesta (< 10 UI/mL de anticuerpo de superficie anti-hepatitis B [anti-HBs]) para provocar concentraciones protectoras de anti-HBs e inmunidad duradera.
- **Profilaxis posterior a la exposición**
  - Debe considerarse para lactantes nacidos de madres positivas para HBsAg. Los recién nacidos deben recibir la vacuna contra el VHB y la inmunoglobulina contra la hepatitis B (IGHB) dentro de las 12 h posteriores al nacimiento. Se ha demostrado que esta estrategia tiene una eficacia del 95% para prevenir la transmisión vertical del VHB. Para aumentar la eficacia de la profilaxis, las madres en el tercer trimestre deben ser tratadas con los antivirales apropiados para disminuir la elevada carga vírica (CV) del VHB.
  - Las parejas sexuales (susceptibles) de personas infectadas por el VHB y las personas con heridas por pinchazos de aguja contaminada por el VHB deben recibir IGHB seguida de la primera dosis de la vacuna contra el VHB en diferentes partes del cuerpo lo antes posible. Se debe administrar una segunda dosis de IGHB 30 días después de la exposición y se debe completar la serie de vacunas.
  - Aquellos que siguen siendo susceptibles a la infección por VHB, incluyendo los trabajadores de la salud, los pacientes en diálisis y las parejas sexuales de los portadores, deben someterse a pruebas de respuesta a la vacunación 1-2 meses después de la última vacunación.
  - La IGHB y el tratamiento antivírico están indicados en receptores de trasplante seronegativos para el VHB que reciban órganos infectados por el VHB.

○ Todos los pacientes con HB crónica, si no son inmunes al virus de la hepatitis A (VHA), deben recibir la vacuna contra el VHA en un intervalo de 6-12 meses.

Enfermedades relacionadas

Los pacientes con HB crónica pueden desarrollar **manifestaciones extrahepáticas de origen inmunitario**, como poliarteritis nodosa, glomerulonefritis, vasculitis por crioglobulinemia, seudoenfermedad del suero, acrodermatitis papular (predominio en niños) y anemia aplásica.

DIAGNÓSTICO

Cuadro clínico

La presentación clínica de la hepatitis vírica crónica varía significativamente de asintomática a manifestaciones de enfermedad hepática avanzada (cirrosis o CHC). Con frecuencia, los pacientes manifiestan síntomas inespecíficos como **malestar general, fatiga y debilidad, dolor abdominal, mialgias, artralgias, náuseas** y **anorexia**.

Anamnesis

La historia clínica debe incluir detalles sobre el lugar de nacimiento, antecedentes familiares de infección por VHB y cáncer de hígado, antecedentes personales de tabaquismo, consumo de etanol, tatuajes, abuso de drogas i.v., transfusiones sanguíneas, hábitos sexuales, viajes a países endémicos y antecedentes ocupacionales.

Exploración física

- Los hallazgos de la exploración física en la hepatitis vírica crónica varían según el estadio de la enfermedad al momento del diagnóstico. En las primeras fases es posible que el paciente no presente anomalías.
- Los **signos de cirrosis** incluyen ictericia, agrandamiento de la glándula parótida, ginecomastia, ascitis, circulación abdominal colateral, edema periférico, telangiectasia, atrofia muscular, eritema palmar y anomalías del estado mental.

Criterios de diagnóstico

La infección crónica por el VHB se define, por lo general, mediante las siguientes características: HBsAg positivo durante más de 6 meses, presencia o ausencia de HBeAg, concentraciones elevadas de ADN del VHB en el suero (varían según la fase de la infección), concentraciones de alanina-aminotransferasa (ALT, *alanine transaminase*) y aspartato-aminotransferasa (AST, *aspartate transaminase*) persistentemente aumentadas, intermitentemente anómalas o normales, así como biopsia hepática que muestra hepatitis crónica con diferentes grados y estadios.

Pruebas de diagnóstico

Pruebas de laboratorio

Los pacientes con infección crónica por VHB se evalúan con el fin detectar la presencia o ausencia de marcadores de infección de la siguiente manera:

- El **antígeno de superficie del virus de la hepatitis B (HBsAg)** es detectable en suero o en el citoplasma de los hepatocitos (tinción con inmunoperoxidasa) en la infección aguda o crónica por VHB. Este marcador desaparece cuando se elimina el virus. La persistencia de HBsAg es el signo patognomónico de la infección crónica por VHB.
- El **anticuerpo contra HBsAg (anti-HBs)** aparece tras la desaparición del HBsAg y después de la vacunación. La presencia de anti-HBs demuestra eliminación o la inmunidad a la enfermedad.
- El **antígeno central del virus de la hepatitis B (HBcAg)** no se detecta en el suero, pero se puede encontrar en los núcleos de los hepatocitos mediante tinción con inmunoperoxidasa durante la replicación vírica activa.
- El **anticuerpo IgM contra HBcAg (IgM anti-HBc)** está presente durante la infección aguda y en períodos de alta replicación vírica en enfermedades crónicas (brotes).

- El **anticuerpo IgG contra HBcAg** (**IgG anti-HBc**) suele estar presente en pacientes con enfermedad crónica y junto con anti-HBs en pacientes que eliminaron la infección. En algunos casos, los pacientes con IgG anti-HBc pueden estar infectados (hepatitis B asintomática) o desarrollar una reactivación de la infección por VHB tras episodios de inmunodepresión o quimioterapia.
- El **antígeno e del virus de la hepatitis B** (**HBeAg**) aparece en el suero poco después del HBsAg. Es indicativo de replicación vírica activa y alta infectividad. Los portadores de infección por VHB con mutaciones del promotor precentral o basal central no pueden sintetizar o secretar este marcador a pesar de la elevada replicación vírica.
- El **anticuerpo contra HBeAg** (**anti-HBe**) suele indicar grados bajos de replicación y de infectividad. La excepción más conocida es el paciente infectado con mutaciones del promotor precentral o basal central (HBeAg negativo, pero anti-HBe positivo).
- **El ADN del VHB es el marcador más preciso y sensible de la replicación vírica**. Se detecta mediante la reacción en cadena de la polimerasa y se informa en unidades internacionales por mililitro (UI/mL).
- **Para la interpretación de las pruebas de laboratorio,** *véase* la tabla 20-1.
- Los pacientes con infección crónica por VHB pueden progresar a través de estas fases clínicas:
  - ○ **Fase de inmunotolerancia.** Por lo general, se observa en infecciones adquiridas de forma perinatal. Los pacientes por lo regular tienen una enfermedad leve o subclínica con concentraciones normales de ALT. El VHB se está replicando activamente (ADN del VHB > 10^7 UI/mL). Hay HBeAg. La biopsia de hígado en general es normal o con cambios inflamatorios leves. Algunos de estos pacientes pueden desarrollar una enfermedad hepática activa más adelante en su vida.
  - ○ **Fase inmunoactiva.** Se caracteriza por concentraciones elevadas de ADN del VHB (> 20 000 UI/mL), HBeAg positiva (tipo silvestre) o negativa (mutación del promotor central o basal), ALT elevada y biopsia anómala con diferentes grados de inflamación y fibrosis.

| TABLA 20-1 | USO DE PRUEBAS EN LA INFECCIÓN CRÓNICA POR VHB |

Prueba	Con inmunotolerancia	Infección crónica con replicación alta	Infección crónica con replicación baja	Mutación precentral (PCB)	Infección asintomática
HBsAg	+	+	+	+	−
HBeAg	+	+	−	−	−
Anti-HBs	−	−	−	−	−
Anti-HBe	−	−	+	+	−
IgM anti-HBc	−	−	−	−	−
IgG anti-HBc	−	+	+	+	+
ADN del VHB	> 10^7 UI/mL	> 10^5 UI/mL	< 10^3 UI/mL	> 10^4 copias/mL	< 10^3 UI/mL
ALT/AST	Normal	+++	Normal	+/++	Normal

ALT, alanina-aminotransferasa; AST, aspartato-aminotransferasa; HBc, antígeno central del VHB; HBeAg, antígeno e del VHB; HBsAg, antígeno de superficie del VHB; PCB, promotor central basal; VHB, virus de la hepatitis B.

○ **Fase de replicación baja o inactiva.** Estos pacientes tienen pocos síntomas o ninguno. Hay una baja actividad replicativa con concentraciones bajas de ADN del VHB (< 2 000 UI/mL), HBeAg negativa y ALT normal. La biopsia de hígado muestra inflamación leve o nula y diferentes grados de fibrosis. Los portadores inactivos pueden exacerbarse hasta la replicación activa, inclusive después de años de enfermedad inactiva.

○ **Infección asintomática.** Se caracteriza por ser HBsAg negativa pero positiva al ADN de VHB. La inmunodepresión o la quimioterapia puede provocar la reactivación del VHB.

● Pruebas adicionales:
  ○ La **determinación del genotipo** del VHB tiene una importancia clínica creciente y se está convirtiendo en un marcador estándar.
  ○ Los pacientes con genotipos A y B tienen más probabilidades de experimentar seroconversión espontánea del HBeAg a una edad más temprana, tienen una progresión más lenta a la cirrosis, menos inflamación hepática y responden mejor al tratamiento con interferón.

Procedimientos de diagnóstico

La **biopsia hepática** es útil para determinar la inflamación (grado) y la fibrosis (estadio) en los pacientes con hepatitis B crónica. Existen métodos no invasivos para evaluar la fibrosis hepática (*véase* la sección *Procedimientos de diagnóstico* en *Esteatosis hepática no alcohólica*).

TRATAMIENTO

● El tratamiento de la infección crónica por VHB tiene los siguientes objetivos: eliminación o supresión del ADN del VHB, evitar la seroconversión de HBeAg en anti-HBe, evitar la seroconversión de HBsAg en anti-HBs, normalización de la ALT sérica y de la histología hepática.[3]

● El tratamiento está indicado para pacientes con:
  ○ Cirrosis descompensada a pesar de las concentraciones bajas del ADN del VHB (< 2 000 UI/mL).
  ○ Cirrosis compensada con ADN del VHB > 2 000 UI/mL, independientemente de la concentración de la ALT.
  ○ Pacientes HBeAg positivos o negativos con ADN del VHB elevado (CV > 20 000 UI/mL y > 2 000 UI/mL, respectivamente) y ALT > 2 veces el límite superior normal (LSN) independientemente del grado de fibrosis.

● Los pacientes con concentraciones de ALT poco aumentadas (< 2× LSN) o de ADN del VHB persistentemente altas deben evaluarse para un posible tratamiento caso por caso. La evaluación mediante biopsia hepática de los cambios inflamatorios y la fibrosis puede ayudar a determinar el tratamiento. Los pacientes con inflamación de moderada a grave, o con mucha fibrosis, pueden beneficiarse con el tratamiento.

Tratamiento farmacológico

Las opciones actuales de tratamiento incluyen **terapia con interferón α pegilado (peg-IFN-α)**, **análogos nucleótidos** y **nucleósidos (AN)** (tabla 20-2).

Tratamientos de primera línea

● **Interferón**
  ○ Los interferones son glicoproteínas con acciones antivíricas, inmunomoduladoras y antiproliferativas. La adición de polietilenglicol al IFN estándar (α2a o α2b) produce una vida media prolongada con mejor biodisponibilidad.
  ○ El peg-IFN-α se administra en forma de inyecciones subcutáneas semanales. El IFN no induce mutaciones de resistencia antivírica.
  ○ El tratamiento con interferón está contraindicado en los pacientes con enfermedad hepática descompensada. Los efectos secundarios incluyen síndrome de seudogripe (dolor de cabeza, fatiga, mialgias, artralgias, fiebre y escalofríos), síntomas neuropsiquiátricos (depresión, irritabilidad y deterioro de la concentración), supresión medular reversible y otros efectos (alopecia, tiroiditis y reacciones en el sitio de inyección).

TABLA 20-2	AGENTES TERAPÉUTICOS PARA LA HEPATITIS VÍRICA CRÓNICA		
	Indicación	Efectos secundarios	Contraindicaciones
Ribavirina	Hepatitis C crónica	Teratogenicidad, anemia hemolítica, hiperuricemia, prurito, exantema, síntomas pulmonares, enfermedad renal. Anemia grave y acidosis láctica cuando se usa con didanosina o AZT en pacientes con VIH	Embarazo Insuficiencia renal Incapacidad para tolerar la anemia Defectos enzimáticos de la membrana eritrocítica
Interferón pegilado	Pacientes HBeAg (+) Pacientes HBeAg (−)	Síntomas similares a los de la gripe, síntomas neuropsiquiátricos, supresión medular, trastornos autoinmunitarios	Enfermedad hepática avanzada con complicaciones
Inhibidores de nucleótidos (TDF)	Pacientes HBeAg (+) Pacientes HBeAg (−) Cirróticos Pacientes resistentes a la LAM	Medicamento tolerable con pocos efectos secundarios importantes: insuficiencia renal, pérdida ósea, síndrome de Fanconi e hipofosfatemia. Pocos efectos secundarios frecuentes: náuseas, diarrea, dolor muscular y debilidad	Precaución si se utilizan nefrotóxicos simultáneamente. Ajuste de dosis en pacientes con enfermedad renal Categoría B durante el embarazo
Inhibidores de nucleósidos (ETV, TAF)	Pacientes HBeAg (+) Pacientes HBeAg (−) Cirróticos	Medicamento tolerable con pocos efectos secundarios importantes. Se ha informado que la acidosis láctica es una reacción grave al ETV. TAF es la mejor alternativa para prevenir el daño renal o las anomalías de la densidad ósea. Los efectos secundarios frecuentes incluyen cefaleas, fatiga, mareos y náuseas	Precaución si se utilizan nefrotóxicos simultáneamente. Ajuste de dosis en pacientes con enfermedad renal Categorías B (DMN) y C (ETV) durante el embarazo

AZT, zidovudina; DAN, dosis al nacimiento; ETV, entecavir; LAM, lamivudina; TAF, tenofovir, alafenamida; TDF, tenofovir, disoproxil, fumarato.

- **Análogos nucleótidos y nucleósidos (AN)**
  - Los AN son agentes administrados por vía oral que se toleran mejor que el tratamiento con IFN; la preocupación de su uso a largo plazo es la selección de mutaciones resistentes a los antivirales.
  - Los fármacos de primera línea son tenofovir y entecavir. Estos análogos tienen una fuerte actividad antivírica y están asociados con tasas más bajas de mutaciones de resistencia. En los pacientes con enfermedad renal, ambos medicamentos requieren ajuste de dosis.
- **Disoproxilfumarato de tenofovir (DFT) y alafenamida de tenofovir (AFT)**
  - El DFT es un análogo de nucleótidos y la AFT es un AN. Ambos suprimen de forma eficaz el ADN del VHB con tasas bajas de pérdida o seroconversión de HBsAg. Los pacientes HBeAg positivos se tratan con frecuencia hasta que logran la eliminación del antígeno y la seroconversión a anti-HBe, ALT normal y ADN de HBV negativo. Los pacientes HBeAg negativos se tratan de forma indefinida.
  - La dosis diaria de DFT es de 300 mg con ajuste necesario una vez que la tasa de filtración glomerular estimada (TFGe) es menor de 50 mL/min. El DFT tiene un excelente perfil de seguridad. Aún no se conocen mutaciones de resistencia a este medicamento. La dosis de AFT es de 25 mg hasta que la TFGe sea menor de 15 mL/min. La AFT ocasiona menos eventos adversos en la densidad mineral ósea o renales.
- El **entecavir (ETV)** es un AN que suprime de forma eficaz el ADN del VHB. Al igual que el DFT y la AFT, el ETV tiene una tasa baja de pérdida o seroconversión de HBsAg. El ETV tiene un perfil de seguridad excelente a una dosis de 0.5-1 mg al día. En pacientes resistentes a la lamivudina, el 51% desarrolla mutaciones resistentes al ETV y el 43% padece recaída.
- **Adefovir**, **lamivudina** y **telbivudina** se utilizan con poca frecuencia debido a su baja barrera contra la resistencia al VHB.

Tratamiento quirúrgico

El **trasplante de hígado** está indicado en los pacientes con cirrosis avanzada causada por el VHB. La inmunoprofilaxis con IGHB combinada con un análogo nucleósido o nucleótido se usa para disminuir la posibilidad de recurrencia y hepatitis colestásica fibrosante después del trasplante hepático.

VIGILANCIA O SEGUIMIENTO

Los pacientes con infección crónica por el VHB deben someterse a estudios por imagen (ecografía abdominal, tomografía computarizada [TC] o resonancia magnética [RM]) cada 6-12 meses para la detección temprana de CHC.

Hepatitis C crónica

PRINCIPIOS GENERALES

Epidemiología

- Alrededor de 180 millones de personas en todo el mundo están infectadas con el VHC.
- En los Estados Unidos, el VHC es la infección de transmisión sanguínea más frecuente; entre 3 y 7 millones de personas son positivas para anticuerpos contra el VHC (anti-VHC).
- La infección por el VHC es la principal causa de muerte relacionada con enfermedades hepáticas y la principal indicación para trasplante de hígado en los Estados Unidos.

Etiología

- El VHC es un virus de ARN que pertenece a la familia *Flaviviridae*. Existen siete genotipos del VHC con diversos subtipos.
- El VHC se transmite por vía parenteral a través de transfusiones, uso de drogas inyectables o pinchazos con agujas. Rara vez se adquiere por transmisión sexual o vertical.

- La hepatitis aguda progresa a la cronicidad en el 60-80% de los pacientes con VHC y produce cirrosis en el 15-20%. Los pacientes cirróticos tienen mayor riesgo de desarrollar CHC.
- El período de incubación del virus es de 15-150 días.
- La infección crónica por VHC tiene un curso clínico asintomático durante muchos años o décadas. Los pacientes con inmunodepresión, alcoholismo y obesidad pueden tener una progresión más rápida a la cirrosis.

Factores de riesgo

- Los factores de riesgo de infección por VHC incluyen pacientes que recibieron **transfusiones sanguíneas antes de 1991, antecedentes de uso de drogas intravenosas** (modo principal de transmisión en los Estados Unidos), **pacientes en hemodiálisis, tatuados o con perforaciones ornamentales, parejas sexuales monógamas de personas infectadas por el VHC** (bastante raro) y **trabajadores de la salud con exposición ocupacional a pinchazos**.
- Los factores de riesgo para el desarrollo rápido de cirrosis incluyen sexo masculino, edad avanzada, consumo de alcohol (más de 50 g/día), obesidad con esteatosis hepática y coinfección por VIH.

Prevención

No existe vacuna disponible para la prevención del VHC.

Enfermedades relacionadas

Las **manifestaciones extrahepáticas** del VHC incluyen vasculitis por crioglobulinemia mixta (10-25% de los pacientes con VHC), enfermedades glomerulares (síndrome de crioglobulinemia mixta, nefropatía membranosa), porfiria cutánea tardía, vasculitis cutánea necrosante, liquen plano y linfoma.

DIAGNÓSTICO

Cuadro clínico

Los síntomas crónicos de la infección por VHC y los resultados de la exploración física son similares a los descritos en otras formas de hepatitis vírica crónica (*véase Hepatitis B crónica, Cuadro clínico*).[4]

Pruebas de diagnóstico

Pruebas de laboratorio

- El diagnóstico de infección por VHC se sospecha por la presencia de anticuerpos anti-VHC y se confirma mediante la detección del ARN del VHC. Los **anticuerpos anti-VHC** pueden ser indetectables durante las primeras 8-12 semanas después de la infección; la **hepatitis C aguda** puede diagnosticarse por la presencia de **ARN** del **VHC** durante este tiempo.
- Se pueden observar **pruebas anti-VHC falsas positivas** en casos de hipergammaglobulinemia o hepatitis autoinmunitaria (HAI). Es posible encontrar **pruebas anti-VHC falsas negativas** en pacientes inmunodeprimidos, en hemodiálisis y receptores de trasplantes de órganos sólidos. **La presencia de anticuerpos anti-VHC no confiere inmunidad**.
- El **ARN del VHC** se detecta en el suero 1-2 semanas después de la infección. Esta prueba es útil tanto para el diagnóstico como para la evaluación de la respuesta virológica sostenida (**RVS**) después del tratamiento.
- La determinación del **genotipo del VHC** influye en la duración, la dosis y la susceptibilidad al tratamiento. El genotipo 1 (subtipos 1a y 1b) ocasiona la mayoría de las infecciones en los Estados Unidos. Los genotipos 2 y 3 representan el 20% de las infecciones por el VHC en aquel país. La sensibilidad al tratamiento varía según los diferentes genotipos.

Procedimientos de diagnóstico

La **biopsia hepática** es útil para determinar el grado y el estadio de la enfermedad hepática y también sirve como factor pronóstico. Los marcadores no invasivos de la fibrosis se utilizan cada vez más como una alternativa.

TRATAMIENTO

El objetivo del tratamiento es eliminar el VHC y modificar el curso natural de la infección hacia las complicaciones de la infección crónica, incluyendo la cirrosis y el CHC.[5]

* La **respuesta al tratamiento** se define por el logro de la **RVS**. La RVS se define como la ausencia de ARN del VHC detectable 12 semanas después de la finalización del tratamiento.
* Los **pacientes que no responden al tratamiento** son los que no logran una RVS. El **rebrote** se define como la reaparición del ARN del VHC después de su eliminación durante el tratamiento. La **recaída** se define como la reaparición del ARN del VHC tras finalizar la terapia.

Tratamiento farmacológico

Primera línea

* La infección crónica por VHC se trata con antivirales de acción directa (AAD). La selección del régimen de tratamiento se basa con frecuencia en el historial (sin tratamiento previo frente a medicación ya utilizada), CV del VHC, genotipo/subtipo, estado de la cirrosis (compensada frente a descompensada), coinfecciones (VIH, VHB), interacciones medicamentosas y funcionamiento renal.
  ○ Los **AAD** se dirigen a proteínas no estructurales específicas del virus, lo que provoca la interrupción de su replicación.
  ○ Los regímenes de tratamiento actuales incluyen la combinación de más de un AAD durante 8-16 semanas (según las variables de infección por VHC). Los AAD tienen una eficacia de erradicación (RVS) que fluctúa entre el 95 y 99% con un perfil de efectos secundarios muy tolerable, con varios fármacos que tienen un espectro pangenotípico.
    ■ **Proteínas no estructurales 3/4A (NS3/4A) inhibidoras de la proteasa (IP).** Las IP NS3/4A actualmente aprobadas incluyen simeprevir, grazoprevir, glecaprevir, paritaprevir y voxilaprevir. Estos fármacos están contraindicados en la cirrosis descompensada.
    ■ Los **inhibidores del complejo NS5A** incluyen ledipasvir, ombitasvir, daclatasvir, velpatasvir, elbasvir y pibrentasvir.
    ■ Los **inhibidores de la polimerasa NS5B** incluyen sofosbuvir y dasabuvir.
* Opciones de tratamiento del **genotipo 1**. Sofosbuvir/ledipasvir, sofosbuvir/velpatasvir, grazoprevir/elbasvir, glecaprevir/pibrentasvir.
* Opciones de tratamiento del **genotipo 2**. Sofosbuvir/velpatasvir, glecaprevir/pibrentasvir.
* Opciones de tratamiento del **genotipo 3**. Sofosbuvir/velpatasvir, sofosbuvir/daclatasvir, glecaprevir/pibrentasvir.
* Los **genotipos 4, 5 y 6** son los que se encuentran con menos frecuencia en los Estados Unidos y se tratan de manera eficaz con regímenes pangenotípicos.
* Los **pacientes que no respondieron a tratamientos anteriores** con interferón, ribavirina y algunos AAD pueden tratarse con un régimen doble que contenga glecaprevir/pibrentasvir o uno triple con sofosbuvir/velpatasvir/voxilaprevir.
* Los **pacientes con VHC e insuficiencia renal** se tratan (según el genotipo) con grazoprevir/elbasvir (genotipo 1) o glecaprevir/pibrentasvir (pangenotípico). Los regímenes que contienen sofosbuvir no deben usarse con una TFGe menor de 30 mL/min.
* No se dispone de un tratamiento óptimo para la cirrosis descompensada. La combinación de sofosbuvir/velpatasvir y ribavirina es una buena opción para algunos de estos pacientes. Los pacientes con cirrosis avanzada se derivan a programas de trasplante de hígado. En estos pacientes, el VHC se trata de manera eficaz, después del trasplante de hígado, con sofosbuvir/ledipasvir y ribavirina.
* Si se encuentra positividad concurrente de HBsAg o anti-HBc, deben medirse el ADN del VHB y la ALT del paciente. Debe considerarse el tratamiento simultáneo del VHB, si es apropiado, para evitar brotes de VHB inducidos por AAD, hepatitis fulminante o muerte.

Tratamiento quirúrgico

El **trasplante de hígado** está indicado en los pacientes con cirrosis avanzada. La recurrencia del VHC es casi universal después del trasplante; los pacientes deben recibir tratamiento para promover la RVS y la curación.

CONSIDERACIONES ESPECIALES

Los pacientes con crioglobulinemia con proteinuria de leve a moderada y nefropatía de avance lento deben ser tratados con terapia combinada de AAD.

Hepatopatía alcohólica

PRINCIPIOS GENERALES

Clasificación

La toxicidad hepática inducida por alcohol genera un espectro de daño que fluctúa de **esteatosis simple a esteatohepatitis alcohólica**, **fibrosis progresiva**, **cirrosis** y desarrollo de **CHC**.

Epidemiología

- La esteatosis, la manifestación más frecuente de la hepatopatía alcohólica, está presente en el 90% de los grandes consumidores crónicos de alcohol.
- La progresión a cirrosis se observa en el 5-15% de estos pacientes a pesar de la abstinencia, y en el 30-37% si continúa el consumo de alcohol.
- A pesar de la alta prevalencia de la enfermedad del hígado graso en los bebedores empedernidos, solo el 10-35% desarrollará hepatitis alcohólica.

Factores de riesgo

- Los factores de riesgo de enfermedad hepática en los pacientes alcohólicos incluyen dosis más altas (más de 60 g/día), consumo de alcohol durante mucho tiempo, obesidad, sobrecarga de hierro, hepatitis vírica concomitante, factores genéticos, desnutrición, síndrome metabólico, etnia y sexo femenino.
- El consumo de aproximadamente 30-40 unidades (una unidad equivale a 8 g de alcohol, una copa de vino o una lata de 240 mL de cerveza al 3.5-4%) de alcohol por semana ocasiona cirrosis en el 3-8% de las personas con más de 12 años de consumo de alcohol.
- Las tasas de cirrosis asociada con el alcohol son más altas entre los afroamericanos e hispanos.

Enfermedades relacionadas

Las afecciones relacionadas inducidas por el alcohol incluyen **miocardiopatías**, **atrofia del músculo esquelético**, **disfunción pancreática** y **neurotoxicidad**.

DIAGNÓSTICO

Cuadro clínico

- Los pacientes con evidencia de hepatopatía deben someterse a pruebas de detección de dependencia al alcohol mediante la obtención de una anamnesis completa de antecedentes sociales y, a veces, mediciones de alcohol aleatorias.
- El **cuestionario CAGE** (*cut-annoyed-guilty-eye*) tiene altas sensibilidad y especificidad para identificar la dependencia al alcohol. Consta de cuatro preguntas: 1) ¿Ha sentido alguna vez la necesidad de **interrumpir** (*cut*) su consumo de alcohol? 2) ¿La gente le ha **enfadado** (*annoyed*) criticando su forma de beber? 3) ¿Se ha sentido **culpable** (*guilty*) por su forma de beber? 4) ¿Alguna vez ha necesitado un trago al despertar (**abrir los ojos**, *eyes-open*) para calmar sus nervios o para deshacerse de la resaca? Responder «sí» a dos de estas preguntas indica la necesidad de una evaluación adicional.
- Los hallazgos de la exploración física en los pacientes con hepatopatía alcohólica varían según el estadio de la enfermedad al momento del diagnóstico.
- Los pacientes con **esteatosis/hígado graso** suelen ser asintomáticos.
- La **hepatitis alcohólica** tiene todo un espectro de presentaciones clínicas y de gravedad. Los pacientes pueden tener una enfermedad asintomática o hepatitis grave con desarrollo rápido de insuficiencia hepática y muerte.

- Los pacientes con **cirrosis alcohólica** pueden tener signos y síntomas clásicos de una enfermedad hepática avanzada (*véase* la sección *Hepatitis B*).

Pruebas de diagnóstico

Pruebas de laboratorio

- Debe sospecharse hepatitis alcohólica en los pacientes con aminotransferasas aumentadas cuando la relación **AST/ALT es mayor de 2:1**.
- También puede encontrarse un cuadro de colestasis caracterizado por **aumento de la fosfatasa alcalina (AP, *alkaline phosphatase*), bilirrubina total (predominantemente conjugada)** y **parámetros de coagulación anómalos**.
- El mal pronóstico está indicado por concentraciones elevadas de creatinina, leucocitosis, colestasis considerable y coagulopatía (que no mejora a pesar de la administración parenteral de vitamina K).
- Se puede determinar la **función de discriminación** (FD) para evaluar la mortalidad intrahospitalaria. FD = 4.6 × (tiempo de protrombina [TP] del paciente − TP de control) + bilirrubina total sérica. Una FD > 32 se asocia con un mal pronóstico.

Pruebas de imagen

La **ecografía abdominal**, la **RM** y la **TC** se utilizan para investigar otras enfermedades hepáticas, incluida la patología biliar obstructiva y afecciones infiltrativas y neoplásicas.

Procedimientos de diagnóstico

- Durante la fase aguda de la hepatitis alcohólica, rara vez está indicada la **biopsia hepática**. En momentos posteriores puede usarse para evaluar la etapa y la gravedad del daño hepático.
- La **histología** incluye corpúsculos hialinos de Mallory, degeneración en globo, infiltrado neutrofílico, necrosis parenquimatosa confluente de hepatocitos, megamitocondria, depósito de colágeno intrasinusoidal y pericentral, inflamación lobulillar, vacuolación nuclear, proliferación de conductos biliares, cambio graso y fibrosis perivenular y perisinusoidal.

TRATAMIENTO

Tratamiento no farmacológico

- **La abstinencia de alcohol es la piedra angular del tratamiento**.
- El tratamiento de la hepatopatía alcohólica también incluye **apoyo nutricional**.
  - En ausencia de encefalopatía hepática o con un tubo digestivo funcional, se debe considerar la alimentación enteral si el paciente no está comiendo adecuadamente.
  - En los pacientes con encefalopatía hepática o con íleo, se debe considerar la alimentación parenteral total; confiere algún beneficio contra la mortalidad.
  - En los pacientes con cirrosis alcohólica, una dieta oral regular con varias tomas y alto contenido calórico y proteínico mejora la supervivencia.

Tratamiento farmacológico

Corticoesteroides. El tratamiento de la hepatitis alcohólica con corticoesteroides es controvertido.[6] Sin embargo, la evidencia sugiere que los pacientes con FD mayor de 32 o con encefalopatía hepática pueden beneficiarse de la terapia con esteroides. La prednisolona se inicia con 40 mg/día por vía oral durante 4 semanas y luego se reduce gradualmente durante 2-4 semanas. Después de 7 días de tratamiento con esteroides, se calcula una *puntuación de Lille* para predecir la respuesta. Si el paciente tiene una puntuación de Lille mayor de 0.45 (mala respuesta), se debe interrumpir el tratamiento.[7]

Tratamiento quirúrgico

El **trasplante de hígado** está indicado en los pacientes con enfermedad hepática alcohólica avanzada. Se requiere un mínimo de 6 meses de abstinencia y participación activa en un programa de rehabilitación para ser considerado candidato a un trasplante de hígado.

Esteatosis hepática no alcohólica

PRINCIPIOS GENERALES

Definición

La **esteatosis hepática no alcohólica** (**EHNA**) es un síndrome clínico-patológico que abarca varias entidades clínicas que incluyen esteatosis hepática, esteatohepatitis, fibrosis y enfermedad hepática en etapa terminal en ausencia de un consumo importante de alcohol.

Clasificación

- La **esteatohepatitis no alcohólica** (**ENA**), que forma parte del espectro de la EHNA, se caracteriza por esteatosis, abombamiento hepatocelular, inflamación lobulillar y fibrosis pericelular o perisinusoidal. Representa aproximadamente una quinta parte de la EHNA y tiene riesgo de progresión a cirrosis.[8]
- El **hígado graso no alcohólico** (**HGNA**) consiste en esteatosis hepática «simple», sin inflamación significativa, y se caracteriza por una enfermedad más estable y con menos riesgos de progresión a cirrosis.

Epidemiología

- Se trata de una afección mundial. La EHNA es una afección hepática frecuente en los Estados Unidos que afecta al 20-30% de la población adulta. La prevalencia de ENA es de aproximadamente 2-3%.
- La EHNA afecta tanto a niños como a adultos; su incidencia aumenta con la edad.
- Aproximadamente el 30% de los pacientes con ENA progresarán a fibrosis en 5 años y el 15-20% progresarán a cirrosis con el tiempo. Alrededor del 37% de los pacientes con fibrosis progresarán a cirrosis.
- La mortalidad entre los pacientes con ENA se debe más a menudo a enfermedades cardiovasculares que a cirrosis.

Fisiopatología

- El mecanismo por el cual la EHNA progresa a ENA no está completamente dilucidado.
- La disminución de la producción de lípidos en el hígado y el aumento de la lipólisis periférica y de la captación hepática de ácidos grasos conducen al desarrollo de esteatosis macrovesicular que empeora con la resistencia a la insulina. Además, la hiperinsulinemia induce disfunción mitocondrial que provoca incremento del estrés oxidativo hepático y el desarrollo de esteatohepatitis.
- Las causas secundarias de ENA incluyen fármacos hepatotóxicos (amiodarona, nifedipino, estrógenos), procedimientos quirúrgicos (derivación yeyunoileal, resección extensa del intestino delgado, derivaciones pancreáticas y biliares), así como varias situaciones (alimentación parenteral total, hipobetalipoproteinemia, toxinas ambientales).

Factores de riesgo

Los factores de riesgo de la EHNA incluyen sexo femenino, resistencia a la insulina y síndrome metabólico.

DIAGNÓSTICO

Cuadro clínico

- La presentación de la enfermedad puede variar de asintomática a enfermedad avanzada y CHC.
- El alto consumo de alcohol (definido como más de dos bebidas al día para los hombres y más de una bebida al día para las mujeres) debe descartarse al recabar los antecedentes.

- Es esencial una revisión exhaustiva de los medicamentos tomados por los pacientes, incluyendo los de venta libre, los remedios herbolarios y los suplementos vitamínicos.

Criterios de diagnóstico

El diagnóstico se sospecha clínicamente y se confirma mediante pruebas de imagen y biopsia hepática.

Pruebas de diagnóstico

Pruebas de laboratorio

Los aumentos de las enzimas hepáticas generalmente son leves. Hasta el 80% de los pacientes tienen enzimas hepáticas normales.

Pruebas de imagen

- Los estudios de imagen, como ecografía, TC y RM, pueden detectar esteatosis hepática.[9]
- La espectroscopia de resonancia magnética ofrece una medida cuantitativa del contenido de grasa hepática, pero no suele estar disponible en los centros médicos de Norte América.

Procedimientos de diagnóstico

- **La biopsia de hígado es el procedimiento de elección para el diagnóstico; sin embargo, se están utilizando mediciones más nuevas y no invasivas de la fibrosis hepática.**
  - ○ Las lesiones histológicas necesarias para diagnosticar la ENA incluyen macroesteatosis, abultamiento de hepatocitos e inflamación lobulillar mixta. Las lesiones más graves en la biopsia inicial se ven en pacientes adultos mayores, con índice de masa corporal elevado y con diabetes.
  - ○ Hoy en día, se utilizan ampliamente varios métodos no invasivos para evaluar la fibrosis hepática. Estos métodos no pueden diferenciar con precisión las etapas de la fibrosis, pero son buenos para diferenciar la fibrosis temprana de la avanzada. La probabilidad de fibrosis en estas pruebas se puede usar para guiar las decisiones de tratamiento y predecir qué pacientes están en riesgo de resultados adversos, incluyendo el CHC, las complicaciones de la hipertensión portal y la muerte.
  - ○ Los marcadores serológicos indirectos de la fibrosis hepática incluyen la **puntuación EHNA para la fibrosis** y la **puntuación Fibrosis-4**, que utilizan resultados de laboratorio (AST, ALT, plaquetas, albúmina), enfermedades concomitantes (resistencia a la insulina o diabetes, índice de masa corporal [IMC]) e información demográfica (edad). Un resultado > 0.675 en la puntuación EHNA para la fibrosis y > 3.25 en la puntuación Fibrosis-4 predice la presencia importante de fibrosis. La **prueba FibroSure®** evalúa los marcadores circulantes de fibrogénesis, fibrinólisis, o ambos. Analiza los resultados de seis análisis de suero sanguíneo para generar una puntuación que se correlacione con el grado de fibrosis.
  - ○ Las modalidades de imágenes para evaluar la rigidez del hígado incluyen elastografía transitoria controlada por vibración (ETCV) y elastografía por resonancia magnética (ERM). La ETCV y la ERM también son útiles para evaluar si hay esteatosis hepática, además de fibrosis, que puede calcularse mediante la fracción de grasa de densidad de protones o espectroscopia.

TRATAMIENTO

Tratamiento farmacológico

- **No existe una terapia medicinal específica probada para la ENA.** Sin embargo, se ha demostrado que la pioglitazona y la vitamina E mejoran la histología hepática y las pruebas de funcionamiento hepático. Pueden usarse en pacientes con ENA comprobada por biopsia.[10]
- Está justificada la **corrección de otras afecciones relacionadas** como hiperlipidemia, diabetes y resistencia a la insulina. Es imperativo suspender los fármacos posiblemente hepatotóxicos.

Tratamientos no farmacológicos

Se debe recomendar la **pérdida de peso y el ejercicio** para inhibir la resistencia a la insulina y otros parámetros del síndrome metabólico.[11]

Tratamiento quirúrgico

- La **cirugía bariátrica** se puede considerar en individuos con obesidad (IMC > 40) con EHNA o ENA. Sin embargo, si hay cirrosis, la cirugía bariátrica puede considerarse caso por caso.
- Se debe considerar el **trasplante de hígado** en los pacientes con cirrosis avanzada. La recurrencia de la EHNA puede sobrevenir después del trasplante.

VIGILANCIA O SEGUIMIENTO

Dado que la ENA está asociada con un mayor riesgo de CHC, se requiere de detección sistemática anual con pruebas de imagen abdominales y la vigilancia de la alfafetoproteína.

Enfermedad hepática autoinmunitaria

PRINCIPIOS GENERALES

La enfermedad hepática autoinmunitaria abarca un espectro de enfermedades que incluyen HAI, colangitis esclerosante primaria (CEP), colangitis biliar primaria (CBP) y otros síndromes superpuestos. Estas enfermedades tienen diferentes presentaciones clínicas y el diagnóstico a menudo es un desafío para el médico (tabla 20-3). Los pacientes con enfermedad hepática autoinmunitaria pueden tener al mismo tiempo enfermedades autoinmunitarias no hepáticas.

Definición

La HAI es una enfermedad inflamatoria crónica del hígado asociada con anticuerpos circulantes e hipergammaglobulinemia que, si no se trata, puede provocar fibrosis progresiva y cirrosis.

Clasificación

Hay dos tipos principales de HAI: tipos 1 y 2.
- El **tipo 1** afecta predominantemente a mujeres con una incidencia máxima en la segunda a cuarta décadas de la vida. Representa el 90% de los casos de HAI.
- El **tipo 2** afecta sobre todo a niños con concentraciones aumentadas de IgG sérica.
- Ambos tipos se asocian, por lo regular, con otras enfermedades autoinmunitarias, pueden progresar a cirrosis y difieren en sus marcadores de diagnóstico (*véase* la sección *Diagnóstico*).

Epidemiología

- La HAI ocurre en todo el mundo y en todos los grupos de edad; afecta con mayor frecuencia a mujeres de 10-30 años y mayores de 60 años de edad (20% de todos los casos).
- La cirrosis, como presentación clínica inicial, es más frecuente en los afroamericanos que en los pacientes caucásicos.
- Por lo general, los pacientes mayores de 60 años de edad tienen un mayor grado de fibrosis y cirrosis y más frecuencia de hipertensión portal al momento de la presentación.
- La incidencia de CHC es de casi 1.1% al año.
- También hay casos de HAI inducida por fármacos (p. ej., nitrofurantoína y minociclina) que pueden ser difíciles de diferenciar de la lesión hepática inducida por fármacos (LHIF).

Fisiopatología

- Los factores ambientales y genéticos, junto con la disfunción reguladora de las linfocitos T, provocan una desregulación de las respuestas inmunitarias a los autoantígenos, lo que ocasiona pérdida de la tolerancia inmunitaria.
- Los estudios genéticos han demostrado diferentes alelos del antígeno leucocitario humano (HLA, *human leukocyte antigen*) en la HAI de adultos (tipo 1) en comparación con la HAI de niños (tipo 2), lo que indica que los factores genéticos pueden influir en la presentación en diferentes grupos de edad.

TABLA 20-3 CARACTERÍSTICAS CLÍNICAS DE LOS PACIENTES CON HEPATOPATÍA AUTOINMUNITARIA Y METABÓLICA

	Patrón de prueba hepática	Serologías	Biopsia hepática	Consejos clínicos
Enfermedades hepáticas autoinmunitarias				
Hepatitis autoinmunitaria	Hepatocelular	Tipo 1: anti-SMA Tipo 2: anti-LKM-1 IgG aumentada	Hepatitis de interfase limitante e infiltrado de células plasmáticas	Responde a los esteroides
CBP	Colestásico	90% AMA positivos IgM aumentada	Colangitis destructiva que afecta a los conductos biliares interlobulillares y septales. Infiltrado de linfocitos y mononucleares. Varias etapas	Reduce la morbilidad y mortalidad en los tratados con ácido ursodesoxicólico (AUDC). En casos resistentes al AUDC, está indicada la combinación de AUDC y ácido obeticólico
CEP	Mixto, con predominio colestásico	50-80% p-ANCA (+)	Proliferación ductular, colangitis fibrosa obliterante, inflamación y fibrosis. Varias etapas	Asociado con EII. El diagnóstico de CPRE es el método de elección
Hepatopatías metabólicas				
Hemocromatosis	Hepatocelular	Mutación del gen *HFE*, alta saturación de transferrina	Depósito de hierro en hepatocitos. IHH > 1.9; alto contenido de hierro por µg/g de peso seco	Si se trata adecuadamente la mortalidad/morbilidad, es igual a la de la población general
Enfermedad de Wilson	Hepatocelular	Ceruloplasmina baja Cifras altas de cobre en el hígado	Infiltración grasa, núcleos glucogénicos. Tinción de orceína positiva	La terapia quelante es la piedra angular del tratamiento
Deficiencia de antitripsina α₁	Hepatocelular	Cifras bajas de antitripsina α₁	PAS (+), glóbulos periportales positivos a la diastasa	Sin terapia médica para las primeras etapas. El trasplante de hígado es la opción ideal para la enfermedad hepática en etapa terminal

AMA, anticuerpos antimitocondriales; anti-LKM, anticuerpos microsómicos anti-hígado y anti-riñón; CBP, colangitis biliar primaria; CEP, colangitis esclerosante primaria; CPRE, colangiopancreatografía retrógrada endoscópica; EII, enfermedad inflamatoria intestinal; IHH, índice de hierro hepático; p-ANCA, anticuerpos anticitoplasma de neutrófilos perinucleares; PAS, ácido peryódico de Schiff; SMA, anticuerpo contra músculo liso.

Enfermedades relacionadas

- Las manifestaciones extrahepáticas pueden encontrarse en el 30-50% de los pacientes. Incluyen esprúe celíaco, anemia hemolítica Coombs positiva, tiroiditis de Hashimoto, enfermedad de Graves, artritis reumatoide, colitis ulcerosa (CU), diabetes tipo 1, lupus y vitiligo.
- Los pacientes con HAI pueden tener enfermedades hepáticas autoinmunitarias concurrentes (p. ej., CBP, CEP, colangitis autoinmunitaria) que dan lugar a «variantes» de síndromes.

DIAGNÓSTICO

Cuadro clínico

- La HAI tiene una gran variedad de presentaciones clínicas. En cerca del 30% de los casos, la presentación es aguda con fiebre, dolor abdominal, ictericia y malestar general. Algunos de estos pacientes pueden progresar a insuficiencia hepática fulminante.
- La HAI puede tener un curso asintomático, con un 25-30% de los pacientes progresando a cirrosis con el tiempo.
- Casi el 40% de los pacientes son asintomáticos (por lo regular, hombres con concentraciones más bajas de ALT sérica).
- Se debe obtener una anamnesis cuidadosa para investigar el abuso de alcohol, los factores de riesgo de hepatitis vírica, el uso de medicamentos hepatotóxicos y los factores de riesgo de trastornos metabólicos para descartar alteraciones agregadas y variables de confusión.

Criterios de diagnóstico

El diagnóstico se realiza al detectar aminotransferasas séricas aumentadas, autoanticuerpos circulantes, concentraciones altas de inmunoglobulina y anomalías en la biopsia hepática.

Pruebas de diagnóstico

Pruebas de laboratorio

- Los biomarcadores aumentados con mayor frecuencia incluyen **anticuerpos antinucleares** (**ANA,** *antinuclear antibody*), **anticuerpos antimúsculo liso** (**ASMA,** *antismooth muscle antibody*), **anticuerpos microsómicos anti-hígado y anti-riñón** (**LKM-1,** *anti–liver-kidney microsomal*), así como la **IgG**. En la HAI tipo 1, ANA y ASMA son positivos, mientras que en el tipo 2 el anticuerpo anti-LKM-1 es el positivo.
- **Deben descartarse otras causas de enfermedad hepática,** como la enfermedad de Wilson (EW), insuficiencia de antitripsina α_1 (AT-α_1), hepatitis vírica, enfermedad hepática por abuso de alcohol, CBP, CEP y otras infecciones o fármacos que podrían causar enfermedad hepática.

Procedimientos de diagnóstico

- La **biopsia hepática** es fundamental para el diagnóstico de la HAI.
- La necrosis pericentral y la hepatitis de interfase (de hepatocitos) limitante con inflamación lobulillar o panacinar, junto con infiltración linfocítica y plasmocítica, son las características histológicas. La necrosis confluente en puentes, la fibrosis o la cirrosis bien desarrollada se encuentran en los estadios avanzados.

TRATAMIENTO

- **El tratamiento está dirigido a lograr la remisión de la enfermedad:** normalización de la bilirrubina sérica, AST, ALT e inmunoglobulinas; desaparición de los síntomas; resolución de cambios histológicos y prevención de una mayor progresión. La remisión debe lograrse en 2-4 años para disminuir la probabilidad de recaída.
- Otros resultados del tratamiento incluyen la **respuesta incompleta,** definida como ausencia de remisión después de 3 años de tratamiento, y la **recaída,** definida como un aumento de la AST sérica a más de tres veces el LSN o aumento de la γ-globulina sérica a más de 2 g/dL con reaparición de la hepatitis de interfase.
- Los pacientes sintomáticos con concentraciones de AST al menos 5× LSN con IgG sérica de más 2× LSN, índice de actividad hepática (IAH) > 4/18 y aquellos con fibrosis en puentes

o necrosis multilobulillar, tienen una alta tasa de mortalidad y deben ser tratados de inmediato. El tratamiento también puede considerarse en casos con fibrosis avanzada y cirrosis con enfermedad activa.[12]

Tratamiento farmacológico

- El tratamiento se inicia con **prednisona** (0.5-1 mg/kg/día) sola, adicionando **azatioprina** (1-2 mg/kg/día) después de 2 semanas. La prednisona se reduce 5-10 mg por semana cada 2 semanas cuando se observan mejorías bioquímicas y clínicas. Los pacientes con respuesta parcial requieren tratamiento de por vida con dosis bajas de prednisona o azatioprina (o ambas).
- Las **recaídas** deben volver a tratarse con prednisona y azatioprina, con eventual retiro de la prednisona y continuación de la azatioprina (2 mg/kg diarios a largo plazo). Un tratamiento alternativo incluye prednisona en dosis bajas para mantener la concentración de ALT en menos de tres veces el límite superior de lo normal.
- La **enfermedad resistente al tratamiento** ocurre en casi el 20% de los pacientes y puede requerir terapia de «rescate» con micofenolato de mofetilo, ciclosporina o tacrólimus.
- La **budesonida**, un esteroide sintético con alta afinidad por los receptores de glucocorticoides y un elevado metabolismo de primer paso en el hígado, se puede utilizar como una alternativa más segura a la prednisona.[13] La budesonida, junto con la azatioprina, puede ser eficaz para provocar la remisión bioquímica de la enfermedad en los pacientes con HAI no cirróticos después de 6 meses de tratamiento, con menos efectos secundarios específicos de esteroides en comparación con la prednisona. Sin embargo, no se dispone de datos de seguimiento ni histológicos a largo plazo.
- Los **efectos secundarios** asociados con la azatioprina incluyen hepatitis colestásica, pancreatitis, náuseas, erupción cutánea, supresión medular, malignidad, teratogenicidad y diarrea. Los efectos secundarios asociados con los corticoesteroides incluyen diabetes, psicosis, cataratas, glaucoma y osteoporosis grave.
- Los pacientes con HAI deben **vacunarse contra el VHB y el VHA antes del tratamiento**.[14]

Tratamiento quirúrgico

Se considera el **trasplante de hígado** para los pacientes con cirrosis avanzada y fracaso del tratamiento. La supervivencia a 5 años del paciente y del injerto superan el 80%. La HAI recurrente después del trasplante se observa en aproximadamente el 25% de los pacientes; responde bien al aumento de la inmunodepresión existente con esteroides e inhibidores de la calcineurina. La HAI *de novo* (HAI en pacientes con trasplante de hígado por enfermedad no autoinmunitaria) puede tratarse con prednisona y azatioprina.

Colangitis esclerosante primaria (CEP)

PRINCIPIOS GENERALES

Definición

- La CEP es un trastorno hepático colestásico caracterizado por inflamación crónica y fibrosis que provoca la destrucción progresiva de los conductos biliares extrahepáticos e intrahepáticos y puede progresar a cirrosis.[15]
- Variantes de la CEP:
  ○ **CEP de conductos pequeños.** Variante en la que los conductos biliares principales son normales en las pruebas de imagen, pero con características colestásicas e histológicas de CEP debido al daño de los conductos biliares pequeños; tiene un pronóstico más favorable.
  ○ **Síndrome mixto (HAI-CEP).** Variante en la que el paciente presenta características clínicas e histológicas de daño hepático hepatocelular y colestásico con la presencia de marcadores autoinmunitarios (anticuerpos ANA [+], ASMA [+]/[−] y AMA [antimitocondrial]).
  ○ **Colangitis esclerosante secundaria.** Variante no autoinmunitaria en la que la destrucción de los conductos biliares y la fibrosis/cirrosis resultante son consecuencia de una obstrucción biliar a largo plazo, inducida por quimioterapia o inmunodeficiencia, infección e isquemia de los conductos biliares.

○ **Colangitis esclerosante relacionada con IgG4.** Es una afección poco definida en la que los pacientes tienen concentraciones aumentadas de IgG4 sérica y conductos biliares infiltrados con células plasmáticas positivas a IgG4.

Epidemiología

- La prevalencia de la CEP es de casi 10 por cada 100 000 en descendientes de europeos del norte.
- La CEP suele ocurrir en la cuarta o quinta década de la vida sin una clara predilección por sexo.
- La mayoría de los pacientes tienen afectación tanto de los conductos intrahepáticos como extrahepáticos. Con menor frecuencia, la enfermedad afecta solo a los conductos biliares intrahepáticos o extrahepáticos.
- El riesgo de por vida de colangiocarcinoma en los pacientes con CEP varía del 7 al 15%. Las neoplasias de la vesícula biliar también se asocian con la CEP, pero con menor frecuencia.
- La mediana de supervivencia de la CEP depende del estadio al momento del diagnóstico.

Factores de riesgo

Se han demostrado asociaciones genéticas en la CEP y patrones complejos de herencia familiar. Existe un aumento significativo del riesgo de CEP entre hermanos.

Enfermedades relacionadas

- Con frecuencia la CEP se asocia con la **colitis ulcerosa** (CU), aunque sus cursos clínicos no tienen correlación.[16] En los Estados Unidos, el 70% de los pacientes con CEP tienen CU y aproximadamente el 2-4% de los pacientes con CU tienen CEP.
- **Otras enfermedades autoinmunitarias**, como la pancreatitis autoinmunitaria y la HAI, pueden coexistir con la CEP.

DIAGNÓSTICO

Cuadro clínico

- Muchos pacientes son inicialmente asintomáticos, con exploraciones físicas normales y aumentos aislados de las enzimas hepáticas. La presentación con síndrome colestásico, ictericia y prurito también es frecuente.
- La **colangitis aguda**, que se manifiesta con fiebre o escalofríos, dolor en el cuadrante superior derecho e ictericia, puede ser una urgencia clínica. Por lo general, estos pacientes tienen bacteriemia y requieren antibióticos por vía intravenosa.
- Los pacientes pueden acudir al médico en etapas tardías con cirrosis.

Criterios de diagnóstico

El diagnóstico está respaldado por la química hepática, las imágenes del árbol biliar y, rara vez, una biopsia de hígado.

Diagnóstico diferencial

El diagnóstico diferencial de la CEP incluye estenosis biliar postoperatoria, coledocolitiasis, colangitis bacteriana crónica, colangiopatía relacionada con el VIH, neoplasia biliar maligna, enfermedad de Caroli u otros tipos de malformaciones de las placas ductales, lesiones biliares isquémicas e inducidas por medicamentos, hepatopatías metabólicas, hepatitis vírica y colangitis biliar primaria.

Pruebas de diagnóstico

Pruebas de laboratorio

- La **AP** es el parámetro hepático más frecuentemente aumentado. La **ALT** y la **AST** a menudo aumentan hasta 2-3 veces el LSN. Las **concentraciones séricas de la IgG** aumentan a 1.5 veces el LSN en casi el 60% de los pacientes.
- Los **ANA** suelen ser positivos y los **anticuerpos anticitoplasma de neutrófilos perinucleares** (**p-ANCA,** *perinuclear antineutrophil cytoplasmic antibody*) son positivos en el 50-80% de los casos.

Pruebas de imagen

- La **ecografía abdominal** puede ser normal o mostrar engrosamiento o dilatación de la pared del conducto biliar. También puede haber afección de la vesícula biliar, que incluye dilatación de la vesícula o engrosamiento de la pared, cálculos biliares, colecistitis y lesiones tumorales.
- La **TC abdominal** puede mostrar engrosamiento y abultamiento de los conductos biliares, dilatación del conducto, evidencia de hipertensión portal y linfadenopatía.
- La CEP se confirma mediante la demostración de múltiples estenosis, dilataciones segmentarias o irregularidades de los conductos biliares intrahepáticos o extrahepáticos (patrón de «cuentas») usando **colangiopancreatografía por resonancia magnética** (**CPRM**) o colangio-pancreatografía retrógrada endoscópica (**CPRE**). Dada su naturaleza no invasiva, la CPRM es el procedimiento de elección en el diagnóstico de la CEP. La CPRE se utiliza en pacientes que requieren una intervención terapéutica o diagnóstica.
- El hallazgo de una «estenosis dominante» (estenosis < 1.5 mm en el colédoco o < 1 mm en el conducto hepático) debe suscitar preocupación por el colangiocarcinoma. Se deben practicar citología con cepillo, hibridación fluorescente *in situ* y biopsias para descartar malignidad.

Procedimientos de diagnóstico

- La **biopsia hepática** suele ser innecesaria en el contexto de los hallazgos clásicos de la CPRM para la CEP, pero puede ser útil en el diagnóstico de CEP de conductos pequeños, para descartar otros diagnósticos y cuando se sospecha de síndromes agregados.
- Los hallazgos histológicos característicos de la CEP incluyen fibrosis periductal concéntrica («piel de cebolla») que progresa hacia el estrechamiento y la obliteración de los conductos biliares.
- Los pacientes con CEP deben someterse a una **colonoscopia de detección con biopsias** para descartar enfermedad intestinal inflamatoria, incluso si están asintomáticos.

TRATAMIENTO

Tratamiento farmacológico

- El **prurito** asociado con la CEP puede tratarse con medicamentos. *Véase* la sección *Tratamiento* de la colestasis crónica para conocer las opciones de tratamiento.
- **La colangitis esclerosante asociada con la IgG4 responde a los esteroides.**
- El **ácido ursodesoxicólico** (**AUDC**), a pesar de mejorar la bioquímica hepática, **no ha mostrado beneficios para la supervivencia** y no debe utilizarse en el tratamiento de la CEP.[17]

Tratamientos no farmacológicos

- Las **estenosis de los principales conductos biliares** se pueden tratar con **dilatación con balón y endoprótesis**. Se deben administrar antibióticos profilácticos antes de estos procedimientos endoscópicos. El tratamiento endoscópico de las principales estenosis se asocia con mejores tasas de supervivencia.
- Los **episodios de colangitis aguda requieren antibióticos** y pueden requerir tratamiento endoscópico para tratar las estenosis del conducto biliar. Pocas veces está indicado el tratamiento quirúrgico de las estenosis biliares (derivación biliar).
- El **trasplante de hígado** es una opción para los pacientes con CEP y enfermedad avanzada. Las indicaciones únicas incluyen prurito intratable, colangitis recurrente y colangiocarcinoma. Las tasas de supervivencia a 5 años después del trasplante de hígado son de aproximadamente un 85%.
  - Se han publicado casos de CEP recurrente después de un trasplante de hígado. Se deben descartar otras causas de estenosis biliar postrasplante antes de establecer el diagnóstico de recurrencia de CEP postrasplante.
- Los **pacientes con CEP con colangiocarcinoma pueden someterse a resección quirúrgica** si no hay cirrosis y, en casos particulares, se les puede considerar para quimioterapia complementaria y trasplante de hígado.

VIGILANCIA O SEGUIMIENTO

- Los pacientes son vigilados para detectar complicaciones crónicas de la colestasis y deficiencias de vitaminas liposolubles.
- La vigilancia del colangiocarcinoma se realiza cada 6-12 meses con CPRM abdominal. La CPRE se lleva a cabo según la necesidad.

Colangitis biliar primaria (CBP)

PRINCIPIOS GENERALES

Definición

- La CBP es un trastorno hepático colestásico con características autoinmunitarias. Se ha planteado la hipótesis de que los factores inmunogenéticos y ambientales pueden desempeñar un papel en su génesis.
- En la CBP, la destrucción granulomatosa de los conductos biliares interlobulillares y septales puede producir ductopenia progresiva, colestasis, fibrosis y cirrosis.

Epidemiología

- La CBP se observa en todo el mundo, pero se describe con mayor frecuencia en Norteamérica y Europa del norte. Tiene una prevalencia mundial menor de 1:2 000.
- La CBP afecta con mayor frecuencia a las mujeres en la cuarta y quinta décadas de la vida. Tiene un curso progresivo que puede extenderse durante muchas décadas.

Enfermedades relacionadas

Las **manifestaciones extrahepáticas** relacionadas con la CBP incluyen queratoconjuntivitis seca (síndrome de Sjögren), acidosis tubular renal, cálculos biliares, enfermedad tiroidea, fenómeno de Raynaud, celiaquía y esclerosis progresiva sistémica (esclerodermia).

DIAGNÓSTICO

Cuadro clínico

- Muchos pacientes son asintomáticos al momento del diagnóstico.
- Las características clínicas más frecuentes de la CBP incluyen **fatiga** y **prurito**. Los pacientes con CBP pueden desarrollar características de hipertensión portal a medida que avanza la enfermedad.[18]
- Los pacientes con CBP a menudo desarrollan **complicaciones clínicas por colestasis crónica**.[19]
  ○ La **ictericia** y el **prurito** son las manifestaciones clínicas más frecuentemente asociadas con la colestasis crónica. La colestasis aumenta la producción de melanina en la piel, lo que produce hiperpigmentación.
  ○ La disminución de la secreción de ácidos y sales biliares en el intestino delgado provoca **malabsorción de grasas y vitaminas liposolubles**, incluyendo las vitaminas A, D, E y K. La falta de una absorción adecuada de las vitaminas puede conducir al desarrollo de pérdida de visión, osteoporosis, osteomalacia y aumento del riesgo de hemorragias.
  ○ La colestasis crónica produce el desarrollo de **xantomas** (nódulos, placas o pápulas de la piel que contienen lípidos) y **xantelasma** (placas amarillentas cerca del canto interno del párpado) como resultado de la **hipercolesterolemia**. Los xantomas y el xantelasma se observan con más frecuencia en la CBP que en otras enfermedades con colestasis crónica.
- Los pacientes con CBP pueden desarrollar cirrosis después de 10-15 años de progresión de la enfermedad.

Criterios de diagnóstico

El diagnóstico de CBP se basa en pruebas de laboratorio. La biopsia hepática muestra colestasis con colangitis no supurativa, granulomas y destrucción de las vías biliares pequeñas y medianas.

Diagnóstico diferencial

El diagnóstico diferencial de CBP incluye colestasis por reacción a fármacos, obstrucción biliar, sarcoidosis, HAI y CEP.

Pruebas de diagnóstico

Pruebas de laboratorio

- La **AP** aumentada es la anomalía más frecuentemente observada en la CBP. También se encuentran con frecuencia hiperbilirrubinemia, colesterol alto, IgM aumentada y ácidos biliares elevados. La AST y la ALT están un poco aumentadas.
- Los **anticuerpos antimitocondriales** (**AMA**, *antimitochondrial antibody*) están presentes en más del 90% de los pacientes con CBP y son el distintivo serológico para el diagnóstico.

Pruebas de imagen

Inicialmente se hace una **ecografía abdominal** para descartar causas extrahepáticas de la colestasis.

Procedimientos de diagnóstico

La **biopsia hepática** no suele ser necesaria en los casos clásicos de CBP. Sin embargo, se puede utilizar cuando el diagnóstico no está claro o con fines de estadificación. Los estadios 1-3 se caracterizan por hepatitis portal o periportal, con destrucción granulomatosa de los conductos biliares, proliferación de los conductos biliares, necrosis en puentes y fibrosis. El estadio 4 se caracteriza por cirrosis.

TRATAMIENTO

Tratamiento farmacológico

- El **AUDC** a dosis de 13-15 mg/kg/día puede aliviar las anomalías de las pruebas hepáticas y retrasar la progresión de la enfermedad con mejoría en la supervivencia cuando se administra a largo plazo (> 4 años). El AUDC puede ser un tratamiento eficaz para cualquier estadio histológico de la CBP. Los efectos secundarios del AUDC incluyen un aumento mínimo de peso, heces blandas y adelgazamiento del cabello.
- El **ácido obeticólico** (**AOC**), análogo de los ácidos biliares, es un agonista selectivo del receptor X farnesoide y una alternativa de tratamiento (en combinación con el AUDC) para aquellos con una respuesta inadecuada al AUDC. El AOC se puede utilizar como monoterapia en personas intolerantes al AUDC. El principal efecto secundario del AOC es el prurito; también disminuye el colesterol total y las lipoproteínas de alta densidad (HDL, *high-density lipoproteins*) mientras aumenta las lipoproteínas de baja densidad (LDL, *low-density lipoproteins*).
- Al tratamiento con AUDC se puede agregar un tratamiento específico de síntomas como el prurito, la esteatorrea y la malabsorción.

Tratamiento quirúrgico

El trasplante de hígado está indicado en los pacientes con CBP y cirrosis avanzada. Se han informado recidivas de CBP después del trasplante.

Tratamiento de la colestasis crónica

DEFICIENCIAS NUTRICIONALES

- Las deficiencias nutricionales son el resultado de la malabsorción de las grasas. La insuficiencia de vitaminas liposolubles (A, D, E y K) suele estar presente en la colestasis avanzada.
- La **insuficiencia de vitamina A** puede manifestarse como xerosis conjuntival, queratomalacia, hiperqueratosis folicular y ceguera nocturna. La **insuficiencia de vitamina E** se presenta como anemia hemolítica, degeneración de la columna posterior, oftalmoplejía y neuropatía periférica. La **insuficiencia de vitamina K** se expresa como coagulopatía. La **insuficiencia de vitamina D** puede presentarse como raquitismo u osteomalacia.

- Se pueden realizar pruebas para evaluar las concentraciones de estas vitaminas liposolubles.
- Los pacientes reciben suplementos vitamínicos para corregir las insuficiencias.

OSTEOPOROSIS

- La *osteoporosis* se define como la disminución de la cantidad de hueso, lo que conduce a una menor integridad estructural que aumenta el riesgo de fracturas.
- El riesgo relativo de osteopenia en la colestasis es 4.4 veces mayor que el de la población general, emparejado por edad y sexo. La osteoporosis se observa con mayor frecuencia en la colestasis clínica por CBP.
- La densidad mineral ósea debe medirse mediante absorciometría de rayos X de energía dual (DEXA, *dual-energy X-ray absorptiometry*) en todos los pacientes al momento del diagnóstico y durante el seguimiento (cada 1-2 años).
- El **tratamiento** de la enfermedad ósea incluye ejercicio con pesas, suplementos de calcio y vitamina D por vía oral y terapia con bisfosfonatos.

PRURITO

- El prurito se debe a una secreción alterada de bilis. Se ve con mayor frecuencia en la CBP y CEP.
- El **prurito** asociado con la colestasis crónica se puede tratar con resinas de intercambio aniónico como la **colestiramina** o el **colestipol**. En caso de fracaso, también se pueden usar rifampicina, antagonistas de opiáceos y antagonistas de serotonina. En estados resistentes al tratamiento se debe considerar la plasmaféresis, la luz ultravioleta y el trasplante de hígado.

Enfermedades metabólicas del hígado

Las enfermedades hepáticas metabólicas más frecuentes incluyen hemocromatosis hereditaria (HH), deficiencia de AT-α_1 y EW (*véase* la tabla 20-3). Estas enfermedades generan diferentes grados de daño hepático o progresión a cirrosis por medio de diferentes mecanismos.

Hemocromatosis hereditaria (HH)

PRINCIPIOS GENERALES

Definición

La HH es un trastorno autosómico recesivo por sobrecarga de hierro que produce daño oxidativo en los hepatocitos.

Epidemiología

- La HH es la forma hereditaria más frecuente de sobrecarga de hierro que afecta a los caucásicos. La HH es más frecuente en varones caucásicos de mediana edad, especialmente en los europeos del norte.[20]
- El grado de sobrecarga de hierro tiene impacto directo en la esperanza de vida de las personas con HH; por lo tanto, el diagnóstico tiene como objetivo identificar a los individuos antes de que presenten síntomas. Los pacientes homocigotos para la mutación C282Y de *HFE* pueden desarrollar sobrecarga de hierro (38-50%) y la morbilidad relacionada con la HH (10-33%).

Etiología

- La HH es causada principalmente por una mutación sin sentido (C282Y) en el gen *HFE* ubicado en el cromosoma 6. Por lo general, otras mutaciones (H63D y S65C) no están asociadas con la sobrecarga de hierro, a menos que se presenten como heterocigoto compuesto con C282Y.

- La **mutación del gen *HFE*** causa una síntesis deficiente de la hormona hepcidina, lo que aumenta la entrada de hierro en el torrente sanguíneo que excede la capacidad de almacenamiento o unión a ferritina o transferrina. Esto promueve una mayor acumulación de hierro en las células del parénquima hepático, lo que lleva a la producción de especies de oxígeno altamente reactivas que dañan las estructuras intercelulares. Además, la absorción anómala de hierro en el duodeno y la mayor liberación de hierro de los macrófagos reticuloendoteliales provocan un depósito excesivo y dañino de hierro en el corazón, el páncreas, la piel y el sistema endocrino.
- Cerca del 80% de los pacientes con HH son originarios del norte de Europa y homocigotos para la mutación C282Y.

Factores de riesgo

- El principal factor de riesgo para desarrollar la afección son los **antecedentes familiares** de HH.
- El abuso de alcohol es el principal factor de riesgo modificable asociado con la progresión de la enfermedad a la cirrosis.
- Los pacientes con cirrosis causada por HH tienen un mayor riesgo de CHC a pesar de una adecuada disminución del hierro.

Prevención

- Los familiares de pacientes con HH deben someterse a pruebas de detección de la saturación de transferrina en ayuno y de las concentraciones de ferritina. Se pueden realizar pruebas genéticas si es necesario.
- También se debe considerar la detección sistemática en pacientes con enfermedad hepática de causa desconocida, porfiria cutánea tardía, atrofia testicular y condrocalcinosis.

Enfermedades relacionadas

Las miocardiopatías, hipogonadismo, cambios cutáneos y diabetes se asocian mucho con la HH.

DIAGNÓSTICO

El diagnóstico se basa en pruebas de laboratorio, de imagen y biopsia hepática.[21]

Cuadro clínico

- Algunos pacientes son asintomáticos al momento de la presentación. Los síntomas más frecuentes incluyen fatiga, malestar general, artralgias y hepatomegalia.
- Las manifestaciones clínicas incluyen piel de color gris oscuro, diabetes, miocardiopatía, artritis (sobre todo segunda y tercera articulaciones metacarpofalángicas) e hipogonadismo.
- Los pacientes con sobrecarga progresiva de hierro en el hígado desarrollarán fibrosis y manifestaciones clínicas de cirrosis.

Pruebas de diagnóstico

Pruebas de laboratorio

- Una **gran saturación de transferrina en ayuno** (> 45%) sugiere el diagnóstico.
- Otras pruebas inespecíficas de laboratorio incluyen **concentraciones séricas elevadas de hierro y ferritina.**
- El diagnóstico se confirma por la presencia de **mutaciones específicas en el gen *HFE*.**

Pruebas de imagen

La **resonancia magnética es el procedimiento de elección** para la evaluación no invasiva del almacenamiento de hierro en el hígado.

Procedimientos de diagnóstico

No se requiere biopsia de hígado para establecer el diagnóstico de HH; sin embargo, es útil para estadificar la enfermedad, especialmente en individuos con mayor riesgo de fibrosis o cirrosis avanzada, así como en aquellos con sobrecarga de hierro sin las mutaciones típicas del gen *HFE*.

TRATAMIENTO

- Se debe tratar a los individuos asintomáticos homocigotos para la mutación del gen *HFE* y con sobrecarga de hierro. Los individuos sintomáticos también deben ser tratados para reducir al mínimo la extensión del daño de órganos diana.
- La terapia consiste en **flebotomía** semanal hasta que se logre el agotamiento del hierro (concentración de ferritina < 50 µg/L y saturación de transferrina < 30%). La flebotomía de mantenimiento con 2-4 unidades de sangre al año se continúa de por vida, con concentraciones objetivo de ferritina de entre 50 y 100 µg/L.
- El tratamiento con flebotomía antes del inicio de la cirrosis o diabetes reduce significativamente la morbilidad y la mortalidad de la HH.
- La flebotomía puede mejorar las cifras de ALT/AST, pigmentación de la piel, fibrosis hepática, requerimientos diarios de insulina y síntomas de debilidad, letargia y dolor abdominal.
- El hipogonadismo, la cirrosis, la artritis destructiva y la diabetes relacionados con la HH suelen ser irreversibles.
- La **eritrocitaféresis** es una alternativa reciente que elimina selectivamente eritrocitos y devuelve valiosos componentes sanguíneos. Es útil en los pacientes con hipoproteinemia, trombocitopenia o ambas.

Tratamiento farmacológico

Si la flebotomía está contraindicada como consecuencia de anemia grave, insuficiencia cardíaca, acceso venoso deficiente o mala tolerancia, la **deferoxamina**, el **deferasirox** y la **deferiprona** son quelantes del hierro que se utilizan en el contexto de la HH.[22] Suelen emplearse en sobrecarga de hierro secundaria.

Tratamiento quirúrgico

- El trasplante hepático se puede considerar en casos de HH con cirrosis.
- Los pacientes que se someten a un trasplante de hígado por HH tienden a tener menores tasas de supervivencia a 1 y 5 años en comparación con otros receptores de trasplante.

Pronóstico

Los pacientes con una HH adecuadamente tratada, sin cirrosis, tienen tasas de supervivencia idénticas a las de la población general.

Deficiencia de antitripsina α_1

PRINCIPIOS GENERALES

Definición

La deficiencia de AT-α_1 es un trastorno autosómico recesivo con expresión codominante en el que se forma una proteína AT-α_1 mutante. La retención de la proteína AT-α_1 mutante en los hepatocitos y la disminución de las concentraciones séricas de AT-α_1 provocan cirrosis y enfisema panlobulillar.

Epidemiología

- El genotipo PiZZ tiene una incidencia de aproximadamente 1:3 500 y se presenta principalmente en personas con ascendencia en el norte de Europa. Más del 30% de los pacientes con genotipo PiZZ desarrollan cirrosis (más frecuente en hombres mayores).
- El inicio de la enfermedad tiene una distribución bimodal, desde hepatitis neonatal e ictericia colestásica en los lactantes hasta enfermedad hepática crónica en los adultos (quinta década de la vida).[23]
- Existe una mayor incidencia de colangiocarcinoma y CHC entre los pacientes con PiZZ.

Fisiopatología

- La AT-α_1 es un inhibidor de la serina peptidasa (inhibidor principal de la elastasa de neutrófilos). La acumulación de AT-α_1 mal plegada en el retículo endoplasmático de los hepatocitos produce daño hepático. La deficiencia de AT-α_1 en suero causa daño pulmonar por el daño proteolítico no inhibido del tejido conjuntivo pulmonar por la acción, sin oposición, de la elastasa.
- El gen asociado con este trastorno se encuentra en el cromosoma 14. El alelo más común es M, que da lugar al inhibidor de peptidasa (IP) normal M.
- Los alelos de deficiencia más frecuentes son S (expresa 50-60% de AT-α_1) y Z (expresa 10-20% de AT-α_1), siendo S un poco más prevalente. Los genotipos de deficiencia relacionados con la enfermedad hepática incluyen PiSZ, PiZZ y posiblemente PiMZ. El genotipo PiZZ se asocia con manifestaciones más graves de la enfermedad.

Enfermedades relacionadas

Las afecciones relacionadas incluyen paniculitis, vasculitis sistémica, fibrosis intersticial (en pacientes con artritis reumatoide), neuropatía periférica, esclerosis múltiple, aneurismas intracraneales y glomerulonefritis membranoproliferativa.

DIAGNÓSTICO

Cuadro clínico

- Los pacientes pueden presentar características clínicas de colestasis o cirrosis. Los pacientes asintomáticos tienen aminotransferasas anómalas.
- La deficiencia de AT-α_1 puede presentarse como enfisema en la edad adulta temprana.

Criterios de diagnóstico

Incluyen cuantificación del inhibidor de peptidasa y genotipificación.

Pruebas de diagnóstico

Pruebas de laboratorio

- **Una baja concentración sérica de AT-α_1** (< 10-15% de la normal) sugiere la enfermedad.
- Otras pruebas sugerentes incluyen disminución de la concentración de globulina α_1 (electroforesis de proteínas). Los pacientes con deficiencia enzimática comprobada deben someterse a pruebas de su genotipo AT-α_1.

Procedimientos de diagnóstico

La biopsia hepática es fundamental para el diagnóstico. Muestra glóbulos intracelulares resistentes a la diastasa distintivos positivos al ácido peryódico de Schiff en los hepatocitos periportales.

TRATAMIENTO

Tratamiento farmacológico

No existe un tratamiento médico específico para la enfermedad hepática asociada con la deficiencia de AT-α_1. La terapia génica, junto con medicamentos que estimulan la autofagia, es una posible alternativa futura para estos pacientes. Para las personas con enfisema, la «terapia de aumento» (AT-α_1 de plasma humano purificado i.v.) aumenta las concentraciones séricas, pero no necesariamente mejora la tasa de disminución del volumen espiratorio máximo en el primer segundo (FEV1, *forced expiratory volume in 1 second*).[24]

Tratamiento quirúrgico

- El trasplante de hígado está indicado en los pacientes con deficiencia de AT-α_1 y cirrosis descompensada.
- El trasplante corrige el trastorno subyacente al normalizar la producción de AT-α_1. No está claro si el trasplante hepático retrasa la aparición del enfisema.

Enfermedad de Wilson (EW)

PRINCIPIOS GENERALES

Definición

La EW es un trastorno autosómico recesivo que produce una sobrecarga progresiva de cobre en el hígado, los riñones, el cerebro y la córnea debido a una excreción biliar defectuosa.[25]

Epidemiología

- La incidencia de la EW es de 1:30 000.
- Por lo general, suele presentarse como enfermedad hepática en pacientes jóvenes con síntomas neurológicos o psiquiátricos en la segunda década de la vida.

Fisiopatología

- La EW es causada por una mutación en el gen *ATP7B* ubicado en el cromosoma 13.
- La ausencia o la función reducida del gen *ATP7B* ocasiona una disminución de la excreción de cobre por parte de los hepatocitos, lo que provoca la acumulación de cobre en el hígado.
- La acumulación progresiva de cobre da lugar a lesión de los hepatocitos, fibrosis y cirrosis.
- Posteriormente, el cobre se libera en el torrente sanguíneo y se deposita en el cerebro, los riñones y la córnea.

Prevención

Las pruebas de ADN para los miembros de la familia de las personas afectadas están disponibles comercialmente.

- El análisis requiere la identificación del haplotipo o mutación del gen *ATP7B* del paciente; este mismo haplotipo se analiza en sus familiares de primer grado.
- Muchos pacientes son heterocigotos compuestos, lo que dificulta la identificación de las mutaciones.
- Hasta la fecha se han identificado más de 500 mutaciones del gen *ATP7B*.

DIAGNÓSTICO

Cuadro clínico

- La EW puede presentarse como hepatitis crónica, cirrosis o raras veces como insuficiencia hepática fulminante.
- El diagnóstico debe considerarse en pacientes con enfermedad hepática inexplicable, con o sin síntomas neuropsiquiátricos, familiares de primer grado con EW o individuos con insuficiencia hepática fulminante.
- Las **manifestaciones neuropsiquiátricas** incluyen temblores asimétricos (apariencia de «batir de alas»), disartria, ataxia, distonía y trastornos psiquiátricos.
- **Otras manifestaciones extrahepáticas** incluyen **anillos de Kayser-Fleischer** en la exploración con lámpara de hendidura (anillos color dorado a marrón causados por depósitos de cobre en la membrana de Descemet en la periferia de la córnea), **anemia hemolítica**, **acidosis tubular renal**, **artritis** y **osteopenia**.

Pruebas de diagnóstico

El diagnóstico se basa en pruebas de laboratorio, de imagen y biopsia hepática.

Pruebas de laboratorio

- Los hallazgos de laboratorio pueden incluir **concentraciones bajas de ceruloplasmina** (< 20 mg/dL), aunque los valores normales no descartan el diagnóstico. Pueden observarse cifras bajas de AP y un leve aumento de las transaminasas.
- También se pueden detectar **concentraciones aumentadas de cobre libre en suero (no ligado a ceruloplasmina)** (> 200 μg/dL) y **aumento de cobre en orina de 24 h** (> 100 mg/24 h).

Estas pruebas de laboratorio se utilizan más para controlar el tratamiento de los pacientes con EW que con fines de diagnóstico.

Pruebas de imagen

Las **imágenes del cerebro** pueden demostrar cambios en los núcleos basales debidos a la acumulación de cobre.

Procedimientos de diagnóstico

* Los hallazgos de la biopsia hepática son inespecíficos y dependen de la presentación y el estadio de la enfermedad.
* La histología hepática puede incluir esteatosis, núcleos glucogenados, hepatitis crónica, fibrosis y cirrosis.
* Las concentraciones elevadas de cobre hepático mayores de 250 µg/g de peso seco (normal < 40 µg/g de peso seco) en la biopsia son muy sugerentes de EW.

TRATAMIENTO

Tratamiento farmacológico

* El tratamiento es con quelantes de cobre o sales de cinc.[26] Los quelantes, como la trientina y la penicilamina, se utilizan para la terapia inicial y de mantenimiento, mientras que las sales de cinc se usan para la terapia de mantenimiento. La restricción dietética de alimentos que contienen cobre debe aplicarse junto con el tratamiento farmacológico.
* Los pacientes requieren terapia de por vida.
* **Quelantes**
  * **Penicilamina**
    * En los pacientes con insuficiencia hepática puede utilizarse penicilamina 1-2 g/día por vía oral, en dosis divididas (cada 6 o 12 h) más piridoxina, 2.5 mg/día.
    * La penicilamina nunca debe ser la terapia inicial en personas con síntomas neurológicos.
    * Los efectos secundarios incluyen exantema por hipersensibilidad, supresión medular, proteinuria, lupus eritematoso sistémico o síndrome de Goodpasture.
  * **Trientina**
    * También se usa trientina 1-2 g/día por vía oral en dosis divididas (cada 6 o 12 h).
    * Los efectos secundarios son similares a los de la penicilamina, pero ocurren con menos frecuencia. El riesgo de descompensación neurológica con la trientina es menor que con la penicilamina.
  * **Tetratiomolibdato**
    * El tetratiomolibdato es tanto un quelante como un inhibidor de la absorción de cobre; la dosis regular es de 120 mg/día, divididos en 20 mg tres veces al día con las comidas y 60 mg al acostarse (sin alimentos). Puede administrarse con terapia de cinc.
    * El tetratiomolibdato es el tratamiento de elección para los pacientes con síntomas neurológicos. Tiene un buen perfil de seguridad; los posibles efectos secundarios incluyen anemia, leucopenia y aumentos leves de las aminotransferasas.
* **Sales de cinc**
  * Las **sales de cinc** en dosis de 50 mg, vía oral c/8 h, están indicadas para el tratamiento de la EW en pacientes con hepatitis crónica y cirrosis, pero en ausencia de insuficiencia hepática.
  * Puede usarse en combinación con penicilamina y trientina.
  * Aparte de la irritación gástrica, el cinc tiene un perfil de seguridad muy bueno.
* **Otras terapias no farmacológicas**
  * El trasplante de hígado es la terapia de elección para la insuficiencia hepática fulminante y para la disfunción hepática progresiva a pesar de la terapia de quelación.
  * La plasmaféresis y la hemofiltración pueden ayudar a los pacientes a realizar un trasplante, pues disminuyen notablemente la concentración de cobre sérico, reduciendo así la hemólisis y el daño de un segundo órgano.
  * En ausencia de síntomas neurológicos, el trasplante hepático tiene un buen pronóstico y no requiere tratamiento médico adicional.

REFERENCIAS

1. Lok AS, McMahon B. AASLD practice guidelines. Chronic hepatitis B: update 2009. *Hepatology.* 2009;50:1–36.
2. European Association for the Study of the Liver. Electronic address: easloffice@easloffice.eu; European Association for the Study of the Liver. EASL 2017 clinical practice guidelines on the management of hepatitis B virus infection. *J Hepatol.* 2017;67:370–398.
3. Yuen MF, Lai C. Treatment of chronic hepatitis B: evolution over two decades. *J Gastroenterol Hepatol.* 2011;26:138–143.
4. Ghany MG, Strader DB, Thomas DL, et al. Diagnosis, management, and treatment of hepatitis C: an update. *Hepatology.* 2009;49:1335–1374.
5. European Association for the Study of the Liver. Electronic address: easloffice@easloffice.eu. EASL recommendations on treatment of hepatitis C 2016. *J Hepatol.* 2017;66:153–194.
6. Rambaldi A, Saconato HH, Christensen E, et al. Systematic review: glucocorticoids for alcoholic hepatitis—a Cochrane Hepato-Biliary Group systematic review with meta-analyses and trial sequential analysis of randomized clinical trials. *Aliment Pharmacol Ther.* 2008;27:1167–1178.
7. European Association for the Study of Liver. EASL clinical practice guidelines: management of alcoholic liver disease. *J Hepatol.* 2012;57:399–420.
8. Neuschwander-Tetri B, Clark J, Bass N, et al. Clinical, laboratory and histological associations in adults with nonalcoholic fatty liver disease. *Hepatology.* 2010;52:913–924.
9. Tapper EB, Lok AS. Use of liver imaging and biopsy in clinical practice. *N Eng J Med.* 2017;377:756–768.
10. European Association for the Study of the Liver (EASL); European Association for the Study of Diabetes (EASD); European Association for the Study of Obesity (EASO). EASL-EASD-EASO clinical practice guidelines for the management of non-alcoholic fatty liver disease. *J Hepatol.* 2016;64:1388–1402.
11. Chalasani N, Younossi Z, Lavine JE, et al. The diagnosis and management of nonalcoholic fatty liver disease: practice guidance from AASLD. *Hepatology.* 2018;67:328–357.
12. Yeoman AD, Longhi MS, Heneghan MA. Review article: the modern management of autoimmune hepatitis. *Aliment Pharmacol Ther.* 2010;31:771–787.
13. Manns M, Woynarowski M, Kreisel W, et al. Budesonide induces remission more effectively than prednisone in a controlled trial of patients with autoimmune hepatitis. *Gastroenterology.* 2010;139:1198–1206.
14. European Association for the Study of the Liver. EASL clinical practice guidelines: autoimmune hepatitis. *J Hepatol.* 2015;63:971–1004.
15. European Association for the Study of the Liver. EASL clinical practice guidelines: management of cholestatic liver diseases. *J Hepatol.* 2009;51:237–267.
16. Gidwaney N, Pawa S, Das KM. Pathogenesis and clinical spectrum of primary sclerosing cholangitis. *World J Gastroenterol.* 2017;23:2459–2469.
17. Lindor KD, Kowdley KV, Luketic VA, et al. High-dose ursodeoxycholic acid for the treatment of primary sclerosing cholangitis. *Hepatology.* 2009;50:808–814.
18. European Association for the Study of the Liver. Electronic address: easloffice@easloffice.eu; European Association for the Study of the Liver. EASL clinical practice guideline. The diagnosis and management of patients with primary biliary cholangitis. *J Hepatol.* 2017;67:145–172.
19. Complications of Cholestasis. *The Washington Manual of Therapeutics.* 35th ed. Lippincott and Williams; 2016:597–599.
20. Rombout-Sestrienkova E, van Kraaij MG, Koek GH. How we manage patients with hereditary hemochromatosis. *Br J Hematol.* 2016;175:759–770.
21. Pietrangelo A. Hereditary hemochromatosis: pathogenesis, diagnosis, and treatment. *Gastroenterology.* 2010;139:393–408.
22. Phatak P, Brissot P, Wurster M, et al. A phase 1/2, dose-escalation trial of deferasirox for the treatment of iron overload in HFE-related hereditary hemochromatosis. *Hepatology.* 2010;52:1671–1679.
23. Fairbanks K, Tavill A. Liver disease in alpha 1-antitrypsin deficiency: a review. *Am J Gastroenterol.* 2008;103:2136–2141.
24. Lomas DA, Hurst JR, Gooptu B. Update on alpha-1 antitrypsin deficiency: new therapies. *J Hepatol.* 2016;65:413–424.
25. European Association for Study of Liver. EASL clinical practice guidelines: Wilson's disease. *J Hepatol.* 2012;56:671–685.
26. Roberts EA, Schilsky ML. Diagnosis and treatment of Wilson disease: an update. *Hepatology.* 2008;47:2089–2111.

Cirrosis

Rajeev Ramgopal y Jeffrey S. Crippin

21

PRINCIPIOS GENERALES

- La cirrosis es el desenlace más frecuente de una gran cantidad de lesiones hepáticas, con innumerables complicaciones causadas por la disfunción hepática progresiva y por la hipertensión portal.
- La ascitis, la encefalopatía hepática (EH), la hemorragia gastrointestinal (GI) y la disfunción renal son las principales causas de morbilidad y mortalidad.
- El tratamiento de la causa subyacente de la cirrosis, así como la prevención de complicaciones, son los pilares del tratamiento.
- La detección sistemática del carcinoma hepatocelular (CHC) y la evaluación para el trasplante de hígado son pasos importantes en el tratamiento.

Definición

- La cirrosis es diagnosticada por un patólogo.
- La Organización Mundial de la Salud define la cirrosis como un «proceso difuso caracterizado por fibrosis y conversión de la arquitectura hepática normal en nódulos estructuralmente anormales que carecen de la organización lobulillar normal».[1]

Clasificación

- Se clasifica por morfología, histología y agente causal:[1]
  - La morfología puede clasificarse en micronodular, macronodular o mixta.
  - Por su histología, la cirrosis puede clasificarse como portal, posnecrótica, posthepática, biliar o congestiva.
  - La etiología corresponde a hallazgos morfológicos e histológicos específicos.
- Clasificación clínica mediante la **escala de Child-Turcotte-Pugh (CTP)** (tabla 21-1):[2]
  - Este sistema de puntuación incorpora ascitis, presencia de encefalopatía, albúmina sérica, bilirrubina total y tiempo de protrombina (TP).
  - Se puede utilizar para determinar la mortalidad a 1 año.

Epidemiología

- De acuerdo con el Summary Health Statistics de 2015, cerca de 3.9 millones de adultos padecen enfermedad hepática crónica, incluida la cirrosis. Sin embargo, esta cifra puede estar subestimada, ya que entre 2.2 y 3.2 millones de adultos estadounidenses tienen una infección crónica por hepatitis C.[3,4]
- La cirrosis es la duodécima causa principal de muerte en los Estados Unidos, con 38 170 muertes al año.[5]
- La cirrosis es la cuarta causa principal de muerte entre los hombres y mujeres de 45-64 años de edad.[5]

Etiología

- La cirrosis es un criterio de evaluación común para muchas causas de enfermedad hepática (tabla 21-2); la hepatopatía alcohólica y la hepatitis C representan la mayoría de los casos.[6]
- Otras causas incluyen hepatitis autoinmunitaria, enfermedad de Wilson, hemocromatosis, esteatosis hepática no alcohólica, hepatotoxicidad por fármacos y cirrosis criptogénica.[6]

TABLA 21-1	ESCALA CHILD-TURCOTTE-PUGH		
Criterio	1	2	3
Ascitis	Ninguna	Leve	Moderada a grave
Encefalopatía	Ninguna	Leve	Moderada a grave
Bilirrubina, mg/dL	< 2	2-3	> 3
Albúmina, g/dL	> 3.5	2.8-3.5	< 2.8
Tiempo de protrombina (segundos por arriba del tiempo de protrombina normal)	1-3	4-6	> 6

La clase se determina sumando las puntuaciones de cada uno de los cinco criterios. Clase A: 5-6 puntos; clase B: 7-9 puntos; clase C: 10-15 puntos.

Fisiopatología

- La vía hacia la cirrosis comienza con el daño hepatocelular. Los sinusoides fenestrados, carentes de uniones intercelulares y membranas basales, aseguran interacciones estrechas entre la sangre sinusoidal y los hepatocitos; por lo tanto, los hepatocitos son sensibles a las toxinas sanguíneas.[7]
- La lesión hepatocelular conduce al inicio de una cascada inflamatoria con la liberación de citocinas, que amplifican y mantienen la respuesta total.
- Las citocinas activan las células efectoras, especialmente las estrelladas hepáticas, iniciando un ciclo autocrino de inflamación y fibrosis.[7-9]
  - Las células estrelladas se transforman en miofibroblastos que tienen propiedades altamente fibrinógenas, contráctiles y proliferativas. Debido a esta contractilidad, aumenta la resistencia intrahepática y disminuye el flujo sanguíneo sinusoidal.
  - La transformación de células estrelladas también conduce a la «capilarización» de los sinusoides hepáticos con un cambio de sinusoides fenestrados a capilares «no fenestrados».
  - La capilarización induce un cambio hacia la vasoconstricción, con aumento de la producción de endotelina y disminución de la producción de óxido nítrico.
- La trombosis de la microvasculatura ocurre con la formación de derivaciones arteriales intrahepáticas.[9]
- Se produce una proliferación errática de hepatocitos en áreas hipoperfundidas, lo que conduce a un patrón nodular de regeneración dentro de las áreas de fibrosis.

Factores de riesgo

- La cirrosis es un criterio de evaluación común de enfermedades crónicas que causan daño hepático.
- Tales enfermedades incluyen hepatitis vírica crónica, hepatopatía alcohólica, sobrecarga de hierro y afecciones inflamatorias crónicas, como la esteatohepatitis no alcohólica.
  - **Alcohol.** Hombres con ingesta mayor de 168 g/semana; mujeres con ingesta mayor de 112 g/semana. Una bebida estándar, como se define en los Estados Unidos, contiene aproximadamente 14 g de alcohol.[10]
  - **Hepatitis C.** Uso de drogas intravenosas o transfusiones antes de 1992 e infección por el virus de la inmunodeficiencia humana (VIH).[11]

DIAGNÓSTICO

Muchos pacientes se presentan con complicaciones manifiestas de cirrosis; sin embargo, se debe tener una alta sospecha clínica en los pacientes con síntomas sutiles o sin síntomas. En la tabla 21-3 se presentan las manifestaciones de cirrosis en diferentes sistemas de órganos.

TABLA 21-2 EVALUACIÓN DE LA CIRROSIS

Antecedentes	Pruebas de laboratorio	Causa sospechada
Consumo excesivo de alcohol	Mayor proporción de AST a ALT	Hepatopatía alcohólica
Abuso de drogas intravenosas, tatuajes, varias parejas sexuales, intercambio de agujas, transfusiones antes de 1992	Serologías positivas para hepatitis B o C	Hepatitis vírica crónica
Fatiga, ictericia, prurito	Anticuerpo antimitocondrial, fosfatasa alcalina aumentada	Colangitis biliar primaria/cirrosis
Colitis ulcerosa, colangitis bacteriana o colangiocarcinoma	Fosfatasa alcalina aumentada	Colangitis esclerosante primaria
Síntomas neuropsiquiátricos	Anillos de Kaiser-Fleischer, ceruloplasmina sérica baja, cobre urinario alto	Enfermedad de Wilson
Cambios en la piel, artritis, diabetes mellitus, hipogonadismo	Ferritina, pruebas de hierro, mutaciones en el gen de la hemocromatosis (HFE)	Hemocromatosis
Enfermedad autoinmunitaria	ANA, inmunoglobulinas séricas cuantificadas aumentadas, anticuerpos antimúsculo liso	Hepatitis autoinmunitaria
Diabetes mellitus, obesidad, dislipidemia	Dislipidemia, cifras de azúcares elevadas	Esteatosis hepática no alcohólica
Enfisema sin antecedentes de tabaquismo, antecedentes familiares positivos	Enfisema, pruebas de fenotipo (fenotipo PiZZ), concentración de antitripsina α_1	Deficiencia de antitripsina α_1
Uso de metotrexato o amiodarona		Hepatotoxicidad por fármacos
Antecedente de anasarca, tromboembolia venosa o cáncer	Estado de hipercoagulabilidad, síndrome nefrótico, hemoglobinuria paroxística nocturna	Síndrome de Budd-Chiari
Trasplante de células madre		Síndrome obstructivo sinusoidal
Factores desconocidos		Cirrosis criptogénica

ALT, alanina-aminotransferasa; ANA, anticuerpo antinuclear; AST, aspartato-aminotransferasa.

TABLA 21-3	MANIFESTACIONES Y CUADRO CLÍNICO DE LA CIRROSIS
Constitucionales	Fatiga, pérdida de peso, anorexia, malestar general, atrofia muscular
Gastrointestinales	Hematemesis, melena, várices esofágicas o gástricas, gastropatía portal hipertensiva, gastritis, ascitis
Pulmonares	Falta de aliento, disnea de esfuerzo, hipoxia, síndrome hepatopulmonar, alcalosis respiratoria, hidrotórax hepático, síndrome portopulmonar
Cardiovasculares	Hipotensión, circulación hiperdinámica
Renales	Síndrome hepatorrenal, hiponatremia
Endocrinas	Disminución de la libido, impotencia, atrofia testicular, dismenorrea, ginecomastia
Neurológicas	Confusión, pérdida de memoria a corto plazo, hiperirritabilidad, encefalopatía por insomnio
Cutáneas	Ictericia, angioma aracniforme, eritema palmar, contractura de Dupuytren, cabezas de medusa
Hemáticas	Esplenomegalia, trombocitopenia, anemia, leucopenia, coagulopatía
Infecciosas	Peritonitis bacteriana espontánea, septicemia

Cuadro clínico

- Los **síntomas sutiles** incluyen anorexia, náuseas o vómitos, hiperirritabilidad, prurito, cambios en el patrón de sueño, disminución de la libido, dificultades para respirar.
- **Complicaciones manifiestas** de la cirrosis:
  - Hematemesis/melena, distensión abdominal, ascitis, confusión, edema o sobrecarga de líquidos.
  - Las complicaciones también pueden incluir una gran variedad de infecciones, coagulopatía, insuficiencia hepática aguda o crónica, síndrome hepatopulmonar y CHC.

Anamnesis

- La historia debe centrarse en las causas más frecuentes de enfermedad hepática y cirrosis.
- Duración y cantidad de consumo de alcohol, uso de drogas intravenosas o intranasales, actividad sexual, antecedentes familiares de enfermedad hepática, medicamentos recetados y uso de medicamentos de venta libre.
- Los antecedentes personales de colitis ulcerosa, síndrome metabólico, enfisema prematuro y enfermedad autoinmunitaria ponen a los pacientes en riesgo de colangitis esclerosante primaria, esteatosis hepática no alcohólica, deficiencia de antitripsina α_1 y hepatitis autoinmunitaria, respectivamente.
- Los antecedentes de estado de hipercoagulabilidad o neoplasia maligna previa pueden provocar trombosis venosa hepática (síndrome de Budd-Chiari). Un trasplante de células madre o de médula ósea aumenta el riesgo de síndrome obstructivo sinusoidal (enfermedad venooclusiva).
- En individuos con hemocromatosis hereditaria se observa una constelación de cambios cutáneos, artritis, diabetes mellitus e hipogonadismo.

Exploración física

La cirrosis puede provocar signos físicos específicos.

- Los hallazgos de la exploración física pueden incluir atrofia muscular, ictericia, angiomas aracniformes, ginecomastia, cabeza de medusa, colaterales venosas prominentes, eritema palmar, contractura de Dupuytren, atrofia testicular y equimosis.

- En la exploración abdominal pueden encontrarse esplenomegalia, borde hepático grueso y evidencia de ascitis (signo de la ola, matidez en flancos o matidez cambiante).
- La exploración rectal puede revelar hemorroides, heces positivas para guayacol o melena.
- La confusión, la agitación, la asterixis y la hiporreflexia son signos de EH.

Pruebas de diagnóstico

Las pruebas para causas específicas de la cirrosis deben realizarse como se describe en la tabla 21-2; sin embargo, la evaluación debería comenzar con pruebas básicas de laboratorio.

Pruebas de laboratorio

- Hemograma completo, química sanguínea básica y pruebas de función hepática:
  - Un **hemograma completo** puede revelar anemia macrocítica debido a una enfermedad hepática o anemia microcítica/normocítica debido a la pérdida digestiva de sangre. La leucocitosis puede ser un indicador de una infección subyacente, especialmente peritonitis bacteriana espontánea (PBE) en el contexto de ascitis. La leucopenia y la trombocitopenia son marcadores de hiperesplenismo debido a la hipertensión portal.
  - La **química sanguínea básica** puede revelar hiponatremia en el contexto de sobrecarga de líquidos o disminución del volumen intravascular. La urea y la creatinina séricas pueden estar muy aumentadas debido al síndrome hepatorrenal (SHR). Puede haber hipoglucemia debido a la desregulación de los mecanismos hepáticos de compensación.
  - Las **pruebas de función hepática** pueden mostrar hipoalbuminemia que refleja una función hepática sintética alterada. La bilirrubina sérica puede estar incrementada, lo que indica un daño agudo superpuesto a una enfermedad crónica o un funcionamiento hepático deficiente. El aumento de las transaminasas puede indicar enfermedad hepática aguda o crónica; sin embargo, la aspartato-aminotransferasa y la alanina-aminotransferasa serán a menudo normales o levemente aumentadas.
- Estudios de coagulación y amoníaco:
  - Los **factores de coagulación** se sintetizan en el hígado. Por lo tanto, la coagulación es a menudo anómala, con incremento del TP o del cociente internacional normalizado (INR, *international normalized ratio*). El PT o el INR se pueden utilizar como marcadores para evaluar la función sintética.
  - La **concentración de amoníaco** suele utilizarse para el diagnóstico y tratamiento de la EH. No obstante, tiene una especificidad muy baja y no es muy útil para el diagnóstico. Algunos utilizan las cifras de amoníaco para vigilar la respuesta al tratamiento, aunque tampoco existen datos convincentes de su confiabilidad con este objetivo.

Pruebas de imagen

- Las pruebas de imagen del hígado son útiles para evaluar el tamaño y la ecotextura del hígado, la presencia de ascitis, dilatación de los conductos biliares y esplenomegalia. También se pueden utilizar para detectar tumores como el CHC.
- La ecografía, la tomografía computarizada y la resonancia magnética (RM) se utilizan de manera regular:
  - La **ecografía** tiene el beneficio adicional de evaluar la vasculatura hepática y clasificar la gravedad de la hipertensión portal mediante Doppler color.
  - La **RM o la colangiopancreatografía por resonancia magnética** (**CPRM**) se pueden utilizar para caracterizar mejor los tumores, así como evaluar la vasculatura hepática y el árbol biliar.
  - La **colangiopancreatografía retrógrada endoscópica** permite la obtención de imágenes directas y la intervención en el árbol biliar.

Procedimientos de diagnóstico

- **Paracentesis**
  - Se debe realizar una paracentesis diagnóstica en todos los pacientes que ingresan al hospital con ascitis, ya que se ha demostrado que la prevalencia de PBE entre los pacientes con cirrosis es tan alta como el 12%.[12] No es necesario corregir la coagulopatía antes de la paracentesis a menos que el recuento de plaquetas sea < 15 000/μL o el INR sea > 2.5.[13]

○ **Debe obtenerse una muestra de líquido para el hemograma con diferencial y las concentraciones de albúmina y de proteínas.**
- Un recuento absoluto de neutrófilos en ascitis mayor de 250/µL sugiere PBE. Si se sospecha PBE, se debe inocular un frasco de hemocultivo con líquido ascítico junto a la cabecera del paciente.
- Un gradiente de albúmina sérica-ascítica (GASA) > 1.1 sugiere hipertensión portal o insuficiencia cardíaca, mientras que un GASA < 1.1 sugiere carcinomatosis peritoneal o peritonitis tuberculosa. *Véase* el capítulo 10 para obtener una explicación del GASA.
- Una concentración de proteína total en el líquido ascítico > 2.5 g/dL puede sugerir causas alternativas como insuficiencia cardíaca, mientras que una concentración < 2.5 g/dL es compatible con hipertensión portal por cirrosis.
- **Biopsia hepática.** No es necesaria si las pruebas de imagen, de laboratorio y clínicas son compatibles con cirrosis. Puede ser útil cuando sea necesario determinar la causa específica de la cirrosis.

TRATAMIENTO

- Es prioritario el tratamiento de la causa subyacente de la cirrosis y el tratamiento de sus complicaciones. Estas últimas incluyen hemorragia digestiva, encefalopatía, ascitis, PBE y SHR.
- **Hemorragia digestiva**
  ○ La hemorragia digestiva superior en los pacientes cirróticos suele ser causada por rotura de várices, gastritis, gastropatía hipertensiva portal o úlcera péptica. Las várices están presentes en el 30-40% de los pacientes con cirrosis compensada y en el 60% de los pacientes con ascitis. La incidencia anual de nuevas várices es del 5-10%.[14]
  ○ Además de la reanimación con soluciones, están indicadas al comienzo de la evolución la perfusión de octreotida[14] (para disminuir la presión portal) y el tratamiento antibiótico[15] con una cefalosporina de tercera generación (para reducir el riesgo de PBE, resangrado y mortalidad). La ligadura endoscópica de las varices (LEV) es actualmente el principal recurso del tratamiento endoscópico de la hemorragia aguda por várices. *Véase* el capítulo 6 para obtener más detalles sobre el tratamiento de la hemorragia digestiva.
  ○ Prevención y seguimiento
    - La **evaluación endoscópica periódica** es importante para identificar las várices y prevenir la progresión a sangrado.
    - En los pacientes con cirrosis compensada, sin várices en la endoscopia de detección, la esofagogastroduodenoscopia (EGD) debe realizarse cada 2-3 años. En los pacientes con várices pequeñas (< 5 mm), debe repetirse la EGD en 1-2 años.[14]
    - Cuando la cirrosis está descompensada o es secundaria al abuso de alcohol, los pacientes sin várices conocidas deben someterse a una EGD de detección anual.[14]
    - Los pacientes que sobreviven a un episodio de hemorragia activa deben repetir la LEV hasta la obliteración de las várices. La primera EGD de vigilancia se realiza 1-3 meses después de la obliteración y se repite cada 6-12 meses para verificar posibles recidivas.[14]
    - Los **bloqueadores adrenérgicos β no selectivos** convencionales (nadolol, propranolol o timolol) y el carvedilol se utilizan para la prevención de la hemorragia varicosa. Estos disminuyen el gasto cardíaco y producen vasoconstricción esplácnica.
    - La American Association for the Study of Liver Diseases (AASLD) no recomienda el uso de bloqueadores adrenérgicos β no selectivos en pacientes con cirrosis sin várices.[14]
    - Un estudio con 200 pacientes seguidos durante 55 meses sin evidencia de várices previas no mostró diferencias en el desarrollo de várices (39% frente a 40%) entre pacientes que usaron bloqueadores adrenérgicos β o placebo.[16]
    - La AASLD recomienda el uso de un bloqueadores adrenérgicos β no selectivos en pacientes con várices pequeñas con características de alto riesgo y en pacientes con várices medianas y grandes. Las características de alto riesgo incluyen el signo de las «rayas rojas longitudinales» en la endoscopia y la cirrosis de clase C en la escala de CTP.[14]
    - Dos metaanálisis, que compararon bloqueadores adrenérgicos β comparados con placebo, mostraron una reducción del 40-50% en el riesgo de hemorragia.[17,18]

TABLA 21-4	GRADOS DE ENCEFALOPATÍA
Grado	Características
1	Patrón de inversión del sueño, confusión leve, irritabilidad, temblor
2	Letargia, desorientación, conducta inapropiada, asterixis
3	Somnolencia/estupor, confusión intensa, conducta agresiva, asterixis
4	Coma

- Para la profilaxis secundaria, después de un episodio de hemorragia centinela, se debe utilizar una combinación de bloqueadores adrenérgicos β y LEV como tratamiento de primera línea para prevenir nuevas hemorragias.[14]
- Debe reducirse la dosis de los bloqueadores adrenérgicos β, o interrumpirse, en los casos de ascitis refractaria, hipotensión grave, infección y lesión renal aguda inexplicable (LRAI).[14,19]
- Los **inhibidores de la bomba de protones** deben considerarse en pacientes con úlcera péptica u otros hallazgos erosivos en la endoscopia; sin embargo, no hay ninguna recomendación para su uso en la gastropatía hipertensiva portal o en las várices esofágicas.

- **Encefalopatía hepática**
  - La encefalopatía hepática (EH) es un trastorno neuropsiquiátrico asociado con enfermedad hepática grave y se clasifica según los criterios de West Haven (tabla 21-4).
  - El exceso de amoníaco es fundamental para la patogenia de este proceso debido a la aceleración de la inflamación de los astrocitos y el edema cerebral; sin embargo, se desconoce el mecanismo molecular preciso.[20]
  - A pesar de su participación en la encefalopatía, las concentraciones de amoníaco tienen muy poca especificidad en el diagnóstico y seguimiento de la EH.
  - La EH es un **diagnóstico de exclusión** y *se deben* descartar otras causas de alteración del estado mental.
  - El diagnóstico se fundamenta en la clínica con alteración del estado mental, asterixis e hiporreflexia o hiperreflexia. La causa desencadenante de la encefalopatía, como septicemia, hemorragia digestiva, estreñimiento, deshidratación o alteraciones electrolíticas, debe identificarse y tratarse una vez que se establece el diagnóstico de EH (tabla 21-5).

TABLA 21-5	FACTORES PRECIPITANTES DE LA ENCEFALOPATÍA HEPÁTICA

Hemorragia digestiva

DPIT previa

Estreñimiento

Peritonitis bacteriana espontánea y otras infecciones

Uso de opiáceos o benzodiazepinas

Carcinoma hepatocelular

Empeoramiento de la función hepática

Uso de diuréticos

Alcalosis

Hipocalemia

Derivación portosistémica intrahepática transyugular (DPIT).

- Los pacientes con encefalopatía de grados 3 y 4 pueden requerir una estrecha vigilancia en una unidad de cuidados intensivos, con intubación endotraqueal para proteger la vía aérea. El riesgo de edema cerebral aumenta con la progresión de la encefalopatía. El edema cerebral avanzado puede provocar una hernia transtentorial y la muerte. Esto es mucho más frecuente en los pacientes con insuficiencia hepática aguda; sin embargo, se puede observar en personas con enfermedad hepática crónica.
- **Tratamiento farmacológico**
  - La **lactulosa** es un disacárido degradado por las bacterias intestinales; es el pilar del tratamiento debido a su capacidad para reducir el pH intraluminal, convirtiendo el amoníaco en amonio, disminuyendo su absorción y permitiendo que se elimine del colon.[20]
    - La lactulosa puede administrarse por vía oral, rectal o con sonda nasogástrica, con una dosis típica de 60-90 g/día, ajustada a tres a cinco deposiciones blandas al día.
    - La distensión abdominal y la diarrea son sus principales efectos secundarios; sin embargo, el tratamiento excesivo con lactulosa puede provocar deshidratación grave e hipernatremia.
  - La **rifaximina** es un antibiótico oral de absorción mínima con la aprobación de la Food and Drug Administration para el tratamiento de la EH. Se recomienda como terapia complementaria para prevenir episodios recurrentes de EH. Un estudio publicado en 2010 demostró que la remisión de la EH se prolongaba en los pacientes tratados con rifaximina.[20] Esta se administra por vía oral en dosis de 550 mg cada 12 h.
- **Prevención y seguimiento**
  - Después de la resolución de la EH, los pacientes con cirrosis tienden a permanecer en tratamiento empírico con lactulosa y rifaximina por tiempo indefinido o hasta que se someten a trasplante.
  - Se debe instruir a los pacientes sobre los posibles desencadenantes de la EH, como la deshidratación, los sedantes, los opiáceos, la falta de cumplimiento de la terapia con lactulosa y el estreñimiento.

- **Ascitis**
  - La ascitis es la complicación más frecuente en los pacientes cirróticos; cerca del 50% de los pacientes con cirrosis compensada desarrollarán ascitis durante 10 años de seguimiento.
  - En los Estados Unidos, casi el 85% de los pacientes con ascitis tienen cirrosis.[13]
  - La ascitis es causada por la activación del sistema renina-angiotensina-aldosterona y el sistema nervioso simpático en respuesta a la vasodilatación esplácnica y el llenado insuficiente de las arterias en un contexto de hipertensión portal. La activación del sistema renina-angiotensina-aldosterona provoca retención de líquidos y presión hidrostática elevada en la microcirculación esplácnica. La presión hidrostática elevada y la baja presión oncótica ocasionan un aumento en la producción de la linfa; una vez que la producción de linfa supera el retorno linfático, se desarrolla ascitis.
  - Los pacientes tienen aumento del perímetro abdominal, dificultad para respirar y edema de las extremidades pélvicas. Los hallazgos físicos incluyen matidez a la percusión en los flancos, matidez cambiante, derrame pleural, signo de la ola y hernias umbilical e inguinal.
  - Una paracentesis permite el análisis del líquido de la ascitis (*véase* el cap. 10).
  - Tratamiento farmacológico
    - La **espironolactona**, un antagonista de la aldosterona, es el tratamiento de primera línea para la ascitis por cirrosis. La hipercalemia y la hipersensibilidad en los senos son efectos secundarios frecuentes.[13]
    - La **furosemida** es un diurético del asa y suele administrarse con espironolactona.
    - La espironolactona y la furosemida se prescriben en una proporción de 2.5:1, por lo general a una dosis inicial de 100 y 40 mg al día, respectivamente.[13]
      - Esta proporción a menudo previene la hipercalemia.
      - La dosis de cada medicamento puede aumentarse cada 3-5 días hasta una dosis diaria máxima de 400 mg de espironolactona y 160 mg de furosemida.[13]
    - La amilorida se puede sustituir por espironolactona en caso de ginecomastia dolorosa. Para tratar la ascitis también pueden usarse triamtereno, metolazona e hidroclorotiazida.

- El objetivo del tratamiento con diuréticos es la pérdida de 0.5-1 kg/día si hay edema periférico.[13]
- La ascitis resistente a diuréticos, o refractaria, puede tratarse con paracentesis de gran volumen (PGV). Si se requiere una PGV cada 1-2 semanas, puede ser necesaria una derivación portosistémica intrahepática transyugular (DPIT) si no hay contraindicaciones.
- En un metaanálisis, la DPIT fue más eficaz para disminuir la ascitis sin diferencias significativas en mortalidad, hemorragia gastrointestinal, infección e insuficiencia renal aguda, pero con una tasa significativamente más alta de EH.[21]
  ○ Cambios alimentarios
    - La **restricción de sodio** a 2 g/día es un componente importante del tratamiento de la ascitis. La restricción de sal y el tratamiento con diuréticos son eficaces en el 90% de los pacientes con ascitis.
      □ 2 g de sodio equivalen a 88 mmol/día. El cuerpo pierde cerca de 10 mmol/día de cloruro de sodio (NaCl) a través del sudor. Por lo tanto, el riñón debe excretar NaCl a una tasa de 78 mmol/día para mantener la homeostasis.[13]
      □ Un estudio de orina puede determinar qué paciente podría responder a la restricción de sodio sin tratamiento con diuréticos. Si el sodio urinario es mayor que el potasio urinario, el paciente excreta más de 78 mmol/día de NaCl y responderá a la restricción de sal como única medida.[13]
    - A menudo se observa **hiponatremia** en el contexto de la ascitis. Se puede utilizar una restricción diaria de líquidos orales de 800-1200 mL/día, pero faltan datos sobre la eficacia de este régimen. Las guías actuales sugieren restricciones diarias de líquidos solo cuando el sodio sérico es menor de 125 mmol/L.[13]
- Peritonitis bacteriana espontánea
  ○ La peritonitis bacteriana espontánea (PBE) es una complicación frecuente de la cirrosis y contribuye al 25% de todas las infecciones bacterianas observadas en esta población. Es causada por la translocación de bacterias intestinales a la sangre, lo que provoca bacteriemia transitoria y siembra de líquido ascítico.
  ○ La presentación puede ser sutil, con dolor abdominal, fiebre, escalofríos, icteria o encefalopatía que empeora. Hasta la mitad de los pacientes con PBE son asintomáticos y es imprescindible una paracentesis diagnóstica, con aguja de calibre 22-25, independientemente del motivo del ingreso hospitalario.
  ○ **La paracentesis es la prueba de diagnóstico de elección**. Debe enviarse líquido ascítico para recuento celular con diferencial, tinción de Gram y hemocultivos aeróbicos y anaeróbicos. La presencia de más de 250 células polimorfonucleares/μL sugiere fuertemente PBE y debe tratarse de manera intensiva. También se deben tratar los pacientes con cultivo positivo, independientemente del número de células polimorfonucleares.
  ○ Tratamiento farmacológico
    - El tratamiento de referencia consiste en una **cefalosporina de tercera generación administrada durante al menos 5 días**.[13]
      □ La **cefotaxima** 1-2 g intravasculares cada 8-12 h o la **ceftriaxona** 1-2 g cada 24 h son terapias eficaces.
      □ Si se confirma el deterioro clínico, la cobertura debe ampliarse para cubrir enterococos, *Staphylococcus aureus* resistente a la meticilina y microorganismos anaerobios.
    - Después de episodios repetidos de PBE, los pacientes pueden recibir **tratamiento antibiótico profiláctico**, con norfloxacino (400 mg/día), ciprofloxacino (250 mg/día) o trimetoprima-sulfametoxazol (800/160 mg) cinco veces por semana.[13]
    - El SHR es una complicación temida de la PBE y se requieren esfuerzos para mantener una expansión de volumen adecuada.
      □ Los diuréticos y la PGV deben evitarse en caso de PBE.
      □ Se debe administrar albúmina para reducir el riesgo de SHR. Se puede utilizar un abordaje restringido para la administración de albúmina a los pacientes con características de alto riesgo, que incluye: bilirrubina sérica > 4 mg/dL, creatinina > 1 mg/dL o BUN (*blood urea nitrogen*) > 30 mg/dL.[22] En las personas con PBE, y tratadas con

cefalosporina de tercera generación, la administración de albúmina a 1.5 g/kg el día 1 y 1 g/kg el día 3 se asocia con una menor tasa de insuficiencia renal (10% frente a 33%) y una menor tasa de mortalidad hospitalaria (10 frente a 29%).[23]

- **Lesión renal aguda y síndrome hepatorrenal**
  - La **lesión renal aguda** (**LRA**) se encuentra con frecuencia en los pacientes cirróticos. Con base en modificaciones recientes, la LRA se define como un aumento absoluto de la creatinina sérica (CS) ≥ 0.3 mg/dL durante 48 h, un aumento ≥ 50% de la CS inicial, o ambos. Esto marca un cambio con respecto a las definiciones anteriores que se basaban en unos límites absolutos de CS (1.5 mg/dL).[24,25]
  - La LRA en pacientes cirróticos puede ser causada por **SHR**. Clínicamente, el SHR se ha clasificado en dos tipos distintos. El **SHR tipo I** progresa rápido y a menudo se asocia con un factor precipitante. La mediana de supervivencia es relativamente corta a los 12 días, con una mortalidad mayor del 90% a las 10 semanas. El **SHR tipo 2** se caracteriza por una reducción constante y progresiva de la tasa de filtración glomerular y ascitis recurrente resistente a los diuréticos. Puede resultar difícil identificar un factor precipitante. El SHR tipo 2 se asocia con una mediana de supervivencia de 3-6 meses.
  - En pacientes con cirrosis y ascitis, el diagnóstico de SHR se basa en los siguientes criterios:[24]
    - Diagnóstico de LRA
    - Sin respuesta, en 48 h, a la suspensión de diuréticos y expansión de volumen con albúmina
    - Ausencia de choque
    - Sin uso reciente o actual de sustancias nefrotóxicas
    - Sin otros signos de lesión renal (ausencia de proteinuria > 500 mg/día y también de hematuria > 50 eritrocitos por campo de alta potencia, hallazgos normales en las imágenes renales)
  - El tratamiento del SHR puede incluir una combinación de terapia vasoconstrictora (terlipresina u octreotida y midodrina) con albúmina, DPIT, trasplante hepático o una combinación de estas terapias.[26,27]

CONSIDERACIONES ESPECIALES

- El **CHC** es la segunda causa principal de muerte por cáncer en todo el mundo y su incidencia en los Estados Unidos está aumentando rápidamente, con un estimado de 39 230 casos solo en 2016.
- Se recomienda la vigilancia del CHC con ecografía hepática en poblaciones específicas con o sin el uso de alfafetoproteína (AFP) sérica cada 6 meses.[28] Se deben vigilar para las siguientes poblaciones:
  - Cirrosis, a menos que sea clase C en la escala de CTP y no esté en la lista de trasplantes.
  - Portador de hepatitis B crónica descendiente de asiáticos (hombres > 40 años, mujeres > 50 años de edad).
  - Portador de hepatitis B con antecedentes familiares de CHC.
  - Afroamericanos con hepatitis B crónica.
- El **síndrome hepatopulmonar** puede ocurrir en hasta el 30% de los pacientes cirróticos y se define por la tríada de hipoxia, hepatopatía y derivación intrapulmonar.[29]
  - Aunque los pacientes a menudo son asintomáticos, puede haber platipnea (dificultad para respirar en postura erguida), ortodesoxia (disminución del oxígeno en sangre arterial en postura erguida), o ambas.
  - Las opciones de tratamiento se limitan al oxígeno complementario. Los análogos de la somatostatina y los inhibidores del óxido nítrico inhalado son estrategias posibles de eficacia incierta.
  - El síndrome hepatopulmonar suele resolverse después de un trasplante de hígado.
- La **hipertensión portopulmonar** ocurre en el 2-5% de los pacientes cirróticos con hipertensión portal. Se presenta con disnea de esfuerzo (más frecuente), síncope, dolor de tórax, fatiga, hemoptisis u ortopnea. El pronóstico es malo sin tratamiento, con una supervivencia media de 15 meses.[29]

○ Se define como hipertensión pulmonar precapilar (presión arterial pulmonar media > 25 mm Hg) en el contexto de hipertensión portal.

○ El tratamiento es similar al de la hipertensión pulmonar primaria y consiste en análogos de prostaglandinas, inhibidores de la fosfodiesterasa, óxido nítrico inhalado y antagonistas del receptor de endotelina.

• Tras el primer episodio de descompensación o empeoramiento de la función hepática, se puede considerar el **trasplante**. La **puntuación del Model for End-Stage Liver Disease (MELD)** evalúa objetivamente la función hepática de los pacientes incluidos en una lista de trasplante.[30]

○ Genera un número, que va de 6 a 40, utilizando CS, bilirrubina total e INR en una complicada fórmula matemática.

○ Las puntuaciones más altas se asocian con mayor mortalidad a 90 días.

○ La puntuación MELD permite a los médicos asignar hígados de donantes a los pacientes «más enfermos», priorizando los hígados asignados para las puntuaciones más altas.

REFERENCIAS

1. Anthony PP, Ishak NG, Nayak NC. The morphology of cirrhosis: recommendations on definition, nomenclature, and classification by a working group sponsored by the World Health Organization. *J Clin Pathol.* 1978;31:395–414.
2. Child CG, Turcotte JG. Surgery and portal hypertension. In: Child CG, ed. *The Liver and Portal Hypertension.* Philadelphia, PA: Saunders; 1964:50–64.
3. Kochanek KD, Murphy SL, Xu JQ, et al. *Deaths: Final Data for 2014. National Vital Statistics Reports.* Vol 65, no 4. Hyattsville, MD: National Center for Health Statistics; 2016.
4. Denniston MM, Jiles RB, Drobeniuc J, et al. Chronic hepatitis C virus infection in the United States, National Health and Nutrition Examination Survey 2003 to 2010. *Ann Intern Med.* 2014;160:293–300.
5. National Center for Health Statistics. *Health, United States, 2016: With Chartbook on Long-Term Trends in Health.* Hyattsville, MD: Government Printing Office; 2017.
6. Bacon BR. Cirrhosis and its complications. In: Kasper DL, Fauci AS, Longo DL, et al., eds. *Harrison's Principle of Internal Medicine.* 19th ed. New York: McGraw-Hill; 2014.
7. Crawford JM. Liver and biliary tract. In: Vinay KV, Abbas AA, Fausto N, eds. *Robbins and Cotran Pathologic Basis of Disease.* 7th ed. Philadelphia, PA: Elsevier Saunders; 2005:877–927.
8. Rockey DC. Cell and molecular mechanisms of increased intrahepatic resistance and hemodynamic correlates. In: Sanyal AJ, Shah VH, eds. *Portal Hypertension: Pathobiology, Evaluation, and Treatment.* Totowa, NJ: Humana Press; 2005:37–50.
9. Pinzani M, Vizzutti F. Anatomy and vascular biology of the cells in the portal circulation. In: Sanyal AJ, Shah VH, eds. *Portal Hypertension: Pathobiology, Evaluation, and Treatment.* Totowa, NJ: Humana Press; 2005:15–36.
10. O'Shea RS, Dasarthy S, McCullough AJ. Alcoholic liver disease. *Hepatology.* 2010;51:307–328.
11. Ghany MG, Strader DB, Thomas DL, et al. Diagnosis, management and treatment of hepatitis C: an update. *Hepatology.* 2009;49:1335–1374.
12. Singal AK, Salameh H, Kamath PS. Prevalence and in-hospital mortality trends of infections among patients with cirrhosis: a nationwide study of hospitalised patients in the United States. *Aliment Pharmacol Ther.* 2014;40:105–112.
13. Runyon BA. Introduction to the revised American Association for the Study of Liver Diseases Practice Guideline management of adult patients with ascites due to cirrhosis 2012. *Hepatology.* 2013;57:1651–1653.
14. Garcia-Tsao G, Abraldes JG, Berzigotti A, et al. Portal hypertensive bleeding in cirrhosis: risk stratification, diagnosis, and management: 2016 practice guidance by the American Association for the Study of Liver Diseases. *Hepatology.* 2017;65:310–335.
15. Bernard B, Grange JD, Khac EN, et al. Antibiotic prophylaxis for the prevention of bacterial infections in cirrhotic patients with gastrointestinal bleeding: a meta-analysis. *Hepatology.* 1999;29:1655–1661.
16. Groszmann RJ, Garcia-Tsao G, Bosch J, et al. Beta-blockers to prevent gastroesophageal varices in patients with cirrhosis. *N Engl J Med.* 2005;353:2254–2261.
17. Hayes PC, Davis JM, Lewis JA, et al. Meta-analysis of value of propranolol in prevention of variceal haemorrhage. *Lancet.* 1990;336:153–156.

18. Vlachogiannakos J, Goulis J, Patch D, et al. Review article: primary prophylaxis for portal hypertensive bleeding in cirrhosis. *Alim Pharmacol Ther*. 2000;14(7);851–860.
19. Ge PS, Runyon BA. The changing role of beta-blocker therapy in patients with cirrhosis. *J Hepatol*. 2014;60:643–653.
20. Vilstrup H, Amodio P, Bajaj J, et al. Hepatic encephalopathy in chronic liver disease: 2014 practice guideline by the European Association for the study of the liver and the American Association for the Study of Liver Diseases. *J Hepatol*. 2014;61:642–659.
21. Saab S, Nieto JM, Lewis SK, et al. TIPS versus paracentesis for cirrhotic patients with refractory ascites. *Cochrane Database Syst Rev*. 2006;(4):CD004889.
22. Sigal SH, Stanca CM, Fernandez J, et al. Restricted use of albumin for spontaneous bacterial peritonitis. *Gut*. 2007;56:597–599.
23. Gines P, Tito L, Arroyo V, et al. Randomized comparative study of therapeutic paracentesis with and without intravenous albumin in cirrhosis. *Gastroenterology*. 1988;94:1493–1502.
24. Angeli P, Gines P, Wong F, et al. Diagnosis and management of acute kidney injury in patients with cirrhosis: revised consensus recommendations of the International Club of Ascites. *Gut*. 2015;64:531–537.
25. Wong F. Acute kidney injury in liver cirrhosis: new definition and application. *Clin Mol Hepatol*. 2016;22:415–422.
26. Salerno F, Gerbes A, Gines P, et al. Diagnosis, prevention and treatment of the hepatorenal syndrome in cirrhosis. *Gut*. 2007;56:1310–1318.
27. Cavallin M, Kamath PS, Merli M, et al. Terlipressin plus albumin versus midodrine and octreotide plus albumin in the treatment of hepatorenal syndrome: a randomized trial. *Hepatology*. 2015;62:567–574.
28. Heimbach J, Kulik LM, Finn R, et al. American Association for the Study of Liver Diseases guidelines for the treatment of hepatocellular carcinoma. *Hepatology*. 2018;67:358–380.
29. Surani SR, Mendez Y, Anjum H, et al. Pulmonary complications of hepatic diseases. *World J Gastroenterol*. 2016;22(26):6008–6015.
30. Malinchoc M, Kamath PS, Gordon FD, et al. A model to predict poor survival in patients undergoing transjugular intrahepatic portosystemic shunts. *Hepatology*. 2000;31(4):864–871.

Trasplante hepático

Saad Alghamdi y Avegail Flores

22

PRINCIPIOS GENERALES

- Los avances en la inmunosupresión, sobre todo con la introducción de inhibidores de la calcineurina (ICN) (ciclosporina y tacrólimus), revolucionaron el trasplante hepático de un procedimiento experimental a un tratamiento aceptado para la enfermedad hepática en etapa terminal.
- Actualmente, el resultado del trasplante de hígado es excelente debido a la extensa evaluación previa al trasplante, el reconocimiento temprano y el tratamiento de las complicaciones posteriores al trasplante, así como la inmunosupresión a largo plazo.
- Los datos más recientes mostraron un total de 7 127 trasplantes de hígado en adultos (6 768 donantes cadavéricos y 343 donantes vivos).[1] La tasa de fracaso del aloinjerto a un año fue del 10.3% y la tasa de supervivencia general a 5 años fue del 73.6%.[1] El suministro limitado de donantes sigue siendo un desafío importante para el trasplante hepático.
- El sistema de asignación de trasplantes se basa en la puntuación del Model of End-Stage Liver Disease (MELD) y asigna el órgano, de preferencia, al paciente con la puntuación más alta (el más enfermo) dentro de una región geográfica definida.
- La puntuación MELD se calcula a partir de la bilirrubina sérica, el cociente internacional normalizado (INR, *international normalized ratio*) del tiempo de protrombina y la creatinina sérica. Predice con precisión el riesgo de mortalidad a corto plazo por hepatopatía crónica.[2]
- La utilización de órganos de donantes con base en criterios más amplios, incluidas donaciones después de muerte cardíaca (DMC), ha aumentado con la mejoría de las técnicas de preservación y con la mayor experiencia de los centros de trasplante.
- El trasplante de hígado de donante vivo se ha convertido en una opción para pacientes altamente seleccionados como una forma alternativa de disminuir las listas de espera.
- El trasplante combinado de hígado y riñón comprende el 9.4% de los trasplantes en los Estados Unidos.[1]

INDICACIONES

- El trasplante hepático ortotópico (THO) está indicado para la insuficiencia hepática aguda o crónica, por diversas causas, cuando se han alcanzado los límites del tratamiento médico (tabla 22-1).
- Los pacientes con cirrosis y sin contraindicaciones absolutas deben considerarse para la derivación a trasplante con puntuación MELD ≥ 15, o cuando desarrollen complicaciones de enfermedad hepática en etapa terminal (ascitis, hemorragia por várices o encefalopatía).[3]
- Los beneficios del trasplante en la supervivencia aumentan al incrementarse la puntuación MELD. Los receptores de trasplantes con una puntuación MELD más baja (< 15) tuvieron una supervivencia media menor en comparación con los candidatos emparejados que permanecieron en la lista de espera.[4]
- Las afecciones asociadas con la enfermedad hepática no incluidas en el sistema de asignación MELD (incluidos el síndrome hepatopulmonar, la hipertensión portopulmonar, el carcinoma hepatocelular [CHC] y el colangiocarcinoma no resecable en estadio temprano) pueden impulsar una evaluación de trasplante acelerada, independientemente de la disfunción en la síntesis hepática. Estas afecciones pueden recibir puntos de excepción MELD.
- El trasplante simultáneo de hígado-riñón está indicado para candidatos con enfermedad renal crónica con tasa de filtración glomerular (TFG) < 30 mL/min o necesidad prolongada de diálisis (generalmente > 8 semanas) o cuando hay glomeruloesclerosis extensa en la biopsia renal.[3]

TABLA 22-1 INDICACIONES PARA EL TRASPLANTE DE HÍGADO	
Afección	**Detalles**
Insuficiencia hepática aguda	
Complicaciones de la cirrosis	Disfunción grave de la síntesis
	Ascitis refractaria, encefalopatía hepática y hemorragia digestiva relacionada con la hipertensión portal
	Carcinoma hepatocelular
	Colangiocarcinoma
Trastornos metabólicos con manifestaciones sistémicas	Esteatosis hepática no alcohólica
	Deficiencia de antitripsina α_1
	Hemocromatosis por polineuropatía amiloide familiar
	Hiperoxaluria primaria
Complicaciones sistémicas de la enfermedad hepática crónica	Síndrome hepatopulmonar
	Síndrome portopulmonar
Afecciones raras	Telangiectasia hemorrágica hereditaria
	Hígado poliquístico

- Otras indicaciones para el trasplante de hígado incluyen enfermedad hepática descompensada por deficiencia de antitripsina α_1 (AT-A1), hemocromatosis y enfermedad de Wilson.
- Las hepatopatías relativamente raras no incluidas en la asignación MELD también pueden recibir puntos de excepción: polineuropatía amiloide familiar (PAF), telangiectasia hemorrágica hereditaria (THH), hiperoxaluria primaria y enfermedad hepática poliquística.
- El resto de esta sección discutirá las **indicaciones específicas por enfermedad**.

Esteatosis hepática no alcohólica

- La esteatosis hepática no alcohólica (EHNA) abarca un espectro de la enfermedad del hígado graso en ausencia de un consumo significativo de alcohol que incluye esteatosis simple, esteatohepatitis no alcohólica (ENA) y cirrosis relacionada con esta última.
- La EHNA está fuertemente asociada con la obesidad y el síndrome metabólico. Los componentes individuales del síndrome metabólico también aumentan el riesgo de desarrollar EHNA.
- La causa más frecuente de muerte en los pacientes con EHNA es la enfermedad cardiovascular.
- Muchos casos de insuficiencia hepática crónica informados anteriormente como criptogénicos son quizá una consecuencia de la EHNA. A pesar de ello, con frecuencia se observan pocos autoanticuerpos en la EHNA y son considerados un epifenómeno.
- La EHNA se ha convertido en una de las principales causas de trasplante de hígado en los Estados Unidos.
- Lo más importante del tratamiento sigue siendo la modificación del estilo de vida por medio de la dieta, el ejercicio y la pérdida de peso.
- Los pacientes con EHNA que se someten a un trasplante de hígado requieren de una estrecha vigilancia de los factores de riesgo metabólico después del trasplante, dado el mayor riesgo de padecer episodios cardiovasculares.
- La enfermedad del hígado graso puede reaparecer en un hígado de aloinjerto, aunque esto rara vez conduce a la pérdida del injerto.[5]

Hepatitis C

- Desde el uso generalizado de antivirales altamente eficaces contra el virus de la hepatitis C (VHC) y el envejecimiento de las personas nacidas entre 1945 y 1965, donde se observa la tasa más alta de infección por el VHC, se observó una disminución de candidatos con VHC en las listas de espera y en los trasplantes relacionados con el VHC. A pesar de ello, hay aumentos significativos en los trasplantes por hepatopatías alcohólicas y no alcohólicas.[1]

- Actualmente, hay varias opciones de tratamiento disponibles para la recurrencia del VHC, después del trasplante, con una excelente tasa de éxito.
- Se debe realizar un seguimiento y un ajuste de la dosis de la inmunosupresión cuando se trata el VHC en un contexto postrasplante.
- La hepatitis C colestásica fibrosante (HCCF, la forma más agresiva de VHC recurrente) y el VHC recurrente grave agudo son rápidamente mortales después del trasplante. Está indicado el tratamiento oportuno contra el VHC y la terapia es muy eficaz.[6,7]

Hepatopatía relacionada con el alcohol

- La hepatopatía relacionada con el alcohol sigue siendo una de las indicaciones más frecuentes para el trasplante de hígado en los Estados Unidos.
- La abstinencia es el único tratamiento eficaz y puede asociarse con una mejoría relevante de la supervivencia, incluso en los pacientes con cirrosis descompensada.
- Un período de abstinencia antes de realizar el trasplante puede tener efectos favorables sobre el funcionamiento hepático y podría evitar la necesidad del trasplante.[8] La mayoría de los centros de trasplantes americanos solicitan 6 meses de abstinencia antes de la inclusión para un THO.
- El trasplante de hígado temprano para el primer episodio de hepatitis alcohólica grave realizado en pacientes muy seleccionados con apoyo familiar mostró una mejoría en la supervivencia.[9]
- Se debe realizar un seguimiento de rutina y asesoramiento sobre abuso de alcohol, en el período preoperatorio y postoperatorio, para reducir las tasas de reincidencia.
- Los resultados excelentes a largo plazo son frecuentes para los pacientes trasplantados por hepatopatía relacionada con el alcohol.
- Las estimaciones recientes de cirrosis alcohólica recurrente después del trasplante son menores del 6%. Sin embargo, un tercio de las recaídas alcohólicas graves desarrollan cirrosis del aloinjerto en menos de 5 años, con muy mal pronóstico.[10]

Hepatitis B

- Se estima que aproximadamente 248 millones de personas son portadores crónicos del VHB en todo el mundo.[11]
- Antes del uso rutinario de inmunoglobulinas contra la hepatitis B (IGHB), la infección en los pacientes con trasplante de hígado se asoció con malos resultados y se consideró una contraindicación para el trasplante hepático.[12]
- Las IGHB durante y después del trasplante han reducido drásticamente la tasa de infección por hepatitis B por aloinjerto y han permitido el trasplante de pacientes infectados por el virus de la hepatitis B (VHB).
- El tratamiento con análogos nucleósidos y nucleótidos para el VHB tiene un perfil de seguridad excelente después del trasplante hepático. Esto permitió una duración más corta (1 año) del tratamiento con IGHB en pacientes con bajo riesgo de recurrencia (hepatitis fulminante por VHB, sin CHC y pacientes cirróticos negativos al antígeno e de la hepatitis B, con cifras de ADN del VHB < 300 copias/mL).[13]
- Aún no existe consenso sobre la duración del tratamiento con IGHB necesario después del trasplante.[14]

Hepatitis autoinmunitaria

- La terapia con corticoesteroides e inmunosupresores es muy eficaz para mantener la remisión clínica y bioquímica de la hepatitis autoinmunitaria (HAI).
- La utilidad de los corticoesteroides en la HAI que conduce a insuficiencia hepática fulminante es controvertida; es mejor reservarla para enfermedades menos graves (MELD < 28).[15]
- Una fracción de los pacientes con cirrosis criptogénica puede haber tenido HAI no detectada durante mucho tiempo.
- El resultado a largo plazo después del trasplante de hígado para la HAI es excelente, con tasas de supervivencia a 5 y 10 años mayores del 75%.[1]

- Puede haber recurrencia, pero generalmente es leve y se trata con inmunosupresión convencional.
- En la literatura especializada se ha descrito el desarrollo de HAI *de novo* después de un trasplante de hígado para otras afecciones. Por lo general responde a la inmunosupresión.

Colangitis biliar primaria (antes conocida como *cirrosis biliar primaria*)

- Los pacientes con cirrosis biliar primaria (CBP) que se presentan tardíamente en el curso de su enfermedad o responden inadecuadamente al ácido ursodesoxicólico pueden progresar a cirrosis que requiera trasplante.
- El ácido obeticólico es una opción disponible para pacientes con una respuesta inadecuada al ácido ursodesoxicólico.[16]
- Los pocos pacientes con CBP y función hepática estable pueden ser considerados para trasplante si tienen prurito intenso, lo que lleva a privación del sueño y alteraciones emocionales.
- Se ha informado la recurrencia de la CBP después del trasplante, pero no ha tenido un impacto importante en la supervivencia postoperatoria a largo plazo.[17]

Colangitis esclerosante primaria

- No se ha demostrado que ningún tratamiento médico específico mejore la supervivencia en los pacientes con colangitis esclerosante primaria (CEP).
- La CEP se asocia con un mayor riesgo de colangiocarcinoma, cánceres de vesícula biliar y de colon en pacientes con enfermedad intestinal inflamatoria (EII) concurrente.
- Para la CEP, los resultados del trasplante son excelentes.[1]
- La EII concurrente puede empeorar los resultados posteriores al trasplante. Además, la EII mal controlada puede provocar una disminución de la supervivencia del aloinjerto.[18]
- El tratamiento de la EII debe optimizarse antes del trasplante.

Deficiencia de antitripsina α_1 (AT-A1)

- Solo una minoría de pacientes puede presentar pruebas hepáticas levemente anómalas.
- Un estudio de autopsia en adultos con deficiencia grave de AT-A1 mostró que el 50% tenían cirrosis y el 28% carcinoma hepatocelular.[19]
- Después del trasplante, se expresa el fenotipo de AT-A1 del donante y las concentraciones séricas de la sustancia vuelven a los rangos normales en semanas. Se desconoce su impacto sobre la enfermedad pulmonar.
- Se debe realizar una evaluación cuidadosa de la enfermedad pulmonar en la cirrosis por deficiencia secundaria de AT-A1, aunque dicha coexistencia es poco frecuente.

Enfermedad de Wilson

- Las manifestaciones hepáticas incluyen hepatitis aguda o crónica, cirrosis e insuficiencia hepática aguda.[20]
- El trasplante de hígado de urgencia es la única opción eficaz para los pacientes con insuficiencia hepática fulminante (IHF) o cirrosis descompensada.
- El resultado del trasplante hepático es excelente.
- En los pacientes que reciben un trasplante de hígado por enfermedad de Wilson crónica, no se requiere quelación de cobre ni terapia con cinc después del trasplante.

Hemocromatosis hereditaria

- La ingesta de alcohol y el VHC pueden acelerar la enfermedad hepática relacionada con la hemocromatosis hereditaria (HH).
- Los pacientes con cirrosis secundaria a HH deben someterse a pruebas periódicas de detección precoz de CHC.
- La experiencia después de un trasplante en caso de HH ha mostrado una supervivencia inferior debido a episodios cardiovasculares (en particular arritmias) e infecciones.[21]
- La selección cuidadosa de pacientes mediante evaluación cardíaca, terapia de reducción de hierro previa al trasplante y mejoría en la terapia inmunosupresora han dado como resultado una mayor supervivencia, similar a la de otras indicaciones de trasplante.[22]

Carcinoma hepatocelular

- Los pacientes con infección crónica por VHB y cirrosis de cualquier tipo tienen riesgo de CHC.
- El pronóstico del paciente con CHC depende del estadio del tumor y del grado de deterioro de la función hepática.
- El trasplante de hígado en un CHC pequeño e irresecable demostró una tasa de supervivencia a 4 años del 75% y una supervivencia sin recurrencia del 83%.[23]
- Los **criterios de Milán** se utilizan para identificar a los pacientes con CHC que podrían beneficiarse del trasplante hepático. El trasplante se puede considerar en pacientes con:
  ○ Una sola lesión de 2 cm o más, pero menor de 5 cm, *o*
  ○ no más de tres lesiones, la mayor de las cuales es menor de 3 cm, *y*
  ○ sin evidencia de invasión vascular o metástasis extrahepáticas[23]
- El trasplante puede ser una opción para un CHC mayor después de procedimientos exitosos de reducción de etapas hasta cumplir con los criterios de Milán.
- Se pueden otorgar puntos de prioridad mejorada o excepción MELD de 28 a pacientes con CHC dentro de los criterios de Milán, después de 6 meses con un incremento del 10% en la puntuación cada 3 meses y un límite MELD de 34.

Insuficiencia hepática fulminante

- La insuficiencia hepática fulminante (IHF) es el rápido desarrollo de encefalopatía y coagulopatía (en un período de 56 días) en un paciente sin enfermedad hepática preexistente.
- La categoría 1A (máxima prioridad) se asigna a los candidatos adultos en la unidad de cuidados intensivos (UCI) con una esperanza de vida sin trasplante de hígado menor de 7 días y con al menos una de las siguientes condiciones:
  ○ Necesidad de ventilación
  ○ Diálisis indispensable
  ○ INR > 2.0[24]
- La causa subyacente es el factor de predicción más importante para el desenlace en la insuficiencia hepática aguda o fulminante.
  ○ La intoxicación con paracetamol representa al menos la mitad de los casos de insuficiencia hepática aguda en los Estados Unidos.
  ○ La IHF no relacionada con el paracetamol puede ser el resultado de una lesión hepática inducida por otros fármacos, hepatitis A o B, hígado graso agudo del embarazo, enfermedad de Wilson, enfermedad hepática inmunomediada, síndrome de Budd-Chiari y otras causas.
  ○ Los pacientes con IHF deben ser **trasladados de inmediato a un centro de trasplantes y cuidados en una UCI** hasta lograr la mejoría clínica o el trasplante. Puede haber edema cerebral, infección e insuficiencia renal que requieran tratamiento intensivo mientras se espera el trasplante.[3]

ASIGNACIÓN DE ÓRGANOS

- La creciente necesidad de trasplantes de hígado, con un número limitado de donantes, ha generado una lista de espera de más de 14 000 pacientes en los Estados Unidos.[1]
- La disparidad entre la oferta y la demanda de órganos exige políticas de asignación para priorizar los escasos órganos a los pacientes más necesitados.
- La lista nacional de trasplantes, en la que los pacientes se clasifican de acuerdo con su puntuación MELD, se administra a través de una organización independiente sin fines de lucro llamada United Network for Organ Sharing (UNOS), que también sirve como la única Red de adquisición y trasplante de órganos (OPTN, *Organ Procurement and Transplantation Network*) en los Estados Unidos.
- La UNOS y la OPTN trabajan agrupando estados en 11 regiones geográficas. Existen diferencias regionales en el acceso a los órganos.
- Desde la implementación de la puntuación MELD, en 2002, ha habido cambios en la política de asignación para abordar los problemas de equidad y acceso. Los cambios más recientes incluyen:

○ 2013. Participación regional 35. Se ofrecerán órganos a los candidatos con un MELD ≥ 35 en la región antes de ser considerados los candidatos locales con un MELD < 35.

○ 2015. Límite y espera en CHC. Los candidatos deben esperar 6 meses antes de recibir puntos de excepción MELD. La puntuación tiene un tope de 34.

○ 2016. MELD-sodio (Na). Medición más precisa de la mortalidad, en lista de espera, en pacientes con MELD bajo e hiponatremia.[25] La hiponatremia es un indicador de mal pronóstico en la cirrosis.

○ 2016 hasta la actualidad. Propuesta y discusión para cambiar el número de regiones geográficas y rediseñar la distribución de órganos.[26]

EVALUACIÓN DEL PACIENTE

● La valoración para un trasplante de hígado incluye evaluaciones físicas, fisiológicas y psicosociales completas del paciente. Esto implica un abordaje multidisciplinario que incluye hepatólogos de trasplantes, cirujanos, radiólogos, psiquiatras, farmacéuticos, trabajadores sociales y coordinadores de caso.

● **Consideraciones importantes para la evaluación de los candidatos**
  ○ ¿Puede el paciente sobrevivir a la cirugía y al postoperatorio inmediato?
  ○ ¿Puede el paciente cumplir con un régimen médico complejo y un seguimiento posterior al trasplante?
  ○ ¿Tiene el paciente condiciones concomitantes que requieran modificación antes del trasplante o que impidan el trasplante?

● **Componentes de la evaluación para el trasplante**
  ○ Anamnesis y exploración física completas.
  ○ Evaluación cardiopulmonar, incluyendo la evaluación de cardiopatía estructural e isquémica con ecocardiografía de esfuerzo inducida farmacológicamente y pruebas de funcionamiento pulmonar.
  ○ Las anomalías identificadas en pruebas cardiopulmonares no invasivas justifican realizar una evaluación adicional con cateterismo cardíaco izquierdo o derecho.
  ○ Estudios de laboratorio para confirmar la causa de la enfermedad hepática y para evaluar condiciones médicas no detectadas previamente.
  ○ Evaluación del aclaramiento de creatinina.
  ○ Evaluación serológica para determinar el estado de posibles infecciones víricas, incluyendo los virus de la hepatitis B y C, el citomegalovirus, el virus de Epstein-Barr y el virus de la inmunodeficiencia humana (VIH).
  ○ Imágenes abdominales transversales para determinar el volumen hepático, la presencia de CHC, así como la permeabilidad del flujo hepático de entrada (vena porta y arteria hepática) y salida (venas hepáticas).
  ○ Detección de cáncer según la edad.

CONSIDERACIONES ESPECIALES

● **Edad.** No hay límite de edad específico para un THO exitoso, y la idoneidad se determina de forma individual.

● **Hipertensión pulmonar.** Esta condición a menudo se identifica en la ecocardiografía (presión sistólica de la arteria pulmonar [PASP, *pulmonary artery systolic pressure*] > 45 mm Hg) y requiere una medición más precisa con cateterismo cardíaco derecho. La hipertensión pulmonar puede impedir el trasplante de hígado y, al menos, debe controlarse de forma óptima con tratamiento médico antes del trasplante.

● **Obesidad mórbida.** En general, esto se considera una contraindicación relativa para el trasplante. Se debe prestar atención a mejorar el índice de masa corporal antes del trasplante.

● **Insuficiencia renal.** Se debe investigar la causa de la insuficiencia renal antes del trasplante y, en algunos casos, se debe considerar un trasplante combinado de hígado y riñón.

- **Malignidad previa.** Dado el mayor riesgo de recurrencia del cáncer con la inmunosupresión sistémica, se debe consultar al oncólogo tratante con respecto al riesgo de recurrencia postrasplante.
- **VIH.** Aunque anteriormente se consideraba una contraindicación para el trasplante, las terapias médicas mejoradas han permitido trasplantar con éxito a las personas con VIH. Existen numerosas interacciones entre el tratamiento antirretroviral de gran actividad (TARGA) y los medicamentos inmunosupresores, lo que obliga al control de las concentraciones séricas de los fármacos.
- **Factores quirúrgicos.** Puede evitarse la trombosis de la vena porta principal; sin embargo, una trombosis más extensa de la vasculatura mesentérica o la transformación cavernomatosa de la vena porta pueden impedir un flujo venoso adecuado del injerto.
- **Factores psicosociales.** Es necesario explorar los problemas relacionados con la depresión y el abuso previo de alcohol o sustancias ilegales, así como ofrecer asesoramiento.

CONTRAINDICACIONES PARA EL TRASPLANTE DE HÍGADO

- Enfermedad cardiopulmonar grave
- Malignidad extrahepática sin supervivencia adecuada
- Septicemia incontrolada
- Anomalías anatómicas que impidan el trasplante de hígado
- Apoyo social mínimo e incumplimiento de las indicaciones médicas
- Abuso continuo de sustancias ilegales

TRATAMIENTO

Consideraciones quirúrgicas

- Durante el trasplante, el hígado se coloca en la posición natural en el cuadrante superior derecho.
- La mayoría de los THO se realizan con un hígado completo.
- El trasplante parcial de hígado implica utilizar una parte del lóbulo izquierdo del hígado del donante para el trasplante en un niño y usar el órgano restante para un adulto.
- El trasplante de donante vivo se realiza en algunos centros de los Estados Unidos, pero se utiliza principalmente en países sin un sistema nacional de donación y asignación de órganos.
- Se lleva a cabo la reconstrucción vascular de la arteria hepática, la vena porta y el sistema de drenaje venoso hepático a la vena cava inferior para proporcionar una entrada y salida vascular adecuada al aloinjerto.
- La reconstrucción biliar se logra mediante una anastomosis terminoterminal del conducto colédoco proximal del donante con el conducto colédoco distal del receptor.
- En los receptores de trasplantes con conductos enfermos (CEP), se realiza una hepatoyeyunostomía en Y de Roux. Esto asegura la eliminación de todo el árbol biliar nativo y, en el caso de la CEP, disminuye el riesgo de futuras estenosis biliares y neoplasias.

Tratamiento farmacológico

- El objetivo de la inmunosupresión postrasplante es prevenir el rechazo del aloinjerto a la vez de permitir las defensas fisiológicas contra la infección.
- Aunque los mecanismos no se comprenden completamente, el hígado parece ser menos susceptible al rechazo que otros órganos trasplantados.
- En general, los inmunosupresores empleados actualmente reducen los linfocitos T o inhiben su activación.
- Los ICN (ciclosporina, tacrólimus, tacrólimus de liberación prolongada) son los inmunosupresores de mantenimiento más utilizados.
  - Un ICN se une a la ciclofilina e inhibe la activación y proliferación de linfocitos T.
  - Cualquier ICN requiere la vigilancia de concentraciones mínimas durante 12 h.

- ○ Dado que los ICN son metabolizados por el sistema del citocromo P-450, las concentraciones del fármaco pueden verse afectadas de manera significativa por medicamentos de uso común; por ello se requiere una estrecha vigilancia de las concentraciones del fármaco.
- ○ Los efectos secundarios de los ICN incluyen nefrotoxicidad, neurotoxicidad, hipertensión, hiperlipidemia y diabetes postrasplante. Además, los pacientes que toman ciclosporina pueden experimentar hiperplasia gingival e hirsutismo.
- Los **antimetabolitos** incluyen los micofenolatos de mofetilo y de sodio.
  - ○ Los micofenolatos de mofetilo y de sodio se metabolizan a ácido micofenólico (AMF), que inhibe la síntesis de guanosina y la proliferación de linfocitos.
  - ○ Por lo general, el AMF no se usa como monoterapia, sino como suplementos de los ICN.
  - ○ Los efectos secundarios del AMF incluyen alteraciones gastrointestinales (principalmente diarrea) y supresión medular.
  - ○ El uso de AMF conlleva un mayor riesgo de abortos espontáneos y defectos congénitos.
- Los **inhibidores de la diana de la rapamicina en células de mamífero (mTOR, *mammalian target of rapamycin*)** incluyen sirólimus y everólimus.
  - ○ Estos se unen a la proteína de unión a FK506 que inhibe la proliferación de linfocitos T.
  - ○ El sirólimus se ha asociado con trombosis de la arteria hepática en las primeras semanas del trasplante y con retraso en la cicatrización de la herida. El inhibidor de mTOR generalmente no se usa en el período posterior inmediato al trasplante.
  - ○ El everólimus es un derivado de sirólimus y funciona de manera similar. Se utiliza cada vez más después de una advertencia de que el sirólimus podría ocasionar trombosis temprana de la arteria hepática que conduciría a la pérdida del aloinjerto y la muerte.
  - ○ Los efectos secundarios frecuentes del everólimus incluyen estomatitis, diarrea, edema periférico, anemia, hipertrigliceridemia y linfopenia.
- Los **corticoesteroides** reducen la liberación de citocinas y la activación de linfocitos.
  - ○ Los corticoesteroides se utilizan en el período postrasplante inmediato, aunque se realizan esfuerzos para eliminar los esteroides en los meses posteriores al trasplante para evitar los efectos secundarios a su uso prolongado (diabetes, hipertensión, osteoporosis, etc.).
  - ○ Los esteroides intravenosos y orales se usan con frecuencia para tratar episodios de rechazo celular agudo de leve a moderado.

COMPLICACIONES POSTERIORES AL TRASPLANTE

- Las **primeras complicaciones posteriores al trasplante** pueden estar asociadas con el funcionamiento del aloinjerto, problemas anatómicos quirúrgicos, infecciones y otras (tabla 22-2).
  - ○ Por lo general, la disfunción temprana del aloinjerto provoca una biopsia hepática, así como evaluaciones de la vasculatura hepática y del sistema biliar.
  - ○ El rechazo temprano puede tratarse con esteroides y otros inmunosupresores. El resultado es favorable si se trata de manera integral.
  - ○ La afección de los conductos biliares (fugas biliares, cálculos, estenosis, hemobilia) que conduce a una disfunción del injerto puede requerir intervención radiográfica o endoscópica.
  - ○ La trombosis temprana de la arteria hepática a menudo requiere un nuevo trasplante. Si esto ocurre dentro de los 7 días posteriores al trasplante, el paciente se vuelve a incluir en la lista para trasplantes con la categoría 1A.
  - ○ La disfunción primaria es el tipo más grave de daño del aloinjerto después del trasplante. Sus características incluyen necrosis hepatocelular, transaminasas en rápido aumento, ausencia de producción de bilis, déficit grave de coagulación hepática, cifras elevadas de lactato, inestabilidad hemodinámica sistémica e insuficiencia renal aguda. El paciente se vuelve a incluir en la lista para trasplantes con la categoría 1A.
  - ○ La obstrucción temprana del flujo de salida de las venas hepáticas es una complicación grave que causa el síndrome de Budd-Chiari agudo y puede provocar la pérdida del aloinjerto. Esto se debe principalmente a problemas técnicos de anastomosis muy apretada, torsión de las venas hepáticas o mal posicionamiento del aloinjerto. El tratamiento endovascular mediante radiología intervencionista suele tener éxito.
- Las **complicaciones tardías posteriores al trasplante** incluyen rechazo crónico del aloinjerto, recurrencia de la enfermedad hepática en este, complicaciones anatómicas (estenosis anastomótica y no anastomótica del conducto biliar), infecciones y malignidad.

TABLA 22-2	COMPLICACIONES TEMPRANAS Y TARDÍAS TRAS EL TRASPLANTE DE HÍGADO DE DONANTE CADAVÉRICO
Complicaciones tempranas después del trasplante de hígado (< 6 meses)	**Complicaciones tardías después del trasplante de hígado (> 6 meses)**
Rechazo celular agudo	Rechazo crónico
Enfermedad biliar (fugas biliares, hemobilia, biloma, cilindros o lodos)	Estenosis biliares (anastomóticas y no anastomóticas)
Trombosis de la arteria hepática	Trastorno linfoproliferativo postrasplante
Obstrucción del flujo de salida venoso hepático	Malignidad (p. ej., cánceres de piel y cuello uterino)
Infección	Infección

○ La evidencia de un empeoramiento de la función hepática generalmente motiva realizar una biopsia del aloinjerto.
○ Si no se encuentra una causa clara del parénquima hepático en la biopsia (rechazo), es necesaria una evaluación inmediata de la vasculatura del aloinjerto y del sistema biliar.
○ Las estenosis no anastomóticas, también conocidas como *colangiopatía isquémica*, se han asociado con el uso de aloinjertos DMC, tiempo de isquemia prolongado y aloinjertos incompatibles por ABO.
○ Las estenosis anastomóticas o las estenosis biliares extrahepáticas suelen tratarse mediante colangiopancreatografía retrógrada endoscópica (CPRE) y, en algunos casos, por medio de colangiografía transhepática percutánea (CTHP) si la estenosis se encuentra en la hepatoyeyunostomía.
○ La inmunosupresión postrasplante conduce a mayor riesgo de una variedad de neoplasias malignas (cánceres de piel, de cuello uterino, etc.), así como a factores adversos de riesgo cardiometabólico (diabetes, hiperlipidemia, hipertensión).
○ El trastorno linfoproliferativo postrasplante varía desde la linfoproliferación polimórfica hasta el linfoma monoclonal de alto grado. Los factores de riesgo incluyen estado del virus de Epstein-Barr del receptor, edad temprana e intensidad de la inmunosupresión.[27]

TRATAMIENTO A LARGO PLAZO

• Se debe considerar la administración de dosis bajas de ICN en combinación con micofenolato de mofetilo o everólimus en aquellos pacientes postrasplante con insuficiencia renal moderada.[28]
• Se debe asesorar a los receptores acerca de la protección solar y del mayor riesgo de cánceres de piel (no melanoma). Deben consultar a un dermatólogo después del trasplante y someterse a evaluación, al menos una vez al año, después de 5 años o más del trasplante.[29]
• Los receptores deben recibir la vacuna anual contra la influenza y evitar las vacunas vivas.[29]
• Hay que prestar atención cuidadosa a los riesgos cardiovasculares y a cánceres de nueva aparición, especialmente en fumadores.[29]

REFERENCIAS

1. Kim WR, Lake JR, Smith JM, et al. OPTN/SRTR 2015 annual data report: liver. *Am J Transplant.* 2017;17(Suppl 1):174–251.
2. Freeman RB Jr, Wiesner RH, Harper A, et al. The new liver allocation system: moving toward evidence-based transplantation policy. *Liver Transpl.* 2002;8:851–858.
3. Martin P, DiMartini A, Feng S, et al. Evaluation for liver transplantation in adults: 2013 practice guideline by the American Association for the Study of Liver Diseases and the American Society of Transplantation. *Hepatology.* 2014;59:1144–1165.

4. Merion RM, Schaubel DE, Dykstra DM, et al. The survival benefit of liver transplantation. *Am J Transplant.* 2005;5:307–313.
5. Charlton MR, Burns JM, Pedersen RA, et al. Frequency and outcomes of liver transplantation for nonalcoholic steatohepatitis in the United States. *Gastroenterology.* 2011;141:1249–1253.
6. Forns X, Charlton M, Denning J, et al. Sofosbuvir compassionate use program for patients with severe recurrent hepatitis C after liver transplantation. *Hepatology.* 2015;61:1485–1494.
7. Leroy V, Dumortier J, Coilly A, et al. Efficacy of sofosbuvir and daclatasvir in patients with fibrosing cholestatic hepatitis C after liver transplantation. *Clin Gastroenterol Hepatol.* 2015;13:1993-2001.e1–e2.
8. O'Shea RS, Dasarathy S, McCullough AJ. Alcoholic liver disease. *Hepatology.* 2010;51:307–328.
9. Mathurin P, Moreno C, Samuel D, et al. Early liver transplantation for severe alcoholic hepatitis. *N Engl J Med.* 2011;365:1790–1800.
10. Dumortier J, Dharancy S, Cannesson A, et al. Recurrent alcoholic cirrhosis in severe alcoholic relapse after liver transplantation: a frequent and serious complication. *Am J Gastroenterol.* 2015;110:1160–1166; quiz 1167.
11. Schweitzer A, Horn J, Mikolajczyk RT, et al. Estimations of worldwide prevalence of chronic hepatitis B virus infection: a systematic review of data published between 1965 and 2013. *Lancet.* 2015;386:1546–1555.
12. Lok AS. Prevention of recurrent hepatitis B post-liver transplantation. *Liver Transpl.* 2002;8:S67–S73.
13. Fernandez I, Loinaz C, Hernandez O, et al. Tenofovir/entecavir monotherapy after hepatitis B immunoglobulin withdrawal is safe and effective in the prevention of hepatitis B in liver transplant recipients. *Transpl Infect Dis.* 2015;17:695–701.
14. Saab S, Chen PY, Saab CE, et al. The management of hepatitis B in liver transplant recipients. *Clin Liver Dis.* 2016;20:721–736.
15. Ichai P, Duclos-Vallee JC, Guettier C, et al. Usefulness of corticosteroids for the treatment of severe and fulminant forms of autoimmune hepatitis. *Liver Transpl.* 2007;13:996–1003.
16. Nevens F, Andreone P, Mazzella G, et al. A placebo-controlled trial of obeticholic acid in primary biliary cholangitis. *N Engl J Med.* 2016;375:631–643.
17. Heathcote EJ. Management of primary biliary cirrhosis. The American Association for the Study of Liver Diseases practice guidelines. *Hepatology.* 2000;31:1005–1013.
18. Joshi D, Bjarnason I, Belgaumkar A, et al. The impact of inflammatory bowel disease post-liver transplantation for primary sclerosing cholangitis. *Liver Int.* 2013;33:53–61.
19. Elzouki AN, Eriksson S. Risk of hepatobiliary disease in adults with severe alpha 1-antitrypsin deficiency (PiZZ): is chronic viral hepatitis B or C an additional risk factor for cirrhosis and hepatocellular carcinoma? *Eur J Gastroenterol Hepatol.* 1996;8:989–994.
20. Roberts EA, Schilsky ML. Diagnosis and treatment of Wilson disease: an update. *Hepatology.* 2008;47:2089–2111.
21. Kowdley KV, Brandhagen DJ, Gish RG, et al. Survival after liver transplantation in patients with hepatic iron overload: the national hemochromatosis transplant registry. *Gastroenterology.* 2005;129:494–503.
22. Dar FS, Faraj W, Zaman MB, et al. Outcome of liver transplantation in hereditary hemochromatosis. *Transpl Int.* 2009;22:717–724.
23. Mazzaferro V, Regalia E, Doci R, et al. Liver transplantation for the treatment of small hepatocellular carcinomas in patients with cirrhosis. *N Engl J Med.* 1996;334:693–699.
24. Slaughter JC, Goutte M, Rymer JA, et al. Caution about overinterpretation of symptom indexes in reflux monitoring for refractory gastroesophageal reflux disease. *Clin Gastroenterol Hepatol.* 2011;9:868–874.
25. Kim WR, Biggins SW, Kremers WK, et al. Hyponatremia and mortality among patients on the liver-transplant waiting list. *N Engl J Med.* 2008;359:1018–1026.
26. McDonald-Haile J, Bradley LA, Bailey MA, et al. Relaxation training reduces symptom reports and acid exposure in patients with gastroesophageal reflux disease. *Gastroenterology.* 1994;107:61–69.
27. Kamdar KY, Rooney CM, Heslop HE. Posttransplant lymphoproliferative disease following liver transplantation. *Curr Opin Organ Transplant.* 2011;16:274–280.
28. Levitsky J, O'Leary JG, Asrani S, et al. Protecting the kidney in liver transplant recipients: practice-based recommendations from the American Society of Transplantation Liver and Intestine Community of Practice. *Am J Transplant.* 2016;16:2532–2544.
29. Lucey MR, Terrault N, Ojo L, et al. Long-term management of the successful adult liver transplant: 2012 practice guideline by the American Association for the Study of Liver Diseases and the American Society of Transplantation. *Liver Transpl.* 2013;19:3–26.

23

Trastornos del páncreas

Koushik K. Das

Introducción

- El páncreas es una glándula mixta (endocrina y exocrina) que consta de subunidades lobulillares compuestas por acinos.[1,2]
- El páncreas exocrino consta de células acinares, centroacinares y ductales.
  - Las células acinares secretan cerca de 20 enzimas digestivas (en gránulos de cimógeno) en el conducto central del acino.[1,2]
  - El conducto central del acino se conecta con los conductos intralobulillares para formar los conductos interlobulillares, que se unen para formar el conducto pancreático principal (CPP).[1,2]
  - El CPP desemboca en el duodeno a través de la ampolla de Vater.[1,2]
- El páncreas se ubica en el espacio retroperitoneal de la parte superior del abdomen, con la cabeza tocando el borde duodenal, el cuerpo situado al nivel de las vértebras L1-L2 y la cola adyacente al hilio esplénico. Debido a su ubicación retroperitoneal y a su gran cercanía con el tubo digestivo luminal y el árbol biliar, las enfermedades del páncreas pueden ser más difíciles de manejar que las de otras vísceras abdominales.
  - El drenaje linfático del páncreas se produce a lo largo de varias vías principales. Estas incluyen los sistemas esplénico, hepático y ganglionar mesentérico superior, así como el aortocavo y los vasos linfáticos de la pared abdominal posterior.[2]
  - Los vasos sanguíneos muy próximos al páncreas incluyen los vasos principales del epigastrio, como la vena mesentérica superior, la vena porta (VP) y el tronco celíaco. Así, la invasión local de tumores pancreáticos malignos a menudo implica a estos vasos y potencialmente puede hacer irresecables o incurables dichos tumores.[2]
  - Si se reseca el páncreas, la necesidad de extirpar los vasos y los ganglios linfáticos asociados con él a menudo requiere la resección del duodeno, la vesícula biliar, el conducto biliar distal, el bazo, la parte superior del yeyuno y parte del estómago.[2]

Pancreatitis aguda

PRINCIPIOS GENERALES

Definición

- La pancreatitis aguda es un proceso autodigestivo que ocurre cuando las enzimas proteolíticas se activan prematuramente dentro del páncreas en lugar de en la luz intestinal. Las enzimas activas digieren membranas dentro del páncreas, lo que provoca inflamación, edema, daño vascular, lesión celular y quizá la muerte.[3]
- La clasificación de Atlanta revisada requiere que el diagnóstico de pancreatitis aguda se establezca mediante al menos dos de las tres características siguientes:
  - Dolor abdominal compatible con pancreatitis aguda (inicio agudo de un dolor epigástrico intenso y persistente que a menudo se irradia a la espalda).
  - Aumento de la amilasa, la lipasa o ambas mayor de tres veces el límite superior normal.
  - Confirmación del diagnóstico por imagen mediante tomografía computarizada (TC) con contraste o resonancia magnética (RM).[4]

Clasificación

- En un esfuerzo por estandarizar las evaluaciones clínicas (para identificar a los pacientes que pueden beneficiarse del nivel de atención de cuidados intensivos o de las intervenciones tempranas o más agresivas) y para estratificar a los pacientes para la investigación o ensayos clínicos, se han sugerido numerosos esquemas para clasificar el grado y la gravedad de la pancreatitis. Incluyen: APACHE, BISAP, Glasgow, HAPS, JSS, Panc 3, POP, Ranson, SRIS (tabla 23-1).[5,6]
- **Puntuación de Ranson**[5]
  - Al momento de la presentación: edad > 55 años, leucocitos > 16 000/µL, glucosa > 200 mg/dL, LDH > 350 UI/L, AST > 250 UI/L.
  - A las 48 h: disminución del hematócrito > 10%, aumento de BUN (*blood urea nitrogen*) > 5 mg/dL a pesar de los líquidos, calcio sérico < 8 mg/dL, pO$_2$ < 60 mm Hg, déficit de bases > 4 mEq/L, secuestro de líquidos > 6 L.
  - Utilizando lo anterior, la mortalidad puede predecirse con 1-2 criterios asociados con una mortalidad < 1%, 3-5 criterios asociados con 15% de mortalidad, 6-8 criterios asociados con 60% de mortalidad y 9-11 criterios asociados con > 75% de mortalidad.
- **Puntuación BISAP** (*bedside index of severity in acute pancreatitis*):[6]
  - 1 punto por cada uno de los siguientes aspectos calculados en la presentación y a las 48 h:
    - BUN > 25 mg/dL

TABLA 23-1	COMPARACIÓN DE LOS SISTEMAS DE PUNTUACIÓN DE LA GRAVEDAD DE LA PANCREATITIS AGUDA		
Criterios de Ranson[a]		**Puntuación BISAP**	
Al ingreso	Dentro de las 48 h posteriores	Al ingreso y a las 48 h	
Leucocitos > 16 000/µL	Disminución del hematócrito en 10%	BUN > 25 mg/dL	
Edad > 55 años	Aumento de BUN > 5 mg/dL	Estado mental anómalo con puntuación de coma de Glasgow < 15	
	Calcio < 8 mg/dL	Evidencia de síndrome de respuesta inflamatoria sistémica	
	Presión parcial de oxígeno arterial PO$_2$ < 60 mm Hg	Edad > 60 años	
AST > 250 UI/L	Déficit basal > 4 mEq/L	Estudio de imagen que revela derrame pleural	
LDH > 350 UI/L	Secuestro de líquidos > 6 L		
Glucosa > 200 mg/dL			
La tasa de mortalidad con ≤ 4 criterios es < 15% y se considera enfermedad leve. La tasa de mortalidad aumenta mucho con más de cuatro criterios		1 punto por cada criterio en la presentación y a las 48 h. De 0-2 puntos se asocian con una mortalidad < 2% y de 3-5 puntos se asocian con una mortalidad > 15%	

[a]Se aplican a causas no biliares de pancreatitis. Los criterios se ajustan con la pancreatitis biliar. Ranson JH, Rifkind KM, Roses DF, et al. Prognostic signs and the role of operative management in acute pancreatitis. *Surg Gynecol Obstet*. 1974;139:69–81 y Wu BU, Johannes RS, Sun X, et al. The early prediction of mortality in acute pancreatitis: a large population-based study. *Gut*. 2008;57:1698–1703.

AST, aspartato-aminotransferasa; BISAP, índice de gravedad de cabecera en la pancreatitis aguda; BUN, nitrógeno ureico en sangre; LDH, lactato-deshidrogenasa.

- Estado mental anómalo con puntuación de coma de Glasgow < 15
- Evidencia de síndrome de respuesta inflamatoria sistémica (SRIS)
- Edad > 60 años
- Estudio de imagen que revela derrame pleural
  ○ 0-2 puntos asociados con una mortalidad < 2%, 3-5 puntos asociados con una mortalidad > 15%.
  ○ *Véase* la tabla 23-1 para un análisis de la puntuación BISAP.
- **Clasificación de Atlanta revisada**[4]
  ○ *Disfunción por órgano*
    - Respiratorio: $PaO_2/FiO_2 < 300$.
    - Renal: $Cr > 1.9$.
    - Cardiovascular: PAS < 90, no responde a líquidos.
  ○ *Complicaciones locales*
    - **Acumulación de líquido peripancreático.** Líquido peripancreático homogéneo, relacionado con pancreatitis edematosa intersticial sin necrosis, sin una pared definible que lo encapsule. Ocurre dentro de las primeras 4 semanas después del inicio de la pancreatitis.
    - **Seudoquistes pancreáticos.** Acumulación completamente encapsulada de líquido homogéneo con una pared inflamatoria bien definida, por lo general fuera del páncreas, con necrosis mínima o nula y que ocurre generalmente más de 4 semanas después del inicio de la pancreatitis.
    - **Colecciones necróticas agudas.** Acumulaciones que contienen cantidades variables de necrosis líquida y sólida asociadas con pancreatitis necrosante. Estas acumulaciones son heterogéneas, no tienen una pared definible que las encapsule y pueden implicar al parénquima o al tejido extrapancreático.
    - **Necrosis amurallada (NA).** Acumulación madura y bien encapsulada de necrosis pancreática o peripancreática que ha desarrollado una pared inflamatoria bien definida, generalmente más de 4 semanas después del inicio de la pancreatitis necrosante.
    - Obstrucción de la salida gástrica.
    - Trombosis de las venas porta o esplénica.
    - Necrosis colónica.
  ○ *Pancreatitis aguda leve.* Sin insuficiencia orgánica y sin complicaciones locales.
    - Representa la mayoría (80%) de los casos de pancreatitis.
    - Se mantiene la irrigación vascular y no hay progresión a necrosis.
    - La recuperación suele ocurrir en un plazo de 7-14 días. La muerte o la morbilidad significativa son poco frecuentes.
  ○ *Pancreatitis aguda moderadamente severa.* Complicaciones locales, insuficiencia orgánica transitoria, o ambas cosas (< 48 h).
  ○ *Pancreatitis aguda severa.* Insuficiencia orgánica persistente > 48 h.
    - Representa la minoría de los casos de pancreatitis.
    - A menudo, se pierde el suministro vascular y hay progresión hacia la necrosis.
    - La morbilidad y la mortalidad son mucho más frecuentes, especialmente en el contexto de insuficiencia orgánica persistente y necrosis infectada tardía (> 2 semanas).

Epidemiología

- La pancreatitis aguda implica 275 000 ingresos hospitalarios en los Estados Unidos cada año, con un costo de 2 mil millones y medio de dólares.[3,7]
- La incidencia anual de pancreatitis aguda varía de 5 a 30 por cada 100 000 casos y se ha incrementado en los últimos años, en parte quizá por la relación entre la obesidad y los cálculos biliares.[7]
- Como los cuidados intensivos han mejorado la mortalidad relacionada con la pancreatitis aguda, se ha reducido mucho y ahora se estima en 2%, pero es mucho mayor en adultos mayores, personas con obesidad o con enfermedades concomitantes y en quienes padecen pancreatitis aguda grave.[3]

Etiología

Cálculos biliares

- La afección por cálculos biliares y el consumo excesivo de alcohol causan el 80% de los casos de pancreatitis aguda en los países occidentales. Sin embargo, es importante señalar que la pancreatitis se desarrolla solo en un pequeño porcentaje de pacientes con cálculos biliares.[2,3]
- Si bien la patogenia precisa no está clara, se cree que los cálculos biliares causan pancreatitis al obstruir mecánicamente el conducto pancreático donde se une al colédoco o al permitir el reflujo del contenido biliar o duodenal hacia el conducto pancreático después de su paso a través del esfínter de Oddi. Ambos mecanismos pueden conducir a un aumento de la presión intraductal que conduce a la activación de la tripsina y de las enzimas subsecuentes, como quimotripsinógeno, elastasa, fosfolipasa A1, complemento, cininas y el propio tripsinógeno.[8]

Alcohol

- Por lo general, se requiere un consumo de alcohol de 4-5 bebidas diarias durante un período de más de 5 años para que surja una pancreatitis asociada con el alcohol, aunque el riesgo de pancreatitis durante toda la vida, incluso entre bebedores empedernidos, es de solo 2-5%.[3]
- Dado que una minoría de consumidores crónicos de alcohol en exceso desarrollan pancreatitis, es probable que intervengan otros factores de riesgo hereditarios o ambientales (incluido el hábito tabáquico).[9]
- La patogenia de la pancreatitis inducida por alcohol no se ha dilucidado por completo, pero parece deberse en parte a la sensibilización directa de las células acinares a la estimulación de la colecistocinina.[10]

Fármacos

- Cientos de fármacos han sido señalados como posibles causantes de pancreatitis, aunque demostrarlo puede ser un gran desafío. Se ha intentado crear una clasificación de fármacos basada en la evidencia, en su probabilidad de causar pancreatitis recurrente.[11] En el etiquetado, los fármacos de clase I son aquellos con un informe de caso con reexposición positiva; clase II, aquellos con al menos cuatro casos en la literatura médica especializada; clase III, aquellos con al menos dos casos en la literatura médica, sin congruencia en la latencia o datos sobre reexposición, e informes únicos de clase IV en dicha literatura.
- Los medicamentos implicados con mayor frecuencia incluyen azatioprina, 6-mercaptopurina, L-asparaginasa, pentamidina, didanosina, ácido valproico, furosemida, inhibidores de la enzima convertidora de angiotensina, sulfonamidas, tetraciclinas, mesalamina, estrógenos, metronidazol y eritromicina.[11]

Traumatismos

- La pancreatitis aguda se puede observar después de un traumatismo abdominal cerrado o penetrante; es la principal causa de pancreatitis en los niños.[12]
- Se observa con frecuencia después de un accidente automovilístico, una herida de bala o una cirugía cardiotorácica, a menudo con reconocimiento tardío después del desarrollo de ascitis pancreática o acumulación de líquido.

Iatrógena

- La pancreatitis aguda puede ocurrir como una complicación de la colangiopancreatografía retrógrada endoscópica (CPRE), la cirugía pancreatobiliar o la derivación cardiopulmonar.[2]
- La pancreatitis post-CPRE (PPCPRE) se observa con mayor frecuencia en pacientes de sexo femenino, de menor edad, con sospecha de disfunción del esfínter de Oddi, con pancreatitis previa recurrente o con manipulación del conducto pancreático.[13]

Hipertrigliceridemia

- Se detectan quilomicrones en la circulación cuando los triglicéridos superan los 900 mg/dL. Se cree que son lo suficientemente grandes como para ocluir los capilares pancreáticos, lo que conduce a isquemia tisular local y liberación acinar de lipasa/tripsina. La lipólisis provoca mayor concentración de ácidos grasos libres, especies reactivas del oxígeno e inflamación.[2]
- Aunque por lo general se requieren cifras de triglicéridos mayores de 2 000-3 000 mg/dL para que se desarrolle la pancreatitis, esta también puede ocurrir cuando las concentraciones séricas son de solo 1 000 mg/dL.[3]

- La hipertrigliceridemia necesaria para causar pancreatitis puede presentarse en trastornos hereditarios del metabolismo de las lipoproteínas (hiperlipidemia tipos I, II y V), que se observan especialmente en niños. En los adultos, a menudo existe una forma leve de enfermedad tipo I o V con obesidad concomitante, diabetes mal controlada, hipotiroidismo, embarazo o alcoholismo.[8]

- El régimen hipocalórico típico (nada por vía oral) recomendado durante la pancreatitis aguda produce una rápida disminución de los triglicéridos. El tratamiento también incluye terapia con fibratos, líquidos, insulina (según corresponda) y consideración de recambio plasmático o aféresis lipídica cuando sea apropiado. Debe tenerse también una consulta con endocrinología.

Infecciones

- Se cree que la infección es una causa rara de pancreatitis aguda.
- Las infecciones víricas que afectan al páncreas son la parotiditis, el citomegalovirus y el virus Coxsackie B.[9]
- La hepatitis vírica, especialmente la B, también se ha asociado con pancreatitis.[14]
- Los pacientes con infección por virus de la inmunodeficiencia humana desarrollan pancreatitis en una proporción mayor que la población general.
  - El virus mismo parece ser la causa en algunos casos, pero también pueden influir otros factores (medicamentos antirretrovirales, abuso de alcohol, dislipidemia).[14]
  - Se ha informado de hiperamilasemia e hiperlipasemia asintomáticas en hasta el 40% de los pacientes con síndrome de inmunodeficiencia adquirida (sida).[14]
- Las bacterias asociadas con la pancreatitis aguda incluyen *Salmonella, Shigella, Campylobacter, Escherichia coli* hemorrágica, *Legionella, Leptospira* y *Brucella*. Lo más probable es que la pancreatitis asociada con estas infecciones esté mediada por toxinas y mejore con la eliminación de los microorganismos. Los parásitos relacionados con la pancreatitis aguda incluyen a *Ascaris lumbricoides*.[14]

Causas diversas

- Otras causas menos frecuentes de pancreatitis incluyen tumores (tanto benignos como malignos), trastornos autoinmunitarios, hipercalcemia, enfermedad celíaca, lupus eritematoso sistémico, pancreatitis hereditaria, páncreas dividido y, posiblemente, estenosis papilar (disfunción del esfínter de Oddi).[3,9]
- El **páncreas dividido** es la anomalía congénita más frecuente del páncreas; ocurre en aproximadamente el 5-7% de los sujetos en las series de autopsias.[2] Aunque se ha implicado en la etiología de las pancreatitis agudas y crónicas, más del 95% de los pacientes con páncreas dividido son asintomáticos y no está claro por qué se desarrollan los síntomas en una minoría de ellos. Es probable que exista un sesgo de selección en la identificación del páncreas dividido en las personas con síndromes de dolor abdominal, ya que estos son los pacientes que se someten a un estudio exhaustivo con RM, TC y CPRE.
- En los pacientes con pancreatitis aguda recurrente comprobada y sin evidencia de pancreatitis crónica en la pancreatografía del conducto dorsal existe una alta probabilidad de responder a la CPRE con papilotomía menor y colocación temporal de una endoprótesis. En algunas series, el 50-70% de estos pacientes experimentarán alivio de los síntomas.[15,16]
- **Pancreatitis autoinmunitaria**
  - La pancreatitis autoinmunitaria (PAI) tipo 1 es la forma más frecuente en todo el mundo y representa más del 80% de los casos en los Estados Unidos.[17] Tiene un pico máximo de incidencia en la sexta o séptima décadas de la vida y afecta a los hombres con el doble de frecuencia que a las mujeres. La PAI tipo 1 tiene una histología característica conocida como *pancreatitis esclerosante linfoplasmocítica*. Se caracteriza por un infiltrado linfoplasmocítico periductal, fibrosis estoriforme, flebitis obliterante y abundante inmunotinción de IgG4 (> 10 células positivas para IgG4 por campo de gran aumento).[17] La PAI tipo 1 es una enfermedad multiorgánica denominada «enfermedad relacionada con IgG4», ya que más del 60% de las personas presentan afectación clínica e histológica de otros órganos, incluyendo árbol biliar, retroperitoneo, glándulas lagrimales y salivales, ganglios linfáticos, tejidos periorbitarios, riñones, tiroides, pulmones, meninges, aorta, mama, próstata,

pericardio y piel.[18] La PAI tipo 2 se presenta a una edad más temprana y no tiene una asociación con la IgG4. El sello histológico distintivo de la PAI tipo 2 es la lesión granulocítica epitelial (LGE) en los conductos pancreáticos con escasas o nulas células positivas para IgG4.[17]

○ Las tasas de respuesta al tratamiento con glucocorticoides son del 92-99%, pero puede haber una tasa de recaída de hasta el 62% cuando se disminuyen los esteroides, especialmente en los pacientes con el tipo 1.[19-21]

Idiopática

A pesar de un estudio exhaustivo, la causa no se identificará en muchos casos de pancreatitis aguda.[3]

Fisiopatología

- Los procesos que contribuyen al inicio de la pancreatitis incluyen la obstrucción del conducto pancreático, la isquemia pancreática y la activación prematura de cimógenos dentro de las células acinares pancreáticas.[8]
- La digestión posterior de las membranas pancreáticas causa daño tisular. Esto conduce a la liberación de citocinas inflamatorias (factor de necrosis tumoral, interleucina 1, factor activador de plaquetas) que reclutan células inflamatorias y aumentan la permeabilidad vascular.[8,9]
- Esta cascada de acontecimientos conduce al desarrollo de pancreatitis aguda y sus manifestaciones sistémicas. Si la inflamación resultante y la lesión tisular debilitan las áreas del páncreas, se produce entonces una pancreatitis necrosante.

DIAGNÓSTICO

Cuadro clínico

Anamnesis

- El sello distintivo de la pancreatitis aguda es el dolor abdominal localizado en las áreas epigástrica y periumbilical, que se irradia hacia la espalda.[4]
- El dolor abdominal suele ser más intenso cuando el paciente está en decúbito supino o ingiere alimentos, y puede aliviarse si el paciente se inclina hacia adelante o adopta una posición fetal.
- También se informan con frecuencia náuseas, vómitos y distensión abdominal.

Exploración física

- Las características sistémicas pueden incluir fiebre y taquicardia según la gravedad de la enfermedad. En los pacientes puede haber choque o coma.
- La sensibilidad abdominal varía desde leve dolor a la palpación y distensión epigástrica, hasta rigidez con sensibilidad a la descompresión (signo de rebote).
- Se puede observar ictericia escleral debido a la obstrucción biliar o enfermedad hepática acompañante.
- Rara vez se observa una leve coloración azulada alrededor del ombligo (signo de Cullen) o el flanco (signo de Turner) secundaria a hemorragia.
- Durante el curso de la enfermedad puede volverse palpable una masa epigástrica debida a la formación de un seudoquiste.
- Las características menos frecuentes incluyen poliartritis, tromboflebitis de los miembros inferiores y paniculitis (necrosis grasa nodular subcutánea).[3,8,9]

Pruebas de diagnóstico

Pruebas de laboratorio

- **Lipasa**
  ○ La lipasa es producida por el páncreas, el hígado, el intestino, la lengua, el estómago y varias otras células.
  ○ La función principal de la lipasa pancreática es hidrolizar los triglicéridos en glicerol y ácidos grasos libres. Al igual que la amilasa, la lipasa es una molécula relativamente pequeña que puede ser filtrada por el riñón pero, a diferencia de la amilasa, la lipasa puede reabsorberse en los túbulos renales, lo que aumenta su vida media.[2]

○ En comparación con la amilasa, la lipasa tiene una sensibilidad y especificidad ligeramente superiores para la pancreatitis aguda.[9] Se requiere una concentración tres veces superior al límite superior normal para el diagnóstico de pancreatitis,[4] pero esto también se puede observar en pacientes con insuficiencia renal, tumores malignos, colecistitis y esofagitis.[22]

- **Amilasa**
  ○ La amilasa es producida principalmente por el páncreas y las glándulas salivales, pero puede encontrarse en otros tejidos. Los pacientes con gastroenteritis grave pueden tener concentraciones séricas de amilasa hasta 2.2 veces el límite superior normal[23] y los síntomas pueden ser inespecíficos e imitar los de la pancreatitis.
  ○ Las concentraciones plasmáticas de ambas enzimas (lipasa y amilasa) alcanzan su punto máximo a las 24 h de los síntomas, pero la amilasa tiene una vida media más corta.[9]

Pruebas de imagen

- **Ecografía abdominal.** Tiene utilidad limitada para visualizar el páncreas o evaluar las complicaciones, pero es muy útil para identificar los cálculos biliares como causa de la pancreatitis.
- **Tomografía computarizada**
  ○ No se requiere para el diagnóstico inicial de pancreatitis en pacientes con síntomas típicos y los correspondientes aumentos de las enzimas pancreáticas.
  ○ Puede ser normal hasta en el 30% de los pacientes con pancreatitis leve, pero casi siempre es anómala en aquellos con pancreatitis de moderada a grave.[9]
  ○ La TC puede ser muy útil si el diagnóstico está en duda o si la respuesta clínica inicial vino seguida de un deterioro clínico repentino. Las exploraciones deben realizarse utilizando un protocolo pancreático que implica imágenes transversales delgadas («cortes») a través del páncreas durante varias fases de contraste, sensibles a los signos sutiles de la necrosis.[9]
  ○ La gravedad de la pancreatitis también se puede estadificar con base en los hallazgos de la TC como edema pancreático, infiltrados peripancreáticos, acumulaciones de líquido peripancreático, trombosis vascular y áreas sin realce debido a necrosis (fig. 23-1).

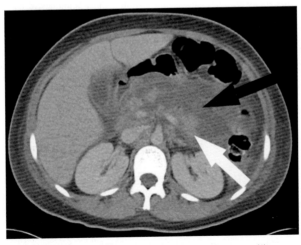

Figura 23-1. Tomografía computarizada. Edema y necrosis pancreáticos en un hombre de 18 años de edad con pancreatitis por cálculos biliares. Obsérvense las grandes áreas de baja atenuación (*gris oscuro*) dentro del lecho pancreático (*flecha negra*) en comparación con las áreas con flujo sanguíneo relativamente conservado (*flecha blanca*). Por lo general, el páncreas tiene una atenuación similar a la del hígado adyacente.

- La **colangiopancreatografía por resonancia magnética (CPRM)** es muy sensible a la inflamación pancreática y a las acumulaciones de líquido (colecciones) peripancreáticas. Esto puede ser particularmente útil cuando la insuficiencia renal o las alergias a las tinciones impiden el uso de la TC. Debido al costo y la complejidad, no se usa de manera rutinaria en la evaluación inicial de la pancreatitis, pero con la adición de la CPRM este estudio puede ser extremadamente útil para evaluar la coledocolitiasis persistente en casos de pancreatitis por cálculos biliares o potencialmente para fugas o fístulas del conducto pancreático.
- **Ecografía endoscópica (EE)**
  ○ La EE es muy sensible y específica para la evaluación de sospecha de coledocolitiasis o microlitiasis en pacientes con pancreatitis. En ausencia de colangitis, ictericia, o ambas, se recomienda CPRM/EE para detectar coledocolitiasis si existe alta sospecha.[24]
  ○ En los pacientes mayores de 40 años de edad con un episodio idiopático de pancreatitis aguda, debe descartarse la presencia de tumores pancreáticos. La EE es extremadamente sensible para las lesiones pancreáticas pequeñas (< 2 cm) o sutiles, incluidos los tumores neuroendocrinos pequeños; sin embargo, su sensibilidad es muy limitada en casos de edema pancreático o pancreatitis aguda. Como tal, la EE debe considerarse en estos contextos después de la resolución de la inflamación (al menos 4-6 semanas).

Factores para predecir la gravedad

Véase también la sección *Clasificación* en párrafos anteriores.

- **Hemoconcentración.** La pancreatitis aguda produce un tercer espacio agrandado debido a la cascada inflamatoria que se activa. Como resultado, con frecuencia se observa hemoconcentración. Los estudios han demostrado que un hematócrito (HTC) de admisión mayor de 44% es necesario para predecir la insuficiencia orgánica persistente y la necrosis (OR [*odds ratio*] 3.4/3.1).[25] Sin embargo, un estudio posterior aleatorizó a los pacientes a hemodilución rápida o lenta (HTC objetivo < 35%) y encontró que la hemodilución rápida se asoció con tasas más altas de septicemia y la lenta con una mayor supervivencia.[26]
- **Urea.** De forma similar a la hemoconcentración, la urea aumentada refleja agrandamiento del tercer espacio y disminución del volumen intravascular. Las concentraciones elevadas de urea se asocian con mortalidad en la pancreatitis aguda.[27] Una concentración sanguínea de urea (BUN) > 20 mg/dL se asoció con un OR de 4.6 para la mortalidad y el aumento en 24 h se asoció con incremento de la mortalidad (OR 4.3).[28] Sin embargo, un estudio pequeño de terapia dirigida por objetivos que utilizaba el BUN como desencadenante para una reanimación posterior con líquidos no mostró diferencias con la atención estándar.[29]
- **Proteína C reactiva (CRP,** *C-reactive protein***).** Las mediciones seriadas de CRP han demostrado que los picos en suero 3 días después de iniciar los síntomas y los grandes aumentos son un buen biomarcador potencial para pronosticar pancreatitis aguda grave, necrosis pancreática y mortalidad hospitalaria.[30]

TRATAMIENTO

El tratamiento es de apoyo con reposo en cama, ingesta oral cuando es tolerable, hidratación intravenosa con lactato de Ringer, reposición de electrólitos, antieméticos y analgésicos, minimizando el uso de narcóticos.

Tratamiento farmacológico

- **Líquidos.** La hipovolemia, los vómitos y el tercer espacio, en el contexto de vasodilatación profunda, contribuyen a la insuficiencia renal y a la necrosis tubular aguda. Los líquidos previenen los microtrombos capilares que pueden contribuir a la isquemia o necrosis tisular local.
  ○ **Lactato de Ringer comparado con solución salina normal**
    ■ La solución salina (SS) puede provocar acidosis y activación prematura del cimógeno en la pancreatitis aguda. Se ha descubierto que el lactato de Ringer (LR) reduce las lesiones hepáticas y pancreáticas en el receptor tipo Toll (TLR, *toll like receptor*), así como la inflamación mediada por inflamasoma, al suprimir la inmunidad innata mediada por GPR81.[31]
    ■ El lactato de Ringer no deben usarse en la pancreatitis asociada con hipercalcemia, ya que contiene 3 mEq/L de calcio.

- En un ensayo controlado y aleatorizado con 40 pacientes hubo una reducción significativa en los marcadores inflamatorios sistémicos (CRP) y en el SRIS a las 24 h en aquellos que recibieron LR en lugar de SS.[29]
  ○ **Velocidad de hidratación**
    - Se ha demostrado que un déficit inicial de líquido se asocia con el desarrollo de acumulaciones de líquido pancreático, necrosis pancreática e insuficiencia orgánica persistente.[32]
    - Sin embargo, existen estudios contradictorios que sopesan los riesgos de preservar la perfusión tisular con edema pulmonar precipitante, insuficiencia cardíaca congestiva y síndrome compartimental abdominal. En principio, los estudios de hidratación temprana (dentro de 6-12 h) han demostrado un beneficio en la mortalidad.
    - Con base en las pautas originales para la supervivencia en septicemia, se ha sugerido una velocidad inicial de 5-10 mL/kg/h en lugar de 250-500 mL/h según las guías del American College of Gastroenterology.[24]
  ○ No se ha encontrado ningún biomarcador confiable (BUN, HTC, presión venosa central) para orientar la reanimación con líquidos (*véase* un poco antes) y, por lo tanto, esto debe ser guiado por evaluaciones clínicas cuidadosas y frecuentes del estado del volumen corporal total e intravascular, signos vitales (FC < 120 latidos/min, presión arterial media 65-85), requerimientos de oxígeno y producción de orina (> 0.5-1 cc/kg/h).
- **Antibióticos**
  ○ El tema de los antibióticos profilácticos en la pancreatitis todavía es controvertido, ya que la mortalidad en la pancreatitis sigue siendo fomentada por la infección.
  ○ Clínicamente, la toma de decisiones a menudo se ve empañada por la reacción inflamatoria grave asociada con la pancreatitis aguda y las acumulaciones de líquido que con frecuencia pueden asociarse con fiebre, leucocitosis y SRIS sin una causa séptica. No se recomienda la toma de muestras de colecciones de líquido en estos contextos, ya que probablemente esto solo propague el riesgo de sobreinfección, sino más bien el uso de antibióticos empíricos si existe una alta sospecha clínica de necrosis infectada.
  ○ Se han probado varios regímenes de antibióticos en un entorno profiláctico; sin embargo, no se ha demostrado que sean de beneficio para reducir la necrosis infectada o la mortalidad.[33]
  ○ Se deben administrar antibióticos para la pancreatitis biliar con sospecha de colangitis, infecciones asociadas con catéter, bacteriemia, infecciones de vías urinarios o neumonía.[24]

Tratamientos no farmacológicos

- La suspensión de la ingesta oral ha sido un pilar tradicional del tratamiento inicial de la pancreatitis aguda. Se pensó que esto serviría para reducir al mínimo la estimulación del páncreas exocrino, limitando así el dolor abdominal, las náuseas y los vómitos.[3,24] Se consideró que posiblemente también mitigaba la inflamación pancreática.
- Sin embargo, se cree que la alimentación enteral mantiene la salud y la función de barrera de la pared intestinal, lo que reduce la probabilidad de translocación bacteriana y la posterior superinfección de las acumulaciones de líquido pancreático.
- **Opciones**
  ○ Dieta oral baja en grasas.
  ○ **Alimentación enteral (pre/pospilórica).** Un metaanálisis de la alimentación nasogástrica comparada con la nasoyeyunal no mostró diferencias en la mortalidad ni en los resultados de aspiración, dolor o diarrea.[34]
  ○ **Alimentación parental total (APT).** Se necesita acceso venoso central, lo que conlleva un riesgo significativo de infección. Además, la APT es costosa y requiere la vigilancia de parámetros metabólicos clave. La alimentación enteral siempre será preferible a la APT, que se asocia con aumentos de mortalidad, infección, insuficiencia orgánica y necesidad de intervención quirúrgica.
- **Inicio de la alimentación**
  ○ Un metaanálisis de resultados con alimentación enteral iniciada dentro de las 48 h posteriores al ingreso hospitalario frente a 48 h después en casos de pancreatitis aguda demostró que la alimentación temprana se asoció con reducciones significativas de infecciones (OR 0.38), infección pancreática (OR 0.49), hiperglucemia (OR 0.24), estancia hospitalaria y mortalidad (OR 0.31). Es importante destacar que no hubo un aumento en las complicaciones por broncoaspiración o pulmonares.[35]

○ Recientemente, se realizó en Holanda un ensayo aleatorizado y multicéntrico de 209 individuos con pancreatitis aguda grave pronosticada, el cual aleatorizó a los pacientes a la alimentación enteral en un plazo de 24 h frente a un intento de dieta oral a las 72 h (según la tolerancia clínica). Cabe destacar que el 69% de aquellos en el grupo de dieta oral toleró esa forma de alimentación y que no hubo diferencias en los resultados clínicos.[36]

Procedimientos

- La **CPRE** tiene utilidad diagnóstica y terapéutica en las causas biliares de la pancreatitis. Sin embargo, dados los riesgos asociados, debe limitarse a los casos con alta sospecha clínica de coledocolitiasis con CPRM o EE utilizada para clasificar casos de riesgo bajo o riesgo indeterminado.
- Los mayores factores clínicos de predicción de coledocolitiasis incluyen cálculos en el colédoco observados en ecografía transabdominal, bilirrubina mayor de 4 mg/dL o colangitis (dolor e hipersensibilidad en el cuadrante superior derecho del abdomen, temperatura > 39 °C y recuento de leucocitos > 20 000).[37] Los factores más concluyentes son un colédoco dilatado en la ecografía (> 6 mm) o cifras de bilirrubina de 1.8-4 mg/dL.
- Una vez identificados, los cálculos biliares se pueden extraer y la bilis infectada puede drenarse mediante esfinterotomía endoscópica durante la CPRE.
- La PPCPRE puede reducirse mediante la utilización de canulación con guía metálica, colocación de endoprótesis profilácticas en el conducto pancreático (OR 0.22)[38] e intervención farmacológica con indometacina (reducción del riesgo relativo del 46%).[39]

COMPLICACIONES

- **Seudoquistes**
  ○ Los **seudoquistes asintomáticos** no justifican intervención, independientemente de su tamaño, ubicación o extensión.[24]
  ○ En los pacientes con **seudoquistes no infectados**, **agrandados** o **sintomáticos**, el drenaje endoscópico o radiológico es una buena opción. La colocación radiológica de catéteres de drenaje a menudo tiene éxito, pero puede dar lugar a fístulas pancreatocutáneas.[40] Los abordajes endoscópicos transluminales para la cistogastrostomía mediante la colocación de endoprótesis doble J de plástico o metálicos con lumen (LAMS, *lumen–apposing metal stents*) bajo guía de EE se han adoptado cada vez más para tratar acumulaciones de líquido sintomáticas.[41] Esto permite la descompresión y el drenaje del contenido del seudoquiste directamente en el intestino a través de la cistenterostomía (fig. 23-2).
  ○ Para que el drenaje endoscópico tenga éxito, la acumulación de líquido debe estar madura (> 4 semanas después del episodio agudo de pancreatitis), bien delimitada y a 1 cm de la luz.[24,41] La ausencia de seudoaneurismas en la pared del quiste debe confirmarse con TC y EE antes de intentar el drenaje endoscópico.
  ○ Después del drenaje se hace un seguimiento de los pacientes con estudios de imagen en serie para documentar la eliminación del seudoquiste. Una vez que se ha corregido el seudoquiste, se pueden retirar las endoprótesis o los drenajes, aunque se puede considerar la colocación de una endoprótesis plástica a largo plazo en casos de sospecha de rotura del conducto pancreático o formación recurrente de seudoquistes.
- **Necrosis pancreática**
  ○ Las **acumulaciones necróticas agudas** (ANA) ocurren durante las primeras 4 semanas y pueden afectar el parénquima pancreático, los tejidos peripancreáticos, o ambos. Las TC muestran acumulaciones heterogéneas con cantidades variables de material necrótico sólido y líquido y pueden estar asociadas o no con una rotura del CPP.[4]
  ○ Se produce **necrosis encapsulada** (NE) más de 4 semanas después de la pancreatitis necrosante. Es una acumulación madura de necrosis pancreática y peripancreática encapsulada. La NE puede afectar al parénquima, ser múltiple y afectar sitios distantes del páncreas.[4]
  ○ **Necrosis infectada.** Puede ocurrir en las ANA o en la NE y debe sospecharse si hay deterioro clínico (SRIS), gas dentro de una acumulación en la TC, o ambos. Se puede considerar la aspiración con aguja fina (AAF); sin embargo, la gran mayoría de los casos

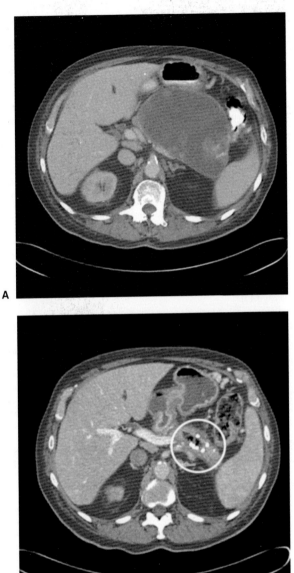

Figura 23-2. A. Demostración de la eficacia del drenaje endoscópico de un gran seudoquiste pancreático en un hombre de 58 años de edad con pancreatitis grave, como se observa en la tomografía computarizada. Estaba sintomático con dolor abdominal, saciedad temprana y náuseas. **B.** Por lo tanto, se colocaron endoscópicamente varias endoprótesis en J desde el estómago hasta la cavidad, y el quiste se resolvió en un período de 4 meses (*círculo blanco*).

pueden tratarse sin esta, especialmente porque el drenaje transgástrico o transcutáneo con frecuencia forma parte del algoritmo de tratamiento. Se ha demostrado sistemáticamente que el desbridamiento quirúrgico se asocia con alta morbilidad y mortalidad y, en general, se evita siempre que sea posible.[4,24]

○ **Abordaje**

■ *Antibióticos empíricos o cuidados de apoyo.* El tratamiento conservador con una combinación de cuidados intensivos, antibióticos (en particular carbapenémicos, quinolonas y metronidazol) y soporte nutricional puede retrasar la necesidad de intervención, lo que permite la optimización del paciente y la maduración de la NE. En particular, incluso sin necrosectomía (pero con drenaje percutáneo), se ha demostrado que el tratamiento conservador tiene éxito en hasta el 64% de los pacientes.[42]

■ *Drenaje endoscópico y desbridamiento de NE pancreática*

□ Por medio de EE se crea un trayecto fistuloso interno y la necrosectomía endoscópica directa se puede completar con la fístula mantenida con endoprótesis plásticas doble J, endoprótesis metálicas autoexpandibles totalmente cubiertas o con LAMS. Se ha demostrado que esta técnica tiene una eficacia clínica comparable y puede estar asociada con menos formación de fístulas, reintervenciones y duración de la estancia.[43] Una revisión sistemática y un metaanálisis recientes que compararon el abordaje endoscópico contra el percutáneo mostraron tasas de éxito técnico/clínico del 99/89%, mayor tasa de éxito y menor morbilidad/mortalidad en comparación con las terapias percutáneas y quirúrgicas.[44] En un gran análisis combinado, la necrosectomía endoscópica se asoció con menor riesgo de muerte que la necrosectomía abierta, incluso en pacientes de alto riesgo (riesgo relativo 0.27) y de muy alto riesgo (riesgo relativo 0.43).[45]

□ El drenaje percutáneo puede tener algunas ventajas en las ANA infectadas tempranas que no son apropiadas para la gastrostomía del quiste.

□ Los protocolos específicos para el momento de la intervención o reintervención no se han codificado del todo, pero generalmente se procede con la necrosectomía inicial después de la creación/maduración de una gastrostomía del quiste y se repite la necrosectomía según la necesidad. Las imágenes de TC en serie permiten la resolución completa y eficiente de los desechos necróticos.

□ El tratamiento debe individualizarse y completarse en el contexto de centros multidisciplinarios de gran volumen con experiencia en cirugía hepatobiliar, endoscopia terapéutica y radiología intervencionista.

Pancreatitis crónica

PRINCIPIOS GENERALES

Definición

La pancreatitis crónica se caracteriza por cambios inflamatorios progresivos en el páncreas que conducen a un daño irreversible de su arquitectura. Esto causa deterioros de la función exocrina y endocrina, a menudo acompañados de dolor.[46-49]

Epidemiología

La incidencia de pancreatitis crónica varía de 4.4 a 11.9 por cada 100 000 al año y es más alta en los hombres por un factor de 1.5-3 veces. La prevalencia varía entre 36.9 y 41.8 por cada 100 000 personas.[49]

Etiología

En la tabla 23-2 se muestra el sistema integral de clasificación TIGAR-O para los factores etiológicos de riesgo de la pancreatitis crónica.[50]

TABLA 23-2	SISTEMA DE CLASIFICACIÓN TIGAR-O PARA PANCREATITIS CRÓNICA
Metabólica tóxica	Alcohol, tabaco, hipercalcemia, hiperlipidemia, insuficiencia renal crónica, medicamentos (abuso de fenacetina)
Idiopática	Inicio temprano, inicio tardío, tropical
Genética	Tripsinógeno catiónico, mutaciones del RCTFQ
Autoinmunitaria	Síndrome de Sjögren, enfermedad intestinal inflamatoria, cirrosis biliar primaria
Pancreatitis aguda recurrente y grave	Pancreatitis aguda recurrente posnecrótica, enfermedad vascular, postirradiación
Obstructiva	Páncreas dividido, obstrucción del conducto (tumor), cicatrices postraumáticas del conducto pancreático, quistes de la pared duodenal preampular

RCTFQ, regulador de la conductancia transmembrana de la fibrosis quística.

Adaptado de Etemad B, Whitcomb DC. Chronic pancreatitis: diagnosis, classification, and new genetic developments. *Gastroenterology.* 2001;120:682–707.

- **Alcohol**
  - En general, se considera necesaria la ingesta prolongada de grandes cantidades de alcohol (en promedio > 5 bebidas por día) durante 5-10 años, aunque solo el 2-5% de los bebedores empedernidos desarrollan pancreatitis crónica. El hábito tabáquico es un cofactor dependiente de la dosis para la pancreatitis crónica; los fumadores tienen tres veces más probabilidades de desarrollarla en comparación con los no fumadores.[49]
  - En las sociedades occidentales, el consumo de alcohol es la causa más frecuente y representa el 70-80% de los casos. Sin embargo, cabe destacar que solo el 5-10% de los alcohólicos desarrollan pancreatitis crónica.[46]
- **Síndromes genéticos**
  - Las mutaciones de la línea germinal en *PRSS1*, que codifica la proteína catiónica tripsinógeno, están asociadas con la **pancreatitis hereditaria**.[51] El tripsinógeno que se encuentra en las células acinares pancreáticas generalmente funciona hidrolizando proteínas (en los residuos de lisina y arginina) y activando proenzimas. Sin embargo, la activación prematura del tripsinógeno puede causar pancreatitis aguda.
  - Clínicamente, los pacientes con pancreatitis hereditaria tienen episodios recurrentes de pancreatitis aguda, a menudo en la infancia, que pueden evolucionar progresivamente a pancreatitis crónica. El riesgo total de por vida de desarrollar cáncer de páncreas se estima en 35 veces (o más) entre los 70 y 75 años de edad.[52] Las opciones de tratamiento son limitadas y se centran en limitar el daño potencial al páncreas del paciente y la progresión a pancreatitis crónica. Las recomendaciones incluyen una dieta baja en grasas (baja en triglicéridos), abstinencia de fumar cigarrillos y beber alcohol, así como considerar la pancreatectomía total con autotrasplante de células de los islotes.
  - Además de las mutaciones en *PRSS1*, también se ha demostrado pancreatitis hereditaria debido a mutaciones en el gen de la quimotripsina C (*CTRC*) por mutaciones que potencian los efectos del tripsinógeno catiónico.[52,53] Los inhibidores de la serina proteasa de tipo Kazal (SPINK, *Kazal-type serine protease inhibitors*) son una familia de genes en los que las mutaciones *SPINK1* (p. ej., N34S) se asocian en algunos pacientes con pancreatitis crónica idiopática. De manera similar, se pueden encontrar mutaciones heterocigotas en el gen del receptor

transmembrana de la fibrosis quística (CFTR, *cystic fibrosis transmembrane receptor*) en un subconjunto de estos pacientes.[54] El CFTR es un canal iónico implicado en el transporte de cloruro y tiocianato. Tradicionalmente, las mutaciones del gen *CFTR* están asociadas con la fibrosis quística; sin embargo, también pueden contribuir a la pancreatitis crónica.

- **Obstrucción ductal.** Puede deberse a traumatismos, cálculos, neoplasias o disfunción del esfínter de Oddi.[46]
- **Enfermedad autoinmunitaria.** Incluye lupus eritematoso sistémico, enfermedad inflamatoria intestinal y PAI.
- **Idiopática.**

Fisiopatología

- Si bien la patogenia específica no está clara, existen varias teorías: la teoría del estrés oxidativo (el etanol y otros compuestos tóxicos inducen el estrés oxidativo a través de las enzimas CYP); la teoría tóxico-metabólica (el etanol y sus metabolitos pueden causar necrosis de las células acinares, esteatosis y, en última instancia, fibrosis); la teoría de la obstrucción calculosa/ductal (la obstrucción crónica conduce a un ciclo autorreforzado de estasis, fibrosis y formación de cálculos); la teoría de la necrosis y fibrosis (informada por pacientes con mutaciones *PRSS1* o en modelos animales de pancreatitis crónica [ceruleína], episodios recurrentes de pancreatitis aguda conducen a la atrofia del órgano) y la hipótesis del acontecimiento centinela de la pancreatitis aguda (SAPE, *sentinel acute pancreatitis event*), que tiene como objetivo unificar las teorías dispares e incluir mecanismos inmunomediados más modernos.[55,56]
- *Hipótesis SAPE.* Requiere de un acontecimiento iniciador (acontecimiento centinela) que causa pancreatitis aguda y lesión de las células acinares. Posteriormente, los sucesos profibróticos contrarreguladores permiten la progresión a pancreatitis crónica. Si bien puede ocurrir una exposición al alcohol, la nicotina o los compuestos oxidativos antes del acontecimiento centinela, es este evento el que lleva a la activación desenfrenada del tripsinógeno y la activación de la proteasa, lo que permite el daño celular. A esto le sigue una fase tardía de pancreatitis aguda con proceso de cicatrización antiinflamatorio/profibrótico marcado por células estrelladas.
- La malabsorción clínicamente manifiesta se produce cuando la secreción de enzimas se reduce en más del 90%, lo que suele tardar 10-20 años en la pancreatitis alcohólica.[57] Sin embargo, la esteatorrea puede ocurrir más temprano debido a la disminución de la secreción de lipasa y su falta de eficacia con la secreción deficiente de bicarbonato.[58] Solo en una pequeña minoría (< 5%) puede estar presente la insuficiencia pancreática exocrina sin alteraciones morfológicas.

DIAGNÓSTICO

Cuadro clínico

- Los síntomas de presentación más frecuentes son náuseas, vómitos, anorexia y dolor abdominal epigástrico o periumbilical sordo y constante que puede irradiarse a la espalda. El dolor puede aparecer periódicamente, durar varios días o ser constante en ocasiones.
- La exacerbación del dolor al comer es frecuente en la pancreatitis crónica, pero otras afecciones (p. ej., isquemia mesentérica y síndrome del intestino irritable) también pueden tener una presentación similar. Sin embargo, en estadios avanzados, la pancreatitis crónica puede ser indolora (15% de los pacientes).
- Si la pancreatitis crónica se complica por insuficiencia exocrina, el paciente puede presentar pérdida de peso (por anorexia, malabsorción, diabetes mellitus no controlada), esteatorrea, desnutrición o deficiencias de vitaminas liposolubles (A, D, E, K). Las heces se describen como voluminosas, pegajosas, brillantes y aceitosas, aunque las descripciones físicas no son sensibles ni específicas.
- Las manifestaciones menos frecuentes de la pancreatitis crónica incluyen ictericia (obstrucción o estenosis extrínseca del conducto biliar), ascitis, derrame pleural, nódulos subcutáneos dolorosos (paniculitis pancreática) y poliartritis de las articulaciones pequeñas de las manos.

Pruebas de diagnóstico

Pruebas de laboratorio

- La **función exocrina** se puede comprobar directamente.
  - La prueba puede realizarse mediante estimulación con secretina, colecistocinina, o ambas, seguida de la medición de las concentraciones de bicarbonato o la actividad enzimática. Las concentraciones por debajo de lo normal sugieren pancreatitis crónica.[59]
  - Otro método es la medición del polipéptido pancreático. Un aumento subnormal de las concentraciones plasmáticas de polipéptidos pancreáticos después de la estimulación con una comida rica en proteínas o una infusión de secretina es una indicación de pancreatitis crónica.
- La **función exocrina** también se puede comprobar indirectamente.
  - Las pruebas se pueden realizar midiendo las concentraciones de las enzimas pancreáticas o evaluando la absorción de un compuesto que requiera una digestión inicial por parte de dichas enzimas.[59]
  - La prueba con bentiromida implica la ingesta de ácido *N*-benzoil-L-tirosil-*p*-aminobenzoico (NBT-PABA, *N-benzoyl-L-tyrosyl-p-aminobenzoic acid*), un tripéptido digerido por la quimotripsina con liberación de ácido *p*-aminobenzoico. El ácido *p*-aminobenzoico libre se absorbe en el intestino delgado y se excreta por el riñón. La cantidad excretada en orina se utiliza como medida de la función exocrina pancreática.[59]
  - La medición de la actividad de la quimotripsina fecal es rápida y sencilla, pero su sensibilidad se considera demasiado baja para ser recomendada en la práctica clínica.
  - La medición de la elastasa fecal es mucho más sensible y específica en el diagnóstico de insuficiencia pancreática de moderada a grave.[59] Sin embargo, especialmente en la pancreatitis crónica temprana, tiene una sensibilidad (50-93%) y especificidad (62-93%) limitadas y puede ser falsamente positiva en caso de alto contenido de agua en las heces.[60,61]
  - Alternativamente, la función exocrina se puede evaluar midiendo la absorción de un compuesto que requiere digestión inicial por parte de las enzimas pancreáticas. Sin embargo, debido a que la malabsorción de nutrientes clínicamente detectable no ocurre hasta que la secreción de enzimas pancreáticas ha disminuido a menos del 10% de lo normal, este abordaje no puede detectar la pancreatitis crónica temprana.

Pruebas de imagen

- **Radiografía simple de abdomen.** La demostración de calcificación moteada difusa del páncreas en una radiografía simple es diagnóstica de pancreatitis crónica, pero esta es una modalidad insensible.
- **TC.** Los hallazgos diagnósticos más frecuentes de pancreatitis crónica incluyen dilatación del conducto (3.5-7 mm o > 7 mm), contorno del conducto pancreático, estenosis del conducto pancreático, calcificaciones parenquimatosas o intraductales, atrofia o disminución del diámetro del páncreas y lesiones quísticas.[62]
- **CPRM:**
  - Permite delimitar con precisión el conducto pancreático (dilatación, cálculos o estenosis), evaluar el parénquima pancreático y detectar lesiones sutiles sólidas y quísticas.
  - Puede ser más deseable que la TC porque evita la exposición a radiación ionizante y el contraste intravenoso yodado y delimita el conducto pancreático y la afección intraductal con una fidelidad superior.

Procedimientos de diagnóstico

- **Ecografía endoscópica**
  - La EE proporciona información estructural más detallada que la ecografía abdominal y la TC, sin el riesgo de complicaciones de la CPRE, y también permite el muestreo directo de tejido mediante AAF si está indicado.
  - Permite la evaluación de cambios ductales y parenquimatosos, como ecotextura de la glándula, calcificaciones, lobulaciones y bandas de fibrosis.
  - Se han propuesto criterios (de Rosemont, tabla 23-3), que incluyen cálculos en el CPP, CPP irregular, ramas laterales dilatadas, dilatación del CPP (> 3.5 mm en el cuerpo,

TABLA 23-3	CRITERIOS DE ROSEMONT PARA LA ECOGRAFÍA ENDOSCÓPICA
Características del parénquima	
Criterios principales	(A) focos hiperecoicos con sombra y lobularidad; (B) lobularidad con patrón en panal (de abejas)
Criterios secundarios	Lobularidad sin patrón en panal, focos hiperecoicos sin sombras, quistes, estrías
Características ductales	
Criterios principales	Cálculos en el conducto pancreático principal
Criterios secundarios	Contorno irregular del conducto pancreático principal, conductos dilatados (≥ 3.5 mm), ramas laterales dilatadas (≥ 1 mm), pared del conducto hiperecoica

Adaptado de Catalano MF, Sahai A, Levy M, et al. EUS-based criteria for the diagnosis of chronic pancreatitis: the Rosemont classification. *Gastrointest Endosc.* 2009;69:1251-1261.

> 1.5 mm en la cola), márgenes hiperecoicos del CPP , focos hiperecoicos con sombreado, lobularidad con o sin panal de abejas, focos hiperecoicos sin sombreado, quistes, estrías.[63] Sin embargo, muchas de las características de la EE parenquimatosa en la pancreatitis crónica no calcificante son inespecíficas y pueden observarse en poblaciones obesas o de edad avanzada. Las validaciones posteriores con correlatos histopatológicos han mostrado solo una precisión moderada.[64]

○ La EE se correlaciona moderadamente con la insuficiencia exocrina pancreática: sensibilidad general del 68% y especificidad del 79% en un estudio.[65]

• **CPRE.** La amplia disponibilidad de EE y CPRM ha suplantado en gran medida el uso de la CPRE como método de pancreatografía diagnóstica. La CPRE se realiza con la intención de administrar la terapia, como en otras modalidades de diagnóstico por imagen, en lugar de simplemente como un procedimiento de diagnóstico.

TRATAMIENTO

• Dejar el consumo de alcohol y tabaco es fundamental en el tratamiento de la pancreatitis crónica. Evitar el alcohol disminuye la frecuencia y gravedad del dolor abdominal en la pancreatitis alcohólica crónica, especialmente porque el alcohol actúa como secretagogo pancreático.[10]

• Todos los pacientes con consumo excesivo de alcohol deben ser referidos a un programa de tratamiento adecuado. De manera similar, el asesoramiento para dejar de fumar debe realizarse con las ayudas farmacológicas y no farmacológicas adecuadas.

Tratamiento farmacológico

• **Analgésicos**

○ Inicialmente, la analgesia debe seguir la «escalera de alivio del dolor» de la Organización Mundial de la Salud (OMS), con un aumento gradual de analgésicos no opiáceos, como el paracetamol. La dosis o frecuencia de estos analgésicos no opiáceos debe ajustarse y maximizarse antes de agregar o cambiar a un opiáceo.[66]

○ Los analgésicos complementarios se han aplicado de forma heterogénea, incluyendo anticonvulsivos, ansiolíticos y antiespasmódicos. Un ensayo controlado aleatorizado mostró que la pregabalina ofrece alivio moderado del dolor en la pancreatitis crónica y, por lo tanto, se deben usar neuromoduladores cuando sea posible para limitar el uso crónico de opiáceos.[67]

○ Los antidepresivos se utilizan ampliamente para los trastornos de dolor funcional y visceral, que se cree que se superponen con el dolor de la pancreatitis crónica, y pueden ser eficaces en la pancreatitis crónica, aunque hace faltan evidencia de calidad.

○ Para el dolor intenso o incontrolado se pueden requerir analgésicos opiáceos; sin embargo, su uso está asociado con estreñimiento, hiperalgesia y potencial adictivo. El tramadol es a menudo el analgésico intensificador preferido, ya que se demostró que tiene un efecto similar al de la morfina en pacientes que padecen pancreatitis crónica, con menos efectos secundarios gastrointestinales.[68]

○ Debido a la naturaleza recurrente de la pancreatitis crónica con el uso frecuente de analgésicos opiáceos, muchos de estos pacientes muestran signos de dependencia y síndrome de abstinencia, lo que hace que la evaluación y el tratamiento del dolor sean bastante complejos. La consulta con un especialista en el tratamiento del dolor puede ser de mucha ayuda.

- **Restitución de enzimas pancreáticas**
  ○ Los nutrientes estimulan la liberación del factor liberador de colecistocinina del duodeno, el cual libera colecistocinina que estimula la secreción pancreática y puede causar hipertensión intraductal (en pacientes con estenosis) o filtración en pacientes con rotura en el conducto pancreático.[2] En teoría, la ingesta de enzimas permite la retroalimentación de este circuito y puede disminuir la secreción pancreática.

  ○ *Control del dolor.* De seis ensayos que examinaron las enzimas pancreáticas para aliviar el dolor, en dos se observaron efectos positivos, pero no en los otros cuatro.[69] Si se utilizan las enzimas, deben administrarse sin recubrimiento entérico, contener grandes cantidades de proteasas y administrarse hasta cuatro veces al día para maximizar su efecto. Se puede utilizar un antagonista del receptor de histamina 2 o un inhibidor de la bomba de protones para disminuir la degradación de las enzimas por el ácido gástrico.

  ○ *Insuficiencia exocrina*
    ■ El tratamiento de la malabsorción es primordial en los pacientes con pancreatitis crónica. Es fundamental que se entreguen cantidades suficientes de enzima al intestino delgado para reducir la esteatorrea.
    ■ Se estima que el páncreas humano sano puede producir 900 000 unidades (de la United States Pharmacopeia [USP]) de lipasa con cada comida, pero solo se requiere el 10% para la absorción normal de las grasas (90 000 unidades USP). El recubrimiento entérico permite una concentración máxima de las enzimas en el duodeno o en el intestino delgado. Por lo general, se recomiendan 40 000-50 000 unidades USP de lipasa para comenzar con cada comida y la mitad de esa cantidad con los refrigerios.[48] La dosis de los suplementos de enzimas pancreáticas se puede ajustar para tratar los síntomas y la malabsorción de manera adecuada.
    ■ La terapia puede ser ineficaz debido a una dosis insuficiente, una dieta inadecuada, la inactivación ácida de la lipasa o la asincronía en la administración de enzimas y alimentos (especialmente un problema para los pacientes con derivación gástrica o resección pancreática). Si la diarrea persiste a pesar de la corrección de estos problemas, se deben considerar causas alternativas como el crecimiento excesivo de bacterias.

Otros abordajes

- **Bloqueo del plexo celíaco o neurólisis**
  ○ En pacientes en los que han fallado otros tratamientos médicos, el bloqueo del plexo celíaco o la neurólisis se pueden realizar por vía percutánea o con guía de EE.
  ○ Los bloqueos del plexo celíaco no proporcionan un alivio duradero y conllevan el riesgo de hipotensión postural y teóricamente, en el caso de la neurólisis, parálisis o debilidad. En los pacientes con una respuesta inicial, el tratamiento repetido puede no ser tan eficaz.[66]

- **Endoterapia del conducto pancreático durante la CPRE**
  ○ La CPRE con endoterapia del conducto pancreático se basa en la premisa de que el dolor se debe a una obstrucción del flujo de salida del CPP por estenosis o cálculos intraductales que puede aliviarse con una combinación de colocación de una endoprótesis a corto plazo y la fragmentación o extracción de los cálculos pancreáticos. El objetivo de la CPRE en estos pacientes es el alivio del dolor, ya que nunca se ha demostrado que estas terapias prolonguen claramente la función endocrina o exocrina del páncreas. Por lo tanto, estas intervenciones deben limitarse a aquellos pacientes sintomáticos con dolor que mediante CPRM/TC/EE demuestren estenosis o cálculos en el conducto pancreático (y la dilatación

respectiva) que no han respondido de forma suficiente al tratamiento médico. Dado que es difícil evaluar *a priori* qué pacientes pueden tener dolor debido a la hipertensión ductal, a diferencia de los síndromes de dolor neuropático complejo o la hiperalgesia por opiáceos (paradójica), es fundamental que los pacientes reciban asesoramiento exhaustivo sobre la complejidad y los resultados esperados de estas intervenciones técnicamente desafiantes.

○ Se cree que la eficacia combinada de la terapia endoscópica es casi del 50-60%, con alivio del dolor en el seguimiento a corto y largo plazo.[66] Sin embargo, la calidad de los datos es deficiente, pues la mayoría de los estudios son observacionales, retrospectivos, adolecen de sesgo de selección y la destreza endoscópica no es generalizable.

○ En dos ensayos controlados y aleatorizados que compararon el abordaje endoscópico y quirúrgico de la pancreatitis crónica, se demostró que la cirugía es superior en el control del dolor y en la durabilidad, aunque hubo una tasa de éxito técnico menor que con la CPRE en comparación con informes anteriores.[70,71]

○ Como toda intervención quirúrgica conlleva morbilidad significativa y posible mortalidad, los pacientes con múltiples comorbilidades y edad avanzada pueden considerarse para tratamiento endoscópico. Los factores que favorecen el éxito incluyen eliminación completa de los cálculos, menos de cinco procedimientos endoscópicos, ubicación de la obstrucción o los cálculos (cabeza frente a cuerpo o cola), menor duración de la enfermedad antes de la endoscopia, abandono del hábito tabáquico y disminución de la dilatación del CPP.[66] La respuesta a la terapia endoscópica también puede predecir la respuesta a la descompresión quirúrgica del conducto pancreático.

- **Litotricia extracorpórea por ondas de choque (LEOC)**
  ○ La LEOC está indicada para pacientes con ataques recurrentes de dolor, con cambios moderados o marcados en el sistema ductal pancreático asociados con cálculos obstructivos (2-5 mm) idealmente radiolúcidos.
  ○ La LEOC tiene una elevada tasa de éxito en la fragmentación de los cálculos (54-100%) y se ha demostrado que disminuye el uso de opiáceos en el 80% de los pacientes. El 50% de los pacientes informan resolución del dolor.[72]
  ○ En un ensayo controlado, aleatorizado, prospectivo de LEOC sola en comparación con LEOC con endoscopia, no hubo evidencia de que la combinación fuera superior.[73] Sin embargo, en ciertos pacientes, la combinación puede considerarse. La eliminación completa puede ser un desafío cuando hay varios cálculos, especialmente en casos de estenosis del conducto pancreático.[66]

- **Tratamiento quirúrgico**
  ○ Para la pancreatitis crónica existen varios tipos de cirugía que van desde resecciones (pancreatectomía distal o procedimiento de Whipple) y procedimientos de drenaje (pancreatoyeyunostomía) hasta pancreatectomía total con trasplante autógeno de células de los islotes.
  ○ La cirugía solo debe considerarse en grandes hospitales con apoyo multidisciplinario y después del fracaso de las opciones no quirúrgicas. El tipo de cirugía debe seleccionarse de acuerdo con el mecanismo percibido del dolor, su intensidad y factores anatómicos como una dilatación del conducto pancreático mayor de 6 mm. Como se señaló anteriormente, los ensayos controlados y aleatorizados han establecido la eficacia del tratamiento quirúrgico en comparación con el endoscópico en estos pacientes.[70,71]

COMPLICACIONES

- **Diabetes mellitus.** La diabetes clínicamente evidente, que ocurre relativamente tarde en la enfermedad, es frecuente en los pacientes con pancreatitis crónica. La diabetes tipo 3, caracterizada por falta de secreción de insulina y secreción de glucagón, se observa más adelante en el proceso de la enfermedad y se puede detectar con hipoglucemia inducida por el tratamiento y pocas veces con cetoacidosis.[48]
- **Seudoquistes.** Por lo general, son asintomáticos en los pacientes con pancreatitis crónica, pero también pueden causar síntomas, como se discutió anteriormente en la sección sobre pancreatitis aguda. Los síntomas pueden incluir dolor abdominal, obstrucción duodenal o biliar, oclusión vascular, formación de fístulas, seudoaneurisma y absceso.

- **Obstrucción de conductos biliares u obstrucción duodenal**
  - Las causas incluyen inflamación y fibrosis en la cabeza del páncreas o un seudoquiste.
  - La obstrucción de los conductos biliares suele causar dolor, así como concentraciones aumentadas de transaminasas y bilirrubina.
  - La obstrucción duodenal suele causar dolor posprandial y saciedad temprana.
  - El diagnóstico se realiza mediante tránsito gastroduodenal, endoscopia superior o TC.
  - Se ha demostrado que la CPRE con colocación de endoprótesis biliar es muy eficaz en el tratamiento y la reparación de las estenosis por pancreatitis crónica.[74]
- **Ascitis pancreática**
  - Puede desarrollarse ascitis pancreática debido a la rotura del conducto pancreático, lo que conduce a la fistulización del abdomen o la rotura de un seudoquiste. Después, el jugo pancreático ingresa en la cavidad peritoneal, lo que causa ascitis. Los derrames pleurales también pueden desarrollarse de manera similar.
  - El líquido obtenido por paracentesis (o toracocentesis en caso de derrame pleural) tiene una concentración de amilasa característicamente alta, que por lo general excede las 1 000 UI/L.
  - El tratamiento puede ser conservador y consistir en aspiración repetida, diuréticos u octreotida. También se puede emplear la alimentación parenteral para disminuir la secreción pancreática, así como la colocación de endoprótesis endoscópicas en el conducto pancreático.
- **Trombosis de la vena esplénica**
  - Debido a su ubicación a lo largo del páncreas posterior, la vena esplénica puede obstruirse con un trombo debido a la inflamación adyacente.
  - Las várices gástricas pueden desarrollarse debido a la hipertensión portal subsiguiente. La esplenectomía es una opción curativa para los pacientes que desarrollan sangrado por várices.

Cáncer de páncreas

PRINCIPIOS GENERALES

Definición

El adenocarcinoma ductal pancreático (ADP) y sus variantes representan más del 90% de todos los tumores pancreáticos exocrinos malignos.[75]

Epidemiología

- Cada año ocurren cerca de 50 000 nuevos casos de cáncer de páncreas en los Estados Unidos.[75] Este sigue teniendo una de las tasas de mortalidad más altas entre los tumores sólidos y se prevé que sea la principal causa de muerte por cáncer para el 2030.[76]
- Según los datos del programa SEER (Surveillance, Epidemiology, and End Results) de los Estados Unidos, el ADP se presenta más tarde en la vida (de la 5.ª a la 7.ª décadas), con mayor frecuencia en etapa localmente avanzada o metastásica (52% metastásica, 29% regional, 10% local). La enfermedad metastásica sigue teniendo una pésima supervivencia a 5 años (2.7%).

Factores de riesgo

- La **exposición al tabaco** contribuye significativamente al desarrollo de cáncer de páncreas, con algunas estimaciones de hasta el 25% de los casos relacionados con hábito tabáquico.[77]
- **Pancreatitis crónica**
  - Los estudios más antiguos han visto una asociación entre la pancreatitis crónica (por diversas causas) y el cáncer de páncreas; sin embargo, incluso hoy existen dudas por factores de confusión del tabaquismo, el grado de inflamación y la duración de los síntomas.[78]
  - Un registro sueco de pacientes hospitalizados examinó la incidencia del ADP en personas con un episodio único de pancreatitis, comparándola con casos de pancreatitis recurrente y crónica. Curiosamente, estos autores encontraron que, independientemente del tipo de pancreatitis, existía un riesgo excesivo de ser diagnosticado con cáncer de páncreas inmediatamente después del diagnóstico de pancreatitis, pero este riesgo disminuyó después

de 10 años o más. El sesgo de selección, el abuso de alcohol, el tabaquismo o la falta de reconocimiento de los casos de pancreatitis hereditaria pueden haber contribuido en las asociaciones previas de pancreatitis y cáncer de páncreas.[79]

○ Los datos recientes sugieren que la pancreatitis aguda también se asocia con un riesgo pequeño, pero demostrable, de ADP.[80]

○ En general, es probable que exista un riesgo levemente mayor de ADP en los pacientes con pancreatitis crónica, pero este es mayor al momento del diagnóstico inicial.

- **Obesidad y diabetes**
  ○ Las personas con índice de masa corporal (IMC) de 30 o más tuvieron un riesgo elevado de cáncer de páncreas en comparación con aquellos con uno menor de 23. También se observó una correlación negativa entre la actividad física moderada (autoinformada) y el desarrollo de cáncer de páncreas, particularmente en aquellos con un IMC mayor de 25.[81]
  ○ La diabetes se ha investigado como factor de riesgo y como manifestación temprana del cáncer de páncreas. En un gran metaanálisis que examinó a pacientes con diabetes de larga duración (> 5 años), el riesgo relativo para los diabéticos en comparación con los no diabéticos fue de 2.0 para desarrollar cáncer de páncreas.[82] Además de la diabetes de larga duración, también se ha estudiado la diabetes de nueva aparición (< 2 años antes del diagnóstico). En un estudio con veteranos de guerra en los Estados Unidos, había un riesgo 2.2 veces mayor de desarrollar cáncer de páncreas dentro de los 2 años posteriores al diagnóstico de diabetes.[83]

- **Cáncer de páncreas familiar**
  ○ Se estima que el 5-10% de los ADP tienen un origen hereditario.[84]
  ○ Si se define al cáncer de páncreas familiar como el relacionado con dos familiares de primer grado con la afección, un miembro de la familia afectado tendría un riesgo seis veces mayor de cáncer de páncreas.[84] Dicho riesgo aumenta significativamente si hay tres o más familiares de primer grado con cáncer de páncreas.[85,86]
  ○ Los síndromes genéticos que aumentan el riesgo de cáncer de páncreas incluyen pancreatitis hereditaria, mola atípica familiar y melanoma múltiple, síndrome de Peutz-Jeghers, síndrome de Lynch, mutaciones BRCA (*BRCA1/2, PALB2, ATM*) y síndrome de Li-Fraumeni. Las pruebas genéticas deben realizarse junto con el asesoramiento genético y, si es posible, se prefiere la prueba de un miembro afectado de la familia.[87]
  ○ *Detección sistemática del cáncer de páncreas*
    ■ El objetivo de la detección sistemática del cáncer de páncreas es identificarlo en una etapa temprana y curable o, idealmente, reconocer las lesiones precancerosas que se pueden resecar para prevenir el desarrollo de la enfermedad.
    ■ La EE y la CPRM generalmente se consideran complementarias, aunque una ventaja de la EE es que se pueden tomar muestras de quistes o lesiones sólidas durante el procedimiento.
    ■ Los resultados publicados de pequeñas cohortes de pacientes de alto riesgo en programas de detección de cáncer de páncreas han demostrado que los programas de detección son eficaces y que pueden incrementar la supervivencia.[88,89]

DIAGNÓSTICO

Cuadro clínico

- **Ictericia.** Síntoma que se observa en la mayoría de los casos de cáncer en la cabeza del páncreas.[75]
- **Dolor abdominal**
  ○ Puede haber dolor epigástrico o en el cuadrante superior derecho debido a la obstrucción del árbol biliar.
  ○ Un dolor o malestar similar en el cuadrante superior izquierdo, la espalda o las áreas periumbilicales también puede resultar de la distensión del conducto pancreático asociada con la obstrucción del conducto o la invasión de los nervios retroperitoneales o somáticos.
  ○ La emesis puede deberse a la obstrucción de la salida duodenal o gástrica por invasión tumoral.
- **Pérdida de peso**
  ○ Al momento del diagnóstico, es frecuente una pérdida de peso mayor del 10% del peso corporal ideal.

○ La anorexia puede deberse al dolor asociado con el tumor, la disminución de la ingesta de alimentos, la malabsorción por insuficiencia pancreática y las citocinas proinflamatorias.
- La diabetes mellitus a veces aparece como una manifestación temprana del cáncer de páncreas, que ocurre muchos meses antes de que el tumor se vuelva evidente.
- **Otros**
  ○ La tromboflebitis migratoria (signo de Trousseau) se informa en aproximadamente el 10% de los pacientes y puede ser el signo de presentación más temprano.[75]
  ○ También existe una asociación poco conocida entre la malignidad pancreática y el trastorno depresivo mayor.

Pruebas de diagnóstico

Pruebas de laboratorio

- **Concentración sérica del antígeno de hidratos de carbono 19-9 (CA 19-9)**, una glicoproteína asociada con tumores que se encuentra aumentada en el suero del 85% de los pacientes con ADP.[48] Sin embargo, el 5-10% de la población es incapaz de producir CA 19-9 por falta de la enzima necesaria para la producción de epítopos, lo que limita su uso como biomarcador.[51]
- La concentración de CA 19-9 también puede ser anómala debido a otros cánceres (cáncer gástrico, colorrectal) y a algunas afecciones benignas (colangitis, obstrucción biliar).
- En aquellos que sí producen CA 19-9, la evaluación en serie puede ser útil para evaluar la respuesta a cirugía o quimioterapia.

Pruebas de imagen

- **Tomografía computarizada**
  ○ La tomografía trifásica es una herramienta excelente para el diagnóstico y la estadificación preoperatoria del cáncer de páncreas, ya que delimita la afectación vascular de la arteria mesentérica superior, el eje celíaco o la vena porta, así como la metástasis hepática distante o la afectación peritoneal.
  ○ En cuanto a la evaluación de la resecabilidad, los estudios tienen estimaciones de precisión del 70-80% con una sensibilidad del 75-84% y una especificidad del 85-98%.[90-92] La sensibilidad y la especificidad para evaluar la metástasis ganglionar mediante TC han mostrado una precisión más limitada.[93]
- **Resonancia magnética**
  ○ La resonancia magnética no es claramente superior a la TC con multidetectores de triple fase para la estadificación local y la evaluación del cáncer de páncreas, aunque algunos informes sugieren que puede identificar tumores más pequeños.[94]
  ○ En los cánceres de páncreas asociados con neoplasia papilar mucinosa intraductal (NPMI) o neoplasia mucinosa quística (NMQ), en los que la evaluación de la asociación entre el conducto pancreático y el tumor es fundamental, la CPRM puede tener claras ventajas.[95]
- **Ecografía endoscópica**
  ○ La EE se ha convertido en un componente fundamental en la obtención de imágenes, la estadificación y el diagnóstico del cáncer de páncreas. La EE no solo puede delinear una masa utilizando la ecografía a través de la pared del estómago o el duodeno, sino que también puede realizar una AAF diagnóstica de las lesiones.
  ○ Las estimaciones de precisión para evaluar la resecabilidad preoperatoria han variado en diversos estudios del 63-93%.[96-98]
  ○ La AAF para el diagnóstico de tejidos se puede realizar de forma percutánea con guía tomográfica o ecográfica y también se puede realizar por vía endoscópica mediante EE.
  ○ Se debe buscar la obtención de muestras de tejido cuando la prueba citológica de malignidad modifica el tratamiento (p. ej., en caso de imágenes ambiguas) como requisito previo para la quimioterapia, la radioterapia, la inclusión en ensayos clínicos o la colocación paliativa de una endoprótesis metálica permanente.
- **Laparoscopia para estadificación**
  ○ La laparoscopia para estadificación complementa la estadificación no invasiva y ayuda al cirujano a evaluar la resecabilidad del tumor. La laparoscopia puede ayudar a identificar

metástasis pequeñas o difusas (como implantes hepáticos o peritoneales) que pueden no ser reconocidas en la evaluación diagnóstica inicial.

○ Durante la laparoscopia se inspecciona la cavidad abdominal en busca de metástasis francas. Además, se toman lavados peritoneales para citología, se toman muestras de nódulos peritoneales o ganglios linfáticos y se puede realizar una ecografía intraoperatoria del páncreas o el hígado.

TRATAMIENTO

Tratamiento quirúrgico

- **Resección del tumor**
  ○ La cirugía para el cáncer de páncreas se realiza con intención curativa solo si no se observa evidencia de enfermedad metastásica en los estudios de imagen preoperatorios y en la laparoscopia de estadificación.
  ○ El tipo de cirugía que se realiza para el cáncer de páncreas depende de la ubicación del tumor.
  ○ La **duodenopancreatectomía** (resección de Whipple o resección de Whipple con preservación del píloro) se utiliza para los tumores que afectan la cabeza del páncreas. La resección de Whipple clásica implica una gastrectomía parcial (antrectomía), colecistectomía y extirpación del conducto colédoco distal, la cabeza del páncreas, el duodeno, el yeyuno proximal y los ganglios linfáticos regionales. La reconstrucción requiere pancreatoyeyunostomía, hepatoyeyunostomía y gastroyeyunostomía.
  ○ Para los tumores que implican al cuerpo o la cola del páncreas, se realizan una pancreatectomía distal y una esplenectomía.
  ○ Con poca frecuencia, a los pacientes se les ofrece una pancreatectomía total para tumores grandes o multifocales.
- **Paliación quirúrgica**
  ○ Cuando no es posible la resección del tumor primario, se realizan procedimientos paliativos.
  ○ Una anastomosis entre el colédoco y el yeyuno (coledocoyeyunostomía) sirve para evitar la obstrucción del conducto biliar.
- **Colangiopancreatografía retrógrada endoscópica**
  ○ Al momento de la CPRE se pueden obtener cepillados citológicos de la vía biliar, que tienen una sensibilidad moderada para diagnosticar el cáncer de páncreas y deben usarse junto con la AAF guiada por EE.
  ○ Si hay ictericia, se debe considerar la CPRE con o sin esfinterotomía biliar para la colocación de una endoprótesis biliar que puede ser plástica (si la masa no está comprobada por biopsia, si hay una esperanza de vida < 3 meses o si hay una expectativa de tratamiento quirúrgico rápido) o metálica autoexpandible totalmente cubierta (fig. 23-3).
  ○ Un estudio multicéntrico demostró una tasa significativamente mayor de complicaciones en pacientes que se sometieron a drenaje biliar preoperatorio de rutina.[99] Sin embargo, el estudio estuvo limitado por las altas tasas de fracaso de la canulación (25%), las complicaciones posteriores a la CPRE (46%) y oclusiones tempranas relacionadas con la endoprótesis plástica (26%). El drenaje biliar preoperatorio puede aliviar la ictericia y los eventos adversos asociados con la colestasis, así como brindar tiempo para administrar la quimiorradiación neoadyuvante que se ha convertido cada vez más en el estándar de tratamiento.
  ○ El crecimiento del tumor puede ocasionar la oclusión de la endoprótesis y se puede colocar una nueva dentro de la antigua para reparar una obstrucción biliar recurrente.
- **Colocación de endoprótesis enteral**
  ○ La obstrucción de la salida gástrica también se puede paliar eficazmente mediante la colocación endoscópica de endoprótesis metálicas expandibles.
  ○ En un ensayo controlado y aleatorizado que analizó la gastroyeyunostomía contra colocación de endoprótesis enteral, no hubo diferencias en las puntuaciones de supervivencia o calidad de vida, aunque la gastroyeyunostomía quirúrgica tuvo un alivio más duradero con menos reintervenciones.[100] Sin embargo, muchos estudios han demostrado una

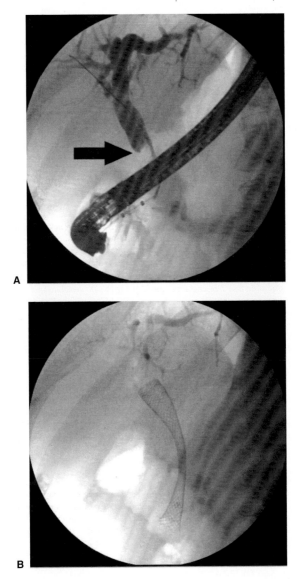

Figura 23-3. Paliación endoscópica del cáncer de páncreas. Un hombre de 69 años de edad desarrolló ictericia y se encontró una masa pancreática que había hecho metástasis al hígado. La decisión fue administrar quimioterapia paliativa y colocar una endoprótesis biliar metálica. **A.** La colangiografía fluoroscópica inicial muestra conductos biliares proximales e intrahepáticos marcadamente dilatados con un «corte» (*flecha*) en el conducto biliar distal resultado de una estenosis maligna. **B.** La imagen fluoroscópica demuestra la colocación exitosa de la endoprótesis biliar metálica autoexpandible a través de la estenosis maligna.

resolución más rápida de los síntomas obstructivos, una estancia hospitalaria más corta y menores costos con la endoprótesis.

○ La colocación de endoprótesis es preferible a la cirugía paliativa en pacientes con esperanza de vida corta o con ascitis. Sin embargo, la endoprótesis puede precipitar la obstrucción biliar o hacer que el acceso endoscópico futuro del conducto biliar sea más difícil.

Tratamiento farmacológico

- **Quimioterapia adyuvante**
  ○ Se ha demostrado que la gemcitabina aumenta la calidad de vida en los pacientes con cáncer de páncreas avanzado, aunque la supervivencia mejora solo modestamente.[101]
  ○ En los pacientes que pueden tolerar su perfil de efectos secundarios (neutropenia, diarrea, anemia, neuropatía), FOLFIRINOX (oxaliplatino más irinotecán con leucovorina y 5-florouracilo [5-FU]) ha demostrado ser superior a la gemcitabina sola para la enfermedad metastásica[102] y localmente avanzada.[103]
  ○ También se ha demostrado que la gemcitabina en combinación con nab-paclitaxel es modestamente superior a la gemcitabina sola para la enfermedad metastásica y con menos efectos secundarios que FOLFIRINOX.[104] El ensayo LAPACT está examinando esta combinación en la enfermedad localmente avanzada y los resultados preliminares parecen semejar los resultados para metástasis.
- **Quimioterapia neoadyuvante**
  ○ Los estudios han demostrado secuencialmente los beneficios de la monoterapia con mitomicina C + 5-FU,[105] 5-FU en monoterapia[106] y monoterapia con gemcitabina.[107]
  ○ En un estudio de fase 2 se encontró que FOLFIRINOX neoadyuvante junto con radioterapia se asoció con una alta tasa de resección R0 (97%) en aquellos que se sometieron a resección (32/48), con una mediana de supervivencia global de 37.7 meses.[108] Aún se están recopilando datos de ensayos controlados y aleatorizados.
  ○ Se carece de datos aleatorizados sobre gemcitabina más paclitaxel, aunque en un reciente análisis de pareamiento por puntuación de propensión de una serie quirúrgica que compara gemcitabina/paclitaxel neoadyuvante con FOLFIRINOX el efecto del tratamiento con este último esquema fue aumentar la supervivencia general en 4.9 meses.[109]

REFERENCIAS

1. Dominguez-Munoz JE. *Clinical Pancreatology*. Hoboken, New Jersey: John Wiley & Sons; 2008.
2. Podolsky DK, Camilleri M, Fitz JG, et al. *Yamada's Textbook of Gastroenterology*. Hoboken, New Jersey: John Wiley & Sons; 2015.
3. Forsmark CE, Swaroop VS, Wilcox CM. Acute pancreatitis. *N Engl J Med*. 2016;375: 1972–1981.
4. Banks PA, Bollen TL, Dervenis C, et al. Classification of acute pancreatitis—2012: revision of the Atlanta classification and definitions by international consensus. *Gut*. 2013;62:102–111.
5. Ranson JH, Rifkind KM, Roses DF, et al. Prognostic signs and the role of operative management in acute pancreatitis. *Surg Gynecol Obstet*. 1974;139:69–81.
6. Wu BU, Johannes RS, Sun X, et al. The early prediction of mortality in acute pancreatitis: a large population-based study. *Gut*. 2008;57:1698–1703.
7. Crockett SD, Wani S, Gardner TB, et al. American Gastroenterological Association Institute Guideline on Initial Management of Acute Pancreatitis. *Gastroenterology*. 2018;154:1096–1101.
8. Frossard JL, Steer ML, Pastor CM. Acute pancreatitis. *Lancet*. 2008;371:143–152.
9. Forsmark CE, Baillie J; AGA Institute Clinical Practice and Economics Committee, AGA Institute Governing Board. AGA Institute technical review on acute pancreatitis. *Gastroenterology*. 2007;132:2022–2044.
10. Gorelick FS. Alcohol and zymogen activation in the pancreatic acinar cell. *Pancreas*. 2003;27: 305–310.
11. Trivedi CD, Pitchumoni CS. Drug-induced pancreatitis: an update. *J Clin Gastroenterol*. 2005;39:709–716.
12. Debi U, Kaur R, Prasad KK, et al. Pancreatic trauma: a concise review. *World J Gastroenterol*. 2013;19:9003–9011.

13. Dumonceau JM, Andriulli A, Elmunzer BJ, et al. Prophylaxis of post-ERCP pancreatitis: European Society of Gastrointestinal Endoscopy (ESGE) Guideline—updated June 2014. *Endoscopy.* 2014;46:799–815.

14. Parenti DM, Steinberg W, Kang P. Infectious causes of acute pancreatitis. *Pancreas.* 1996;13:356–371.

15. Mosler P, Akisik F, Sandrasegaran K, et al. Accuracy of magnetic resonance cholangiopancreatography in the diagnosis of pancreas divisum. *Dig Dis Sci.* 2011;57:170–174.

16. Borak GD, Romagnuolo J, Alsolaiman M, et al. Long-term clinical outcomes after endoscopic minor papilla therapy in symptomatic patients with pancreas divisum. *Pancreas.* 2009;38:903–906.

17. Shimosegawa T, Chari ST, Frulloni L, et al. International consensus diagnostic criteria for autoimmune pancreatitis: guidelines of the International Association of Pancreatology. *Pancreas.* 2011;40:352–358.

18. Stone JH, Zen Y, Deshpande V. IgG4-related disease. *N Engl J Med.* 2012;366:539–551.

19. Hart PA, Kamisawa T, Brugge WR, et al. Long-term outcomes of autoimmune pancreatitis: a multicentre, international analysis. *Gut.* 2013;62:1771–1776.

20. Raina A, Yadav D, Krasinskas AM, et al. Evaluation and management of autoimmune pancreatitis: experience at a large US center. *Am J Gastroenterol.* 2009;104:2295–2306.

21. Sandanayake NS, Church NI, Chapman MH, et al. Presentation and management of post-treatment relapse in autoimmune pancreatitis/immunoglobulin G4-associated cholangitis. *Clin Gastroenterol Hepatol.* 2009;7:1089–1096.

22. Frank B, Gottlieb K. Amylase normal, lipase elevated: is it pancreatitis? A case series and review of the literature. *Am J Gastroenterol.* 1999;94:463–469.

23. Ben-Horin S, Farfel Z, Mouallem M. Gastroenteritis-associated hyperamylasemia: prevalence and clinical significance. *Arch Intern Med.* 2002;162:689–692.

24. Tenner S, Baillie J, Dewitt J, et al. American College of Gastroenterology guideline: management of acute pancreatitis. *Am J Gastroenterol.* 2013;108:1400–1415.

25. Koutroumpakis E, Wu BU, Bakker OJ, et al. Admission hematocrit and rise in blood urea nitrogen at 24 h outperform other laboratory markers in predicting persistent organ failure and pancreatic necrosis in acute pancreatitis: a post hoc analysis of three large prospective databases. *Am J Gastroenterol.* 2015;110:1707–1716.

26. Mao EQ, Fei J, Peng YB, et al. Rapid hemodilution is associated with increased sepsis and mortality among patients with severe acute pancreatitis. *Chin Med J.* 2010;123:1639–1644.

27. Wu BU, Johannes RS, Sun X, et al. Early changes in blood urea nitrogen predict mortality in acute pancreatitis. *Gastroenterology.* 2009;137:129–135.

28. Wu BU, Bakker OJ, Papachristou GI, et al. Blood urea nitrogen in the early assessment of acute pancreatitis: an international validation study. *Arch Intern Med.* 2011;171:669–676.

29. Wu BU, Hwang JQ, Gardner TH, et al. Lactated Ringer's solution reduces systemic inflammation compared with saline in patients with acute pancreatitis. *Clin Gastroenterol Hepatol.* 2011;9:710–717.e1.

30. Cardoso FS, Ricardo LB, Oliveira AM, et al. C-reactive protein prognostic accuracy in acute pancreatitis: timing of measurement and cutoff points. *Eur J Gastroenterol Hepatol.* 2013;25:784–789.

31. Lerch MM, Conwell DL, Mayerle J. The anti-inflammasome effect of lactate and the lactate GPR81-receptor in pancreatic and liver inflammation. *Gastroenterology.* 2014;146:1602–1605.

32. Mole DJ, Hall A, McKeown D, et al. Detailed fluid resuscitation profiles in patients with severe acute pancreatitis. *HPB (Oxford).* 2011;13:51–58.

33. Wittau M, Mayer B, Scheele J, et al. Systematic review and meta-analysis of antibiotic prophylaxis in severe acute pancreatitis. *Scand J Gastroenterol.* 2011;46:261–270.

34. Chang YS, Fu HQ, Xiao YM, et al. Nasogastric or nasojejunal feeding in predicted severe acute pancreatitis: a meta-analysis. *Crit Care.* 2013;17:R118.

35. Li JY, Yu T, Chen GC, et al. Enteral nutrition within 48 hours of admission improves clinical outcomes of acute pancreatitis by reducing complications: a meta-analysis. *PLoS ONE.* 2013;8:e64926.

36. Bakker OJ, van Brunschot S, van Santvoort HC, et al. Early versus on-demand nasoenteric tube feeding in acute pancreatitis. *N Engl J Med.* 2014;371:1983–1993.

37. ASGE Standards of Practice Committee; Maple JT, Ben-Menachem T, Anderson MA, et al. The role of endoscopy in the evaluation of suspected choledocholithiasis. *Gastrointest Endosc.* 2010;71:1–9.

38. Choudhary A, Bechtold ML, Arif M, et al. Pancreatic stents for prophylaxis against post-ERCP pancreatitis: a meta-analysis and systematic review. *Gastrointest Endosc.* 2011;73:275–282.

39. Elmunzer BJ, Scheiman JM, Lehman GA, et al. A randomized trial of rectal indomethacin to prevent post-ERCP pancreatitis. *N Engl J Med*. 2012;366:1414–1422.

40. Yeo CJ, Bastidas JA, Lynch-Nyhan A, et al. The natural history of pancreatic pseudocysts documented by computed tomography. *Surg Gynecol Obstet*. 1990;170:411–417.

41. Shamah S, Okolo PI. Systematic review of endoscopic cyst gastrostomy. *Gastrointest Endosc Clin N Am*. 2018;28:477–492.

42. Mouli VP, Sreenivas V, Garg PK. Efficacy of conservative treatment, without necrosectomy, for infected pancreatic necrosis: a systematic review and meta-analysis. *Gastroenterology*. 2013;144:333–340.e2.

43. Akshintala VS, Saxena P, Zaheer A, et al. A comparative evaluation of outcomes of endoscopic versus percutaneous drainage for symptomatic pancreatic pseudocysts. *Gastrointest Endosc*. 2014;79:921–928; quiz 983.e2–983.e5.

44. Luigiano C, Pellicano R, Fusaroli P, et al. Pancreatic necrosectomy: an evidence-based systematic review of the levels of evidence and a comparison of endoscopic versus non-endoscopic techniques. *Minerva Chir*. 2016;71:262–269.

45. van Brunschot S, Hollemans RA, Bakker OJ, et al. Minimally invasive and endoscopic versus open necrosectomy for necrotising pancreatitis: a pooled analysis of individual data for 1980 patients. *Gut*. 2018;67:697–706.

46. Steer ML, Waxman I, Freedman S. Chronic pancreatitis. *N Engl J Med*. 1995;332:1482–1490.

47. Witt H, Apte MV, Keim V, et al. Chronic pancreatitis: challenges and advances in pathogenesis, genetics, diagnosis, and therapy. *Gastroenterology*. 2007;132:1557–1573.

48. Forsmark CE. Management of chronic pancreatitis. *Gastroenterology*. 2013;144:1282–1291.e3.

49. Conwell DL, Lee LS, Yadav D, et al. American Pancreatic Association Practice Guidelines in Chronic Pancreatitis: evidence-based report on diagnostic guidelines. *Pancreas*. 2014;43:1143–1162.

50. Etemad B, Whitcomb DC. Chronic pancreatitis: diagnosis, classification, and new genetic developments. *Gastroenterology*. 2001;120:682–707.

51. Whitcomb DC, Gorry MC, Preston RA, et al. Hereditary pancreatitis is caused by a mutation in the cationic trypsinogen gene. *Nat Genet*. 1996;14:141–145.

52. Rustgi AK. Familial pancreatic cancer: genetic advances. *Genes Dev*. 2014;28:1–7.

53. Rosendahl J, Witt H, Szmola R, et al. Chymotrypsin C (CTRC) variants that diminish activity or secretion are associated with chronic pancreatitis. *Nature Genetics*. 2008;40:78–82.

54. Cohn JA, Friedman KJ, Noone PG, et al. Relation between mutations of the cystic fibrosis gene and idiopathic pancreatitis. *N Engl J Med*. 1998;339:653–658.

55. Stevens T, Conwell DL, Zuccaro G. Pathogenesis of chronic pancreatitis: an evidence-based review of past theories and recent developments. *Am J Gastroenterol*. 2004;99:2256–2270.

56. Schneider A, Whitcomb DC. Hereditary pancreatitis: a model for inflammatory diseases of the pancreas. *Best Pract Res Clin Gastroenterol*. 2002;16:347–363.

57. DiMagno EP, Go VL, Summerskill WH. Relations between pancreatic enzyme outputs and malabsorption in severe pancreatic insufficiency. *N Engl J Med*. 1973;288:813–815.

58. Keller J, Layer P. Human pancreatic exocrine response to nutrients in health and disease. *Gut*. 2005;54(Suppl 6):1–28.

59. Lieb JG, Draganov PV. Pancreatic function testing: here to stay for the 21st century. *World J Gastroenterol*. 2008;14:3149–3158.

60. Stein J, Jung M, Sziegoleit A, et al. Immunoreactive elastase I: clinical evaluation of a new noninvasive test of pancreatic function. *Clin Chem*. 1996;42:222–226.

61. Keller J, Aghdassi AA, Lerch MM, et al. Tests of pancreatic exocrine function—clinical significance in pancreatic and non-pancreatic disorders. *Best Pract Res Clin Gastroenterol*. 2009;23:425–439.

62. Tirkes T, Shah ZK, Takahashi N, et al. Reporting standards for chronic pancreatitis by using CT, MRI, and MR cholangiopancreatography: the Consortium for the Study of Chronic Pancreatitis, Diabetes, and Pancreatic Cancer. *Radiology*. 2019;290:207–215.

63. Catalano MF, Sahai A, Levy M, et al. EUS-based criteria for the diagnosis of chronic pancreatitis: the Rosemont classification. *Gastrointest Endosc*. 2009;69:1251–1261.

64. Leblanc JK, Chen JH, Al-Haddad M, et al. Endoscopic ultrasound and histology in chronic pancreatitis. *Pancreas*. 2014;43:1–5.

65. Stevens T, Conwell DL, Zuccaro G Jr, et al. Comparison of endoscopic ultrasound and endoscopic retrograde pancreatography for the prediction of pancreatic exocrine insufficiency. *Dig Dis Sci*. 2007;53:1146–1151.

66. Drewes AM, Bouwense SAW, Campbell CM, et al. Guidelines for the understanding and management of pain in chronic pancreatitis. *Pancreatology*. 2017;17:720–731.

67. Olesen SS, Bouwense SAW, Wilder-Smith OHG, et al. Pregabalin reduces pain in patients with chronic pancreatitis in a randomized, controlled trial. *Gastroenterology.* 2011;141:536–543.

68. Wilder-Smith CH, Hill L, Osler W, et al. Effect of tramadol and morphine on pain and gastrointestinal motor function in patients with chronic pancreatitis. *Dig Dis Sci.* 1999;44:1107–1116.

69. Warshaw AL, Banks PA, Fernandez-del Castillo C. AGA technical review: treatment of pain in chronic pancreatitis. *Gastroenterology.* 1998;115:765–776.

70. Cahen DL, Gouma DJ, Nio Y, et al. Endoscopic versus surgical drainage of the pancreatic duct in chronic pancreatitis. *N Engl J Med.* 2007;356:676–684.

71. Díte P, Ruzicka M, Zboril V, et al. A prospective, randomized trial comparing endoscopic and surgical therapy for chronic pancreatitis. *Endoscopy.* 2003;35:553–558.

72. Moole H, Jaeger A, Bechtold ML, et al. Success of extracorporeal shock wave lithotripsy in chronic calcific pancreatitis management: a meta-analysis and systematic review. *Pancreas.* 2016;45:651–658.

73. Dumonceau J-M, Costamagna G, Tringali A, et al. Treatment for painful calcified chronic pancreatitis: extracorporeal shock wave lithotripsy versus endoscopic treatment: a randomised controlled trial. *Gut.* 2007;56:545–552.

74. Coté GA, Slivka A, Tarnasky P, et al. Effect of covered metallic stents compared with plastic stents on benign biliary stricture resolution. *JAMA.* 2016;315:1250–1257.

75. Ryan DP, Hong TS, Bardeesy N. Pancreatic adenocarcinoma. *N Engl J Med.* 2014;371:1039–1049.

76. Rahib L, Smith BD, Aizenberg R, et al. Projecting cancer incidence and deaths to 2030: the unexpected burden of thyroid, liver, and pancreas cancers in the United States. *Cancer Res.* 2014;74:2913–2921.

77. Lowenfels AB, Maisonneuve P. Epidemiology and risk factors for pancreatic cancer. *Best Pract Res Clin Gastroenterol.* 2006;20:197–209.

78. Lowenfels AB. Chronic pancreatitis, pancreatic cancer, alcohol, and smoking. *Gastroenterology.* 1984;87:744–745.

79. Karlson BM, Ekbom A, Josefsson S, et al. The risk of pancreatic cancer following pancreatitis: an association due to confounding? *Gastroenterology.* 1997;113:587–592.

80. Kirkegård J, Cronin-Fenton D, Heide-Jørgensen U, et al. Acute pancreatitis and pancreatic cancer risk: a nationwide matched-cohort study in Denmark. *Gastroenterology.* 2018;154:1729–1736.

81. Michaud DS, Giovannucci E, Willett WC, et al. Physical activity, obesity, height, and the risk of pancreatic cancer. *JAMA.* 2001;286:921–929.

82. Everhart J, Wright D. Diabetes mellitus as a risk factor for pancreatic cancer. A meta-analysis. *JAMA.* 1995;273:1605–1609.

83. Gupta S, Vittinghoff E, Bertenthal D, et al. New-onset diabetes and pancreatic cancer. *Clin Gastroenterol Hepatol.* 2006;4:1366–1372; quiz 1301.

84. Permuth-Wey J, Egan KM. Family history is a significant risk factor for pancreatic cancer: results from a systematic review and meta-analysis. *Fam Cancer.* 2009;8:109–117.

85. Hruban RH, Canto MI, Goggins M, et al. Update on familial pancreatic cancer. *Adv Surg.* 2010;44:293–311.

86. Klein AP. Identifying people at a high risk of developing pancreatic cancer. *Nat Rev Cancer.* 2013;13:66–74.

87. Das KK, Early D. Pancreatic cancer screening. *Curr Treat Options Gastroenterol.* 2017;15:562–575.

88. Canto MI, Harinck F, Hruban RH, et al. International Cancer of the Pancreas Screening (CAPS) Consortium summit on the management of patients with increased risk for familial pancreatic cancer. *Gut.* 2013;62:339–347.

89. Canto MI, Almario JA, Schulick RD, et al. Risk of neoplastic progression in individuals at high risk for pancreatic cancer undergoing long-term surveillance. *Gastroenterology.* 2018;155:740–751.e2.

90. Valls C, Andía E, Sanchez A, et al. Dual-phase helical CT of pancreatic adenocarcinoma: assessment of resectability before surgery. *Am J Roentgenol.* 2002;178:821–826.

91. Bronstein YL, Loyer EM, Kaur H, et al. Detection of small pancreatic tumors with multiphasic helical CT. *Am J Roentgenol.* 2004;182:619–623.

92. Lu DS, Reber HA, Krasny RM, et al. Local staging of pancreatic cancer: criteria for unresectability of major vessels as revealed by pancreatic-phase, thin-section helical CT. *Am J Roentgenol.* 1997;168:1439–1443.

93. Roche CJ, Hughes ML, Garvey CJ, et al. CT and pathologic assessment of prospective nodal staging in patients with ductal adenocarcinoma of the head of the pancreas. *Am J Roentgenol.* 2003;180:475–480.

94. Irie H, Honda H, Kaneko K, et al. Comparison of helical CT and MR imaging in detecting and staging small pancreatic adenocarcinoma. *Abdom Imaging*. 1997;22:429–433.

95. Waters JA, Schmidt CM, Pinchot JW, et al. CT vs MRCP: optimal classification of IPMN type and extent. *J Gastrointest Surg*. 2008;12:101–109.

96. Soriano A, Castells A, Ayuso C, et al. Preoperative staging and tumor resectability assessment of pancreatic cancer: prospective study comparing endoscopic ultrasonography, helical computed tomography, magnetic resonance imaging, and angiography. *Am J Gastroenterol*. 2004;99:492–501.

97. Ramsay D, Marshall M, Song S, et al. Identification and staging of pancreatic tumours using computed tomography, endoscopic ultrasound and mangafodipir trisodium-enhanced magnetic resonance imaging. *Australas Radiol*. 2004;48:154–161.

98. Gress FG, Hawes RH, Savides TJ, et al. Role of EUS in the preoperative staging of pancreatic cancer: a large single-center experience. *Gastrointest Endosc*. 1999;50:786–791.

99. van der Gaag NA, Rauws EAJ, van Eijck CHJ, et al. Preoperative biliary drainage for cancer of the head of the pancreas. *N Engl J Med*. 2010;362:129–137.

100. Jeurnink SM, Steyerberg EW, van Hooft JE, et al. Surgical gastrojejunostomy or endoscopic stent placement for the palliation of malignant gastric outlet obstruction (SUSTENT study): a multicenter randomized trial. *Gastrointest Endosc*. 2010;71:490–499.

101. Loehrer PJ, Feng Y, Cardenes H, et al. Gemcitabine alone versus gemcitabine plus radiotherapy in patients with locally advanced pancreatic cancer: an Eastern Cooperative Oncology Group trial. *J Clin Oncol*. 2011;29:4105–4112.

102. Conroy T, Desseigne F, Ychou M, et al. FOLFIRINOX versus gemcitabine for metastatic pancreatic cancer. *N Engl J Med*. 2011;364:1817–1825.

103. Conroy T, Hammel P, Hebbar M, et al. FOLFIRINOX or gemcitabine as adjuvant therapy for pancreatic cancer. *N Engl J Med*. 2018;379:2395–2406.

104. Hoff Von DD, Ervin T, Arena FP, et al. Increased survival in pancreatic cancer with nab-paclitaxel plus gemcitabine. *N Engl J Med*. 2013;369:1691–1703.

105. Hoffman JP, Lipsitz S, Pisansky T, et al. Phase II trial of preoperative radiation therapy and chemotherapy for patients with localized, resectable adenocarcinoma of the pancreas: an Eastern Cooperative Oncology Group Study. *J Clin Oncol*. 1998;16:317–323.

106. Pisters PW, Abbruzzese JL, Janjan NA, et al. Rapid-fractionation preoperative chemoradiation, pancreaticoduodenectomy, and intraoperative radiation therapy for resectable pancreatic adenocarcinoma. *J Clin Oncol*. 1998;16:3843–3850.

107. Evans DB, Varadhachary GR, Crane CH, et al. Preoperative gemcitabine-based chemoradiation for patients with resectable adenocarcinoma of the pancreatic head. *J Clin Oncol*. 2008;26:3496–3502.

108. Murphy JE, Wo JY, Ryan DP, et al. Total neoadjuvant therapy with FOLFIRINOX followed by individualized chemoradiotherapy for borderline resectable pancreatic adenocarcinoma: a phase 2 clinical trial. *JAMA Oncol*. 2018;4:963–969.

109. Dhir M, Zenati MS, Hamad A, et al. FOLFIRINOX versus gemcitabine/nab-paclitaxel for neoadjuvant treatment of resectable and borderline resectable pancreatic head adenocarcinoma. *Ann Surg Oncol*. 2018;25:1896–1903.

Trastornos de los conductos biliares

24

Bader A. Alajlan y Gabriel D. Lang

Introducción

Las enfermedades de los conductos biliares se encuentran con frecuencia tanto en la atención primaria como en especialidades. Representan un amplio espectro de enfermedades que van desde cálculos biliares benignos hasta colangitis y neoplasias potencialmente mortales. Los trastornos de los conductos biliares se pueden clasificar en tres grupos:

- Enfermedad biliar calculosa
- Enfermedad biliar acalculosa
- Enfermedad biliar neoplásica

Enfermedad biliar calculosa (cálculos biliares)

PRINCIPIOS GENERALES

Definición

- **Colelitiasis.** Presencia de concreciones (cálculos biliares) en la vesícula biliar o en los conductos biliares.
- **Coledocolitiasis.** Presencia de cálculos dentro del sistema biliar, incluyendo el colédoco, el conducto hepático común, los conductos hepáticos derecho e izquierdo, así como los intrahepáticos.

Clasificación

- **Cálculos de colesterol**
  - El tipo más frecuente de cálculo biliar es el de colesterol, que representan el 75-90% de todos los cálculos biliares.
  - Los cálculos de colesterol se forman cuando hay sobresaturación de colesterol en la bilis en presencia de estasis biliar dentro de la vesícula biliar y nucleación de moléculas de colesterol para formar cristales.
- **Cálculos marrones**
  - Se forman cuando las bacterias dentro del árbol biliar hacen que la bilirrubina se desconjugue y se combine con el calcio, formando un producto insoluble, el bilirrubinato de calcio.
  - Los cálculos marrones se observan con mayor frecuencia en Asia; generalmente se presentan 2 años o más después de una colecistectomía.
- **Cálculos negros**
  - Los cálculos negros se desarrollan en condiciones asociadas con hemólisis crónica, por lo general enfermedad de células falciformes y esferocitosis hereditaria.
  - También se pueden observar cálculos negros en pacientes cirróticos, en parte debido a la hemólisis por hiperesplenismo o anemia de acantocitos.

Epidemiología

- La enfermedad por cálculos biliares es un trastorno frecuente, particularmente en mujeres y en pacientes con obesidad.
- La prevalencia varía desde el 10-20% entre los estadounidenses blancos hasta el 73% en los nativos pima.[1,2] Aunque la colelitiasis es frecuente, el 80% de los pacientes con cálculos biliares nunca desarrollan síntomas o complicaciones.[3] El riesgo de desarrollar cólico biliar y complicaciones mayores es del 2% por año.[4]

Factores de riesgo

- Sexo femenino (dos veces más frecuente en mujeres que en hombres)
- Edad avanzada
- Nativos americanos
- Multiparidad
- Embarazo
- Obesidad
- Pérdida rápida de peso
- Enfermedad de Crohn (agotamiento de la acumulación de sales biliares debido a una enfermedad o extirpación del íleon terminal)
- Anomalías en los lípidos (triglicéridos altos)
- Nutrición parenteral total
- Medicamentos (anticonceptivos orales, esteroides, estrógenos, hipolipemiantes, octreotida y ceftriaxona)

DIAGNÓSTICO

Cuadro clínico

- Los pacientes suelen padecer dolor en el cuadrante superior derecho cuando los cálculos biliares ocluyen el conducto cístico, pasan al colédoco o erosionan la pared de la vesícula biliar.
- Las presentaciones de la enfermedad por cálculos biliares dependen de la ubicación del cálculo en el árbol biliar e incluyen dolor biliar, colecistitis aguda, coledocolitiasis, colangitis aguda, pancreatitis por cálculos biliares, síndrome de Bouveret e íleo biliar.
- Los cálculos pueden pasar de la vesícula biliar al colédoco o desarrollarse *de novo* en los conductos biliares.

Anamnesis

- La presentación más frecuente es dolor en el cuadrante superior derecho o cólico biliar.
- El dolor es causado por oclusión transitoria del cuello del conducto cístico por un cálculo biliar.
- El cólico biliar consiste en un dolor epigástrico o en el cuadrante superior derecho repentino e intenso que puede irradiarse a la escápula o al hombro derechos. Puede ser precipitado por comidas grasosas que inducen la contracción de la vesícula biliar. Pueden producirse náuseas o vómitos.
- El «cólico biliar» es a menudo un nombre inapropiado, ya que el dolor es constante en lugar de cólico.
- Después del ataque inicial, la probabilidad de que los síntomas reaparezcan es del 30-50% por año durante los primeros 2 años. El intervalo entre ataques es variable y pueden pasar semanas o meses entre episodios.[5]
- Es importante diferenciar el cólico biliar verdadero de la dispepsia inespecífica, ya que es un determinante importante del éxito de la colecistectomía para aliviar los síntomas.

Pruebas de diagnóstico

Pruebas de laboratorio

- Por lo general, no se observan anomalías de laboratorio, a menos que exista una complicación.
- En la coledocolitiasis se pueden observar concentraciones aumentadas de transaminasas, fosfatasa alcalina y bilirrubina. En personas con pancreatitis pueden observarse concentraciones aumentadas de amilasa y lipasa.

Pruebas de imagen

- **Ecografía transabdominal (ET)**
  - La ET tiene sensibilidad y especificidad del 95% para los cálculos biliares.[6]
  - La ET es sensible a la dilatación biliar (77-87%), pero no tanto para los cálculos del colédoco (32-90%). Esto es especialmente cierto para los cálculos en el colédoco distal, ya que a menudo está escondido por los gases intestinales.[7]

- El rendimiento diagnóstico de la ET es mayor después del ayuno y los cálculos se identifican como objetos ecogénicos móviles que producen sombras acústicas.
- El lodo de la vesícula biliar también puede verse como un material ecogénico que se acumula, pero no produce sombras acústicas.
- **Tomografía computarizada (TC).** La colelitiasis también puede identificarse mediante TC, aunque la sensibilidad es menor que la de la ecografía (40% en comparación con 95% para la ET). La TC es útil para demostrar la dilatación biliar y las lesiones masivas. A menudo, es la prueba de elección si existe sospecha clínica de obstrucción biliar maligna.

TRATAMIENTO

- Los cálculos biliares a menudo se encuentran de manera incidental durante la evaluación de otras afecciones. Como el 80% de los pacientes permanecen asintomáticos, la colecistectomía profiláctica no está indicada en la mayoría de los casos.
  - Las excepciones importantes son los pacientes con vesícula biliar calcificada (o en «porcelana») y los nativos americanos con cálculos biliares. Estos pacientes tienen un alto riesgo de cáncer de vesícula biliar, por lo que se debe realizar una colecistectomía aún en ausencia de síntomas.
  - Los pacientes con enfermedades crónicas, que pueden verse afectados negativamente por un episodio de colecistitis o pancreatitis (p. ej., diabetes mellitus tipo 1 lábil), también pueden beneficiarse de la colecistectomía electiva.
- Los pacientes con cálculos biliares sintomáticos deben ser remitidos para colecistectomía debido al mayor riesgo de recurrencia de los síntomas.
- Para la coledocolitiasis, las opciones de abordaje incluyen tratamientos no quirúrgicos a través de colangiopancreatografía retrógrada endoscópica (CPRE) y procedimientos quirúrgicos que incluyen colecistectomía con extracción laparoscópica de los cálculos.[8]
- La CPRE permite tanto diagnosticar como extraer cálculos de las vías biliares en el 95% de los pacientes.[9]
- Se debe realizar una CPRE en los pacientes de alto riesgo de coledocolitiasis, incluso si tanto la ecografía como la TC no demuestran coledocolitiasis.[10]
- En los pacientes en quienes la sospecha clínica es intermedia, se pueden utilizar imágenes adicionales mediante colangiopancreatografía por resonancia magnética (CPRM) o ecografía endoscópica (EE) para evaluar la coledocolitiasis. Se ha demostrado que la CPRM y la EE tienen sensibilidad y especificidad similares en el diagnóstico de coledocolitiasis (sensibilidad del 92-97% y especificidad del 92-96%).[11]
- Los candidatos quirúrgicos con coledocolitiasis que se someten a esfinterotomía biliar deben someterse a una colecistectomía para el tratamiento definitivo de los cálculos biliares. Si bien la esfinterotomía endoscópica protege un poco contra episodios adicionales de coledocolitiasis, los pacientes sin colecistectomía posterior pueden tener un mayor riesgo de síntomas o de complicaciones recurrentes. Cabe señalar que este abordaje puede ser razonable en algunos pacientes que se consideran candidatos no quirúrgicos.[12]

Tratamiento farmacológico

- Los opiáceos se pueden usar en pacientes con dolor intenso o que no pueden usar antiinflamatorios no esteroideos (AINE).
- Los anticolinérgicos no parecen aliviar el cólico biliar.[13]
- En los malos candidatos quirúrgicos se puede intentar la terapia de disolución oral con ursodiol o quenodiol. Sin embargo, esto rara vez da como resultado la resolución completa de los cálculos, especialmente los de más de 5 mm. Incluso después de una resolución inicial, la tasa de recurrencia es del 45% a 5 años.[14]

Tratamiento quirúrgico

- La colecistectomía laparoscópica es el tratamiento de elección para los cálculos biliares sintomáticos. El abordaje laparoscópico se asocia con una estancia hospitalaria significativamente más corta y convalecencia más rápida que con la colecistectomía abierta.[15]

- Menos del 5% de las colecistectomías laparoscópicas se convertirán intraoperatoriamente en un procedimiento abierto por razones técnicas.[15]
- Las complicaciones de la colecistectomía incluyen lesiones de las vías biliares (0.14-0.3%) y fugas de bilis (0.3-0.9%).[16]
  - La peritonitis biliar se produce cuando la bilis se filtra hacia la cavidad peritoneal y produce una inflamación peritoneal aguda, así como dolor abdominal intenso.
  - La mayoría de las fugas biliares posteriores a la colecistectomía se producen en el muñón del conducto cístico o en el conducto de Luschka. Ocasionalmente, se pueden formar grandes acumulaciones (colecciones) de bilis (bilomas) alrededor del árbol biliar, lo que produce dolor e infecciones bacterianas.
  - Los pacientes con fugas biliares suelen presentarse poco después de la cirugía (2-10 días) con dolor abdominal. La TC generalmente revela líquido o un biloma centrado en el árbol biliar. Una gammagrafía con ácido hepatoiminodiacético puede confirmar el diagnóstico al revelar un derrame de marcador radioactivo en la cavidad abdominal.
  - Los bilomas grandes pueden requerir drenaje percutáneo, especialmente si están infectados.
  - El tratamiento endoscópico de las fugas de bilis se realiza para estimular el flujo preferencial de bilis hacia el duodeno, lo que permite que sane el sitio de la fuga. Por lo general, esto se realiza mediante una esfinterotomía biliar, la colocación de una endoprótesis biliar o ambas en combinación.
  - La mayoría de las fugas de bilis se curan en 4 semanas. La endoprótesis biliar debe retirarse con un intervalo de seguimiento de 4-8 semanas. Se realiza una colangiografía en el momento de la extracción de la endoprótesis para confirmar la resolución de la fuga de bilis. Las fugas persistentes son poco frecuentes, pero pueden tratarse con una endoprótesis de mayor duración, con o sin una esfinterotomía biliar concomitante o con cirugía.
  - Una forma mucho menos frecuente de fuga o lesión biliar es secundaria a un conducto hepático común seccionado. Este tipo de lesión requiere de reparación quirúrgica.

COMPLICACIONES

- Una complicación importante de la litiasis biliar es la colecistitis aguda.

Colecistitis aguda

PRINCIPIOS GENERALES

Definición

La *colecistitis calculosa aguda* consiste en inflamación o necrosis hemorrágica, con infección de grado variable, ulceración e infiltración neutrofílica de la pared de la vesícula biliar, por lo general como resultado de un cálculo en el conducto cístico.

Epidemiología

La colecistitis aguda se desarrolla en el 20% de los pacientes con cólicos biliares sintomáticos por año.[15]

Etiología

La oclusión del conducto cístico produce estasis biliar, edema de la pared de la vesícula biliar, distensión de la vesícula biliar, exudado inflamatorio e infección bacteriana.

DIAGNÓSTICO

Cuadro clínico

- Los pacientes suelen padecer dolor abdominal superior constante que dura de horas (> 6 h) a días, con náuseas, vómitos y fiebre.

- Si hay bacteriemia, los pacientes pueden tener fiebre alta, escalofríos y dolor abdominal intenso.
- A menudo, la exploración revela dolor a la palpación en el cuadrante superior derecho o un signo de Murphy positivo, que consiste en dolor con palpación del cuadrante superior derecho durante la inspiración con inhibición posterior de la inspiración. El signo de Murphy también puede obtenerse durante la ecografía, cuando se aplica presión directamente sobre la vesícula biliar con la sonda de ultrasonido.

Pruebas de diagnóstico

Pruebas de laboratorio

- La mayoría de los pacientes tienen leucocitosis moderada y transaminasas y bilirrubina normales o solo un poco aumentadas, por lo general no más del doble del límite superior normal.
- Las transaminasas o bilirrubina significativamente aumentadas deben suscitar la sospecha de coledocolitiasis.

Pruebas de imagen

- Los pacientes con sospecha de colecistitis aguda deben someterse a ecografía. Los hallazgos importantes incluyen cálculos biliares, signo de Murphy ecográfico, engrosamiento de la pared de la vesícula biliar (> 5 mm) y líquido pericolecístico.
- Si el diagnóstico sigue en duda, debe llevarse a cabo una gammagrafía biliar (con ácido hepatoiminodiacético, ácido *para*-isopropiliminodiacético o ácido diisopropiliminodiacético como radiomarcadores). Se administran derivados del ácido iminodiacético radiomarcados que el hígado extrae rápidamente y luego se excretan en la bilis. Un estudio normal muestra radioactividad en la vesícula biliar, el conducto colédoco y el intestino delgado en 60 min. En la colecistitis aguda se produce un retraso en el llenado de la vesícula biliar debido a la obstrucción del conducto cístico.

TRATAMIENTO

- A los pacientes con colecistitis aguda se prescribe dieta absoluta por vía oral y se administran líquidos por vía intravenosa.
- Se administran AINE u opiáceos para controlar el dolor.
- Los antibióticos de amplio espectro se utilizan para tratar infecciones bacterianas secundarias.
- La aspiración nasogástrica se puede realizar si el abdomen está distendido o si el paciente está vomitando.
- Se requiere una consulta quirúrgica inmediata. El tratamiento definitivo es la colecistectomía.
- La mayoría de los médicos recomiendan esperar 24-48 h para realizar la colecistectomía, hasta que el paciente se haya estabilizado clínicamente, pero la cirugía se puede llevar a cabo con mayor urgencia si la condición se deteriora.
- Si es posible, se debe realizar una colecistectomía durante la hospitalización inicial. Se ha demostrado que las demoras en los procedimientos aumentan los costos sin beneficio clínico.[17,18]
- Los pacientes que no son buenos candidatos para la cirugía, tienen colecistitis grave o fracaso en el tratamiento médico, pueden requerir colecistostomía percutánea. Este abordaje resuelve la colecistitis aguda en cerca del 90% de los pacientes. Se puede considerar la extracción electiva del catéter una vez que el tracto esté maduro (por lo general, 3-6 semanas) y se haya resuelto la colecistitis. Después se puede intentar la extracción de cálculos, cuando el tracto esté maduro. Esto puede evitar la necesidad de una cirugía.[19]
- El drenaje de la vesícula biliar guiado por EE transmural utilizando endoprótesis metálicas con lumen es un nuevo abordaje alternativo a la terapia percutánea con una alta tasa de éxito clínico en el tratamiento de la colecistitis aguda. Sin embargo, los datos a largo plazo sobre el uso de esta terapia aún son escasos.[19]

COMPLICACIONES

Las complicaciones de la colecistitis aguda incluyen perforación de la vesícula biliar, colecistitis enfisematosa causada por bacterias formadoras de gases e íleo biliar.

Colangitis aguda

PRINCIPIOS GENERALES

Definición

La *colangitis aguda* es la inflamación del conducto biliar, generalmente por una infección bacteriana derivada de un conducto obstruido.[20]

Etiología

- La coledocolitiasis causa la mayoría de los casos de colangitis, aunque los pacientes con neoplasias biliares o estenosis biliares inflamatorias pueden desarrollar colangitis, especialmente si se han sometido a intervenciones biliares (p. ej., CPRE).
- Los cálculos biliares pueden causar colangitis incluso después de una colecistectomía, ya que los cálculos se retienen en el colédoco con cierta frecuencia y pueden estar presentes durante años antes de causar obstrucción biliar.
- Los patógenos bacterianos más frecuentes son enterobacterias (68%), enterococos (14%), bacteroides (10%) y especies de *Clostridium* (7%).

Factores de riesgo

- Coledocolitiasis
- Exploración instrumental de los conductos biliares

DIAGNÓSTICO

Cuadro clínico

- Los pacientes pueden tener fiebre (90-95%), dolor abdominal (90%) o ictericia (80%).
- Casi el 40% de los pacientes presentan los tres componentes anteriores (tríada de Charcot: dolor, ictericia y fiebre). La tríada de Charcot tiene sensibilidad del 36% y especificidad del 93%[21] para el diagnóstico de colangitis.
- Si se desarrolla colangitis supurativa, los pacientes presentarán además cambios en el estado mental e hipotensión (péntada de Reynolds), aunque la péntada de Reynolds tiene una sensibilidad baja (< 10%) para la colangitis aguda.[21]

Pruebas de diagnóstico

Este diagnóstico debe realizarse rápidamente, ya que los pacientes con colangitis tienen un alto riesgo de desarrollar septicemia grave.

Pruebas de laboratorio

- La mayoría de los pacientes presentarán leucocitosis con predominio de neutrófilos.
- Buena parte también tendrá un patrón colestásico en las pruebas de función hepática con fosfatasa alcalina y bilirrubina aumentadas por encima de 2 mg/dL.
- Se pueden observar aminotransferasas alrededor o superiores a 2 000 UI/L, especialmente con necrosis hepática aguda y formación de microabscesos en el hígado.
- Los hemocultivos suelen ser positivos si las bacterias gramnegativas son la causa de la infección, especialmente en casos de colangitis supurativa (50-70%).
- Los pacientes con cirugía biliar reciente, exploración instrumental de los conductos biliares o endoprótesis tienen más probabilidades de albergar enterococos o microorganismos adquiridos de manera intrahospitalaria, como especies de *Pseudomonas*, *Staphylococcus aureus* resistente a la meticilina o enterococos resistentes a la vancomicina.

Pruebas de imagen

- Todos los pacientes con tríada de Charcot y pruebas hepáticas anómalas deben proceder directamente a la CPRE para confirmar el diagnóstico y recibir drenaje biliar.

- Los pacientes con hallazgos indeterminados de colangitis deben someterse a una ET o a una TC abdominal para evaluar la dilatación ductal o los cálculos del colédoco.
- Sin embargo, un hallazgo negativo del estudio no descarta la colangitis, ya que es posible que el colédoco no esté dilatado al principio de la evolución de la enfermedad y pueden pasarse por alto los cálculos.

Procedimientos de diagnóstico
- La CPRE debe realizarse con urgencia en casos de sospecha de colangitis, especialmente si el paciente se está deteriorando clínicamente.[22]
- Si la CPRE no tiene éxito o no se puede realizar, se debe practicar una colangiografía trans-hepática percutánea (CTP) o una descompresión quirúrgica.
- Ambos procedimientos tienen tasas de morbilidad y mortalidad más altas que la CPRE.

TRATAMIENTO

- Si se sospecha colangitis, deben iniciarse inmediatamente antibióticos de amplio espectro y reanimación intensiva con líquidos.
  - Por lo general, las ureidopenicilinas, los carbapenémicos o la combinación de cefalosporinas de tercera o cuarta generación más metronidazol son los antibióticos empíricos de elección.
  - Si el paciente es alérgico a la penicilina, se puede usar metronidazol con aztreonam o ciprofloxacino.
  - El 80% de los pacientes tendrán una respuesta inicial a los antibióticos y la terapia de apoyo.
  - Los antibióticos se administran generalmente durante un total de 7-14 días.
- La CPRE permite el drenaje del árbol biliar y puede resolver la obstrucción biliar por coledocolitiasis. En el caso de que la obstrucción sea insuperable, ya sea por ser un cálculo grande o una neoplasia, se puede colocar una endoprótesis para mantener el flujo de bilis.
- **Síndrome de Mirizzi**
  - Es un cálculo en el conducto cístico o en el cuello de la vesícula biliar que causa una compresión externa del colédoco. Suele presentarse con dolor e ictericia.
  - La cirugía es el componente principal de la terapia.
- La **pancreatitis por cálculos biliares** se analiza con detalle en el capítulo 23.
- **Vesícula en porcelana**
  - La caracteriza la calcificación de la vesícula biliar por inflamación crónica secundaria a cálculos biliares.
  - Tiene un riesgo del 2-3% de adenocarcinoma de vesícula biliar.[23]
  - Los pacientes con vesícula en porcelana deben ser remitidos para colecistectomía profiláctica.
- **Íleo biliar**
  - Consiste en una obstrucción intestinal mecánica resultado del paso de un cálculo biliar grande (de 25 mm o más) hacia la luz intestinal.[24]
  - El proceso comienza con un cálculo biliar que se erosiona a través de la pared de la vesícula biliar hacia el intestino delgado. Entonces, el cálculo puede causar obstrucción, generalmente en el íleon terminal. Los pacientes suelen presentar obstrucción aguda parcial del intestino delgado.
  - Con poca frecuencia, el cálculo puede atascarse dentro del canal pilórico o el duodeno, causando obstrucción de la salida gástrica (síndrome de Bouveret).
  - El íleo biliar es responsable del 0.1-4% de todos los casos de obstrucción intestinal y se desarrolla en el 0.3-3% de todos los pacientes con colelitiasis. Se asocia con una alta mortalidad (6.7-18%). Se observa con mayor frecuencia en los adultos mayores (octava década de la vida) y en las mujeres.[24]
  - El diagnóstico se sugiere por aire en el árbol biliar con asas dilatadas de intestino y niveles hidroaéreos en un estudio de rayos X, con o sin cálculo biliar ectópico.

○ La ecografía abdominal es útil para detectar cálculos biliares; puede ser necesario un tránsito gastroduodenal con bario para detectar una fístula duodenal-biliar.

○ El tratamiento es una enterotomía quirúrgica con extracción de los cálculos. Además, se puede realizar una colecistectomía con cierre quirúrgico de la fístula duodenal. Sin embargo, este procedimiento está asociado con alta morbilidad y mortalidad y debe realizarse solo en pacientes con excelente salud general.

- **Hemobilia**
  ○ Esta manifestación puede variar desde un sangrado microscópico (debido a una lesión de la mucosa biliar inducida por cálculos) hasta un sangrado mayor debido a un seudoaneurisma inducido por cálculos biliares.
  ○ El 10% de los casos de hemobilia mayor son secundarios a cálculos biliares. Estos casos se tratan con angiografía mediante embolización selectiva.[25]

Enfermedad biliar acalculosa

COLECISTITIS ACALCULOSA AGUDA

- La colecistitis acalculosa aguda es una enfermedad inflamatoria aguda de la vesícula biliar no asociada con cálculos biliares, pero sí con estasis biliar debido a alteración de la motilidad de la vesícula biliar por isquemia. Esta condición generalmente se encuentra en el contexto de otras enfermedades concomitantes importantes.
- Debe descartarse en pacientes críticamente enfermos que desarrollen septicemia de origen dudoso.
- Las complicaciones pueden ocurrir rápidamente en estos pacientes. Por lo tanto, los antibióticos tempranos seguidos de colecistectomía o colocación de un tubo de colecistostomía son fundamentales.

DISFUNCIÓN DEL ESFÍNTER DE ODDI (DEO)

- Es un trastorno obstructivo benigno y acalculoso que se produce a nivel del esfínter de Oddi.
- La clasificación de la DEO biliar ha cambiado recientemente, según los criterios de Roma IV, a dos tipos en lugar de tres.
- La estenosis del esfínter de Oddi (formalmente DEO biliar tipo I) se define como dolor de tipo biliar, pruebas hepáticas anómalas y dilatación del conducto biliar. Esto generalmente se trata con esfinterotomía biliar endoscópica.
- El trastorno funcional biliar del esfínter de Oddi (formalmente DEO biliar tipo II) se define como dolor de tipo biliar y prueba hepática anómala o dilatación del conducto biliar. Este también se trata con esfinterotomía biliar endoscópica.
- La anteriormente nombrada DEO tipo III ya no se reconoce como una entidad clínica y no debe tratarse con esfinterotomía biliar.

PÓLIPOS DE LA VESÍCULA BILIAR

- Ocurren en el 1-10% de la población general.
- La mayoría (> 95%) de estos pólipos son benignos y no neoplásicos. Los pólipos de colesterol son el tipo más frecuente, seguidos de los pólipos inflamatorios y los adenomiomas de la vesícula biliar.
- Los pacientes con pólipos en la vesícula biliar mayores de 10 mm y aquellos con pólipos y cálculos biliares de cualquier tamaño o colangitis esclerosante primaria (CEP) deben someterse a una colecistectomía debido al alto riesgo de malignidad de la vesícula biliar.[26]
- Los pacientes con pólipos de la vesícula biliar de menos de 10 mm de tamaño requieren evaluación con ET cada 6-12 meses para descartar un crecimiento rápido. Si el pólipo permanece estable en tamaño después de 2 años, no se recomienda ningún seguimiento adicional.[26]

QUISTES BILIARES

- Los quistes de colédoco son anomalías congénitas de los conductos biliares. Son más frecuentes en mujeres en Asia. La mayoría de los casos se diagnostican antes de los 30 años de edad.
- Los síntomas varían desde dolor abdominal e ictericia intermitente hasta tumores abdominales y colangitis recurrente. Las complicaciones incluyen colangitis recurrente, rotura del quiste, pancreatitis aguda y malignidad.
- Algunos quistes biliares son resultado de una disfunción pancreatobiliar. Estos pacientes tienen un mayor riesgo de adenocarcinoma de la vesícula biliar y deben someterse a una colecistectomía.
- Los quistes biliares se clasifican según las características anatómicas y todos se tratan quirúrgicamente, excepto los quistes de colédoco de tipo III, que pueden tratarse por vía endoscópica.

ESTENOSIS BILIARES BENIGNAS

- Pueden tener diversas causas: posquirúrgicas, pancreatitis crónica, infección, colangiopatía por virus de la inmunodeficiencia humana (VIH), isquemia, colangiopatía autoinmunitaria o CEP.
- Las estenosis biliares crónicas inducidas por pancreatitis tienen una presentación variable que va desde dolor incidental hasta dolor abdominal, ictericia patente y colangitis. Los pacientes con síntomas persistentes y dilatación del colédoco > 12 mm o fosfatasa alcalina > 3 veces lo normal deben considerarse para el tratamiento. Se puede intentar la terapia endoscópica con reparación de la estenosis (dilatación y colocación de endoprótesis en serie), aunque a menudo se requieren varias sesiones de tratamiento y el éxito a largo plazo es subóptimo (10-40%), sobre todo en pacientes con pancreatitis crónica calcificada. Informes recientes describen mejores resultados con el uso de endoprótesis metálicas totalmente cubiertas que se dejan colocadas durante 6-12 meses. Se debe considerar la opción quirúrgica en todos los candidatos aptos para ella.
- Las estenosis biliares poscolecistectomía pueden ser resultado de una lesión del conducto hepático derecho durante la colecistectomía y, por lo general, se presentan años después con colangitis segmentaria y atrofia hepática derecha. Esto se trata con cirugía. Las estenosis biliares poscolecistectomía también pueden ser resultado de lesiones en el conducto hepático común o el colédoco. Los pacientes con este tipo de lesión presentan dolor, pruebas de función hepática anómalas y dilatación biliar. Estos pacientes pueden tratarse con endoprótesis biliar.
- Las estenosis postrasplante de hígado ocurren por lo regular en la anastomosis ductal y tienen una respuesta favorable a múltiples sesiones de colocación de endoprótesis biliares, especialmente si se tratan dentro de los 6 meses posteriores al trasplante de hígado. Las estenosis no anastomóticas suelen presentarse con múltiples estenosis intrahepáticas y extrahepáticas y, por lo general, se deben a trombosis de la arteria hepática. Las estenosis no anastomóticas son difíciles de tratar y responden menos a la colocación de endoprótesis. Así, muchos pacientes con estenosis difusas pueden requerir un nuevo trasplante.
- La colangiopatía por VIH es un fenómeno infeccioso (en general, por *Cryptosporidium parvum*) que ocurre cuando la cifra de CD4 es menor de 100/µL. Los pacientes suelen tener dolor abdominal y diarrea. Los hallazgos de imagen son compatibles con colangitis esclerosante con estenosis papilar. El tratamiento es principalmente endoscópico, aunque el abordaje varía según la anomalía anatómica identificada.
- La colangiopatía por IgG4 es la manifestación biliar de una enfermedad del sistema relacionada con IgG4 y se asocia con pancreatitis autoinmunitaria. Se caracteriza por un aumento de las concentraciones séricas de IgG4 y estenosis biliares intrahepáticas y extrahepáticas. Se observa infiltrado linfoplasmocítico multifocal con IgG4 en el hígado y en los conductos biliares. Los pacientes suelen tener una buena respuesta a los esteroides.

ESTENOSIS BILIARES MALIGNAS

- Las estenosis biliares malignas son secundarias a cáncer ampular, cáncer de páncreas, colangiocarcinoma, linfoma, cáncer de vesícula biliar, enfermedad metastásica y compresión externa de los ganglios linfáticos grandes.

- Las imágenes transversales seguidas de EE para muestreo de tejido son típicas para la mayoría de estas neoplasias malignas.
- El tratamiento de la obstrucción biliar maligna requiere con frecuencia un abordaje multidisciplinario que incluye oncología, cirugía y gastroenterología.

Colangitis esclerosante primaria (CEP)

PRINCIPIOS GENERALES

Definición

- La CEP consiste en inflamación y fibrosis de las vías biliares intrahepáticas y extrahepáticas secundarias a un mecanismo autoinmunitario o idiopático.[27] La enfermedad se discute aquí desde una perspectiva biliar. En el capítulo 19 se ofrecen más detalles respecto a la CEP.
- La CEP tiene un inicio gradual. Por lo general, se presenta con fatiga, ictericia y colestasis. Progresa irreversiblemente a enfermedad hepática en etapa terminal (EHET).[28]

Epidemiología

- El 75% de los pacientes son hombres.
- La edad promedio al momento del diagnóstico es de 40 años, aunque la enfermedad a menudo se puede diagnosticar en la infancia.

Etiología

- Se desconoce la causa de la CEP.
- Los modelos animales e *in vitro* han identificado infecciones, autoinmunidad, citocinas y anomalías en el transportador de ácidos biliares o en los canales iónicos como causas subyacentes de la CEP.

Fisiopatología

- Tanto los conductos biliares intrahepáticos como los extrahepáticos pueden sufrir estenosis.
- El proceso de la enfermedad suele ser difuso, con fibrosis obliterante distribuida por todo el sistema biliar.
- Las estenosis estrechas predisponen al paciente a la obstrucción intermitente del flujo biliar con colangitis bacteriana posterior.

Factores de riesgo

- Hasta el 70% de los casos de CEP ocurren en el contexto de una enfermedad intestinal inflamatoria (EII), y la colitis ulcerosa representa el 90% de esos casos.[29]
- No existe relación entre la duración y la gravedad de la EII y el desarrollo de CEP.
- Aunque la colectomía es curativa para la enfermedad del colon en la colitis ulcerosa, no elimina el riesgo de CEP.

Enfermedades asociadas

- La enfermedad ósea metabólica, por lo general osteoporosis, ocurre con frecuencia en la CEP.
- Los pacientes con CEP tienen una probabilidad del 10-30% de desarrollar colangiocarcinoma, que a menudo es difícil de diagnosticar en ese contexto.
- A pesar de saber que los pacientes con CEP tienen un alto riesgo de colangiocarcinoma, no se ha identificado ningún método eficaz de detección.
- Los pacientes con CEP y EII concomitante tienen un mayor riesgo de presentar cáncer de colon; este riesgo aumenta de tres a cinco veces en estos pacientes comparados con aquellos que padecen solo EII.[30]

DIAGNÓSTICO

Cuadro clínico

- El inicio de la enfermedad con frecuencia es lento, con aparición gradual de fatiga, prurito e ictericia.
- El prurito puede ser particularmente intenso en la CEP y difícil de tratar.
- El mecanismo exacto sigue siendo desconocido, pero puede implicar la acumulación de sustancias pruritógenas secundaria a la disminución de la excreción de bilis o al aumento del tono opioidérgico.
- Si se ha desarrollado una enfermedad hepática avanzada, los pacientes pueden sufrir hemorragia varicosa, encefalopatía o ascitis.
- La esteatorrea y la malabsorción de vitaminas liposolubles pueden aparecer en etapas tardías de la enfermedad debido a la disminución de la secreción de ácidos biliares.

Pruebas de diagnóstico

Pruebas de laboratorio

- Aproximadamente el 25% de los pacientes son diagnosticados a partir de pruebas de laboratorio anómalas antes de que aparezcan los síntomas.
- La mayoría tienen fosfatasa alcalina, γ-glutamiltransferasa y bilirrubina significativamente aumentadas.
- Las transaminasas aumentan en menor grado.
- Además, muchos pacientes tendrán anticuerpos antinucleares y frente a citoplasma de neutrófilos positivos (p-ANCA, *positive antineutrophil cytoplasmic antibodies*), lo que sugiere que la CEP está mediada por el sistema inmunitario.
- Los pacientes con EII y concentraciones aumentadas de fosfatasa alcalina deben someterse a una evaluación intensiva para CEP.

Pruebas de imagen

- El diagnóstico definitivo se realiza mediante imágenes del árbol biliar. La CPRM es una opción no invasiva con una precisión diagnóstica similar y debe usarse en lugar de la CPRE siempre que sea posible.
- El hallazgo clásico es la estenosis multifocal de los conductos biliares intrahepáticos y extrahepáticos, con segmentos normales o dilatados interpuestos. Esto a menudo se describe como un «collar de perlas».
- Deben descartarse las causas secundarias de estenosis, incluyendo traumatismos, isquemia, tumores, enfermedades relacionadas con IgG4 y algunas infecciones (citomegalovirus, *Cryptosporidium*).
- Una minoría de pacientes sin los hallazgos colangiográficos clásicos presentan colangitis de conductos pequeños en la biopsia hepática.

TRATAMIENTO

- Varias terapias médicas, como inmunosupresores, corticoesteroides y antibióticos, no han demostrado ser exitosas para lentificar la progresión de la enfermedad o mejorar la supervivencia, aunque el ácido ursodesoxicólico (15 mg/kg/día) revierte las anomalías bioquímicas.
- Así, el abordaje es principalmente de apoyo hasta que se desarrolla EHET, momento en el que se ofrece el trasplante de hígado.
- La derivación para trasplante debe realizarse cuando en el MELD (Model for End-Stage Liver Disease) se superen los 14 puntos. Sin embargo, se pueden ofrecer puntos MELD adicionales en situaciones clínicas específicas como prurito intratable, colangiocarcinoma menor de 3 cm de tamaño y en aquellos con episodios recurrentes de colangitis bacteriana.

- La tasa de supervivencia 10 años después del trasplante es del 70%, aunque los pacientes con CEP tienen una tasa de retrasplante más alta que todos los demás pacientes con EHET causada por enfermedad recidivante.
- Tratamiento farmacológico
  - El prurito responde con frecuencia a las resinas que se unen a los ácidos biliares, como la colestiramina a una dosis oral de 4 g cada 6-12 h.[31]
  - Los antihistamínicos no parecen tener ningún efecto sobre el prurito, más allá de los posibles efectos sedantes.[32]
  - Las terapias no farmacológicas contra el prurito que han mostrado ser prometedoras incluyen el tratamiento fotodinámico y, en casos extremos, el trasplante de hígado.

COMPLICACIONES

- **Estenosis dominante**
  - El 40-60% de los pacientes desarrollan una estenosis dominante.
  - Si la colangiografía demuestra una estenosis dominante en un paciente con pruebas de función hepática elevada, la dilatación con balón suele tener éxito. Se puede colocar una endoprótesis, aunque los datos de estudios controlados no respaldan la colocación endoscópica a largo plazo para prevenir la formación recurrente de estenosis.
  - Puede ser difícil diferenciar una estenosis dominante de un colangiocarcinoma.
  - Los marcadores tumorales como el antígeno 19-9 (CA 19-9) y el antígeno carcinoembrionario, así como los cepillados citológicos o las biopsias con fórceps e hibridación *in situ* con fluorescencia pueden ser útiles para identificar a los pacientes con colangiocarcinoma, aunque la sensibilidad de estas pruebas es baja.
  - La colangioscopia permite la visualización directa de los conductos biliares durante la CPRE y permite tomar muestras de la estenosis de forma directa, potencialmente mejorando la detección de un colangiocarcinoma temprano.
- **Colangitis bacteriana**
  - La colangitis bacteriana es más frecuente en los pacientes que han sufrido manipulación de la vía biliar o han desarrollado una estenosis dominante.
  - Los pacientes suelen tener fiebre y empeoramiento de la ictericia y, a menudo, episodios recurrentes.
  - Una vez que se inician los antibióticos empíricos, el tratamiento se dirige a aliviar la obstrucción, generalmente por vía endoscópica.
  - La CPRE permite la dilatación de grandes estenosis, la descompresión biliar y la eliminación de cálculos.
  - Los estudios prospectivos no han demostrado ningún beneficio de colocar endoprótesis a través de las estenosis en la CEP.
  - No se ha demostrado que los antibióticos profilácticos a largo plazo ayuden a prevenir la colangitis.

RESULTADOS O PRONÓSTICO

La CEP sigue un curso lentamente progresivo, con una mediana de supervivencia de 10 años a partir del diagnóstico.

Enfermedad biliar neoplásica

La mayoría de las neoplasias biliares son asintomáticas al inicio de su evolución. Los síntomas son ambiguos e incluyen dolor abdominal prolongado, que puede ser difícil de diferenciar del dolor biliar o de la colecistitis aguda. Otros síntomas frecuentes son náuseas, vómitos, pérdida de peso e ictericia. Dichos síntomas hacen que su diagnóstico temprano sea extremadamente difícil. Los marcadores tumorales, como el antígeno carcinoembrionario y el CA 19-9, pueden estar elevados, al igual que las pruebas de función hepática. Las imágenes transversales, ya sean TC o resonancia magnética (RM), siguen siendo la mejor opción para identificar estos procesos neoplásicos.

Carcinoma de vesícula biliar

PRINCIPIOS GENERALES

Definición

Es una neoplasia que afecta a la vesícula biliar, por lo regular adenocarcinoma.

Epidemiología

- El cáncer de la vesícula biliar es la neoplasia maligna más frecuente de las vías biliares.[33]
- Se observa principalmente en mujeres de edad avanzada. Es la neoplasia gastrointestinal más frecuente entre los nativos americanos.
- Hasta el 80% de los pacientes tienen antecedentes de cálculos biliares.
- Aproximadamente el 90% de los pacientes se diagnostican después de que la neoplasia se extendió más allá de la vesícula biliar.
- Los pacientes con una vesícula biliar calcificada o en «porcelana» tienen un alto riesgo de padecer cáncer de vesícula biliar y deben someterse a colecistectomía, incluso si son asintomáticos.
- Otros factores de riesgo incluyen cálculos biliares mayores de 3 cm, pólipos adenomatosos de la vesícula biliar mayores de 1 cm, unión pancreatobiliar anómala, adenomiomatosis segmentaria, ser portadores crónicos de *Salmonella typhi*, CEP y colecistitis xantogranulomatosa.[34]

DIAGNÓSTICO

- **Pruebas de imagen**
  - La ecografía detecta con frecuencia tumores en la luz de la vesícula biliar o engrosamiento irregular de sus paredes. Sin embargo, una ecografía normal no descarta el cáncer de vesícula biliar.
  - La TC muestra masas y engrosamiento de la vesícula biliar y también proporciona pruebas adicionales de la extensión de la enfermedad.
- **Procedimientos de diagnóstico**
  - También se ha utilizado la aspiración con aguja fina durante la EE para evaluar la linfadenopatía peripancreática y periportal en los pacientes con cáncer de vesícula biliar.[35]
  - En las personas con evidencia de obstrucción biliar está indicada la CPRE o CTP.
  - El diagnóstico histológico de los tumores que parecen irresecables se puede lograr con biopsia percutánea o CPRE.

TRATAMIENTO

- La mayoría de los pacientes se presentan con enfermedad avanzada irresecable.
- La tasa de supervivencia general a 5 años es menor del 5% y los pacientes con cáncer avanzado tienen una mediana de supervivencia de 45-127 días.

Tratamiento quirúrgico

- Los pacientes con cáncer en estadios I-III son candidatos a resección quirúrgica.
- En función de la extensión de la afección, la cirugía puede requerir una colecistectomía o una resección extensa.

Tratamiento paliativo

- Los pacientes con enfermedad irresecable pueden recibir quimioterapia con 5-fluorouracilo, adriamicina, gemcitabina y carmustina (nitrosourea); sin embargo, los resultados no son alentadores.
- La mayoría de los pacientes con enfermedad irresecable requerirán tratamientos paliativos, como la colocación de una endoprótesis endoscópica o el drenaje biliar percutáneo.

Colangiocarcinoma

PRINCIPIOS GENERALES

Definición
Desarrollo de neoplasia dentro de los conductos biliares.

Epidemiología
* La incidencia informada de colangiocarcinoma en los Estados Unidos es de 2 casos por cada 100 000 habitantes. Este tipo de cáncer está aumentando en incidencia.
* El colangiocarcinoma se clasifica según la ubicación anatómica: intrahepático (10%), hiliar (60%) y cánceres de vías biliares extrahepáticas distales (30%).[36]
* El aumento de la incidencia se observa sobre todo en el colangiocarcinoma intrahepático.[37,38]

Etiología
Desconocida.

Fisiopatología
Se cree que la inflamación biliar crónica contribuye a la aparición del cáncer.

Enfermedades asociadas
* La asociación más fuerte es con la CEP.
* También se observa con enfermedad hepática crónica, colitis ulcerosa, enfermedad biliar parasitaria, quistes de colédoco, disfunción pancreatobiliar, hepatitis vírica (B y C), exposiciones a tóxicos y hábito tabáquico.

DIAGNÓSTICO

Cuadro clínico
* Los pacientes suelen padecer anorexia, pérdida de peso, heces acólicas, dolor abdominal, prurito e ictericia cuando el tumor ocasiona una gran obstrucción.
* Algunos tumores de las vías biliares se diseminan de manera difusa por todo el hígado, lo que dificulta su distinción de la CEP.
* La mayoría de los tumores son localmente invasivos y no metastatizan.
* El pronóstico es desalentador, con una supervivencia rara vez mayor de 1 año.

Pruebas de diagnóstico
Pruebas de laboratorio
* La mayoría de los pacientes tienen cifras aumentadas de fosfatasa alcalina y bilirrubina.
* Las aminotransferasas pueden incrementarse moderadamente.
* El aumento de CA 19-9 tiene una amplia variación en cuanto a sensibilidad (50-90%) y especificidad (50-90%) como marcador tumoral en el colangiocarcinoma.
* El CA 19-9 se ha usado para ayudar en el diagnóstico del colangiocarcinoma, seguir el efecto del tratamiento, evaluar la recurrencia de la enfermedad y vigilar el colangiocarcinoma en los pacientes con CEP. Este marcador también puede estar aumentado en enfermedades biliares benignas como la colangitis y la obstrucción biliar benigna, aunque los valores de CA 19-9 mayores de 1 000 unidades/mL suelen ser compatibles con enfermedad metastásica avanzada.

Pruebas de imagen
* La ecografía y la TC abdominal son útiles para identificar la dilatación ductal intrahepática o extrahepática, pero los tumores primarios son a menudo difíciles de visualizar.

- Las imágenes por resonancia magnética o la CPRM pueden ser más sensibles para identificar el tumor primario.

Procedimientos de diagnóstico

- La CPRE y CTP proporcionan imágenes directas del sistema biliar y pueden definir la extensión de la diseminación del tumor.
- Durante la CPRE se puede realizar un diagnóstico de tejido mediante cepillos de citología o biopsias colangioscópicas.
- Las biopsias obtenidas por medios percutáneos o transluminales no se recomiendan debido al peligro de diseminación tumoral y son una contraindicación relativa para el trasplante de hígado en algunos hospitales.
- El muestreo de ganglios linfáticos regionales se puede realizar mediante EE, en la enfermedad en estadio temprano, para evaluar la resecabilidad quirúrgica o el trasplante de hígado.
- El diagnóstico histológico de colangiocarcinoma puede ser un desafío porque muchos tumores están bien diferenciados y ocurren en el contexto de la CEP.

TRATAMIENTO

- La resección quirúrgica o el trasplante de hígado son las únicas opciones para la supervivencia a largo plazo.
- La quimioterapia y la radioterapia son ineficaces para prolongar la supervivencia.

Tratamiento quirúrgico

- Los tumores distales extrahepáticos y los intrahepáticos tienen más probabilidades de ser resecables que los extrahepáticos proximales.
- Se observa una elevada tasa de recurrencia después de la resección. No se ha demostrado que la quimiorradiación adyuvante alargue la supervivencia.
- El trasplante de hígado combinado con quimiorradiación neoadyuvante ha conducido a mayores tasas de supervivencia en los pacientes con cáncer localmente irresecable, con función hepática y biliar normales y pacientes con antecedentes de CEP.

Tratamiento paliativo

- A los pacientes con tumores irresecables se suele ofrecer CPRE con colocación de endoprótesis en lugar de drenaje biliar percutáneo.
- Algunos informes preliminares recientes de otros tratamientos paliativos (p. ej., terapia fotodinámica) son alentadores, pero se necesitan más estudios antes de adoptarlos con mayor amplitud.

RESULTADOS O PRONÓSTICO

- La mediana de supervivencia para los tumores resecables es de 3 años, pero desciende a 1 año si el tumor es irresecable.
- La muerte suele deberse a una septicemia biliar recurrente o a la formación de abscesos hepáticos.

Carcinoma ampular

PRINCIPIOS GENERALES

Definición

El carcinoma ampular es una neoplasia que se desarrolla dentro de la ampolla de Vater.

Epidemiología

- La incidencia informada en los Estados Unidos es de 6 casos por cada millón de habitantes y sigue aumentando.[39]
- La incidencia se incrementa drásticamente con los síndromes de poliposis hereditaria (como la poliposis adenomatosa familiar y el cáncer colorrectal hereditario sin poliposis) en comparación con la población general.

DIAGNÓSTICO

Cuadro clínico

Los pacientes suelen presentar ictericia. Otras manifestaciones incluyen prurito, dolor abdominal, hemorragia y deposiciones acólicas. La colangitis o pancreatitis por obstrucción maligna son poco frecuentes.

Pruebas de diagnóstico

- Las pruebas de la función hepática suelen mostrar un patrón colestásico.
- Por lo general, los estudios de imagen con TC revelan dilatación de las vías biliares intrahepáticas y extrahepáticas, así como dilatación del conducto pancreático.
- La CPRE es el estudio endoscópico más útil para confirmar el diagnóstico, con visualización directa de la ampolla y capacidad para realizar una biopsia, así como para descomprimir los conductos biliares.
- La EE es útil para la estadificación preoperatoria de estos pacientes.

TRATAMIENTO

- Los adenomas ampulares y los carcinomas tempranos pueden ser susceptibles de resección quirúrgica local o endoscópica (ampulectomía).
- Los pacientes con carcinoma invasivo deben ser derivados a cirugía.
- A los pacientes con tumores irresecables se les ofrece CPRE con colocación de endoprótesis para descompresión paliativa.

RESULTADOS O PRONÓSTICO

- La supervivencia general a 5 años basada en estadios varía del 0% en la enfermedad avanzada al 84% en la etapa inicial.
- El desenlace para los tumores resecados depende de la extensión de la invasión local, de los márgenes quirúrgicos y de la presencia o ausencia de metástasis ganglionares. Las tasas de supervivencia a 5 años pueden variar del 60-80% en los pacientes sin compromiso ganglionar al 20-50% en aquellos con compromiso ganglionar.[40]

REFERENCIAS

1. Diehl AK. Epidemiology and natural history of gallstone disease. *Gastroenterol Clin North Am.* 1991;20(1):1–19.
2. Stinton LM, Myers RP, Shaffer EA. Epidemiology of gallstones. *Gastroenterol Clin North Am.* 2010;39(2):157–169, vii.
3. Sakorafas GH, Milingos D, Peros G. Asymptomatic cholelithiasis: is cholecystectomy really needed? A critical reappraisal 15 years after the introduction of laparoscopic cholecystectomy. *Dig Dis Sci.* 2007;52(5):1313–1325.
4. Stinton LM, Shaffer EA. Epidemiology of gallbladder disease: cholelithiasis and cancer. *Gut Liver.* 2012;6(2):172–187.
5. Festi D, Reggiani ML, Attili AF, et al. Natural history of gallstone disease: expectant management or active treatment? Results from a population-based cohort study. *J Gastroenterol Hepatol.* 2010;25(4):719–724.

6. Bortoff GA, Chen MY, Ott DJ, et al. Gallbladder stones: imaging and intervention. *Radiographics.* 2000;20(3):751–766.

7. Gurusamy KS, Giljaca V, Takwoingi Y, et al. Ultrasound versus liver function tests for diagnosis of common bile duct stones. *Cochrane Database Syst Rev.* 2015;(2):CD011548.

8. Hungness ES, Soper NJ. Management of common bile duct stones. *J Gastrointest Surg.* 2006;10(4):612–619.

9. Fogel EL, McHenry L, Sherman S, et al. Therapeutic biliary endoscopy. *Endoscopy.* 2005;37(2):139–145.

10. ASGE Standards of Practice Committee; Maple JT, Ben-Menachem T, Anderson MA, et al. The role of endoscopy in the evaluation of suspected choledocholithiasis. *Gastrointest Endosc.* 2010;71(1):1–9.

11. Verma D, Kapadia A, Eisen GM, et al. EUS vs MRCP for detection of choledocholithiasis. *Gastrointest Endosc.* 2006;64(2):248–254.

12. Boerma D, Rauws EA, Keulemans YC, et al. Wait-and-see policy or laparoscopic cholecystectomy after endoscopic sphincterotomy for bile-duct stones: a randomised trial. *Lancet.* 2002;360(9335):761–765.

13. Tytgat GN. Hyoscine butylbromide—a review on its parenteral use in acute abdominal spasm and as an aid in abdominal diagnostic and therapeutic procedures. *Curr Med Res Opin.* 2008;24(11):3159–3173.

14. Petroni ML, Jazrawi RP, Pazzi P, et al. Risk factors for the development of gallstone recurrence following medical dissolution. The British-Italian Gallstone Study Group. *Eur J Gastroenterol Hepatol.* 2000;12(6):695–700.

15. Strasberg SM. Clinical practice. Acute calculous cholecystitis. *N Engl J Med.* 2008;358(26):2804–2811.

16. Strasberg SM, Hertl M, Soper NJ. An analysis of the problem of biliary injury during laparoscopic cholecystectomy. *J Am Coll Surg.* 1995;180(1):101–125.

17. Wilson E, Gurusamy K, Gluud C, et al. Cost-utility and value-of-information analysis of early versus delayed laparoscopic cholecystectomy for acute cholecystitis. *Br J Surg.* 2010;97(2):210–219.

18. Gurusamy K, Samraj K, Gluud C, et al. Meta-analysis of randomized controlled trials on the safety and effectiveness of early versus delayed laparoscopic cholecystectomy for acute cholecystitis. *Br J Surg.* 2010;97(2):141–150.

19. Baron TH, Grimm IS, Swanstrom LL. Interventional approaches to gallbladder disease. *N Engl J Med.* 2015;373(4):357–365.

20. Qureshi WA. Approach to the patient who has suspected acute bacterial cholangitis. *Gastroenterol Clin North Am.* 2006;35(2):409–423.

21. Rumsey S, Winders J, MacCormick AD. Diagnostic accuracy of Charcot's triad: a systematic review. *ANZ J Surg.* 2017;87(4):232–238.

22. Lai EC, Mok FP, Tan ES, et al. Endoscopic biliary drainage for severe acute cholangitis. *N Engl J Med.* 1992;326(24):1582–1586.

23. Khan ZS, Livingston EH, Huerta S. Reassessing the need for prophylactic surgery in patients with porcelain gallbladder: case series and systematic review of the literature. *Arch Surg.* 2011;146(10):1143–1147.

24. Halabi WJ, Kang CY, Ketana N, et al. Surgery for gallstone ileus: a nationwide comparison of trends and outcomes. *Ann Surg.* 2014;259(2):329–335.

25. Luu MB, Deziel DJ. Unusual complications of gallstones. *Surg Clin North Am.* 2014;94(2):377–394.

26. American Society for Gastrointestinal Endoscopy Standards of Practice Committee; Anderson MA, Appalaneni V, Ben-Menachem T, et al. The role of endoscopy in the evaluation and treatment of patients with biliary neoplasia. *Gastrointest Endosc.* 2013;77(2):167–174.

27. LaRusso NF, Shneider BL, Black D, et al. Primary sclerosing cholangitis: summary of a workshop. *Hepatology.* 2006;44(3):746–764.

28. Lee YM, Kaplan MM. Primary sclerosing cholangitis. *N Engl J Med.* 1995;332(14):924–933.

29. Chapman R, Fevery J, Kalloo A, et al. Diagnosis and management of primary sclerosing cholangitis. *Hepatology.* 2010;51(2):660–678.

30. Zheng HH, Jiang XL. Increased risk of colorectal neoplasia in patients with primary sclerosing cholangitis and inflammatory bowel disease: a meta-analysis of 16 observational studies. *Eur J Gastroenterol Hepatol.* 2016;28(4):383–390.

31. Mela M, Mancuso A, Burroughs AK. Review article: pruritus in cholestatic and other liver diseases. *Aliment Pharmacol Ther.* 2003;17(7):857–870.

32. Holtmeier J, Leuschner U. Medical treatment of primary biliary cirrhosis and primary sclerosing cholangitis. *Digestion.* 2001;64(3):137–150.

33. Jones RS. Carcinoma of the gallbladder. *Surg Clin North Am.* 1990;70(6):1419–1428.

34. Cariati A, Piromalli E, Cetta F. Gallbladder cancers: associated conditions, histological types, prognosis, and prevention. *Eur J Gastroenterol Hepatol.* 2014;26(5):562–569.

35. Chang KJ. State of the art lecture: endoscopic ultrasound (EUS) and FNA in pancreatico-biliary tumors. *Endoscopy.* 2006;38(Suppl 1):S56–S60.

36. Rizvi S, Gores GJ. Pathogenesis, diagnosis, and management of cholangiocarcinoma. *Gastroenterology.* 2013;145(6):1215–1229.

37. Shaib YH, Davila JA, McGlynn K, et al. Rising incidence of intrahepatic cholangiocarcinoma in the United States: a true increase? *J Hepatol.* 2004;40(3):472–477.

38. Khan SA, Thomas HC, Davidson BR, et al. Cholangiocarcinoma. *Lancet.* 2005;366(9493):1303–1314.

39. Castro FA, Koshiol J, Hsing AW, et al. Biliary tract cancer incidence in the United States—demographic and temporal variations by anatomic site. *Int J Cancer.* 2013;133(7):1664–1671.

40. Beger HG, Treitschke F, Gansauge F, et al. Tumor of the ampulla of Vater: experience with local or radical resection in 171 consecutively treated patients. *Arch Surg.* 1999;134(5):526–532.

Motaz H. Ashkar y Elizabeth J. Blaney

Introducción

- Alrededor del 5-10% de los cánceres se asocian con un síndrome de predisposición al cáncer hereditario.[1]
- El diagnóstico de un síndrome de cáncer hereditario orienta la estrategia de control y tratamiento del paciente inicial o índice, así como la evaluación de riesgos y los intervalos de detección para los miembros de la familia inmediata y extendida.[1]
- Se sospecha una forma familiar de cáncer en el siguiente contexto:
  - Edad temprana de diagnóstico
  - Tumores sincrónicos o metacrónicos
  - Múltiples tipos de tumores primarios
  - Antecedentes familiares del mismo tipo de cáncer en uno o más parientes de primer grado
  - Alta tasa de aparición de cáncer en una familia
  - Anomalías congénitas asociadas o síndromes fenotípicos conocidos
- Muchas afecciones digestivas tienen mutaciones causales conocidas y hay pruebas disponibles para uso clínico (tabla 25-1).
- Además de determinar el riesgo de enfermedades hereditarias, los estudios genéticos también se utilizan para determinar polimorfismos que pueden orientar el tratamiento farmacológico.
- Se debe ofrecer asesoramiento genético antes del estudio por el potencial impacto psicológico y la posibilidad de discriminación laboral o de las aseguradoras en caso de resultado positivo.

Síndrome de Lynch

PRINCIPIOS GENERALES

- El síndrome de Lynch también se conoce como **cáncer colorrectal hereditario sin poliposis** (CCHSP). Se trata de un trastorno autosómico dominante (AD) que es la causa más frecuente de síndromes de cáncer colorrectal (CCR) hereditario y representa el 3% de todos estos casos.[2]
- El síndrome de Lynch es resultado de una mutación de la línea germinal en los genes **reparadores de los errores de emparejamiento** (REE) del ADN que ocasiona cambios en la longitud de los nucleótidos del ADN del tumor (inestabilidad de microsatélites [IMS]) y, posteriormente, pérdida de expresión en las proteínas MLH1, MSH2, MSH6 y PMS2.
- Deleción en el gen *EPCAM* que causa pérdida de expresión de la proteína MSH2.
- Varios genes reguladores del crecimiento y la apoptosis celulares se ven afectados por las mutaciones de los genes *REE* y la acumulación de anomalías de IMS, lo que promueve la vulnerabilidad de las células y el proceso de carcinogénesis en CCHSP.
- Las mutaciones de la línea germinal de *MLH1* o *MSH2* representan el 90% de los casos de síndrome de Lynch.

DIAGNÓSTICO

Cuadro clínico

- Cáncer colorrectal
  - El riesgo de CCR de por vida en pacientes con síndrome de Lynch alcanza el 70% a los 70 años y depende del sexo (hombres > mujeres) y la mutación de los genes REE (*MLH1*

TABLA 25-1   RESUMEN DE GENÉTICA Y ENFERMEDADES GASTROINTESTINALES

Enfermedad	Herencia	Genes	Prueba	Indicación de prueba	Seguimiento de los resultados de la prueba
PAF PAFA	AD	APC	Análisis de secuencia genética en muestra de sangre	Pacientes con fenotipo para poliposis	Examinar a los miembros de la familia en riesgo si se identifica una mutación
PAM	AR	MUTYH		Pacientes con poliposis sin mutación APC o herencia aparente (AR)	
CGHD	AD	CDH1		Cáncer gástrico difuso con edad < 50 años, antecedentes familiares, patología característica en la muestra de tumor	
SPJ	AD	LKB1 (STK11)		Fenotipo de SPJ por criterios diagnósticos	
SPJu		SMAD4 (MADH4), BMPR1A		Fenotipo de SPJu por criterios de diagnóstico	
SC		PTEN, SDH, KLLN		Fenotipo de SC por criterios diagnósticos	
SPS	Desconocida	Desconocidos, MUTYH 18%		Prueba MUTYH si hay adenomas de colon	
Pancreatitis hereditaria (PH)	AD o AR	PRSS, CFTR, SPINK1		Pacientes con pancreatitis inexplicable en la infancia, pancreatitis aguda o crónica recurrente inexplicable en la edad adulta, antecedentes familiares sugerentes	Identificar la causa de la pancreatitis

Cáncer de páncreas hereditario	AD	BRCA1/2, CDKN2A, ATM, HD/PJS/LS		Individuos de alto riesgo	Tamizado mediante resonancia magnética y ecografía
Síndrome de Lynch (CCHSP)	AD	REE: MLH1, MSH2, MSH6, PMS2	IHQ de una muestra de tejido para determinar la pérdida de expresión de genes REE; Prueba de IMS de una muestra de tumor o polipectomía	Pacientes con sospecha de síndrome de Lynch sometidos a resección de tumores o pólipos	Una vez que la IHQ determina qué gen está probablemente mutado o se encuentra AGIMS en el tumor, se realiza la secuenciación de genes y el análisis mutacional. Los miembros de la familia en riesgo pueden ser evaluados
HH	Penetrancia genética variable	HFE: C282Y, H63D	Prueba de mutación del gen HFE en muestra de sangre	Pacientes con estado clínico de sobrecarga de hierro	Detectar a familiares de primer grado de pacientes con HH sintomática
Enfermedad celíaca	Relacionada con HLA	HLA DQ2/DQ8	Tipificación HLA	Serología negativa para celiaquía en pacientes con dieta sin gluten	Descartar la celiaquía en ausencia de DQ2 o DQ8
EII	Polimorfismos genéticos farmacocinéticos	TPMT	Genotipo de TPMT por secuenciación genética; Fenotipo de TPMT por actividad enzimática en recuento eritrocitario	Antes del inicio del tratamiento de la EII con tiopurina	Los pacientes con alelos mutantes homocigotos no son candidatos para la terapia con tiopurina; aquellos con baja actividad enzimática requieren una dosis reducida del fármaco

AD, autosómica dominante; AGIMS, alto grado de inestabilidad de microsatélites; APC, poliposis adenomatosa coli; AR, autosómica recesiva; CCHSP, cáncer de colon hereditario sin poliposis; CGHD, cáncer gástrico hereditario difuso; EE, ecografía endoscópica; EEI, enfermedad intestinal inflamatoria; HH, hemocromatosis hereditaria; HLA, antígeno leucocitario humano; IHQ, inmunohistoquímica; IMS, inestabilidad de microsatélites; MUTYH, homólogo de MUTY; PAF, poliposis adenomatosa familiar; PAFA, poliposis adenomatosa familiar atenuada; PAM, poliposis asociada con MUTYH; PH, pancreatitis hereditaria; REE, reparadores de los errores de emparejamiento; RM, resonancia magnética; SC, síndrome de Cowden; SPJ, síndrome de Peutz-Jeghers; SPJu, síndrome de poliposis juvenil; SPS, síndrome de poliposis serrada; TPMT, tiopurina metiltransferasa.

> *MSH2* > *MSH6*). Este riesgo es del 66% en los hombres, con edad promedio de diagnóstico a los 42 años, y del 43% en las mujeres, con edad promedio de diagnóstico a los 47 años.[3]

○ Las lesiones cancerosas en el síndrome de Lynch son por lo regular del lado derecho y evolucionan de **adenomas planos de alto riesgo** (de mayor tamaño, con displasia o histología vellosa) en comparación con los adenomas esporádicos.

○ El tabaquismo y la obesidad aumentan el riesgo de presentar adenomas colorrectales en el síndrome de Lynch.

• Cánceres extracolónicos. El síndrome de Lynch se asocia con cánceres extracolónicos, incluyendo los de endometrio (más frecuente), ovario, estómago, intestino delgado, páncreas, hepatobiliar, pelvis renal, ureterales, gliomas cerebrales y síndrome de Muir-Torre (tumores sebáceos, queratoacantomas cutáneos y cánceres del síndrome de Lynch).

Criterios diagnósticos

• Es importante identificar a las personas con síndrome de Lynch, quienes carecen de un fenotipo fácil de identificar, ya que la vigilancia disminuye la incidencia de CCR y la mortalidad asociada.

• Hay varios criterios de diagnóstico para identificar a los individuos con síndrome de Lynch, incluyendo los criterios de Ámsterdam I y II, así como Bethesda (tabla 25-2).

• Estudio genético
  ○ La secuenciación directa de genes REE para buscar la mutación de la línea germinal es costosa y puede conducir al descubrimiento de variantes de significado incierto.

TABLA 25-2 | CRITERIOS DIAGNÓSTICOS DEL SÍNDROME DE LYNCH

Criterios de Ámsterdam I

Al menos tres familiares con CCR verificado histológicamente:

1. Uno es pariente de primer grado de los otros dos.
2. Al menos dos generaciones sucesivas afectadas.
3. Al menos uno de los familiares fue diagnosticado con CCR a una edad < 50 años.
4. La PAF está descartada.

Criterios de Ámsterdam II

Al menos tres familiares con cáncer asociado con CCHSP (CCR, endometrio, estómago, ovario, uréter/pelvis renal, cerebro, intestino delgado, conductos hepatobiliares y tumores sebáceos de la piel):

1. Uno es pariente de primer grado de los otros dos.
2. Al menos dos generaciones sucesivas afectadas.
3. Al menos un cáncer asociado con CCHSP diagnosticado con < 50 años.
4. La PAF está descartada.

Guías de Bethesda

1. CCR diagnosticado en un paciente < 50 años.
2. CCR sincrónico o metacrónico u otros cánceres asociados con CCHSP, independientemente de la edad.
3. CCR con alto grado de inestabilidad de microsatélites en un paciente < 60 años de edad.
4. Tumor asociado con CCR o CCHSP, diagnosticado a una edad < 50 años en al menos un familiar de primer grado.
5. Tumor asociado con CCR o CCHSP, diagnosticado a cualquier edad en dos familiares de primer o segundo grado.

CCHSP, cáncer de colon hereditario sin poliposis; CCR, cáncer colorrectal; PAF, poliposis adenomatosa familiar.

○ Cuando se sospecha síndrome de Lynch, se puede realizar un **análisis genético** de una muestra de tumor o polipectomía para identificar la pérdida de expresión de *MLH1, MSH2, MSH6* o *PMS2* mediante pruebas de inmunohistoquímica (IHQ) o de IMS.

■ La prueba de **IHQ**, independientemente del gen REE implicado, tiene sensibilidad de prueba del 83% y especificidad del 89%.

■ La **IMS** es otra prueba útil para identificar a los pacientes con síndrome de Lynch. Se mide mediante reacción en cadena de la polimerasa de tejido tumoral.

  ☐ La sensibilidad de la prueba IMS alcanza el 91% dependiendo de la mutación genética (*MLH1* o *MSH2* > *MSH6* o *PMS2*); su especificidad es del 90%.

  ☐ Más del 90% de los tumores asociados con CCHSP tienen un alto grado de inestabilidad de microsatélites (AGIMS), mientras que el CCR esporádico suele tener un bajo grado de IMS.

  ☐ Los análisis IHQ e IMS tienen sensibilidad de prueba comparable y son complementarios para maximizarla en la identificación del síndrome de Lynch. La elección de las pruebas puede depender de la experiencia del departamento de patología.

■ El estudio de **mutación del gen BRAF** o de **hipermetilación del promotor** es una prueba adjunta de detección para identificar el mecanismo de pérdida de proteína *MLH1* observado en las pruebas de IHQ.

  ☐ Aproximadamente el 68% de los casos de CCR esporádicos (que no son síndrome de Lynch) son portadores de mutación de *BRAF*, mientras que los tumores del síndrome de Lynch no.

  ☐ Hasta el 15% de los CCR esporádicos pueden tener AGIMS, que se asocia con la inactivación epigenética de *MLH1* por metilación o mutación de *BRAF*. Esto ayuda a descartar el síndrome de Lynch en tumores con AGIMS.

■ El **análisis de mutación de la línea germinal** se realiza en el probando mediante secuenciación de genes y análisis de deleción para los genes *MLH1, MSH2, MSH6* y *PMS2* o *EPCAM*, así como otros genes mutados en las pruebas IHQ.

  ☐ Se debe ofrecer la línea germinal si se sospecha de síndrome de Lynch (tumores con deficiencia de REE y alto grado de IMS sin mutación de *BRAF*, antecedentes que cumplan los criterios de Ámsterdam o las guías de Bethesda).

  ☐ La prueba positiva confirma el diagnóstico, pero en algunas familias no se identifica una mutación específica.

VIGILANCIA Y TRATAMIENTO

• **Cáncer colorrectal (CCR)**

  ○ La vigilancia del CCR en casos sospechosos de síndrome de Lynch reduce la muerte relacionada con el cáncer en un 65%.

  ○ **Colonoscopia de detección** al menos cada 2 años a partir de los 20-25 años o 2-5 años antes de la edad más temprana de diagnóstico de CCR en la familia, lo que ocurra primero.

  ○ Se recomienda una **mayor vigilancia del cáncer mediante colonoscopia anual** para quienes portan la mutación de la línea germinal de los genes REE.

  ○ La **colectomía total con anastomosis ileorrectal (AIR)** es el tratamiento de elección. Si no es adecuada (p. ej., en personas de edad avanzada), la colectomía subtotal, con vigilancia anual continua del colon o recto restante, es una opción dada la alta tasa de lesiones metacrónicas.

  ○ Por lo general, no se recomienda la cirugía profiláctica primaria.

• **Cánceres extracolónicos**

  ○ Cáncer de endometrio y ovario. Detección anual a partir de los 30-35 años de edad mediante exploración pélvica con **biopsias endometriales** y **ecografía transvaginal**. Se debe ofrecer histerectomía profiláctica y salpingooforectomía bilateral a las portadoras de mutaciones del síndrome de Lynch cuando finalicen su maternidad (40-45 años de edad).

  ○ Cáncer gástrico. **Esofagogastroduodenoscopia (EGD)** de tamizado inicial con biopsias gástricas aleatorias a partir de los 30-35 años y tratamiento para la infección por

Helicobacter pylori si está presente. Los datos para la vigilancia son limitados, pero se puede considerar la repetición de la EGD cada 3-5 años en casos con antecedentes familiares de cáncer gástrico o duodenal.

○ Tumores del intestino delgado. La vigilancia de rutina no es rentable. La mayoría de las lesiones son duodenales e ileales, examinables por medio de EGD y colonoscopia. También se ha sugerido la **endoscopia con videocápsula.**

○ Cánceres del páncreas y de vías genitourinarias. Tamizado anual a partir de los 30-35 años de edad con análisis de orina y examen citológico. La detección del cáncer de páncreas con ecografía endoscópica (EE) o imágenes transversales del protocolo del páncreas solo se recomiendan si hay antecedentes familiares.

Síndromes de poliposis adenomatosa

PRINCIPIOS GENERALES

* Incluye poliposis adenomatosa familiar (PAF), poliposis familiar atenuada y poliposis asociada con *MUTYH* (PAM) y otras variantes.
* Síndromes hereditarios caracterizados por el desarrollo temprano de CCR secundario a mutaciones de la línea germinal que amplifican la carcinogenia.

Poliposis adenomatosa familiar

PRINCIPIOS GENERALES

* Es una enfermedad **autosómica dominante** caracterizada por la presencia de 100 o más adenomas colorrectales sincrónicos.
* Se distribuye por igual entre hombres y mujeres. Es considerado el síndrome de poliposis hereditaria más frecuente, con una prevalencia de 3 casos por cada 100 000 habitantes.
* Los pacientes con PAF suelen desarrollar síntomas después de la pubertad y la poliposis se diagnostica a una edad promedio de 36 años y la muerte por cáncer a los 42 años de edad.
* La edad promedio para el diagnóstico de cáncer de colon es de 39 años. El riesgo de padecer cáncer de colon en la PAF clásica se acerca al 100% entre los 35 y 40 años de edad.
* Los adenomas del lado izquierdo son frecuentes. Su potencial maligno es directamente proporcional a su elevado número, ya que comparten características histológicas similares en comparación con los adenomas esporádicos.
* Genética
  ○ La base genética de la enfermedad es la mutación de la línea germinal con **inactivación y pérdida de la función supresora de tumores en el gen de la poliposis adenomatosa coli (APC,** *adenomatous polyposis coli***) en el cromosoma 5q21-22,** que conduce a la resistencia celular a la apoptosis e inestabilidad cromosómica, predisponiendo a la célula a la oncogenia.
  ○ La carcinogenia en la PAF requiere la mutación del gen de la *APC* en ambos alelos: uno está inherentemente mutado mientras que el segundo se ve afectado por factores somáticos.
  ○ Se han asociado con la PAF más de 800 mutaciones en el gen de la *APC* y casi todas ocasionan truncamiento de proteínas.
  ○ Un tercio de los pacientes no tienen antecedentes familiares de la enfermedad y muchos presentan mutaciones esporádicas *de novo* en la línea germinal. En estos pacientes la incidencia de cáncer de colon al momento del diagnóstico alcanza el 25%.
  ○ La patogenicidad de la enfermedad (número de adenomas, presencia de tumores desmoides, riesgo de cáncer de colon) está relacionada con la ubicación de las mutaciones en el gen de la *APC*. La PAF generalmente se debe a mutaciones en la porción media del gen de la *APC*.

Poliposis adenomatosa familiar atenuada (PAFA)

PRINCIPIOS GENERALES

Definición

- Variante de la PAF con patrón hereditario autosómico dominante, caracterizada por la presencia de menos de 100 adenomas colorrectales sincrónicos. La cantidad promedio de adenomas es de 25 y tienden a ser proximales (75%) y planos en lugar de polipoides; la afectación rectal es poco frecuente.
- El inicio del desarrollo de pólipos se retrasa hasta 20 años en comparación con la PAF. El diagnóstico promedio de CCR es a los 58 años de edad.
- **Genética.** La PAFA es secundaria a la mutación del gen de la *APC*; su patogenicidad general es alta pero menor en comparación con la PAF. Las mutaciones en los extremos lejanos o proximales del gen de la *APC* son las más frecuentes.

Poliposis asociada con *MUTYH*

PRINCIPIOS GENERALES

Definición

- Variante de PAF o PAFA, con patrón hereditario autosómico recesivo. La edad promedio de diagnóstico de CCR es a los 48 años.
- Genética
  - La PAM es resultado de mutaciones homocigóticas del gen *MUTYH* en dos alelos.
  - El *MUTYH* es un gen de reparación por escisión de bases para evitar el daño oxidativo del ADN. Las mutaciones de *MUTYH* causan cambios en *APC* y *KRAS* que inician la cascada de carcinogenia.

DIAGNÓSTICO

Cuadro clínico

- Los pacientes con síndromes de poliposis adenomatosa tienen riesgo de **neoplasia extracolónica**, incluyendo adenomas del intestino delgado, carcinomas digestivos, tumores desmoides, cánceres de tiroides folicular y papilar, hepatoblastoma infantil, tumores en el sistema nervioso central (principalmente meduloblastomas), hipertrofia congénita del epitelio retiniano pigmentado (HCERP), quistes y adenomas de glándulas sebáceas.
- Hay **pólipos gástricos** en el 30-50% de los casos, pero la mayoría son no neoplásicos y se caracterizan por hiperplasia de las glándulas fúndicas sin displasia epitelial. El riesgo de cáncer gástrico en la PAF es menor del 1%.
- El riesgo de por vida de padecer **adenoma duodenal** es cercano al 100%. Los adenocarcinomas duodenal y ampular se han convertido en la principal causa de muerte en los pacientes con PAF que se han sometido a colectomía profiláctica, con un riesgo de por vida del 5%.
- Las porciones segunda y tercera del duodeno, y en especial la región periampular, son las áreas afectadas con mayor frecuencia. Los pólipos pueden ocasionar obstrucción biliar.
  - El **cáncer de tiroides** está presente en el 12% de los pacientes con PAF, con predominio femenino y una edad promedio de 28 años. La histología papilar es más frecuente, mientras que la nodularidad tiroidea benigna se observa hasta en el 80%.
  - El 1.6% de las PAF desarrollarán **hepatoblastoma** infantil. El predominio es masculino.

Pruebas de diagnóstico

- Hay análisis comerciales de sangre para las mutaciones del gen de la *APC*, aunque no detectan todas las mutaciones que causan PAF.

- La secuenciación del gen de la *APC* debe realizarse en un miembro de la familia afectado con fenotipo de poliposis para determinar si se encuentra una mutación.
  - Si la mutación existe, otros miembros de la familia en riesgo pueden ser examinados para detectarla.
  - El tamizado genético para niños debe comenzar entre los 10 y los 12 años.
- Las pruebas están disponibles para las mutaciones en *MUTYH* en personas con poliposis pero que carecen de la mutación en *APC* y para aquellos con aparente patrón hereditario autosómico recesivo.

VIGILANCIA Y TRATAMIENTO

- **Cáncer colorrectal (CCR)**
  - Los portadores de genes, los miembros en riesgo de la familia que no se sometieron a pruebas genéticas o aquellos cuyas pruebas genéticas no son informativas, deben realizarse una prueba de detección anual a partir de los 10-12 años.
  - La PAF clásica puede detectarse con sigmoidoscopia o colonoscopia, mientras que la PAFA requiere una colonoscopia dado el predominio de los tumores del lado derecho a una edad de inicio posterior a los 25 años.
  - Cuando se diagnostica poliposis con CCR documentado o displasia de alto grado, se debe realizar una **colectomía**.
  - La colectomía temprana está indicada en pacientes con síntomas o poliposis de alto riesgo (pólipos grandes [> 1 cm de diámetro], aumento del número de pólipos en exámenes repetidos) o en casos de vigilancia inadecuada del colon.
  - Las opciones de colectomía están determinadas por la distribución de la enfermedad y las comorbilidades del paciente.
    - En la poliposis con menor afectación rectal (< 20 adenomas rectales) y colónica (< 1 000 adenomas colónicos) se prefiere la **colectomía con AIR**.
    - En la poliposis grave con más de 20 adenomas rectales y más de 1 000 adenomas colónicos se prefiere la **proctocolectomía con anastomosis anal del reservorio ileal (PAARI)**.
  - Dado que los adenomas o cánceres todavía pueden surgir del reservorio ileal, se requiere vigilancia anual continua de este y del remanente rectal, así como anastomosis por endoscopia.
- **Cánceres extracolónicos**
  - Pólipos gástricos y duodenales
    - La vigilancia de los pólipos duodenales debe incluir una exploración inicial mediante endoscopia superior con visión frontal y lateral al momento de la colectomía o al inicio de la tercera década de la vida (25-30 años).
    - Los pacientes con antecedentes de pólipos duodenales deben someterse a endoscopia de vigilancia según el estadio de Spigelman para los pólipos duodenales (tabla 25-3).
    - La vigilancia se puede realizar cada 4 años para el estadio 0, cada 2-3 años para el estadio I, cada 1-3 años para el estadio II y cada 6-12 meses para el estadio III. Los pólipos en estadio IV requieren duodenectomía.
    - Deben tomarse muestras al azar de los pólipos de las glándulas gástricas fúndicas. Para la displasia de alto grado o el cáncer gástrico se considera la intervención quirúrgica.
  - El tamizado para cáncer de tiroides se recomienda en todos los tipos de síndrome de poliposis adenomatosa por medio de ecografía anual, mientras que la ecografía semestral y la alfafetoproteína para detección de hepatoblastoma hasta los 7 años de edad son controvertidas.
  - La detección de tumores desmoides con tomografía computarizada (TC) abdominal está indicada en pacientes de alto riesgo (mutación de la porción media del gen de la *APC*) antes de la colectomía o en pacientes sintomáticos con tumores palpables u obstrucción intestinal.

OTRAS VARIANTES DE LA PAF

Síndrome de Gardner

- El síndrome de Gardner incluye las mismas lesiones genéticas (gen de la *APC*) y manifestaciones gastrointestinales que la PAF y se distingue por el **predominio de lesiones**

TABLA 25-3	ETAPAS DE SPIGELMAN PARA LOS PÓLIPOS DUODENALES		
Puntuación	1	2	3
Núm. de pólipos	1-4	5-20	> 20
Tamaño (mm)	0-4	5-10	> 10
Tipo histológico	Tubular	Tubulovelloso	Velloso
Displasia	Leve	Moderada	Grave

- Etapa 0: puntuación 0
- Etapa I: puntuación 1-4
- Etapa II: puntuación 5-6
- Etapa III: puntuación 7-8
- Etapa IV: puntuación 9-12

extraintestinales, incluyendo tumores desmoides, quistes sebáceos o epidermoides, lipomas, osteomas (particularmente de la mandíbula), dientes supernumerarios, pólipos gástricos y angiofibromas nasofaríngeos juveniles.
- Más del 90% de los pacientes con síndrome de Gardner tienen **HCERP**. Compuesta por lesiones fúndicas oculares pigmentadas, la HCERP está presente solo en el 5% de los controles; por lo tanto, este hallazgo en la exploración es muy sugerente de portador genético de poliposis adenomatosa, especialmente cuando se presenta de forma bilateral en pacientes con antecedentes familiares.
- En el 4-20% de los pacientes con PAF se encuentran **tumores desmoides o fibromatosis mesentérica difusa** y pueden ocasionar obstrucción intestinal o constricción de la vasculatura mesentérica o del útero.
- Los tumores desmoides se desarrollan con frecuencia en áreas de procedimientos quirúrgicos previos, como colectomía o cesárea. Los tumores desmoides pueden dar lugar a una complicación letal, ocupando el segundo lugar en pacientes con PAF, detrás de la enfermedad metastásica. No existe una estrategia de prevención o tratamiento probada.

Síndrome de Turcot

- El síndrome de Turcot implica la **asociación entre tumores cerebrales y PAF o CCHSP**. No existe un mecanismo establecido directamente para el desarrollo de tumores cerebrales con las mutaciones que conducen al CCR.
- Las mutaciones en el gen de la *APC* tienden a asociarse con meduloblastomas.
- Las mutaciones en los genes REE se asocian, por lo regular, con glioblastomas.

Síndromes de poliposis hamartomatosa

PRINCIPIOS GENERALES

- Síndromes genéticos autosómicos dominantes conocidos con desarrollo de pólipos hamartomatosos en el tubo digestivo y manifestaciones extragastrointestinales.
- Estos síndromes incluyen **síndrome de Peutz-Jeghers**, **síndrome de poliposis juvenil**, **síndrome de Cowden** (síndrome de tumor hamartoma *PTEN* [*phosphatase and tensin*]) y **síndrome de poliposis serrada/hiperplásica**.
- Los pólipos hamartomatosos son frecuentes en otros síndromes, incluyendo neurofibromatosis tipo 1 (NF-1), neoplasia endocrina múltiple tipo 2B (NEM-2B), síndrome de Gorlin y síndrome de Birt-Hogg-Dubé.

Síndrome de Peutz-Jeghers

PRINCIPIOS GENERALES

Definición

- El síndrome de Peutz-Jeghers (SPJ) es una enfermedad **autosómica dominante** de múltiples pólipos hamartomatosos en el tubo digestivo asociada con pigmentación mucocutánea.
- La incidencia del SPJ varía de 1 de cada 50 000 a 1 de cada 200 000 nacimientos, con una distribución equitativa entre hombres y mujeres.
- Genética
  - El defecto genético está en un gen que codifica la serina treonina-cinasa (*LKB1* o *STK11*) en el cromosoma 19p, que se piensa funciona como supresor de tumores.
  - Las mutaciones en *STK11* están presentes en hasta el 90% de las familias con SPJ, mientras que en el 25% de los casos surgen mutaciones *de novo*.

DIAGNÓSTICO

Cuadro clínico

- **Pigmentación mucocutánea** (> 95%). Se trata de **manchas de pigmento de melanina** que aparecen como lesiones planas de 1-5 mm, de color gris azulado a marrón en los labios (generalmente cruzan el borde bermellón y son más oscuras que las pecas) y la región peribucal (94%), las manos (74%), la mucosa bucal (66%) y los pies (62%). Las manchas aparecen en la infancia y regresan después de la pubertad, con excepción de las lesiones bucales.
- **Pólipos hamartomatosos** (88-100%). Se encuentran con mayor frecuencia en el intestino delgado (hasta el 90% y de preferencia yeyunal), pero también se pueden encontrar en el colon (hasta el 60%), el estómago (hasta el 30%) y el recto (24%). Tienen una histología única **no displásica**. Suelen ser multilobulados y contienen **proliferación de músculo liso** con bandas ramificadas que se extienden hacia la lámina propia en forma de árbol **con mucosa normal superpuesta**. Los pólipos pueden causar obstrucción, invaginación intestinal, infarto y hemorragia entre la segunda y la tercera década de la vida.
- **Malignidad gastrointestinal** (38-66%). Aumento del riesgo en pacientes con SPJ. Más frecuentemente colorrectal (39%), seguido por páncreas (11-36%), estómago (29%) e intestino delgado (13%).
- **Neoplasias malignas extragastrointestinales** (9-54%). Las mujeres tienen mayor riesgo de **cánceres ginecológicos**, como los de mama (30-54%), ovario (21%) y cuello uterino (10%), así como de «tumores del cordón sexual con túbulos anulares (TCSTA)». Los hombres jóvenes tienen mayor riesgo de presentar **tumores testiculares de células de Sertoli** (9%). El riesgo de **cáncer de pulmón** varía del 7 al 17%.

Pruebas de diagnóstico

- Se deben ofrecer pruebas genéticas a los miembros de la familia de alto riesgo y para confirmar el diagnóstico en aquellos con al menos un criterio diagnóstico (≥ 2 pólipos del SPJ comprobados histológicamente, uno o más pólipos de Peutz-Jeghers [PJ] con antecedentes familiares de SPJ, pigmentación mucocutánea típica e historia familiar de SPJ, uno o más pólipos de PJ con pigmentación mucocutánea típica).
- Las pruebas genéticas en muestras de sangre están disponibles comercialmente a través de varios laboratorios, y las mutaciones *LKB1* se pueden identificar en casi el 80% de las familias con SPJ.[3]
- Las pruebas genéticas se ofrecen a partir de los 8 años de edad, ya que el 30-40% de los pacientes pueden comenzar a desarrollar complicaciones, como la obstrucción intestinal, a los 10 años.

VIGILANCIA Y TRATAMIENTO

- La **vigilancia regular** de las personas afectadas tiene como objetivo detectar los cánceres de mama, colon, páncreas, estómago, intestino delgado, ovarios, útero, cuello uterino y testículos.
- **Malignidad gastrointestinal**
  - ○ Hemograma completo anual para la detección temprana de pólipos sintomáticos del SPJ con anemia ferropénica secundaria a pólipos digestivos hemorrágicos.
  - ○ Endoscopia superior, colonoscopia, endoscopia con videocápsula (EVC) del intestino delgado cada 2-3 años a partir de los 8 años. La vigilancia posterior depende de los hallazgos iniciales:
    - Si se encuentran pólipos, repetirse los tres exámenes (EGD, colonoscopia y EVC) cada 3 años.
    - Si no se encuentran pólipos, deben repetirse los tres exámenes a los 18 años de edad y luego cada 3 años.
    - Si la EVC está contraindicada, se puede realizar enterografía por tomografía o por resonancia magnética.
  - ○ Polipectomía de lesiones mayores de 0.5-1.0 cm para disminuir el riesgo de complicaciones (hemorragia, invaginación intestinal, obstrucción, transición a neoplasia).
  - ○ Los pólipos del SPJ expresan receptores COX-2 e hiperactivación de la diana de la rapamicina en mamíferos (mTOR, *mammalian target of rapamycin*). No se recomienda la quimioprofilaxis con inhibidores de la COX-2 o mTOR (everólimus) para controlar la carga de pólipos debido a la falta de evidencia científica.
  - ○ EE o colangiopancreatografía por resonancia magnética (CPRM) cada 1-2 años a partir de los 30 años de edad para detectar cáncer de páncreas.
- **Malignidad extragastrointestinal**
  - ○ Los hombres requieren de una **exploración testicular** anual desde el nacimiento, seguida de una ecografía testicular cuando se lleguen a palpar anomalías o se produzca feminización (ginecomastia).
  - ○ Las mujeres requieren una exploración pélvica anual con Papanicolaou y ecografía transvaginal a partir de los 21 años de edad. Se recomienda comenzar la mastografía o la resonancia magnética de mama a partir de los 25 años de edad.
  - ○ No existe evidencia a favor de la detección sistemática de cáncer de pulmón, pero es esencial asesorar sobre los síntomas y dejar de fumar.
- El tamizado y la exploración clínica anuales para los familiares de primer grado en riesgo deben comenzar desde el nacimiento.

Síndrome de poliposis juvenil

PRINCIPIOS GENERALES

- El síndrome de poliposis juvenil (SPJu) es una enfermedad **autosómica dominante** de múltiples pólipos hamartomatosos en el tubo digestivo.
- El SPJu es raro, con una incidencia entre 1 de cada 100 000 y 1 de cada 160 000 nacimientos.
- Los pólipos del SPJu pueden ser sésiles o pediculados grandes y multilobulados con exudado blanco en su superficie. Histológicamente, hay abundancia de lámina propia con glándula llena de mucina, con dilatación quística, sin núcleo de músculo liso con revestimiento epitelial que repliegue el revestimiento de la superficie del tubo digestivo.
- Genética
  - ○ El SPJu proviene de mutaciones en la línea germinal del gen *SMAD4* (conocido como *MADH4*) en 18q21.1 o del gen *BMPR1A* en el cromosoma 10q22-23. Ambos genes funcionan como supresores del crecimiento tumoral y de la apoptosis mediante el factor de crecimiento transformante β (TGF-β, *transforming growth factor-*β).
  - ○ Las mutaciones genéticas están presentes en hasta el 75% de las familias con SPJu, mientras que el 25% de los casos surgen de mutaciones *de novo*.

DIAGNÓSTICO

Cuadro clínico

- Los **pólipos hamartomatosos** se encuentran con mayor frecuencia en colon y recto (98%), estómago (14%) e intestino delgado (7%).
- Los pólipos sintomáticos son más frecuentes con hemorragia rectal y anemia entre las décadas primera y segunda de la vida. El dolor abdominal, la diarrea y la invaginación intestinal son menos habituales.
- La **malignidad gastrointestinal** aumenta el riesgo de por vida en los pacientes con SPJu: con mayor frecuencia colorrectal (17-22%) y digestivo (2-30%), edad media de diagnóstico de 34 y 58 años, respectivamente. Los cánceres de intestino delgado y de páncreas son raros en los pacientes con SPJu.
- La **telangiectasia hemorrágica hereditaria** (THH) ocurre principalmente en el SPJu, con mutaciones del gen *SMAD4*. Por lo general, el cuadro clínico incluye epistaxis, hemorragia gastrointestinal oculta o complicaciones cardiopulmonares (malformaciones arteriovenosas pulmonares, prolapso de la válvula mitral).

Pruebas de diagnóstico

- La evaluación genética debe incluir pruebas para las mutaciones en los genes *SMAD4* y *BMPR1A*.
- Se deben ofrecer pruebas genéticas a los familiares de pacientes con SPJu para distinguirlo de otras afecciones con pólipos juveniles o para confirmar el diagnóstico en aquellos con al menos un criterio de diagnóstico (> 5 pólipos SPJu histológicamente comprobados en colon y recto, uno o más pólipos SPJu en otras áreas del tubo digestivo, uno o más pólipos SPJu en conjunto con antecedentes familiares).

VIGILANCIA Y TRATAMIENTO

- No existe consenso internacional para la detección, la vigilancia y el tratamiento del cáncer en el SPJu. Sin embargo, las pautas del American College of Gastroenterology (ACG) de 2015 recomiendan:
  - Tamizado anual para cánceres colorrectal y gástrico con colonoscopia y EGD a partir de los 12 años de edad o antes si hay síntomas.
  - La vigilancia para cáncer colorrectal y gástrico mediante colonoscopia y EGD debe repetirse cada 1-3 años. Todos los pólipos de 5 mm o más deben resecarse.
  - No hay pruebas de detección de la enfermedad en el intestino delgado, pero está indicada la vigilancia periódica si hay hallazgos de pólipos del intestino delgado mediante enteroscopia, EVC o enterografía por tomografía.
  - La gastrectomía profiláctica, la proctocolectomía y la PAARI están indicadas para los síntomas relacionados con los pólipos o si no se pueden tratar por vía endoscópica.
- Se recomienda un examen cardiovascular periódico para la evaluación de THH en portadores de mutaciones del gen *SMAD4*.

Síndrome de Cowden

PRINCIPIOS GENERALES

Definición

- El síndrome de Cowden (SC) es una enfermedad hereditaria **autosómica dominante** caracterizada por hamartomas en varios órganos. Su incidencia es de 1 por cada 200 000 habitantes.
- Es una variante fenotípica del síndrome de tumor hamartoma *PTEN*. Otras variantes son los síndromes de Bannayan-Riley-Ruvalcaba (SBRR), de Proteus (SP) relacionado con *PTEN* y el síndrome similar a Proteus.

- Genética
  - El defecto genético del SC y la carcinogenia son secundarios a mutaciones puntuales del gen homólogo de fosfatasa y tensina (*PTEN, phosphatase and tensin*) en el cromosoma 10q23.
  - Las mutaciones de *PTEN* dan lugar a la pérdida de la capacidad de supresión tumoral para regular negativamente las vías de señalización de la fosfoinositida-3-cinasa (*PI3K-AKT*) y mTOR.[4]
  - Con el gen *PTEN* normal, el SC todavía puede surgir de mutaciones en el gen de la succinato-deshidrogenasa (*SDH*) o en el gen regulador de la inhibición de la síntesis de ADN (*KLLN*).[5-7]
  - Las mutaciones se encuentran solo en el 20-34% de los sujetos con criterios de diagnóstico clínico de SC.[8]

DIAGNÓSTICO

Cuadro clínico

- El SC tiene una amplia gama de características clínicas, incluyendo lesiones hamartomatosas mucocutáneas y extramucocutáneas, enfermedades tiroideas benignas que incluyen bocio multinodular, adenomas y tiroiditis de Hashimoto en más del 50%, enfermedad de Lhermitte-Duclos en adultos (gangliocitoma displásico del cerebelo), macrocefalia (84%), pólipos gastrointestinales y retraso mental.
- **Riesgo de malignidad.** Las personas con SC tienen un riesgo acumulado de cáncer de por vida del 85% a la edad de 70 años. Los cánceres más frecuentes son los de mama (85%), tiroides no medular (35.2%), carcinoma de células renales (33.6%), endometrial (28.2%), colorrectal (9%) y melanoma (6%).[9,10]
- **Manifestaciones gastrointestinales**
  - Los pólipos son la afección gastrointestinal más frecuente en los pacientes con SC y se encuentran hasta en un 95% en el colon. La incidencia de pólipos gástricos y duodenales supera el 66%.[1,11,12]
  - Los pólipos hamartomatosos constituyen la mayoría de los pólipos del SC (35-85%), mientras que otros tipos histológicos (ganglioneuromatosos, hiperplásicos, adenomas, inflamatorios y lipomas) son menos frecuentes.[12]
  - El riesgo de por vida de adenocarcinoma colorrectal en el SC es del 9%, con una edad promedio de diagnóstico a los 44 años.[12] Los cánceres gástrico y duodenal son poco frecuentes.
  - **Acantosis glucogénica del esófago (80%).** Suele ser un hallazgo incidental en el SC durante la endoscopia habitual. Macroscópicamente, aparece como una gran nodularidad gris-blanca en los tercios superior y medio del esófago con mucosa de fondo normal.
- En la tabla 25-4 se resumen los criterios diagnósticos revisados para el SC u otros fenotipos del síndrome de tumor hamartoma *PTEN* adoptados por la National Comprehensive Cancer Network (NCCN).[13]

Pruebas de diagnóstico

- La evaluación genética debe incluir pruebas para las mutaciones del gen *PTEN*. Las pruebas para otros genes, incluyendo las mutaciones en *SDH* y *KLLN*, se encuentran disponibles comercialmente.
- Los miembros de la familia deben someterse a pruebas específicas de mutación para ayudar en los protocolos de vigilancia específicos del cáncer.

VIGILANCIA Y TRATAMIENTO

La vigilancia del cáncer con base en sistemas en las personas con SC o en riesgo de padecerlo debe incluir:

- **Gastrointestinal.** Colonoscopia cada 2 años a partir de los 15 años de edad (basal) y EGD cada 2-3 años. La frecuencia de la vigilancia se puede incrementar según el grado de poliposis.

TABLA 25-4	CRITERIOS DIAGNÓSTICOS REVISADOS PARA EL SÍNDROME DE TUMOR HAMARTOMA *PTEN*[13]
Criterios principales	**Criterios secundarios**
Cáncer de mama	Trastorno del espectro autista
Cáncer endometrial	Cáncer de colon
Cáncer de tiroides (folicular)	Acantosis glucogénica esofágica (≥ 3)
Enfermedad de Lhermitte-Duclos en adultos	Lesiones estructurales de la tiroides (adenoma, bocio multinodular)
Hamartomas digestivos (incluyendo ganglioneuromatosos; excluyendo pólipos hiperplásicos; ≥ 3)	Cáncer de tiroides (variante papilar o folicular del papilar)
Macrocefalia (percentil ≥ 97: 58 cm para mujeres y 60 cm para hombres)	Carcinoma de células renales
Pigmentación macular del glande del pene	Lipomatosis testicular
Lesiones mucocutáneas (cualquiera de las siguientes)	Retraso mental (coeficiente intelectual ≤ 75)
1. Tricolemomas múltiples (≥ 3, al menos una biopsia probada)	Lipomas (≥ 3)
2. Queratosis acrales (≥ 3 fosas queratósicas palmoplantares, pápulas hiperqueratósicas acrales, o ambas)	Anomalías vasculares (incluyendo múltiples anomalías venosas del desarrollo intracraneal)
3. Neuromas mucocutáneos (≥ 3)	
4. Papilomas orales (particularmente en lengua y encía), múltiples (≥ 3), comprobados por biopsia o diagnosticados por dermatólogos	
Diagnóstico operativo en un individuo (uno de los siguientes):	**Diagnóstico operacional en familiares de un individuo que cumple con los criterios diagnósticos o tiene mutación del gen *PTEN* (uno de los siguientes):**
1. Tres o más de los criterios principales, pero uno debe incluir macrocefalia, enfermedad de Lhermitte-Duclos o hamartomas gastrointestinales	1. Dos criterios principales cualesquiera, con o sin criterios secundarios
2. Dos criterios principales y tres secundarios	2. Un criterio principal y dos secundarios
	3. Tres criterios secundarios

- **Endocrina.** Examen tiroideo anual con ecografía basal en la adolescencia o al momento del diagnóstico. Todas las mujeres deben someterse a una autoexploración mensual de las mamas a partir de los 25 años de edad, mastografía anual y resonancia magnética de los senos a los 30-35 años de edad.
- **Genitourinaria.** La vigilancia del cáncer de útero debe comenzar a los 30-35 años de edad, con ecografía transvaginal anual y muestreo endometrial aleatorio. Se recomienda la citología urinaria anual y la ecografía renal basal para detectar cáncer de células renales.
- Examen dermatológico detallado anual para melanoma a los 18 años de edad.

Síndrome de poliposis serrada (síndrome de poliposis hiperplásica)

PRINCIPIOS GENERALES

Definición

- El síndrome de poliposis serrada (SPS) es una afección poco frecuente que se manifiesta por una predisposición a presentar **pólipos de colon serrados y mayor riesgo de CCR**. Se desconoce la prevalencia del SPS, pero se estima en 1 por cada 100 000 habitantes.
- Los pólipos varían desde adenomas hiperplásicos hasta adenomas serrados y serrados sésiles.
- Genética
  - No está definido ningún defecto genético que predisponga al SPS. Sin embargo, se sugieren causas hereditarias con base en el aumento de los antecedentes familiares de CCR en pacientes con SPS.[14]
  - Se observaron mutaciones del *MUTYH* en el 18% de los pacientes con SPS, que indican superposición entre la PAM y el SPS.[15]
  - El hábito tabáquico está fuertemente asociado con el SPS; se desconoce el mecanismo, pero parece potenciar una predisposición genética indefinida.[16]

DIAGNÓSTICO

Cuadro clínico

- El diagnóstico del SPS requiere que exista al menos uno de los siguientes criterios:
  - Al menos cinco pólipos serrados proximales al colon sigmoide con dos o más de estos pólipos de más de 10 mm de tamaño.
  - Cualquier número de pólipos serrados proximales al colon sigmoide y antecedentes del SPS en un familiar de primer grado.
  - Tener más de 20 pólipos serrados de cualquier tamaño con distribución colónica diversa.
- **Riesgo de malignidad.** El riesgo de por vida de presentar CCR en el SPS se estima en más del 50% y la edad media de diagnóstico es de 48 años.[17]

Pruebas de diagnóstico

No se recomiendan las pruebas genéticas en los pacientes con SPS, pero la prueba de mutaciones en *MUTYH* es opcional en las personas con SPS y antecedentes personales o familiares de adenomas colónicos.

VIGILANCIA Y TRATAMIENTO

- Los pacientes con SPS se someten a una colonoscopia de vigilancia cada 1-3 años con polipectomías completas. Se sugiere que los familiares de primer grado comiencen a realizarse colonoscopias de detección a la edad de 40 años o 10 años antes de la edad del diagnóstico de su pariente con SPS (lo que ocurra primero).[18]
- La colectomía total con AIR está indicada si los pólipos no pueden tratarse endoscópicamente, si hay displasia de alto grado o CCR.

PANCREATITIS HEREDITARIA

- La pancreatitis hereditaria suele presentarse como pancreatitis aguda en la niñez o al inicio de la adolescencia, o como pancreatitis crónica al final de la adolescencia o principio de la edad adulta; los pacientes tienen riesgo de cáncer de páncreas en etapas posteriores de la vida.
- La pancreatitis hereditaria autosómica dominante suele ser causada por mutaciones en el gen de la serina-proteasa 1 (*PRSS1*) en el cromosoma 7q35, que codifica la tripsina catiónica.[19]

- Un tercio de los pacientes con pancreatitis hereditaria relacionada con el gen *PRSS1* desarrollan insuficiencia pancreática, diabetes mellitus o ambas.
- La pancreatitis autosómica recesiva se asocia frecuentemente con la fibrosis quística (mutación del gen *CFTR*).
- Las mutaciones en el gen inhibidor de la serina proteasa Kazal tipo 1 (*SPINK1*) también dan lugar a un patrón genético autosómico recesivo o complejo de pancreatitis hereditaria.
- Tanto *CFTR* como *SPINK1* codifican moléculas que protegen al páncreas de la tripsina activa.
- Las pruebas genéticas se pueden realizar en personas con antecedentes familiares sugestivos, por pancreatitis inexplicable en un niño o pancreatitis aguda o crónica recurrente inexplicable en pacientes mayores.

CÁNCER DE PÁNCREAS HEREDITARIO

- La predisposición genética causa el 10-15% de los cánceres de páncreas, mientras que se hallan antecedentes familiares en el 5-10% de los pacientes con este cáncer.[20,21]
- El diagnóstico de cáncer de páncreas familiar requiere de dos o más familiares de primer grado con antecedentes de este cáncer y que no cumplen los criterios de un síndrome hereditario asociado con cáncer de páncreas.
- Este cáncer sigue un patrón de herencia autosómico dominante con un riesgo de por vida de desarrollar cáncer a la edad de 85 años del 35%; el riesgo se incrementa de acuerdo con el número de parientes de primer grado con cáncer de páncreas.
- La detección del adenocarcinoma de páncreas hereditario debe considerarse en las personas de alto riesgo con:
  - ○ Síndrome genético diagnosticado asociado con cáncer de páncreas, incluyendo pancreatitis hereditaria (riesgo 53 veces mayor), SPJ (riesgo 132 veces mayor), síndrome de Lynch, síndrome de melanoma y mola múltiple atípico familiar, así como síndrome de cáncer de mama y ovario hereditario con mutaciones *BRCA1/2* (casi el doble de riesgo), síndrome de ataxia-telangiectasia (mutación del gen *ATM*).
  - ○ Dos familiares con cáncer de páncreas (uno de ellos de primer grado).
  - ○ Tres o más familiares con cáncer de páncreas.
  - ○ Antecedentes de pancreatitis hereditaria.
- Las pruebas genéticas deben incluir pruebas para mutaciones en *BRCA1/2*, *CDKN2A* y *ATM*. También se debe considerar el análisis de mutaciones genéticas conocidas asociadas con SPJ, síndrome de Lynch y pancreatitis hereditaria.
- Para la vigilancia se recomienda resonancia magnética o ecografía anual a partir de los 50 años de edad o 10 años antes que la edad más temprana de cáncer de páncreas en la familia (lo que ocurra primero).

Cáncer gástrico hereditario difuso (CGHD)

PRINCIPIOS GENERALES

Definición

- El cáncer gástrico hereditario difuso (CGHD) es una forma hereditaria **autosómica dominante** de cáncer gástrico de tipo difuso con una prevalencia del 1-3%.
- Genética.
- El CGHD se asocia con **mutaciones que truncan la línea germinal en el gen de la cadherina E (*CDH1*) en el cromosoma 16q22.1**, lo que provoca adhesión intercelular defectuosa.

DIAGNÓSTICO

Cuadro clínico

- El riesgo acumulado de por vida de cáncer gástrico avanzado es del 40-70% en hombres y del 60-80% en mujeres, con 38 años como la edad promedio de aparición.[22]

- Las mujeres con CGHD también tienen un riesgo alto de cáncer lobulillar de mama (60% a los 80 años de edad), por lo que se recomienda detección reforzada para cáncer de mama.

Pruebas de diagnóstico

- Hay pruebas genéticas disponibles comercialmente que consisten en la secuenciación directa de genes de sangre periférica para identificar mutaciones específicas. Posteriormente, también se pueden realizar ensayos específicos de mutación en los miembros de la familia en riesgo. Se identifican mutaciones en el 25-50% de las familias.
- Se sospecha mutación del gen *CDH1* en los siguientes contextos:
  - ≥ 2 casos de cáncer gástrico difuso con al menos uno diagnosticado con < 50 años de edad.
  - Cualquier cáncer gástrico difuso con < 40 años de edad.
  - ≥ 3 casos de cáncer gástrico difuso en familiares de primer o segundo grado, independientemente de la edad de aparición.
  - Antecedentes personales o familiares de cáncer gástrico difuso y cáncer lobulillar de mama (uno < 50 años de edad).
  - Afecciones sugeridas por la biopsia: células en anillo de sello *in situ* o diseminación pagetoide de células en anillo de sello adyacentes al cáncer gástrico de tipo difuso.

VIGILANCIA Y TRATAMIENTO

- No existen pruebas de detección fiables para los portadores de la mutación de la línea germinal de *CDH1* que permitan el diagnóstico temprano de cáncer gástrico difuso. La visualización endoscópica no identifica la enfermedad en estadio temprano y las biopsias aleatorias pueden pasar por alto lesiones locales avanzadas.
- La **gastrectomía total profiláctica** se recomienda con frecuencia al inicio de la segunda década de vida o 5 años antes del desarrollo de cáncer gástrico por el miembro más joven de la familia.
- Endoscopia de vigilancia **anual** con biopsias gástricas aleatorias en los pacientes con mutación establecida del gen *CDH1* antes de los 20 años de edad o para quienes rechazaron la gastrectomía.
- Detección mejorada de cáncer de mama en mujeres de familias con CGHD a partir de los 35 años de edad con mastografía anual o resonancia magnética de mama y exploración clínica de mama semestral.
- El tamizado para CCR con colonoscopia a intervalos de 3-5 años debe comenzar a los 40 años de edad o 10 años antes que la edad más temprana de aparición de cáncer de CCR en la familia.

Otras afecciones donde considerar estudios genéticos

HEMOCROMATOSIS HEREDITARIA (HH)

- La HH es causada por mutaciones de aminoácido (*C282Y*) en el gen *HFE* del cromosoma 6. Rara vez es producida por mutaciones de otros genes (hemojuvelina, hepcidina, ferroportina, receptor de transferencia 2).
- La homocigosis para las mutaciones del gen *C282Y* es el fenotipo más frecuente de la enfermedad, pero los pacientes también pueden ser homocigotos para la mutación *H63D*, heterocigotos para *C282Y* o *H63D* o heterocigotos compuestos.[23]
- Las pruebas genéticas de HH se utilizan para permitir un tratamiento oportuno y evitar los efectos tardíos de la sobrecarga de hierro, incluyendo la cirrosis, el carcinoma hepatocelular, la diabetes mellitus y la miocardiopatía.
- Las pruebas para la mutación del gen *HFE* deben realizarse en pacientes con un estado clínico de sobrecarga de hierro (saturación de transferrina ≥ 60% en hombres o ≥ 50% en mujeres, ferritina elevada, o ambas).
- El momento óptimo para el tamizado es entre los 18 y los 30 años de edad, cuando la HH es evidente en las pruebas de hierro, pero antes del inicio del daño en los órganos diana.

ENFERMEDAD CELÍACA

- La celiaquía se caracteriza por una respuesta inflamatoria crónica al gluten en la mucosa del intestino delgado de individuos genéticamente susceptibles. Está fuertemente asociada con el locus de los genes *HLA DR3-DQ2, DR4-DQ8* (o ambos) en aproximadamente el 99% de los pacientes, que son necesarios pero no suficientes para producir el fenotipo celíaco.[24]
- La prueba para DQ2/DQ8 en el complejo mayor de histocompatibilidad *HLA* (*human leukocyte antigens*) puede ser útil en el diagnóstico de la enfermedad celíaca cuando los pacientes ya están siguiendo una dieta sin gluten sin un diagnóstico confirmado (serología celíaca negativa). La ausencia de *HLA DQ2* o *DQ8* básicamente descarta la celiaquía.[25]

ENFERMEDAD INTESTINAL INFLAMATORIA (EII) Y TIOPURINA METILTRANSFERASA (TPMT)

- La azatioprina (AZA) y la 6-mercaptopurina (6-MP) se utilizan con éxito en los pacientes con EII para inducir y mantener la remisión y como agentes ahorradores de esteroides.
- La AZA se metaboliza a 6-MP, que luego se metaboliza a 6-tioguanina (6-TG) y 6-metilmercaptopurina (6-MMP) por medio de la enzima tiopurina-metiltransferasa (TPMT). La 6-TG y la 6-MMP están relacionadas con toxicidades de la médula ósea y el hígado, respectivamente.
- La actividad de la enzima TPMT es un factor determinante importante del metabolismo de la 6-MP y de su toxicidad.
- Aproximadamente el 89% de la población tiene el genotipo TPMT de tipo silvestre, que está asociado con la actividad enzimática normal de la TPMT. El 11% de la población es heterocigota para TPMT y tiene una actividad enzimática de TPMT intermedia. Alrededor del 0.3% de la población es homocigótica para los alelos mutantes de TPMT y casi no tiene actividad enzimática, lo que conduce a concentraciones aumentadas de 6-TG y toxicidad en la médula ósea en los pacientes que toman AZA o 6-MP.
- Las pruebas de polimorfismos genéticos para determinar el genotipo TPMT antes de iniciar la terapia con tiopurinas pueden identificar pacientes con actividad TPMT baja o ausente.
- Los pacientes con alelos mutantes homocigotos no son candidatos para la terapia con AZA o 6-MP.
- Los genotipos de TPMT se correlacionan con la actividad enzimática o el fenotipo, que puede determinarse directamente mediante recuento eritrocitario. La prueba de actividad de la TPMT puede confundirse con una transfusión de sangre reciente o con medicamentos de uso concomitante.
- La dosificación empírica de tiopurinas puede iniciarse tomando como base el nivel de actividad de la enzima TPMT.
- Es importante tener en cuenta que, independientemente del genotipo o fenotipo de la TPMT, aún se requiere el control de los recuentos de células sanguíneas y las pruebas de función hepática, ya que las pruebas de detección de TPMT normales no descartan el desarrollo de reacciones adversas a los medicamentos.

REFERENCIAS

1. Syngal S, Brand RE, Church JM, et al. ACG clinical guideline: genetic testing and management of hereditary gastrointestinal cancer syndromes. *Am J Gastroenterol*. 2015;110(2):223–262.
2. Moreira L, Balaguer F, Lindor N, et al. Identification of Lynch syndrome among patients with colorectal cancer. *JAMA*. 2012;308(15):1555–1565.
3. Stoffel E, Mukherjee B, Raymond VM, et al. Calculation of risk of colorectal and endometrial cancer among patients with Lynch syndrome. *Gastroenterology*. 2009;137(5):1621–1627.
4. Stambolic V, Suzuki A, De La Pompa JL, et al. Negative regulation of PKB/Akt-dependent cell survival by the tumor suppressor PTEN. *Cell*. 1998;95(1):29–39.
5. Bennett KL, Mester J, Eng C. Germline epigenetic regulation of KILLIN in Cowden and Cowden-like syndrome. *JAMA*. 2010;304(24):2724–2731.
6. Cho YJ, Liang P. Killin is a p53-regulated nuclear inhibitor of DNA synthesis. *Proc Natl Acad Sci USA*. 200;105(14):5396–5401.

7. Ni Y, Zbuk KM, Sadler T, et al. Germline mutations and variants in the succinate dehydrogenase genes in Cowden and Cowden-like syndromes. *Am J Hum Genet.* 2008;83(2):261–268.

8. Pilarski R, Stephens JA, Noss R, et al. Predicting PTEN mutations: an evaluation of Cowden syndrome and Bannayan-Riley-Ruvalcaba syndrome clinical features. *J Med Genet.* 2011;48(8):505–512.

9. Bubien V, Bonnet F, Brouste V, et al. High cumulative risks of cancer in patients with PTEN hamartoma tumour syndrome. *J Med Genet.* 2013;50(4):255–263.

10. Tan MH, Mester JL, Ngeow J, et al. Lifetime cancer risks in individuals with germline PTEN mutations. *Clin Cancer Res.* 2012;18(2):400–407.

11. Levi Z, Baris HN, Kedar I, et al. Upper and lower gastrointestinal findings in PTEN mutation-positive cowden syndrome patients participating in an active surveillance program. *Clin Transl Gastroenterol.* 2011;2:e5.

12. Heald B, Mester J, Rybicki L, et al. Frequent gastrointestinal polyps and colorectal adenocarcinomas in a prospective series of PTEN mutation carriers. *Gastroenterology.* 2010;139(6):1927–1933.

13. Pilarski R, Burt R, Kohlman W, et al. Cowden syndrome and the PTEN hamartoma tumor syndrome: systematic review and revised diagnostic criteria. *J Natl Cancer Inst.* 2013;105(21):1607–1616.

14. Kalady MF, Jarrar A, Leach B, et al. Defining phenotypes and cancer risk in hyperplastic polyposis syndrome. *Dis Colon Rectum.* 2011;54(2):164–170.

15. Boparai KS, Dekker E, van Eeden S, et al. Hyperplastic polyps and sessile serrated adenomas as a phenotypic expression of MYH-associated polyposis. *Gastroenterology.* 2008;135(6):2014–2018.

16. Walker GR, Landmann JK, Hewett DG, et al. Hyperplastic polyposis syndrome is associated with cigarette smoking, which may be a modifiable risk factor. *Am J Gastroenterol.* 2010;105(7):1642–1647.

17. Win AK, Walters RJ, Buchanan DD, et al. Cancer risks for relatives of patients with serrated polyposis. *Am J Gastroenterol.* 2012;107(5):770–778.

18. Rex DK, Ahnen DJ, Baron JA, et al. Serrated lesions of the colorectum: review and recommendations from an expert panel. *Am J Gastroenterol.* 2012;107(9):1315–1329.

19. Rosendahl J, Bödeker H, Mössner J, et al. Hereditary chronic pancreatitis. *Orphanet J Rare Dis.* 2007;2:1.

20. Klein AP, Brune KA, Petersen GM, et al. Prospective risk of pancreatic cancer in familial pancreatic cancer kindreds. *Cancer Res.* 2004;64(7):2634–2638.

21. Klein AP. Genetic susceptibility to pancreatic cancer. *Mol Carcinog.* 2012;51(1):14–24.

22. Fitzgerald RC, Hardwick R, Huntsman D, et al. Hereditary diffuse gastric cancer: updated consensus guidelines for clinical management and directions for future research. *J Med Genet.* 2010;47(7):436–444.

23. Neghina AM, Anghel A. Hemochromatosis genotypes and risk of iron overload—a meta-analysis. *Ann Epidemiol.* 2011;21(1):1–14.

24. Hadithi M, von Blomberg BM, Crusius JB, et al. Accuracy of serologic tests and HLA-DQ typing for diagnosing celiac disease. *Ann Intern Med.* 2007;147(5):294–302.

25. American Gastroenterological Association medical position statement: celiac sprue. *Gastroenterology.* 2001;120(6):1522–1525.

Procedimientos en el tubo digestivo

Zachary L. Smith y Daniel K. Mullady

26

Introducción

- La capacidad de realizar procedimientos endoscópicos ha transformado radicalmente la práctica de la gastroenterología.
- La endoscopia permite la observación directa, el muestreo de tejido y la realización de intervenciones terapéuticas de invasión mínima. Vale la pena efectuar un procedimiento endoscópico si el beneficio para el paciente supera los riesgos por un margen suficientemente amplio.
- La preparación para la endoscopia implica abordar cuestiones importantes específicas de cada paciente antes, durante y después del procedimiento. Estas incluyen:
  - Preprocedimiento:
    - Evaluación de las indicaciones, así como de las contraindicaciones absolutas y relativas
    - Alergias a medicamentos
    - Medicamentos que está tomando el paciente y cualquier posible interacción farmacológica con anestésicos o antibióticos
    - Presencia de coagulopatía, factores comórbidos y afecciones que potencialmente requieran profilaxis antibiótica
    - Consentimiento informado detallado con comprensión completa de los beneficios y riesgos asociados con el procedimiento
  - Durante el procedimiento: vigilancia continua de los signos vitales, incluyendo la presión arterial de manera no invasiva, telemetría, oximetría de pulso y frecuencia respiratoria.
  - Posprocedimiento:
    - Recuperación adecuada desde la sedación utilizando criterios objetivos (p. ej., puntuación de Aldrete)
    - Supervisión de signos de posibles eventos adversos inmediatos y tardíos
    - Organización y documentación del seguimiento adecuado
- Las indicaciones generales para los procedimientos endoscópicos se resumen en la tabla 26-1.

Endoscopia superior del tubo digestivo

PRINCIPIOS GENERALES

- La esofagogastroduodenoscopia (EGD) permite una inspección visual de alta resolución del tubo digestivo, desde el esófago hasta la segunda o tercera porción del duodeno.
- La EGD se realiza para diversas indicaciones, a saber:
  - **Diagnóstico** y **tratamiento** del dolor abdominal o una hemorragia en la parte superior del tubo digestivo
  - **Detección** y diagnóstico de neoplasias malignas esofágicas o gástricas
  - **Vigilancia** de afecciones premalignas como el esófago de Barrett
  - Aplicación de **tratamientos endoscópicos de erradicación** para el tratamiento de la displasia asociada con el esófago de Barrett y el adenocarcinoma temprano de esófago
  - **Paliación** de la disfagia ocasionada por causas tanto malignas como benignas
- Procedimiento
  - En algunas instituciones, los estudios se realizan usando **anestésicos tópicos** aplicados a la bucofaringe en combinación con **sedación consciente intravenosa (i.v.)**.

TABLA 26-1	INDICACIONES GENERALES PARA PROCEDIMIENTOS ENDOSCÓPICOS

La endoscopia del tubo digestivo generalmente está indicada:

Cuando es probable realizar cambios en el tratamiento con base en los resultados de la endoscopia

Cuando falló el intento de terapia empírica para un probable trastorno digestivo benigno

Como método inicial de evaluación alternativo a los estudios radiográficos

Cuando se considera un procedimiento terapéutico primario

La endoscopia del tubo digestivo generalmente no está indicada:

Cuando no se espera que los resultados influyan para cambiar el tratamiento elegido

Para el seguimiento periódico de una enfermedad benigna curada, a menos que se justifique la vigilancia de una afección premaligna

La endoscopia gastrointestinal generalmente está contraindicada:

Cuando se considera que los riesgos para la salud o la vida del paciente superan los beneficios del procedimiento

Cuando no se puede obtener la cooperación o el consentimiento adecuados del paciente

Cuando la perforación de una víscera es probable o está comprobada

---

○ La **anestesia monitorizada** se puede utilizar con la ayuda de un anestesiólogo cuando se prevé que la sedación consciente no tendrá éxito.
○ La única preparación necesaria para el paciente es **evitar la ingesta oral de líquidos claros durante 2 h y de alimentos sólidos durante 6 h o más antes del procedimiento.**
● Se pueden introducir varios instrumentos a través del canal operatorio del endoscopio con el fin de tomar muestras de tejido para biopsia, cauterización, colocación de clips, inyección de medicamentos, colocación de endoprótesis enteral y para la aplicación de tratamientos de erradicación.

COMPLICACIONES

● La endoscopia tiene bajo riesgo de complicaciones que, en general, se estima ocurren en el 0.1% de los casos.[1]
● Se ha informado **hemorragia** importante en el 0.025-0.15%.
● Se reporta **perforación** en el 0.02-0.2%.
● Las **complicaciones cardiorrespiratorias**, atribuidas principalmente a la premedicación o la sedación, pueden ocurrir en el 0.05-0.73% de los pacientes.
● El riesgo de **mortalidad** atribuible a la endoscopia digestiva superior se ha estimado en 1 de cada 10 000 casos a partir de análisis de grandes bases de datos.

Colonoscopia

PRINCIPIOS GENERALES

● La colonoscopia se utiliza para examinar la mucosa ileal terminal y colónica.
● El procedimiento es útil para diversas indicaciones:
○ **Evaluación** y **tratamiento** de una hemorragia digestiva inferior patente.
○ **Evaluación** de la anemia ferropénica.
○ **Detección** y **vigilancia** del cáncer colorrectal y los pólipos.
○ **Diagnóstico** y **vigilancia** del cáncer en la enfermedad intestinal inflamatoria.

○ **Tratamiento paliativo** de neoplasias estenosantes o hemorrágicas.
○ **Evaluación** de una diarrea clínicamente significativa de origen inexplicable.
• Procedimiento
  ○ Como ocurre con la endoscopia digestiva superior, la colonoscopia generalmente implica la administración de sedación de moderada o profunda.
  ○ Se requiere **preparación del colon** antes del procedimiento. Esto generalmente implica la ingesta de un purgante intestinal el día o la noche antes de la colonoscopia. *Véase* la tabla 26-2 para una **lista completa de purgantes intestinales.**[2]
• Se pueden introducir, a través del canal operatorio del colonoscopio, varios instrumentos para su uso en biopsia de tejido, tratamiento de hemorragia, polipectomía y colocación de endoprótesis en el colon.

COMPLICACIONES

• La colonoscopia tiene poco riesgo de complicaciones.[3] En los pacientes que se someten a una para la detección de cáncer de colon de riesgo promedio, se estima que las complicaciones ocurren en 2.8 de cada 1 000 procedimientos.
• Puede haber **hemorragia** importante hasta en el 1.9% de los pacientes. La tasa de complicaciones hemorrágicas observadas en la colonoscopia terapéutica es casi el doble que la observada en la colonoscopia diagnóstica.
• Puede ocurrir **perforación** en el 0.4% de los pacientes. Debe obtenerse una consulta quirúrgica en caso de sospecha de perforación; sin embargo, si es posible, se debe intentar cerrar el defecto con clips endoscópicos u otros medios si el endoscopista se da cuenta inmediatamente de la perforación.
• Las **complicaciones cardiorrespiratorias** suelen atribuirse a la sedación utilizada durante el procedimiento.
• Se ha informado de **mortalidad** en hasta el 0.06% de los pacientes.

Sigmoidoscopia flexible

PRINCIPIOS GENERALES

• La sigmoidoscopia flexible implica un examen más breve que la colonoscopia y se utiliza para examinar desde el colon distal hasta el ángulo esplénico.
• La sigmoidoscopia flexible generalmente se utiliza para:
  ○ Sospecha de enfermedad en el colon distal cuando la colonoscopia no está indicada.
  ○ Recurrencia anastomótica en carcinoma rectosigmoide.
  ○ Descartar infecciones o procesos inmunomediados (p. ej., enfermedad de injerto contra hospedero) en ciertos subconjuntos de pacientes, incluyendo aquellos con enfermedad intestinal inflamatoria o después de un trasplante de médula ósea.
• Procedimiento
  ○ La exploración se puede realizar **sin sedación**, lo que agrega las ventajas de un menor costo, menos complicaciones asociadas con la sedación y menor tiempo laboral perdido por parte del paciente. Esta práctica varía según la institución.
  ○ Este procedimiento también elimina la necesidad de una preparación completa del colon. Por lo general, basta administrar dos enemas unas horas antes del procedimiento.

COMPLICACIONES

• Son similares a las enunciadas anteriormente para la colonoscopia.
• El riesgo general de perforación durante una sigmoidoscopia flexible es bajo (0.01%).

Enteroscopia del intestino delgado

PRINCIPIOS GENERALES

- Dado que la endoscopia estándar del tubo digestivo superior se limita al duodeno proximal, se necesitan endoscopios más largos para examinar más allá del ligamento de Treitz.
- Se pueden utilizar varios endoscopios, incluyendo colonoscopios (denominados **enteroscopios de empuje**), así como enteroscopios más largos **con balón** (**único y doble**).
- **Enteroscopia intraoperatoria.** Técnica en la que el intestino delgado se pliega sobre el enteroscopio con la ayuda de un cirujano. Por lo general, esto se hace por vía laparoscópica.
- La **enteroscopia con videocápsula** actualmente se utiliza para visualizar segmentos del intestino que antes eran inaccesibles para la endoscopia.
- La enteroscopia del intestino delgado se realiza para **evaluar una hemorragia digestiva inexplicable (oculta o manifiesta).**
- También está indicada para el **diagnóstico y tratamiento de pólipos y tumores en el intestino delgado.**
- Procedimiento
  - Los **endoscopios que pueden utilizarse para enteroscopia** tienen una longitud de 160-240 cm y pueden servir también para realizar intervenciones terapéuticas. Permiten inserción y extracción controladas.
    - La enteroscopia de empuje se utiliza, por lo regular, después de resultados negativos en la endoscopia superior y la colonoscopia.
    - En estos casos, el rendimiento diagnóstico de la enteroscopia de empuje es cercano al 60%.
  - La **enteroscopia con balón** usa balones inflables (uno o dos) en el sobretubo, a través del cual se introduce el enteroscopio. El sobretubo y los balones inflados se utilizan para sujetar la pared intestinal y permitir la canulación profunda del intestino delgado.
    - Se pueden emplear accesos transbucales o transanales.
    - Esta forma de enteroscopia permite la biopsia o el tratamiento de lesiones fuera del alcance de la enteroscopia de empuje y está reemplazando a la enteroscopia intraoperatoria en algunos hospitales.
  - La **enteroscopia con videocápsula** visualiza segmentos del intestino que antes eran inaccesibles para la endoscopia.
    - El paciente ingiere una cápsula que contiene una cámara, una fuente de luz, una batería y un transmisor.
    - A medida que la cápsula atraviesa el tubo digestivo, toma fotografías y las transmite a un receptor que el paciente lleva en el cinturón. La videocápsula graba 8-12 h de imágenes, por lo general tiempo suficiente para atravesar la válvula ileocecal.
    - Luego, las imágenes se cargan en un equipo donde se pueden ver en formato audiovisual.
    - Las indicaciones actuales para la cápsula endoscópica incluyen la evaluación de los sangrados digestivos inexplicables y persistentes.
    - La principal contraindicación son estenosis intestinales que pudieran obstruir el paso de la cápsula.[4,5]
- Si bien la enteroscopia con videocápsula es solo un procedimiento de diagnóstico, los enteroscopios flexibles del intestino delgado no solo posibilitan el diagnóstico, también permiten la adquisición de tejido, la resección de pólipos y la ablación o sujeción mecánica de las lesiones hemorrágicas.

COMPLICACIONES

- Las tasas de complicaciones son más altas en la enteroscopia asistida por balón que las de la endoscopia estándar, incluyendo tasas más altas de perforación intestinal.
- La **principal complicación asociada con la cápsula endoscópica es la retención de la cápsula.** Estas tasas dependen de la indicación del procedimiento. La retención de las cápsulas ocurre con frecuencia en el área afectada del intestino delgado. Puede ocurrir una obstrucción intestinal por una videocápsula retenida y requerir intervención quirúrgica.

TABLA 26-2 PREPARACIONES INTESTINALES DISPONIBLES

	SEPEG	LS-SEPEG	SEPEG de bajo volumen con ácido ascórbico	PEG-3350-BD de bajo volumen
Nombre comercial	GoLYTELY®	NuLYTELY®; TriLyte®	MoviPrep®	MiraLAX®
Ubicación de la compañía	Braintree Laboratories (Braintree, MA)	Braintree Laboratories	Salix Pharmaceuticals (Raleigh, NC)	Merck (Boston, MA)
Composición	PEG, sulfato de sodio, sodio, bicarbonato, cloruro de sodio, cloruro de potasio	PEG, bicarbonato de sodio, cloruro de sodio, cloruro de potasio	PEG-3350, sulfato de sodio, cloruro de sodio, ácido ascórbico	PEG-3350
Volumen/cantidad purgante; líquido adicional mínimo recomendado[a]	4 L; ninguna	4 L; ninguna	2 L; 1 L de líquido transparente	238 g de PEG-3350 en BD de 2 L; los regímenes varían
Aprobación de la FDA	Sí	Sí	Sí	No
Precio mayorista promedio, US$	24.56	26.89 (NuLYTELY); 27.98 (TriLyte)	81.17	10.08
Posología[b]	Dosis dividida: 2-3 L el día anterior y 1-2 L el día del procedimiento. Dosis única: 4 L el día anterior	Dosis dividida: 2-3 L el día antes y 1-2 L el día del procedimiento. Dosis única: 4 L el día anterior	Dosis dividida: 1 L el día anterior y 1 L el día del procedimiento. Dosis única: 2 L el día anterior	Dosis dividida: 1 L el día anterior y 1 L el día del procedimiento. Dosis única: 2 L el día anterior
Comentarios específicos	Estándar de criterio; preparación menos apetecible	Más apetecible que el SEPEG	Evitar en pacientes con insuficiencia de glucosa-6-fosfato deshidrogenasa	SE no equilibrada; no está claro si pueden ocurrir cambios de electrólitos

[a]Se recomienda una dosis dividida siempre que sea posible.
[b]Los autores sugieren 1-2 L adicionales de ingesta de líquidos claros, más allá de lo recomendado en la información de prescripción.
Fuente: Saltzman JR, Cash BD, Pasha SF, et al. Bowel preparation before colonoscopy. *Gastrointest Endosc.* 2015;81(4):781-794.
BD, bebida deportiva; FDA, Food and Drug Administration (EE.UU.); LS, libre de sulfatos; NaP, fosfato de sodio; SE, solución electrolítica; SEPEG, solución electrolítica de polietilenglicol; SSO, sulfato de sodio oral.

Sulfato de sodio oral	Sulfato de sodio oral con SEPEG	Picosulfato de sodio/ óxido de magnesio/ ácido cítrico anhidro	Citrato de magnesio	Tabletas de NaP
Suprep®	Suclear®	Prepopik®	Genérico	OsmoPrep®
Braintree Laboratories	Braintree Laboratories	Ferring Pharma- ceuticals Inc. (Parsippany, NJ)	Sin receta (OTC)	Salix Pharmaceuticals
Sulfato de sodio, sulfato de potasio, sulfato de magnesio	Sulfato de sodio, sulfato de pota- sio, sulfato de magnesio, PEG- 3350	Picosulfato de sodio, sulfato de magne- sio, ácido cítrico anhidro	Citrato de magnesio	NaP monobásico y dibásico
0.35 L; 2.5 L de agua	0.17 L de SSO/2 L de SEPEG; 1.25 L de agua	0.30 L; 2 L de agua	0.6-0.9 L; 2 L de agua	32 tabletas; 2 L de agua[b]
Sí	Sí	Sí	No	Sí
91.96	77.94	95.34	2.48	150.84
Dosis dividida: 0.78 L de SSO con 0.29 L de agua + 0.94 L de agua el día anterior y 0.78 L de SSO con 0.29 L de agua + 0.94 L de agua el día del procedi- miento	Dosis dividida: 0.78 L de SSO con 0.29 L de agua + 0.94 L de agua el día anterior y 2 L de SEPEG el día del procedimiento; Dosis única: la noche anterior 0.78 L de SSO con 0.29 L de agua + 0.47 L de agua segui- da de 2 L de SEPEG + 0.47 L de agua 2 h después del SSO	Dosis dividida: 0.15 L de Prepopik el día anterior + 1.18 L de líquidos claros y 0.47 L de Prepopik + 0.71 L de líqui- dos claros el día del procedimiento. Dosis única: 0.15 L + 1.18 L de líqui- dos claros en la tarde o temprano en la noche antes del procedimiento y 0.15 L + 0.71 L de líquidos claros 6 h más tarde	Dosis dividi- da: 1-1.5 botellas de 0.29 L el día ante- rior y 1-1.5 botellas de 0.29 L el día del procedi- miento	Dosis dividida: 20 comprimidos el día anterior y 12 comprimidos el día del procedi- miento
Evitar en pacien- tes con insufi- ciencia renal	Evitar en pacien- tes con insufi- ciencia renal o adultos mayo- res; no reco- mendado para uso rutinario	Evitar en pacientes con insuficiencia renal o factores de riesgo de nefropatía aguda por fosfato; no recomendado para uso rutinario		

Colangiopancreatografía retrógrada endoscópica

PRINCIPIOS GENERALES

- La colangiopancreatografía retrógrada endoscópica (CPRE) se realiza con un endoscopio especialmente diseñado, llamado *duodenoscopio*, que tiene un sistema de imágenes de visión lateral, así como un motor que puede modificar el ángulo de los accesorios que salen del canal operatorio del endoscopio.
- Este sistema permite la visualización directa de las papilas mayor y menor y favorece la inserción de dispositivos en el conducto deseado.
- Se inyecta contraste yodado para delinear la anatomía intraductal, por lo general para localizar cálculos o estenosis.
- Con el advenimiento de la tecnología no invasiva mejorada de imágenes transversales, incluyendo la tomografía computarizada (TC) y la colangiopancreatografía por resonancia magnética (CPRM), el papel de la CPRE como modalidad de diagnóstico ha disminuido considerablemente.
- Las indicaciones de diagnóstico más frecuentes para la CPRE incluyen:
  ○ Colangitis esclerosante primaria cuando las imágenes transversales no son concluyentes en un contexto de alta sospecha clínica.
  ○ Manometría del esfínter de Oddi biliar y pancreático para evaluar la disfunción del esfínter de Oddi tipo II.
  ○ Evaluación de una fuga biliar postoperatoria.
- Procedimiento
  ○ La CPRE se puede utilizar eficazmente para **detectar y tratar la coledocolitiasis**. La **esfinterotomía biliar** generalmente se realiza para favorecer la extracción de cálculos; además, puede proteger contra la coledocolitiasis sintomática recurrente en los pacientes que no se someten a colecistectomía. La CPRE también se puede usar terapéuticamente para **dilatar estenosis benignas y malignas** en el árbol biliar, con o sin la colocación posterior de una endoprótesis.
  ○ Durante la CPRE también se pueden obtener **cepillados para citología** o **biopsias intraductales** con el fin de ayudar en el diagnóstico de colangiocarcinoma y neoplasias pancreáticas.
  ○ La **paliación de la ictericia** en pacientes con neoplasias pancreáticas y biliares se puede lograr mediante la colocación de endoprótesis metálicas autoexpandibles.
- La CPRE se utiliza principalmente para el tratamiento o la paliación de:
  ○ Coledocolitiasis (especialmente en casos de obstrucción biliar o colangitis)
  ○ Estenosis biliares benignas o malignas
  ○ Fugas biliares
  ○ Sospecha de disfunción del esfínter de Oddi tipos I o II
  ○ Fuga del conducto pancreático
  ○ Complicaciones de la pancreatitis aguda y crónica, como rotura del conducto pancreático, estenosis y cálculos
  ○ Resección de neoplasias ampulares
- Se pueden introducir varios dispositivos a través del canal operatorio del duodenoscopio para lograr el acceso y la canulación del colédoco y del conducto pancreático con el fin de realizar maniobras como esfinterotomía, dilatación con balón, biopsias y cepillado de tejidos, colocación de endoprótesis biliares y pancreáticas, extracción de cálculos y colangioscopia.

COMPLICACIONES

La CPRE se asocia con **todos los riesgos de la endoscopia superior**.[5] Los riesgos adicionales incluyen:
- El 3-15% de los pacientes desarrollan **pancreatitis posterior a la CPRE (PPCPRE)**. Suele ser leve y remite de forma espontánea, pero en un pequeño porcentaje de casos puede poner en peligro la vida.

- La incidencia de PPCPRE es mayor en los pacientes con sospecha de disfunción del esfínter de Oddi y en mujeres con menos de 40 años de edad.
- Se ha demostrado en un gran ensayo controlado y aleatorizado que la indometacina rectal reduce el riesgo de PPCPRE.[6]
- Además, se ha sugerido que tanto la colocación de endoprótesis en el conducto pancreático como la administración de grandes volúmenes de cristaloides después del procedimiento disminuyen el riesgo de PPCPRE.
- Los eventos adversos adicionales de la CPRE incluyen perforaciones retroperitoneales o de la aguja guía, colangitis y hemorragia postesfinterotomía.

Ecografía endoscópica

PRINCIPIOS GENERALES

- La ecografía endoscópica (EE) permite obtener imágenes de la pared luminal y de las estructuras circundantes.
- La EE es una modalidad eficaz para la adquisición de tejido y la estadificación local de las neoplasias pancreatobiliares.
- La aspiración con aguja fina (AAF) guiada por EE ha suplantado a la biopsia guiada por TC y a la CPRE en el diagnóstico de neoplasias pancreáticas.
- La EE es una modalidad eficaz para evaluar lesiones en el tubo digestivo, el mediastino y otros órganos, como la glándula suprarrenal izquierda y el hígado.[7]
- La **AAF guiada con EE** proporciona información de diagnóstico y pronóstico clínicamente importante, incluyendo la confirmación citológica de la presencia (o ausencia) de malignidad y metástasis a sitios secundarios.
- Las **indicaciones más frecuentes de la AAF guiada con EE** incluyen la evaluación de:
  - ○ Tumores pancreáticos
  - ○ Linfadenopatía mediastínica e intraabdominal
  - ○ Tumores hepáticos
  - ○ Tumores suprarrenales izquierdos
  - ○ Lesiones gastrointestinales subepiteliales
- La EE es el estudio de imagen más sensible para el diagnóstico de la pancreatitis crónica y la coledocolitiasis, así como de defectos del esfínter anal externo.
- La EE también es una herramienta complementaria en la evaluación de pacientes con incontinencia fecal para evaluar la integridad de los esfínteres anales interno y externo.
- Procedimiento
  - ○ La EE se realiza con un endoscopio especialmente diseñado que implica una visión oblicua mediante un sistema de imágenes ecográficas.
  - ○ Se suelen emplear dos tipos de ecoendoscopios.
    - ■ **Imágenes de matriz curvilínea.** Este ecoendoscopio se usa para la realización de AAF y biopsia con aguja fina.
    - ■ **Imagen radial.** Este ecoendoscopio se utiliza con frecuencia para indicaciones del tubo digestivo luminal (p. ej., lesiones subepiteliales, estadificación local del cáncer de esófago).
  - ○ El endoscopio se introduce en diferentes áreas del tubo digestivo superior e inferior, lo que permite una inspección dirigida de las estructuras intraluminales y extraluminales.
  - ○ La aguja fina se puede pasar a través del canal operatorio del endoscopio para realizar la AAF de lesiones sólidas o la aspiración de líquido de quistes pancreáticos.

COMPLICACIONES

- La EE está asociada con todos los riesgos de la endoscopia digestiva superior y con la sedación.
- La **bacteriemia** es una complicación rara después de la AAF guiada con EE, con incidencia de aproximadamente el 0.4-1%.

- Existe un riesgo pequeño de **pancreatitis** (1-2%) asociado con la AAF guiada con EE de tumores pancreáticos.
- La **hemorragia** y la **peritonitis biliar**, como complicaciones de la AAF guiada con EE, son poco frecuentes y se describen de forma más bien anecdótica en la literatura especializada.

Biopsia hepática

PRINCIPIOS GENERALES

- La biopsia de hígado se puede lograr mediante dos técnicas diferentes:
  - **Biopsia hepática percutánea** junto a la cama del paciente, a veces con guía ecográfica; muy pocas veces se guía con tomografía computarizada.
  - **Biopsia hepática transyugular** guiada con fluoroscopia.
- Las **indicaciones más frecuentes** para la biopsia hepática incluyen la evaluación de una química hepática anómala, la evaluación del grado de inflamación y fibrosis en la enfermedad hepática crónica (p. ej., hepatitis C) y el diagnóstico de tumores hepáticos.[8]
- Procedimiento
  - La biopsia hepática percutánea junto a la cama del paciente suele ser realizada por gastroenterólogos o hepatólogos.
  - El paciente se coloca en decúbito supino con el brazo derecho detrás de la cabeza.
  - Con guía ecográfica o por percusión, se localiza un sitio adecuado para la biopsia en la pared lateral derecha del tórax, por lo general cerca del octavo espacio intercostal.
  - El área se prepara y cubre de manera estéril, se infiltra lidocaína en la piel, la grasa subcutánea, los músculos intercostales y la cápsula hepática.
  - Se practica una incisión pequeña y se introduce la aguja para biopsia hepática hasta la cápsula hepática.
  - Manteniendo al paciente en espiración total, se introduce la aguja para biopsia en el parénquima hepático y se toma la muestra de tejido.
  - Se mantiene al paciente en observación estrecha durante al menos 4 h para detectar posibles complicaciones.
- Las **contraindicaciones de la biopsia hepática percutánea** incluyen coagulopatía grave, trombocitopenia o ascitis.[8]
- Si no se puede realizar una biopsia hepática percutánea de forma segura o si se necesitan mediciones de la presión portal, se puede hacer una biopsia hepática transyugular con guía radiológica.
- Puede ser necesaria una biopsia dirigida con guía ecográfica o con TC para tomar muestras de tumores hepáticos.

COMPLICACIONES

Las complicaciones de la biopsia hepática son raras, pero pueden ser graves.
- La complicación más frecuente es el **dolor en el sitio de biopsia o en el hombro derecho**.
- Otras complicaciones menos frecuentes son **hemorragia (incluida hemobilia), neumotórax, perforación de la vesícula biliar, biopsia renal accidental** o **muerte**.
- La mayoría de las complicaciones se manifiestan en las primeras 4-6 h, pero pueden ocurrir hasta 48 h después de la biopsia.

Gastrostomía o yeyunostomía endoscópica percutánea

PRINCIPIOS GENERALES

- La gastrostomía o yeyunostomía endoscópica percutánea (GEP/YEP), así como la extensión de la GEP al yeyuno (GEP-Y) por medio de sondas, están indicadas en pacientes que requieren apoyo nutricional a largo plazo.

- Las **indicaciones más frecuentes** incluyen disfagia bucofaríngea secundaria a afecciones neurológicas, cáncer de bucofaringe y laringe, cáncer de esófago, así como traumatismos craneales y faciales.[9]
- Procedimiento
  - La alimentación enteral por medio de gastrostomía o yeyunostomía tiene varias ventajas sobre la alimentación parenteral, como menores riesgos de infección, preservación de la integridad intestinal y menores costos.
  - Las enterostomías percutáneas no deben realizarse en personas con enfermedades de progresión rápida con una esperanza de vida corta o cuando se espera que la alimentación oral se reanude dentro de los 30 días posteriores.
  - Otras contraindicaciones incluyen coagulopatía, obstrucción faríngea o esofágica, incapacidad para lograr la aposición del estómago con la pared abdominal, falta de transiluminación estomacal adecuada debido a cirugía gástrica previa, ascitis, hepatomegalia, obesidad y obstrucción intestinal.
  - Las técnicas GEP y YEP incluyen la técnica de «jalar» y «empujar».
  - La YEP es una modificación de la GEP y más difícil de realizar.
  - La alimentación a través de GEP/YEP generalmente se inicia al día siguiente o 24 h después del procedimiento.

COMPLICACIONES

- Las complicaciones incluyen infecciones de heridas, hemorragia, perforación, íleo, lesión de órganos internos, diseminación de tumores, síndrome del botón interno oculto y muerte.
- Se recomienda la profilaxis con antibióticos para disminuir el riesgo de infección de la herida periestomal.

CONSIDERACIONES ESPECIALES

Sedación consciente

- La sedación consciente proporciona una analgesia y una sedación adecuadas para la mayoría de los procedimientos digestivos y permite la cooperación del paciente.
- La sedación consciente para procedimientos endoscópicos suele incluir una **benzodiazepina** (p. ej., midazolam) y un **opiáceo** (como meperidina o fentanilo).
- Si el pacientes no queda bien sedado con esta combinación, se puede considerar la adición de otros medicamentos intravenosos, como la prometazina o la difenhidramina.
- El **propofol** es un sedante de acción ultracorta y su uso **requiere la presencia de un anestesiólogo** tanto para la administración del fármaco como para el control de las vías respiratorias. El uso de propofol generalmente se reserva para proporcionar una sedación profunda.[10]
- Las evaluaciones de la American Society of Anesthesiologists (ASA) (categorías I-V) son útiles para valorar el riesgo durante la sedación de un paciente.
  - La categoría I de la ASA representa el riesgo más bajo.
  - La edad avanzada, la obesidad, el embarazo, la apnea del sueño, un historial de abuso de sustancias o una enfermedad grave cardíaca, respiratoria, hepática, renal o del sistema nervioso central, ponen a los pacientes en mayor riesgo durante la sedación.
  - Se debe considerar la asistencia de un anestesiólogo para pacientes con ASA clase III y superior, para aquellos que han tenido una reacción adversa o una respuesta inadecuada a la sedación moderada, para quienes toman opiáceos de forma crónica y para procedimientos endoscópicos largos o complejos.
  - Las guías de la ASA establecen que los pacientes deben ayunar un mínimo de 2 h después del consumo de líquidos claros y 6 h después de consumir comidas ligeras antes de la administración de sedantes.
- Las complicaciones más frecuentes de la sedación incluyen obstrucción de las vías respiratorias y depresión respiratoria, sedación excesiva, hipoxia e hipotensión. Los pacientes son vigilados durante el procedimiento por medio de oximetría de pulso continuo, supervisión cardíaca,

registros intermitentes de la presión arterial y, en algunas situaciones, medición del CO_2 al final de la espiración. Estos parámetros complementan la vigilancia clínica del paciente.

Profilaxis antibiótica para la endoscopia

- Los traumatismos de la mucosa durante la endoscopia gastrointestinal pueden provocar la translocación de la flora bacteriana al torrente sanguíneo. La posible bacteriemia conlleva el riesgo de causar infecciones en tejidos remotos (p. ej., endocarditis infecciosa). La endoscopia también puede contaminar un espacio o tejido estériles con un accesorio endoscópico o durante la inyección de contraste.
- La **endocarditis bacteriana** es una infección potencialmente mortal.
  - Alrededor del 4% de los pacientes desarrollan bacteriemia asociada con la endoscopia, pero esto varía según el procedimiento específico realizado.
  - Aunque la endocarditis infecciosa es una infección potencialmente mortal, rara vez se ha informado después de una endoscopia digestiva. No existen datos que demuestren una relación causal entre los procedimientos endoscópicos y la endocarditis infecciosa.
  - Del mismo modo, no hay datos que demuestren que la profilaxis con antibióticos proteja contra la endocarditis infecciosa en los procedimientos endoscópicos.
  - Las pautas para la profilaxis con antibióticos para la endoscopia gastrointestinal son descritas por la American Society for Gastrointestinal Endoscopy y se destacan en la tabla 26-3.[11] Estas recomendaciones están de acuerdo con las recomendaciones de la American Heart Association.
  - La profilaxis con antibióticos únicamente para prevenir la endocarditis infecciosa ya no se recomienda antes de los procedimientos endoscópicos.

Anticoagulantes y antiplaquetarios

- Los pacientes que reciben anticoagulación crónica (warfarina, heparina y heparina de bajo peso molecular), antiagregantes plaquetarios (ácido acetilsalicílico, antiinflamatorios no esteroideos [AINE]), tienopiridinas (clopidogrel) e inhibidores de los receptores de glucoproteína IIb o IIIa que requieren procedimientos gastrointestinales plantean un gran reto.
- Idealmente, el **recuento de plaquetas debe ser mayor de 50 000** y el **INR** (de *international normalized ratio*) **debe ser menor de 1.5 antes de los procedimientos endoscópicos.**
- Las tres cuestiones que deben considerarse son:
  - Riesgo de hemorragia por la terapia antitrombótica.
  - Riesgo de hemorragia por una intervención endoscópica en el contexto de uso de medicación antitrombótica.
  - Riesgo de tromboembolia por la interrupción del tratamiento antitrombótico.
- El tratamiento con antitrombóticos se **basa en el riesgo del procedimiento digestivo** (riesgo bajo frente a alto), la **indicación de uso del antitrombótico** (riesgo de episodio tromboembólico bajo frente a riesgo alto) y en la **indicación del procedimiento** (programado o urgente).
- Las **intervenciones digestivas de bajo riesgo** incluyen todos los procedimientos de diagnóstico, incluidas la CPRE sin esfinterotomía y la EE sin AAF.
- Los **procedimientos de alto riesgo** incluyen polipectomía (especialmente en el intestino delgado y el colon proximal), esfinterotomía, dilatación de estenosis, PEG y AAF guiada por EE.
- Las guías de anticoagulación y terapia antiplaquetaria para la endoscopia gastrointestinal fueron actualizadas recientemente por la American Society for Gastrointestinal Endoscopy.[12] Proporcionan una lista completa de la mayoría de los antitrombóticos individuales y las recomendaciones específicas antes de la endoscopia, incluida la duración de la acción y los antagonistas. *Véanse* dichas pautas para obtener recomendaciones completas. Algunas recomendaciones importantes actualizadas de esta guía son las siguientes:
  - Procedimientos endoscópicos voluntarios.
  - Las dosis bajas de ácido acetilsalicílico y AINE pueden continuarse de manera segura durante el período periprocedimiento.
  - Continuar con tienopiridinas para procedimientos endoscópicos de bajo riesgo.

TABLA 26-3	RECOMENDACIONES DE LA AMERICAN SOCIETY FOR GASTROINTESTINAL ENDOSCOPY PARA LA PROFILAXIS CON ANTIBIÓTICOS

Profilaxis y tratamiento con antibióticos para evitar infecciones locales

Afección	Procedimiento	Objetivo de la profilaxis	Profilaxis antibiótica periprocedimiento
Obstrucción del conducto biliar en ausencia de colangitis	CPRE con drenaje completo	Prevención de la colangitis	No se recomienda[a]
Obstrucción del conducto biliar en ausencia de colangitis	CPRE con drenaje incompleto	Prevención de la colangitis	Recomendada; continuar con los antibióticos después del procedimiento[b]
Lesión sólida en el tubo digestivo superior	EE-AAF	Prevención de la infección local	No se recomienda[a]
Lesión sólida en el tubo digestivo inferior	EE-AAF	Prevención de la infección local	No se recomienda[b]
Quistes mediastínicos	EE-AAF	Prevención de la infección del quiste	Sugerida[c]
Quistes pancreáticos	EE-AAF	Prevención de la infección del quiste	Sugerida[c]
Todos los pacientes	Colocación de sonda de alimentación endoscópica percutánea	Prevención de la infección periestomal	Se recomienda[a]
Cirrosis con hemorragia digestiva aguda	Requerido para todos los pacientes, independientemente de los procedimientos endoscópicos	Prevención de eventos adversos infecciosos y reducción de la mortalidad	A la admisión[a]
Injerto vascular sintético y otros dispositivos cardiovasculares no valvulares	Cualquier procedimiento endoscópico	Prevención de infecciones de injertos y dispositivos	No se recomienda[a]
Articulaciones protésicas	Cualquier procedimiento endoscópico	Prevención de la artritis séptica	No se recomienda[b]
Diálisis peritoneal	Endoscopia digestiva inferior	Prevención de la peritonitis	Sugerida[c]

[a]Fuerte. Es muy poco probable que más investigaciones cambien nuestra confianza en la estimación del efecto.
[b]Moderada. Es probable que la investigación adicional tenga un impacto importante en la confianza en la estimación del efecto y podría cambiar la estimación.
[c]Débil. Es muy probable que la investigación adicional tenga un impacto importante en la confianza en la estimación del efecto y es probable que cambie la estimación.

○ Suspender las tienopiridinas 5-7 días antes de los procedimientos endoscópicos de alto riesgo. Como alternativa, se puede cambiar a la monoterapia con ácido acetilsalicílico y continuar hasta que la tienopiridina se pueda reanudar de forma segura.

○ Interrumpir la anticoagulación durante el intervalo apropiado en caso de que se planeen procedimientos endoscópicos de alto riesgo en un paciente con bajo riesgo de episodios tromboembólicos.

○ Continuar con warfarina y nuevos anticoagulantes en pacientes sometidos a procedimientos endoscópicos de bajo riesgo.

○ Procedimientos endoscópicos urgentes o programados.

○ Recomendar concentrado de complejo de protrombina de cuatro factores y vitamina K o plasma fresco congelado para la hemorragia digestiva potencialmente mortal en los pacientes con tratamiento anticoagulante con warfarina.

○ No retrasar la terapia endoscópica en aquellos pacientes con hemorragia digestiva grave y un INR menor de 2.5.

REFERENCIAS

1. Ben-Menachem T, Decker GA, Early DS, et al. Adverse events of upper GI endoscopy. *Gastrointest Endosc.* 2012;76(4):707–718.
2. Saltzman JR, Cash BD, Pasha SF, et al. Bowel preparation before colonoscopy. *Gastrointest Endosc.* 2015;81(4):781–794.
3. Fisher DA, Maple JT, Ben-menachem T, et al. Complications of colonoscopy. *Gastrointest Endosc.* 2011;74(4):745–752.
4. Laine L, Sahota A, Shah A. Does capsule endoscopy improve outcomes in obscure gastrointestinal bleeding? Randomized trial versus dedicated small bowel radiography. *Gastroenterology.* 2010;138(5):1673–1680.
5. Dumonceau JM, Andriulli A, Deviere J, et al; European Society of Gastrointestinal Endoscopy. European Society of Gastrointestinal Endoscopy (ESGE) guideline: prophylaxis of post-ERCP pancreatitis. *Endoscopy.* 2010;42(6):503–515.
6. Elmunzer BJ, Scheiman JM, Lehman GA, et al. A randomized trial of rectal indomethacin to prevent post-ERCP pancreatitis. *N Engl J Med.* 2012;366(15):1414–1422.
7. Hawes RH. The evolution of endoscopic ultrasound: improved imaging, higher accuracy for fine needle aspiration and the reality of endoscopic ultrasound-guided interventions. *Curr Opin Gastroenterol.* 2010;26(5):436–444.
8. Rockey DC, Caldwell SH, Goodman ZD, et al; American Association for the Study of Liver Diseases. Liver biopsy. *Hepatology.* 2009;49(3):1017–1044.
9. ASGE Technology Committee; Kwon RS, Banerjee S, Desilets D, et al. Enteral nutrition access devices. *Gastrointest Endosc.* 2010;72(2):236–248.
10. Cohen LB, Ladas SD, Vargo JJ, et al. Sedation in digestive endoscopy: the Athens international position statements. *Aliment Pharmacol Ther.* 2010;32(3):425–442.
11. ASGE Standards of Practice Committee; Khashab MA, Chithadi KV, Acosta RD, et al. Antibiotic prophylaxis for GI endoscopy. *Gastrointest Endosc.* 2015;81(1):81–89.
12. ASGE Standards of Practice Committee; Acosta RD, Abraham NS, Chandrasekhara V, et al. The management of antithrombotic agents for patients undergoing GI endoscopy. *Gastrointest Endosc.* 2016;83(1):3–16.

Índice alfabético de materias

Nota: las páginas seguidas de una *f* o una *t* indican figuras y tablas, respectivamente.

CCS0421